U0909327

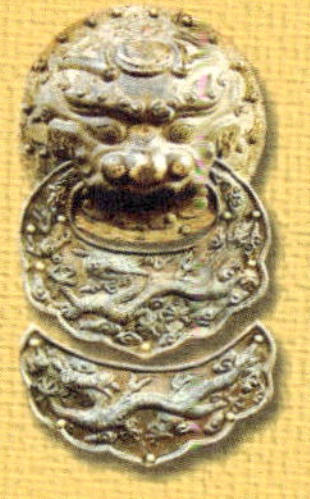

杨叔禹 编著

# 清太医院医家研究

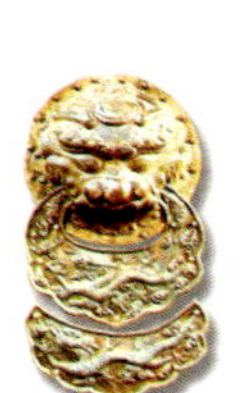

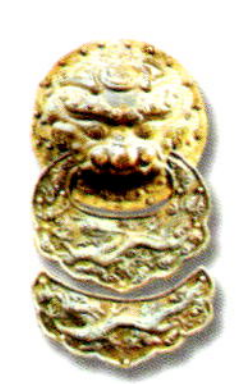

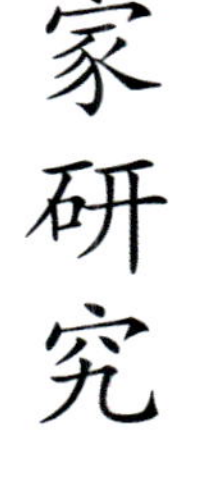

人民卫生出版社

图书在版编目(CIP)数据

清太医院医家研究 / 杨叔禹编著. —北京：人民卫生出版社，2015

ISBN 978-7-117-20253-4

Ⅰ. ①清… Ⅱ. ①杨… Ⅲ. ①太医院－研究－中国－清代 Ⅳ. ①R-092

中国版本图书馆 CIP 数据核字(2015)第 017952 号

| 人卫智网 | www.ipmph.com | 医学教育、学术、考试、健康，购书智慧智能综合服务平台 |
| --- | --- | --- |
| 人卫官网 | www.pmph.com | 人卫官方资讯发布平台 |



清太医院医家研究

编　　著：杨叔禹
出版发行：人民卫生出版社（中继线 010-59780011）
地　　址：北京市朝阳区潘家园南里 19 号
邮　　编：100021
E - mail：pmph @ pmph.com
购书热线：010-59787592　010-59787584　010-65264830
印　　刷：北京盛通印刷股份有限公司
经　　销：新华书店
开　　本：710×1000　1/16　　印张：20　　插页：2
字　　数：359 千字
版　　次：2015 年 2 月第 1 版　2020 年 7 月第 1 版第 2 次印刷
标准书号：ISBN 978-7-117-20253-4
定　　价：58.00 元
打击盗版举报电话：010-59787491　E-mail：WQ @ pmph.com
质量问题联系电话：010-59787234　E-mail：zhiliang @ pmph.com

# 著者简介

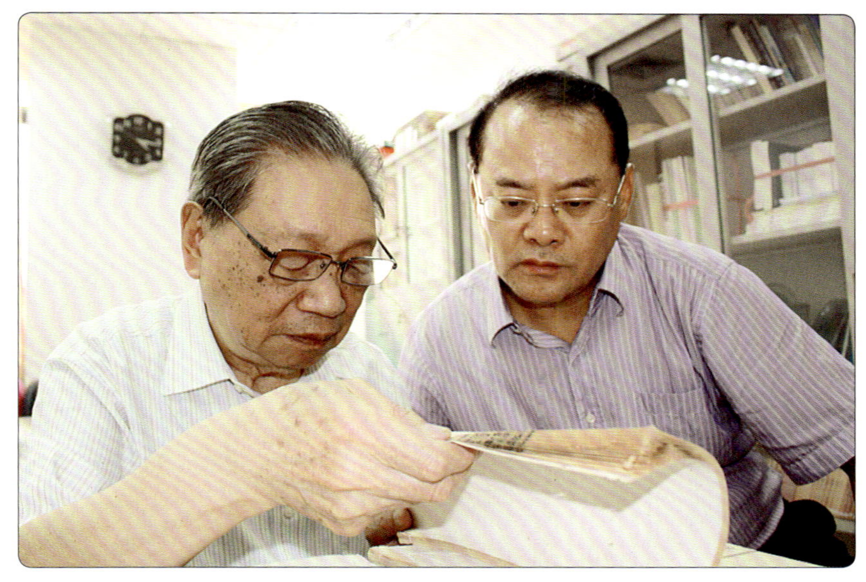

图为本书著者（右）与陈可冀院士在厦门大学南洋研究所查阅清太医院御医力钧的《槟榔屿志略》

杨叔禹，医学博士，主任医师，教授，博士生导师，卫生部有突出贡献中青年专家，享受国务院政府特殊津贴。出生于辽宁省沈阳市。先后毕业于辽宁省中医班（五年制）、中国中医研究院研究班和福建中医药大学。1983年起在营口市中医院内科工作。1996年调往厦门工作。曾担任厦门市中医院院长、厦门大学附属第一医院院长、厦门大学医学院副院长、厦门市糖尿病研究所所长。兼任中华中医药学会糖尿病学分会主任委员。曾获"中国医师奖"等荣誉。

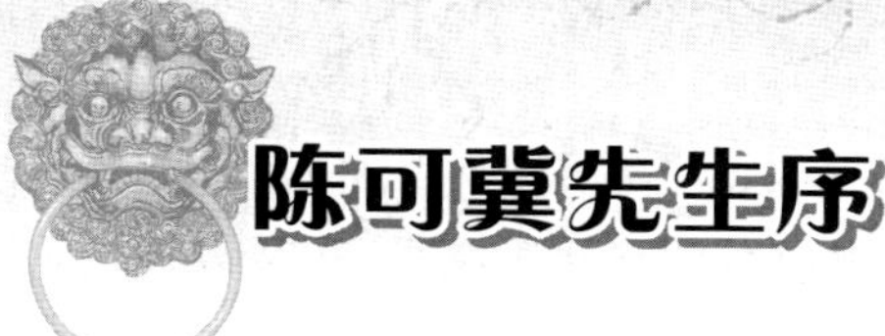

# 陈可冀先生序

岁月无情。现存清宫原始医药档案的整理研究工作，迄今已历30余年。往昔已出版过《清宫医案集成》、《清宫医案研究》等著作。2009年，《中国宫廷医学》亦相继面世。这些书籍的编撰、出版、研读或闲览，均与世俗化传说者大相径庭，所涉及之医事医方均较可信，有原始档案可查，社会和学界反映很好。《清宫医案集成》获2010年国家新闻出版总署中国政府出版奖，《清宫医案研究》亦曾获古籍整理金奖。

今杨叔禹医师对清宫医案的研究兴趣盎然，情有独钟，难能可贵，心有灵犀，对以上这些研究所得亦饶有兴味，历数年而不辍，组织其学生孙凤平博士等对其太医院诸医家经验进行了深入的梳理和选析，历经数年，成《清太医院医家研究》一书。谢元华博士也参与了部分工作。

该书分别按太医院和御医（imperial physician）、医家举要及治案选析等章节，做了很为实际的整理编写和阐析。清太医院医家临床经验弘富，经方、古方、时方相互辨证应用，方证对应。盖由于据原始档案，尽领风骚，可谓均是千年不衰的案例记录，很有实际参考价值。该书从"医家"这一视角出发，对数位御医的医案进行整理，起到了卷帙浩瀚中的"删繁就简三秋树，领异标新二月花"的解读效应。

杨叔禹医师是在"文革"后刚刚恢复高考制度时跨入中医药学殿堂的一位中医学人。习医工作于东北，后南来到厦门。杨医师虽然多年在大型综合性医院工作，且担任院长之职，但坚守中医学术不离不弃，学而不厌，研而不倦，孜孜以求，锲而不舍。他能在繁忙工作之余，完成《清太医院医家研究》一书，实属难能可贵。

唐代柳宗元有"太医以王命聚之"之议。而太医的医疗经验尚未得到足够的重视，潜心挖掘者鲜矣。杨叔禹医师却是自觉而为之者，十分难得。《史记•扁鹊仓公列传》载西汉时期已有太医设置，惜原始太医医疗案例档案资料已不复得见；本书以中国第一历史档案馆原始医疗档案为依据，实属不可多得，愿为其出版作序。

中国科学院资深院士，国医大师

陈可冀

2014年11月于北京西郊

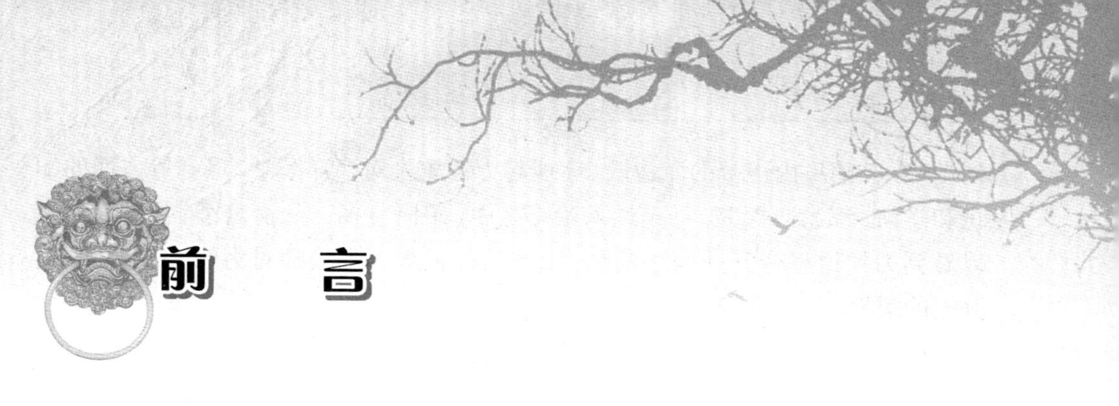

# 前　言

## 清太医院医家——清代杰出的医学家群体

多年来，有一部让人爱不释手的医案，一直伴随着我。从北方到南方，虽然多次迁徙搬家，这部书一直都放在我书案一角。每当夜寂人静，清茶一杯，细细披阅，每有会意，常有所得。这部书就是陈可冀老师编著的《清宫医案研究》。

学习中医近40年，读了很多医案，对我启发最多、影响最深的医案有两部，一部是《清宫医案研究》，另一部是《临证指南医案》。每次研读，都有收获。有时即使医案中许多蕴意，虽玩味再三，仍难以悟解，但却能引发我之深思，心有所动。常常于临床碰壁受挫之际，多诊而疗效不彰之时，"临时抱佛脚"，翻开这两部医案，每次必有启发，有豁然开朗、柳暗花明之憾，与疾病周旋的信心又增强了。

20世纪80年代，我在中国中医科学院（时称卫生部中医研究院）学习。陈可冀老师清宫医案整理研究系列成果相继问世。记得《慈禧光绪医方选议》是我读到的第一部！

我与清宫医案最初的结缘，纯粹是出于对可冀先生的敬仰，爱屋及乌。但越读越有味道，渐渐喜欢上了这些医案。那些年，几乎是见到一部就买一部，有时候无法及时买到书，我也想方设法去寻觅，或趁去北京出差的机会，到中医研究院的图书馆阅览。现在回想起来，我对清宫医学，起初是新奇，再是渐入佳境，终而沉迷不拔。

而我真正对清宫医学的研习，还是得益于陈可冀老师的启迪和指导。记得每次与可冀老师聚叙，必然会谈到这方面的话题。我清楚地记得，2012年陈老师来厦门大学讲学，我陪他到厦门大学南洋研究所图书室，查阅清代御医力钧先生的一本札记《槟榔屿志略》的情形。彼时，陈老师正在筹划编写《清代御医力钧全集》，为收集力钧散佚的著作而多方搜求。我陪陈老师在厦门大学美丽的湖畔，在胡里山炮台的海边散步，谈起力钧先生对西洋医学、保健等方面的知识和学问，都悉心探究，甚至纳入治疗之中，感慨良多。从清宫医案中，我们可以看到力钧给皇帝开处西洋药品、滋补品的记载。陈老师对力钧开放的胸襟、开阔的眼界，颇多推赞。

可冀先生是清宫医案研究的开拓者。先生从第一手资料——第一历史档案馆的原始资料入手，围绕脉案原件，旁及御药房的方药底簿，继而围绕各位医家，广搜深究，为我国古代“宫廷医学”的研究开启先河，为清代医学研究开辟了新的天地，也为中医学术增加了新的研究方向和领域。可冀老师的清宫医案研究和活血化瘀研究，构成了他学术贡献的“双壁”、医学成就之“双峰”，其功甚伟，影响至深且广。

可冀老师为什么选择清宫医案这一领域进行开掘？其良苦用心，也是我不断研习逐步体会到的。研读医案是中医登堂入室的捷径，此为先贤之古训。章太炎先生说过：中医之成就，医案最著。

通过细读清宫医案，我们相信：清太医院的御医们，是清代优秀的医家群体。

太医院名医汇聚。当年的太医院，既是医疗机构，又是学术平台。御医们来自五湖四海，有的来自北方，有的来自南方；他们的学脉各有根源，有秉承家学的，有师门传承的。南派、北派，京派、海派，温热派、寒凉派，伤寒派、温病派……各路神仙，各派传人，汇聚于一个集体，相互切磋交流，让太医院成了一个学术交流融会的大平台。这种交流，对医家知识的拓展、眼界的扩宽，大有裨益。

试想，在那个时代，能成为太医院这样一个国家最高医疗机构“体制内”的医师，无论其出身、学问，还是技术、操守，都要经过精择细选、严格考核的。论出身与学历，他们或秉承家学，为世医之后；或有规范系统的教育背景，品学兼优；或经封疆勋臣推引，原为一方名医。可以说，能迈进太医院这个门槛，皆为一时之选。

御医要有临床真本事。他们服务的对象，帝后嫔妃、王公权臣、皇亲国戚，是特殊的人群。尤其为帝王诊病，责任重于泰山。伴君如伴虎。战战兢兢，如履薄冰，如临深渊，其压力与风险可想而知。所以，御医最重疗效。皇上贵为九五之尊，服了药，如果没有效果，甚或病情加重，其后果不堪想象。在脉案原件中，可见到皇帝对御医斥责与不满的批语，疗效不彰而被斥为“庸医”者更是不胜枚举。更有甚者，雍正帝甚至认为御医没有治好亲信大臣的病，而怀疑其是政敌的余党，上纲上线，归结为政治谋害意图，岂不哀哉！

在这种情形之下，御医们必须磨砺医术，个个身怀绝技，处方下药，效如桴鼓之应。临证之际，既要图本，又要治标；既要有缓慢调理的计划安排，又须有立竿见影的效果。除了诊断处方技术必须精湛外，还得要理论功底深厚，学问练达，脉案严谨，分析合乎医理，丝丝入扣，思维逻辑清晰缜密，能自圆其说。须知，皇帝和近臣们可能略通医道哩！而且，有的皇帝还能自己开处方呢！倘若御医没有理论根柢，如何能取信于宫闱？因此，御医若医术不高，无法立足于太医院。

太医绝非“太平医”。俗有“翰林院的文章，太医院的药方”之说，认为御医们为皇家诊病，皆以“敦厚温和”之味调补，不敢投峻烈之方，以避险自保。然而，稍阅清宫医案，便不难发现，其实不然。且不说御医们辨证精准，脉理精微，但看清宫医案中大承气汤、十枣汤、控涎丹等峻猛之剂的频繁应用，便可知御医们绝非用药不痛不痒，滥竽充数而混迹于宫廷的“太平医”。因太医院服务的人群，无论是劳逸、饮食，还是心态、体质，都有特殊性，故御医们习用性味平和之品，亦合医理。虽御医们于平日调理之际，用药不温不火，不偏不倚，平和中正，但“该出手时必出手”，凡遇危急重症，必求立竿见影之效，否则患者可能有生命之虞，参与诊疗之御医更是吃罪不起。故御医们须个个有“起死回生”之能，倘遇诸如抽搐、癫狂、出血、昏厥等危急重症，必须有急救的办法挽狂澜于既倒。须使用大寒大热、峻药猛剂甚至有毒之品者，亦绝不姑息。

医术与学术的进步，离不开继续学习。丰富的图书文献，是医师们拓宽视野和积累知识的重要条件。在京城，在宫掖，御医们有机会读到宫廷的藏书，即所谓的“兰台秘典”之类。较之地方上的医生，御医们的学习、研究的条件更优越。这些优越的学习研究条件，使御医们的继续教育和学术提升更有保障。

太医院的会诊制等工作制度保障了医疗质量，促进了御医医术水平的提升，是很先进的。古代的医生诊病，无论是在自家诊室，在药店坐堂，还是走方于里巷，基本上都是“单兵作战”，很难做到由几位医生会诊一位病人。从脉案原件可以读到，太医院的御医诊病时，必须几位医生共同讨论分析病情，统一思路，达成共识。虽然由一位御医领衔拟方，但医责是要共担的。而且如果为皇上看病，御医们还得监督配方、煎药、尝药。这些环节，都要诉诸文字，存入内廷档案，以备查考。这种共同会诊、责任追究的制度，促使御医们谨慎从事，仔细辨证，认真研究病情，医疗安全与质量得以保障。

多年以来，在我对清宫医案及有关资料的研习过程中，有一种印象越来越清晰深刻：清太医院的医家，应该是有清一代最优秀的医家群体。理由是：他们受过系统、规范的医学教育；他们有着严格的考核晋级奖惩制度；他们拥有优越的阅读典籍的学习条件；他们有与同行专家会诊，相互交流切磋技艺，砥砺学问的机会；他们责任重大，不容丝毫懈怠，长期处于紧张状态，渴望和追求医术提升，有着一般民间医生所难以想象的压力和动力；他们不仅医术精湛（这是最基本的），还得具备深厚的理论造诣和文化修养，甚至他们的谈吐举止、待人接物的作派，都应中规中矩，合乎礼数。这些来自南北各地的，秉承各家学派的医家们，共同工作，相互交流，彼此切磋。这种环境和土壤，滋养着他们，成为清代医学群山中的一座座风光绚丽的高峰，成为清代名医之林中的一棵棵枝繁叶茂的大树。他们对后世医家的影响深远。清太医院御医吴谦、刘裕铎等编撰的《医宗金鉴》等，仍为现代的中医师推崇，今天用来仍很有效。

清代太医院的杰出医家们如群星璀璨，他们的经验精华散落在医案中，蕴藏在脉案原件的字里行间。如何从医案中挖掘、整理、传承这笔丰富的医学遗产呢？

回顾陈可冀先生及其学术团队以往的研究，大都集中着力于医案及方药的挖掘。按照可冀老师的希望，清宫医学研究应逐渐向医家研究延伸。我很理解和赞同可冀老师的想法深意：开展对医家的研究，可以更深入地探究、学习医家临证诊疗、选方用药的思想脉络，这才是医家的真髓所在，才能对临床医生有更大的帮助和裨益。

我们从医案入手，从一位一位医家的医案入手。我认为，以太医院的“脉案”原件为第一手资料研究医家的诊疗经验，是可靠的、翔实的。

医案，是研究医家思想的门径之一。历来中医大家多有此议。但亦有学者认为，某些医案不足凭信。个中原因是，很多医案属于“回顾性总结”，有的为求辞句华丽，因文害义；有的为自炫己能，刻意渲染良效；有的讳言缺陷，掩饰失误。致使某些医案品质下降。清太医院的脉案则不然。首先，脉案不是“回顾性的总结”，亦非事后补记，而是即时性的医疗文件。其次，太医院的脉案文字不允许虚浮，疗效不可以拔高夸大，只能“写实”。因为这些宫廷医案，是大内的文件档案，是要存档备查的，是要追究责任的。所以，清太医院的医案，作为研究医家诊疗经验的依据，是可信的，是难得的真实可靠的研究资料。

现存的太医院脉案原件大都按病人分类。从以病人为纲的医案中，可以看到每位病人所患疾病和御医为之诊疗的全过程。如从慈禧、光绪的脉案中，可以推测二者的患病史和疾病谱。这对研究个体病人的诊疗脉络很有帮助。

当我们以医家为纲，将一位医家参与诊疗的全部脉案归纳在一起，再按疾病分类，就会读出这位医家的诊疗思维规律。中医的特色在于个体化治疗。几乎每位优秀的中医大家，都有各具特点的诊疗思路、遣方用药心得。尤其在古代，医生们的出身不同，师承各异，他们学习的典籍、生活的地域、疾病谱、药材的种类来源等等，都影响和形成着他们的诊疗思想和用药习惯。

在查阅医案中，我们发现，有些医家脉案较多，既有为不同患者诊疗相同病证的案例，又有为同一患者诊疗不同疾病的案例。分别把这些医家的脉案整理、归类，对其诊疗的连续性医案，层层剥茧，可以看到他们诊疗某些病证的辨证思想、处方规律，以及每日因病证的不同而调整用药的微妙变化。如光绪、宣统年间御医张仲元，诊疗医案多达一千余则，连续性医案，保存完整。把这些医案汇总研究，就会发现，张仲元重视脾胃论治，无论是治疗慈禧太后眼目不爽、李莲英小便频数，还是治疗光绪帝头晕、遗精、腰痛诸症，其治均不离脾。尤其是治疗李莲英小便频数一案，张仲元“反其道而行之”，采用“逆治”之法，以分利之剂参苓白术散化裁，更是将其善以脾胃论治的诊疗思想“赤裸裸”地呈现了出来。至于每日用药的调整，均与患者的体质特点、病情轻重、兼证有无等吻合。再如“慈禧御医”姚宝生，其为慈禧太后诊疗脉案达四百多则。将这些脉案进行整理，就会发现，姚宝生善以肝论治，有“调肝有度，变化多端”之特点。其治疗慈禧太后眼目发眩，先后采用汤剂熏洗，汤剂、膏剂内服，成药外敷等不同剂型和治法，灵活而多样。

清代是中医学术史上的一个高潮，其间涌现众多名医。在研究清太医院医家的同时，我们也设想将清太医院代表医家与同时代地方医家的医案进行比较研究。以乾隆年间御医陈世官、罗衡和与之同时代的民间医家叶天士为例。叶天士为民间医家，身处南方；陈世官、罗衡为宫廷医家，身处北方。虽医家所处年代相同或相近，然亦有患者群体、诊疗方式、地域因素等诸多差异。这种异同，是否会对医家各自的诊疗思想、用药特点造成一定的影响呢？医家各处一方，对相同疾病、不同疾病的认识的异同点在哪里呢？我想，这也是一个值得挖掘、研究的课题。

总之，以医家为纲，学习、研究清太医院这群杰出医家的辨证、组方用药的经验，无疑对现代中医临床很有帮助。

当年康熙帝为御医黄运所题的一首诗，耐人寻味：“神圣岂能再，调方最近情；存诚慎药性，仁术尽平生。”细细揣摩，可以理解为封建帝王对太医院医家仁心仁术的最高期许，也是对医生德与术最高境界的写照。医家们纵无古代名医扁鹊那样望而知之“神”，亦无闻而知之“圣”，然调方选药，竭力契合病情，斯为"近情"之用；药味精挑细选，药性慎之又慎，凝聚着御医们的至诚至善。每方每药，均为"量体裁衣"之作。如此尽心尽力之一生，其精神亦值得令人景仰。

让我们徜徉在琳琅满目的医案中，从那些简洁、典雅的文字中，揣摩当年那些饱学精审的御医们凝神聚虑于诊断、拟方的心思，汲取他们临证精选药味、药量的经验精微吧！

杨叔禹

记于甲午暮秋

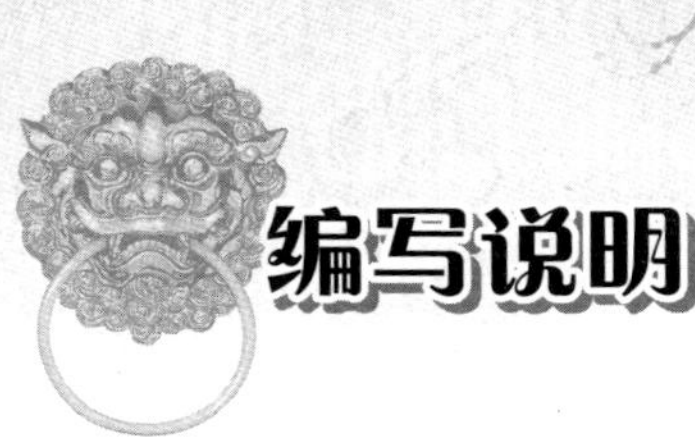

# 编写说明

1. 所引用医案中，“□”为《清宫医案研究》一书所用，表示内容不详。如“□年”表示年份不详，“□月”表示月份不详。本书稿对内容不详之字，若有补充，均于其后用括号注明。

2. 因脉案原件皆竖书成行，由右至左，故医案中有关方药炮制、服法、用法的记载，均用“右药”、“于左”等，本书皆遵原文。

3. 辛亥革命后，逊帝留住故宫，生活、医疗等仍遵封建之礼，故脉案中有“宣统七年”、“宣统十三年”等载。

4. 脉案中偶有御医将几味药物缩写在一起（如焦三仙、苏梗叶），且时载各药分量，时载药物总量。已根据脉案内容，均于药后注明。

5. 所引医案，前面括号内的日期，均为加注；若无以查阅者，则注明“年份不详”、“月份不详”。

6. 医案中所用犀角、虎骨等药物，现为禁用品，临床应使用相应代用品。

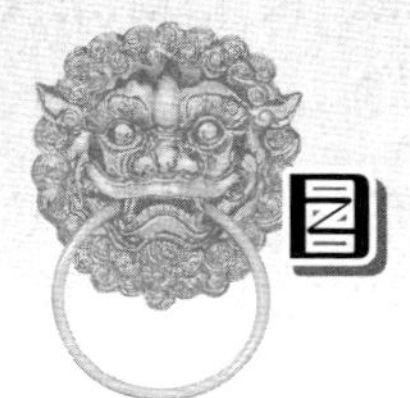

# 目　录

# 清代以前太医院考略

“太医院”之名，最早出现于金代。元、明、清三代的太医院，都是以前朝太医院为基础，并进一步完善和发展。西晋至隋唐时期的医疗行政机构太医署，宋代的翰林医官院、太医局，和后来的太医院，在职能方面有相似之处。

上古时期，由于社会形态较低，人们在与自然、疾病作斗争的过程中，感性地积累了一些朴素的诊疗经验，为中医学的发展、分科、医事制度的确立奠定了一定的基础。夏商时期的甲骨文里面已经有了“疾小臣”的记载。但是，此时仅有零星的医事活动，巫医一体承载了医学的主要内容。从周代开始，医巫分离，并且出现了最早的医学分科和医事制度。《周礼》载有医师、食医、疮医、疡医、兽医等内容，《周礼·天官·冢宰》载：“医师，上士二人，下士四人；府二人，史二人，徒二十人”；“食医，中士二人”；“疾医，中士八人”；“疡医，下士八人”；“兽医，下士四人”。其中，医师为“众医之长”，“掌医之政令，聚毒药以共医事。凡邦之有疾病者、疕疡者造焉，则使医分而治之……”食医，“掌和王之六食、六饮、六膳、百羞、百酱、八珍之齐……”疾医，“掌养万民之疾病……凡民之有疾病者，分而治之……”疡医，“掌肿疡、溃疡、金疡、折疡之祝药劀杀之齐……”兽医，“掌疗兽病，疗兽疡……”周代还制定了诸如“岁终则稽其医事，以制其食”的医事考查制度。此外，《汉官仪》载有“太医令，周官也”之说，表明早在周代就设有太医令一职。

秦汉时期，医事制度较前完善，但仍未建立单独的医事管理机构，仅通过选拔的方式征召地方医家入宫充实御医队伍。秦代设置“太医令”、“丞”；汉代设置太常太医令丞和少府太医令丞（其中太常太医令丞官职最高，相当于后来的太医院院使），中央政府的医职形成了太常和少府两个系统。王莽新政时期曾设立“太医尚方”一职。东汉时期仅设置太医令一人，其下设药丞、方丞各一人。《通典·职官七》载：“太医署，周官有医师上士、下士，掌医之政令；秦、两汉有太医令、丞，亦主医药，属少府。”西汉时期尚有女医官，如《外戚传》载：“有女医淳于衍得入宫侍皇后疾。”

三国两晋南北朝在沿袭两汉太医令、丞等医官设置的基础上，出现了专门的医疗活动和医事管理机构。《宋书•礼志》载："将作大匠陈勰掘地得古尺……今尺长于古尺几于半寸……医署用之，孔穴乖错。"表明西晋时期，我国已经设立了专门的医疗活动和医事管理机构——"医署"。南北朝沿袭了西晋的医疗机构设置，刘宋设置太医署，北魏设立医署。其中，太医署设主药二人、医师二百人、药园师二人、医博士二人、助教二人、按摩博士二人、祝禁博士二人，等等。刘宋时期，太医署隶属侍中，属官包括太医令、殿中太医司马、太医、御医。北齐时，太医令增至二人，太医署分设主药、医师、药园师、医博士、医博士助教、按摩博士各二人，宫中还设立奚官令一职。北周御医规模较大，如《通典•北齐》载："后周太医、小医下大夫、医正上士、中士、主药、食医、医正并下士，医生三百人。"

隋代沿袭了魏晋南北朝时期的太医署设置，把太医署作为国家最高的医疗政务机关。隋代太医署设有太医令二人、丞一人以掌医疗之法，并设有主药二人、医师二百人、药园师二人、医博士二人、助教二人、按摩博士二人、祝禁博士二人。此时太医署隶属太常寺管理。此外，隋代还在门下省、内侍省、太子东宫设立一些医疗机构，负责皇室成员和王公大臣的医疗保健和饮食安全。

唐代沿袭隋制的同时，扩大了太医署的规模，将医学教育分为医科、针科、按摩和咒禁科四科。从事医疗活动的同时，各科设专职人员从事教学事务。据《新唐书》记载，医科设立医博士一人（正八品上），助教一人（从九品上）；针科设立针博士一人（从八品上），助教一人，针师十人（并从九品下）；按摩科设立按摩博士一人，按摩师四人，并从九品下；咒禁科设立咒禁博士一人，从九品下。唐代太医署的设置，为宋金时期翰林医官院、太医局、太医院的设立，奠定了一定的基础。由于隋唐时期帝后等患者的医疗、保健事务归属尚药局管理，故此时太医署的职能更倾向于医学教育事务。

宋代宫廷将唐代由太医署统一管理医疗事务和医学教育的方式，改为由翰林医官院和太医局分别管理。翰林医官院的职责包括制定医药政令，负责皇室诊疗、御医的选拔、派遣、调转，组织和监督修订本草，校正编纂及印发医书等。神宗元丰元年（1078），翰林医官院改名为翰林医官局，隶属于翰林院。翰林医官院初设立时，有使、副使并领院事，下设有直院、医官、医学、翰林祗候、翰林医人等职，最初无人员定额，医官使"居太医首"。仁宗宝元元年（1038）规定，院官人数为102人，次年又规定："翰林医官院设使、副使各二人，直院四人，尚药奉御六人。医官、医学、祗候无定员"[1]。仁宗嘉祐二年（1057）下诏："太医院医

1 王云五．文献通考•职官考[M]．上海：商务印书馆，1936：499.

官至直院以下，自今以一百四十二人为额。”由于翰林医官院诊疗对象为皇室患者，御医因诊疗有功而屡获封赏者较多，日久导致人员冗杂。针对这种情况，宋政府通过降职、降薪等措施减员。南宋时期，因于政治因素，医官局规模不断缩减，如绍兴二年（1132）诏曰：“行在医官，昨以礼部勘，当止以四十三员为额。”[1]宋初，官名与职权分离，官名仅用以确定官品及俸禄，是为寄禄官，多数正官不掌管本部门事务，而以他官主判，出现了《宋史·志》所载的“居其官不知其职，十常八九”的现象。神宗元丰三年（1080）进行改制，即“元丰改制”，领空名者皆罢旧阶名而易以新阶，使官名与职权得以统一。徽宗继位后，改医官职位武阶为文阶，将翰林医官局的医官由二十二阶减为十四阶[2]。绍兴年间又增添了翰林医官、翰林医效、翰林医痊、翰林医愈、翰林医证、翰林医诊、翰林医候、翰林医学等官阶。太医局主要负责医学教育，行政人员包括太医令、太医丞、府、吏、主药、药童、药监、医正、药园师、药园生、章固、诸科教授、太医局正、差遣官员、杂职人员等。

庆历四年（1044），宋代创办医学教育，沿袭了唐代的医学分科，分为大方脉、产科、风科、小方脉、眼科、疮肿、口齿兼咽喉科、金镞兼书禁科、伤折兼金镞科。南宋时期，取消金镞兼书禁科，增针灸一科，并疮肿、伤折兼金镞二科为疮肿兼伤科[3]。

金代沿袭了宋代医疗机构的设置。金太宗时期宣徽院设有太医院、尚药局和御药院三个医药机构，其中太医院由宋代的翰林医官院和太医局合并而成，负责宫廷医疗、医学教育等事务。关于金太医院医官配置，《金史·百官志》载：“设提点，正五品；使，从五品；副使，从六品；判官，从八品；掌诸医药，总判院事。设置管勾，随科至十人设一员，以术精者充。如不至十人并至十人置，不限资考。正奉上太医一百二十月升除，副奉上太医不算月日，长行太医不算月日，十科额五十人。”

元代医疗机构在元太祖时期就已建立，但其具体设置未见文献报道。元太医院于太宗十三年（1241）正式建立，其最高医官为“太医院大使”。元宪宗在大使之上设置提点一职。元太医院是国家医事活动的主要机构，其职能，《元史·百官志》载：“掌医事，制奉御药物，领各属医职。”元太医院下面还设置了多个管理机构，分别负责医疗活动、医政管理和医学教育等事务，形成了一张自上而下的管理网络。太医院的官阶及人员配置，《元史》卷八十八载：“太医院，

1 徐松．宋会辑要稿·职官三十六 [M]．影印本．上海：大东书屋，1936：3123.

2 张宇．中国医政史研究 [D]．哈尔滨：黑龙江中医药大学，2014.

3 陈可冀，李春生．中国宫廷医学 [M]．北京：中国青年出版社，2003：238.

秩正二品，掌医事，制奉御药物，领各属医职。中统元年(1260)，置宣差，提点太医院事，给银印。至元二十年(1283)，宣差改为尚医监，秩正四品；二十二年(1285)，复为太医院，给银印，置提点四员，院使、副使、判官各二员。大德五年(1301)，升正二品，设官十六员；十一年(1307)，增院使二员。"此外，在元初至元九年(1272)，太医院设立医学提举司一职，掌管太医院医官的考较及辨验药材等事务，官秩从五品。

明初先仿元制设立医学提举司，吴三年(1366)改医学提举为太医监，洪武元年(1368)复改为太医院。《明史·职官志》载："太祖初，置医学提举司，设提举，从五品；同提举，从六品；副提举，从七品；医学教授，正九品；学正、官职、提领，从九品。寻改为太医监，设少监，正四品；监丞，正六品。吴元年(1364)，改监为院，设院使，秩正三品；同知，正四品；院判，正五品；典簿，正七品……洪武十四年(1381)，改太医院为正五品，设令一人，丞一人，吏目一人。属官御医四人，俱如文职授散官；二十二年(1389)，复改令为院使，丞为院判。嘉靖十五年(1536)，改御药房为圣济殿，又设御药库，诏御医轮直供事。"

洪武六年(1373)，明太医院首设"御医"一职。《明史·职官志》载："太医院，院使一人，正五品；院判二人，正六品；其属，御医四人，正八品，后增至十八人，隆庆五年(1571)定设十人。"

明太医院医学分科包括大方脉、小方脉、妇人、疮疡、针灸、眼、口齿、接骨、伤寒、咽喉、金镞、按摩、祝由十三科。太医院还要求御医以下各专一科。隆庆五年(1571)，太医院有御医、吏目共20人，统领十三科，每科由一至数名御医或吏目掌管，下属医士和医生数名。各科御医或吏目人数为：大方脉5人，伤寒4人，小方脉2人，妇人2人，其他科各1人，下属医士、医生共70余名。

明太医院的职能包括负责皇室成员及家眷的医疗保健，经帝王批准后参与王公大臣的诊疗，向军队、监狱、边关等处派遣医官，参与对地方医官的考核等。御医为皇室患者的诊疗情况，《明史·职官志》亦有详细记载："诊视御脉，使、判、御医参看校同，会内臣就内局选药，连名封记药剂，具本开写药性、证治之法以奏。烹调御药，院官与内臣监视。每二剂合为一，候熟，分二器，一御医、内臣先尝，一进御。仍置历簿，用内印钤记，细载年月缘由，以凭考察……"

明太医院医士的升迁、考核较为严格，《明史·职官志》载："凡堂官升补，万历九年(1581)，提准御官升堂上医者，限以九年，有缺升职，无缺生俸；唯院史有缺，使将院判资深者叙补；若院判有缺，而御医无资俸相应者，宁缺不补；其吏目升御医者，但历俸六年之上遇有员缺，更不得追叙前差，即得准补；如有术业荒疏者，不许冒升；十三年(1585)，提准内殿御医，实历六年以上者，亦准遇缺推补。凡医士吏目升补，隆庆五年(1571)，奏准果有术业精通，勤劳显著者，内殿三年，外差留念，开送礼部覆实考试，医士准补吏目，吏目准升御医；如医业平常，及无劳绩可据，不准升补。万历五年(1577)，提准内殿留念，外差九年，方准升补。""凡医士俱以父祖世业，或令在外访保，以充医官医士，其精通医术者，本院奏进圣济殿供事。""凡天下府州县，举到医士，堪任医官者，俱从礼部送本院考试，仍委该司官一员会考，中者送吏部选用，不中者发回原籍为民，原保官吏治罪。""凡医家子弟，择师而教之。三年、五年一试、再试、三试，乃黜陟之。"

明成祖迁都北京以后，复设太医院，南京太医院仍然保留，但仅设院判、吏目各一人，下设医士和医生，其规模也远逊于北京太医院，且须接受北京太医院的领导。南北太医院并存是明代医政事务的一大特色，这种两太医院并存的局面一直延续到明末。

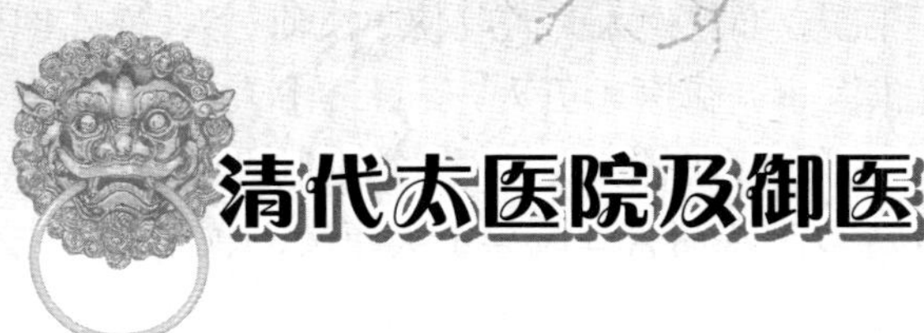

# 清代太医院及御医

清太医院设立于顺治元年（1644），最初沿用明太医院旧址（今北京东交民巷西口路北附近），并加以修整。光绪二十七年（1901）辛丑条约签订后，东交民巷被划归为俄国使馆，太医院暂借东安门内大街御医白文寿宅第为公所。此后不久，太医院又移址于北池子街大悲观音院。光绪二十八年（1902），太医院于地安门外皇城根兵仗局东新建署第，三年竣工。民国时期此处改为北京两吉女子中学。新中国成立后，该处又易为北京三十二中学校办工厂。据考证，清末太医院遗址当包括今北京地安门东大街111号（北京三十二中工厂）、113号（文物局家属院）两个大院。

关于清太医院官阶，《太医院志》曰："曰院使，曰院判，曰御医，曰吏目，此国初之制也。"可见顺治初年，清太医院医官中仅有院使、院判、御医和吏目。顺治朝时，太医院满汉御医官阶有所不同。康熙初年改归划一，院使为正五品，左、右院判为六品，御医为八品，吏目为从九品。因"是年题准考满已停，御医吏目升转无期"，故康熙帝下谕，准许御医服用六品冠带，但俸禄仍按原品给予。医士在太医院没有官阶，"医士本是学位，顺治初年又特简，入直者给予八品笔帖式冠带，谓之冠带医士。特简医士给予八品冠带，奉旨随同吏目入直，谓之冠带吏目……雍正八年（1730），奉旨以实授吏目为八品吏目，预授吏目为九品吏目。"雍正七年（1729），御医被授为正七品，并准服用正六品冠带、貂皮挂数珠；雍正八年（1730），实授吏目为八品吏目，预授吏目为九品吏目。宣统元年（1909），经时任院使张仲元奏请，内阁会议政务处奏准，太医院医官分别官加一品，院使为正四品，院判为正五品，御医为正六品，八品吏目升为七品吏目，九品吏目升为八品吏目，医士为九品，实缺官。除管理大臣为满族官员外，其余均为汉员。

就人数而言，除太医院院使、院判人数较为固定外，御医、吏目、医士人数，历朝添裁不定，如《大清会典·康熙朝》载："院使一员，左右院判各一员，吏目二十员，初设三十员，顺治十八年（1661）裁二十员，康熙九年（1670）复增二十员，四十年（1701）裁十员”[1]。《太医院志》亦载：“太医院院使中汉使一人，左右院判各一人，掌医之政令，率其属以供医事。御医十五人，吏目三十人（八品十五人，九品十五人），医士四十人……又有效力医生，无定员，掌炮制之法，院使考其术而进退之。”乾隆五十八年（1793）又特简管理院事王大臣一人领院务。光绪年间，御医十三人，吏目二十六人，医士二十人，医生三十人。

清太医院既是负责皇室养生保健、诊病除疾的医疗机构，又是国家医学教育和医政管理机构。《钦定大清会典》载：“（太医院）掌医之政令，率其属以共医事；掌九科之法以治疾，掌炙制之法以治药；专诊视疾病、修合药饵之事。”

首先，清太医院负责皇室医疗事务。据《大清会典·雍正朝》、《钦定大清会典·嘉庆朝》记载，太医院的具体职掌包括侍值、进御、扈从、奉差、储药、祭先医、诊视狱囚、施药。侍值又分为宫直和六直，其中宫直为御医在御药房和各宫外班房侍值；六直则有不同说法，一说为在外值房侍值[2]，一说为在帝后居住的宁寿宫、慈宁宫、乾清宫、钟粹宫、寿康宫、寿安宫六处宫殿侍值。据任锡庚《太医院志》所载，道光六年（1826）后，六直又指御医为总管太监、御前太监、嬷嬷、女子、祭神房女官、昇平署太监六类人诊治疾病。进御指御医同太监一道，或御医监视太监为皇室患者煎制药物。扈从指御医伴随圣驾出行，以负责皇帝健康之需。奉差指御医承蒙派遣，出宫为王公大臣、文武官员、外藩公主、额驸等人治病。储药，指太医院下设有生药库，太医院委派两位御医任生药库库使，典守库务，储存各省每年额解的药材。祭先医，指顺治元年（1644），定于每年二月、十一月上甲日，遣礼部堂官一员于太医院景惠壁两庑祭祀三皇，并遣太医院医官二员分献。诊视狱囚指御医为牢中囚犯治病。所谓施药，先是顺治十一年（1654）在景山东门外盖三间药房，差遣御医向满汉军民施药，救助民众；康熙二十年（1681），清廷又在京城设厂十五处，差佥都御史连同五城御史发帑币，并令医官施药。

其次，清太医院负责国家医学教育。清初没有设立专门的医学教育机构，《太医院志》载：“旧制从御医、吏目中选取学识素著者二员，令居东药房教习御医房太监读书。”乾隆初年，太医院设立教习厅，负责医学人才的培养，“乾隆二年（1737）奉旨裁撤本院，以设有教习厅，于御医、吏目内择品学兼优者各二员充任，常川驻教习肄业诸生，并批阅未授职医士月课，凡医官子弟均准保送教习厅，课其诵读。”道光年间（1821—1850），由于先后有张格尔叛乱、洪秀全起义，太医院教习厅“三十年不闻书声”。同治五年（1866），御史胡庆源奏请“整顿医

1 伊桑阿，王熙任．大清会典·康熙朝[M]．133-134．

2 清·昆冈．钦定大清会典事例（卷一一零五）[M]．石印本．1899（光绪二十五年）．

官以正医学"，太医院复设教习厅，次年易名为医学馆。光绪三十四年（1908），"略仿各省学堂之意"，设新医学馆，以院使、院判为管学，派司官二人为教习，并配备监学、庶务、稽查、书记各一员，除管学外，还从旧肄业生中考选20名学生，以四年为期等。

再次，清太医院参与一些医政事务。《太医院志》载："太医院为朝廷执事官，本无公务可言，然升迁、除授、考满、京察、告假、丁忧各项事故，关支、俸银、俸米、月银、月米、津贴、公费、奏销、药价、祭祀，三皇各项考试，凡诸事件莫不与各部院衙门文牍往来。国初定于本院首领官内拣派熟谙公务者奏派二人，堂派二人，一年更换嗣以熟悉情形，差满则留……乾隆十年（1745）奉上谕，太医院奏派接替办事官，一摺著管院大臣酌核派委，自是以后更换办事官皆不入奏。"

清太医院还负责官修医书的编纂。如康熙四十二年（1703）诏令："医官博采医林载籍，勒成一书"[1]，陈梦雷、蒋廷锡等编纂的综合性医书《古今图书集成·医部全录》于雍正元年（1723）问世。据《清史稿·列传二百八十九》记载，乾隆初年，太医院院使钱斗保上奏，"请发内务府藏书，征集天下家藏秘籍，及世传经验良方，分门聚类，删其驳杂，采其精粹，发其馀蕴，补其未备"。同年，大学士鄂尔泰上奏："纂修医书馆应开于太医院衙门，其总修、纂修、收掌各官，应该院捡派。"乾隆帝遂诏令太医院右院判吴谦、御医刘裕铎为总修官，编修大型医书，历时三年而成，乾隆帝亲自为之题名为《御纂医宗金鉴》。此外，乾隆三十八年（1773），清廷还组织编写《四库全书》，其中医学部分内容亦极为丰富。

清太医院最初沿用明太医院分科制度，分为大方脉、小方脉、伤寒科、妇人科、针灸科、疮疡科、眼科、口齿科、咽喉科、正骨科、痘疹科十一科。嘉庆二年（1797），痘疹科并入小方脉，咽喉科、口齿科合为一科，减为九科。嘉庆六年（1801），正骨科划归为上驷院蒙古医生兼充，太医院只剩八科。道光二年（1822），道光帝下旨取消针灸一科，太医院中只剩七科。同治五年（1866），御史胡庆源奏准整顿医官以正医学，经礼部会同太医院议定："太医院教习厅限于经费，自道光年以来废弛几近三十年，今为整顿，不但款项难酬，即人才亦不易得……暂立五科，即大方脉、小方脉、外科、眼科、口齿科。伤寒、妇人并入大方脉。"

## 名医辈出，御医难得

在满清近300年的历史中，为皇室服务的御医人数众多，《清宫医案研究》

1 赵尔巽. 清史稿 [M]. 北京：中华书局，1976：2103.

所收载的参与为清廷皇室诊疗的御医即达391位。上至康熙年间御医孙之鼎、刘炳斗、黄运，康熙、雍正年间御医刘声芳、李德聪，雍正、乾隆年间御医刘裕铎、陈之敬等，下至光绪年间御医力钧、陈莲舫、马文植、薛福辰、薛宝田，光绪、宣统年间御医曹元恒、张仲元、佟文斌、赵文魁，宣统年间御医佟成海、任锡庚等，均在其列。《中国宫廷医学》一书所载清太医院医家中，在《清宫医案研究》中无诊疗记录的包括吴谦、徐大椿、王凤翔、刘芳远、鲁恒、钟曜、曹进升、觉罗伊桑阿八位医家。《清代宫廷医学与医学文物》一书收录了满清50多位御医，朝代分布主要集中在康熙年间，个别为顺治、雍正年间御医，这些御医绝大多数在《清宫医案研究》中无诊疗记录。清末太医院部分御医，如李子余、王文元、韩一斋等，《清宫医案研究》中亦无其诊疗医案。其他供职于太医院而无史料存世的御医，抑或不少。

清太医院众多医家，既有通过继承家学而留职于太医院的御医之后，又有通过医学考试进入太医院者，还有清廷从全国各地征召的地方名医。御医之后可直接获准保送进入太医院学习，和通过医学考试进入太医院的御医相比，程序简便很多。如康熙、雍正年间御医祁嘉钊，其父为顺治、康熙年间御医祁坤；光绪、宣统年间御医、末任院使赵文魁，其父为御医赵永宽；宣统年间御医佟成海，其父为光绪、宣统年间御医佟文斌。清太医院绝大多数御医都是通过医学考试进入太医院的，这些医家的生平资料、从医背景等有据可考者甚少。如回族御医刘裕铎，有报道谓其于康熙年间便供职于太医院，雍正年间其曾任太医院吏目、御医。考其生平，雍正初年刘裕铎亦不过30余岁，由此可以判定，其当经过医学考试考入太医院的。此外，光绪、宣统年间太医院院使张仲元，是通过医学考试而供职于太医院的御医代表；清末太医院恩粮兼寿药房“值宿供奉官”韩一斋，亦是通过医学考试供职于太医院的，其还分别从师于末代院使赵文魁、院判李子余。从全国征召的地方名医，亦是清太医院医家的重要组成人员，如刘声芳因医术高超，在康熙四十二年（1703）康熙帝南巡时被发现并应召入宫。嘉庆朝以后，随着满清王朝的国势渐衰，清政府无力培养众多御医，一旦帝后患病，稍久不愈，清廷便从各省征召地方名医入宫请脉，这在光绪朝体现得尤为明显。光绪初年，慈禧太后气血亏虚，左右院判李德立、庄守和治疗数月，不但未愈，反而病情日渐加重，朝廷便密谕各省督抚“详细延访”，“如有真知其人医理可靠者，无论官绅士民，即派员伴送来京”。密诏下后，先后有前任山东济东道薛福辰、山西阳曲知县汪守正、浙江如皋名医薛宝田、淳安县教谕仲学辂、江苏常州名医马文植，以及江西的赵天向、湖北的程春藻、湖南的连自华等八位地方医家被举荐入宫。光绪二十九年（1903），庆亲王奕劻举荐力钧为慈禧太后请脉。光绪三十四年（1908）光绪帝病重，朝廷又谕令各省将军、督抚保荐良医，先后有陈秉钧、曹元恒、吕用宾、周景涛、杜钟骏、施焕、张鹏年等六位地方医家被举荐入宫。

清太医院医家虽以汉人为主，亦有少数民族医生，如乾隆年间，上驷院从蒙古医生中选拔医术精湛者，授予八品顶戴，充任“蒙古医生长”，疗骨科跌打损伤之疾。乾隆年间的蒙古医家觉罗伊桑阿[1]，清末的满人夏锡武[2]及佟文斌、佟成海父子，均为少数民族御医。

清太医院虽御医众多，然无真才实学者，断不能疗帝后之疾，除权贵内臣之患，其医术高超，自不必论，这从清太医院的医学考试制度、医官晋升制度、皇室征召地方名医手谕和密旨即可看出。历朝皇帝对部分御医的赞誉之词也表明了御医医术之高明，如《外科大成·序》载有康熙帝赞祁嘉钊为“真好大夫”，雍正帝曾赞刘裕铎为“京城第一好医官”，吴谦在雍正朝任官太医院判，时“世宗苦头风，群医束手，鉴一药而愈”[3]，乾隆年间亦“供奉内廷、屡被恩赏”，等等。

值得一提的是，较多御医有“儒医”之称，这得因于从北宋开始的儒生学医政策。崇宁二年（1103），宋徽宗诏令在国子监设立“医学”，吸收儒生学医，宋代由此出现了“朝廷兴建医学，教养士类，使习儒术者通黄素，明诊疗，而施于疾病，谓之儒医”的局面[4]。这种儒生学医的局面一直延续到清代。事实上，满清太医院的很多御医都是儒学之士，他们不仅医学理论扎实，临床经验丰富，而且具有较深的文学修养，辨证诊疗，理法井然，方药稳妥，考虑周详。如光绪年间御医陈秉钧即集世医、儒医、御医于一身，其自幼习儒，业至廪生，补生员，后“纳赀为官”，入京刑事部主事，因仕途坎坷，遂归退而潜心钻研医学。光绪年间另一位御医力钧亦出身于书香门第，幼年时曾师从刘善曾、张熙皋等多位儒医大家、饱学之士研习经文、医学，掌握了《说文》、《春秋》等儒学知识和《黄帝内经》、《难经》、《伤寒论》、《本草》等医籍经典。陆润庠于同治十三年（1874）考中进士“一甲”，光绪年间先后任职于内阁大学士、工部侍郎、左都御史、工部尚书等；宣统元年（1909）任东阁大学士、宣统帝之帝师。如此的大儒、位高权重之士，亦参与慈禧太后、光宣二帝的诊疗，可谓是“儒医”的典型代表。

1 陈可冀，李春生．中国宫廷医学 [M]. 北京：中国青年出版社，2003：567.

2 谢阳谷．百年北京中医 [M]. 北京：化学工业出版社，2008：32.

3 清·许珂．清稗类钞 [M]. 北京：中华书局，1984：4134

4 徐松．宋会要辑稿·崇儒三 [M]. 北京：中华书局，1957：2217.

《清宫医案研究》所载御医一览表

| 朝代 | 御医 |
| --- | --- |
| 康熙年间 | 黄运、孙之鼎、李颖滋、霍桂芳、罗德克（西洋）、张诚、于世美、梁之惠、段世臣、刘文登、刘炳斗、李应奇、王九思、金廷诏、蒋燮、李之贤、张睿、爰保、李国平、尹德、毛廷实、王培、张懋功 |
| 康熙、雍正年间 | 刘声芳、李德聪、刘沧州 |
| 雍正年间 | 李英、秦世禄、张尔泰、王洁、邓荣贵、魏九贵、祁嘉钊、朱文火、李凯、冀栋、张隆、钱斗保、翟文益、赵士英、林祖成、钟元辅、许士弘 |
| 雍正、乾隆年间 | 陈止敬、刘裕铎、徐恒泰、孙之焕、金国柱、王炳 |
| 乾隆年间 | 邹之瑞、查秉仁、田福、盛明远、李思聪、高存谨、张敬文、张鼎、刘正方、马瑞图、武维扬、胡世杰、余文仪、王育、李德明、武世倬、杜朝栋、刘太平、姜晟、丁进忠、马敬伦、陆廷贵、陈常庆、聂继昌、萧学中、张如翰、鲁席珍、莫如瀚、张承业、商继贤、屠景云、陶尚义、鲁瑾、牛永泰、丁连、栗国柱、吴尊夔、刘彬、沙履谦、全志修、顾兴祖、沙成玺、高钧、刘凤鸣、张淳、陈世官、李德宣、林仪凤、吕显功、马秀、刘秉忠、武世倬、武维藩、林儁、刘世基、毕维新、陈继文、林隽、李世隽、张茂芝、刘延龄、鲍锦璋、吕纶、赵正池、周良弼、方宏霨、武世颖、陈维文、乔良玉、雷文炳、李思问、田丰年、王联德、杜佐尧、赵进禄、李锦文、刘正池、王殿魁、李星耀、贾义如、李敏、李思谦、栗世英、屠文彬 |
| 乾隆、嘉庆年间 | 王文彬、刘钟、涂景云、胡增、栗世雄、田广福、张昱烇、张文瑞、鲁维淳、钱景、花映墀、孙珽柱、张肇基、王诏恩、沙维一、商景霨 |
| 乾隆至道光年间 | 苏清泰、周龙章、崔文光、郑汝骧、李肇增、王世安 |
| 嘉庆年间 | 王泽溥、刘德福、傅仁宁、王瑞丰、舒岱、付仁宁、张自兴、李澍名、刘进喜、张铎、王裕、涂敏、孙奉廷、田瑞年、李潍名、张桐舒、李亨、吴荫龄、吴锦、薛载华、武怀中、杨庆祥、徐明德、陈嘉善、段继善、刘钲、李湉、王殿安、宋桂、刘德成、钟曜、李浩名、于天成、陶尚礼、张懋懿、罗应甲、吕廷珪、栗世功、陈廷显、李泗杰、吕廷瑞、叚继善、刘廷淳、张如璠、王辅臣、朱希文、袁维新 |
| 嘉庆、道光年间 | 苏钰、赵丽生、崔良玉、赵汝梅、孔毓麟、郝进喜、张永清、张新、鲁桓、钱松、薛文昱、李承缮、俞世龙、潘元瑛、高文溥、张宗濂、高永茂、李元椿、白凌云、陈昌龄、赵璧、陈昌浩、刘廷溥、张宗 |
| 嘉庆至同治年间 | 栾泰 |
| 道光年间 | 张肇埴、莫嘉蕙、曹宗岱、师国栋、张镇、赵士林、朱睿、张世良、纪振纲、王明福、曹进昇、方惟寅、刘焕章、杨春、叶元德、吴金声、赵永年、回清泰、张世鹏、王锡庆、汪镛、邸凤仪、奕纪、顾赞、任宏毅、王世瑄、张鹤琴、李吉祥、白云昇、王应秋、李云会、王志安、孙景燕、魏永泰、李松盛、骆师崇、侯焕章、赵妆梅、李奎瑛、甄德润、陈隆志、张宋濂、赵成功 |
| 道光、咸丰年间 | 杨泰恒、甄景芳、庞景云、俞秉忠 |
| 咸丰年间 | 钟龄、鲁景曾、佟钧、魏焕、孙和声、艾廷炜、李炳轼、张廷瑗、林寿祥 |
| 咸丰、同治年间 | 李万清、周之桢、许魁元、冯钰、孟左清 |
| 咸丰至光绪年间 | 李德立、范绍相 |

续表

| 朝代 | 御医 |
| --- | --- |
| 同治年间 | 李德全、高充照、李德祥、王允之、韩同九、蔡钟彝、汪兆镛、韩知通、冯铨、薛天锡 |
| 同治、光绪年间 | 李德昌、庄守和、杨安贵 |
| 光绪年间 | 多德福（西洋）、汪守正、薛福辰、马文植、赵天向、程春藻、戴家瑜、李增蕃、杨世葆、刘玉璋、王继曾、冯盛化、陈秉钧、郭荣、郑敏书、殷文光、杜钟骏、施焕、周景涛、吕用宾、张彭年、卢秉政、杨际和、李德源、力钧、朱焜、门定鳌、李秉昌、陆润庠、关景贤、屈永秋、冯国治、王祯福、马之骥、李寿昌、李锡璋、李文若、艾世新、嵩寿、白文寿、叶嗣高、萧德琳、聂鸿钧、李成林、周鹤龄、王应瑞、陆润痒、连目华、仲学辂、薛宝田 |
| 光绪、宣统年间 | 栾富庆、佟文斌、张仲元、姚宝生、全顺、李崇光、忠勋、曹元恒、赵文魁 |
| 宣统年间 | 佟成海、郭泮芹、范一梅、白永祥、何继德、杨世芬、杨缙、胡溥源、徐起霖、任锡庚、袁其铭、王泽澎、王常明、朱益藩、石国庆、周鸣凤、何廷俊 |

**《清宫医案研究》中诊疗医案前50位御医一览表**

| 御医 | 诊疗次数 | 御医 | 诊疗次数 | 御医 | 诊疗次数 | 御医 | 诊疗次数 | 御医 | 诊疗次数 |
| --- | --- | --- | --- | --- | --- | --- | --- | --- | --- |
| 张仲元 | 1189 | 全　顺 | 268 | 陈秉钧 | 126 | 陈昌龄 | 92 | 商景霨 | 65 |
| 庄守和 | 1102 | 李德立 | 267 | 张肇基 | 115 | 冯　钰 | 88 | 钱　松 | 62 |
| 郝进喜 | 607 | 苏　钰 | 255 | 栾　泰 | 114 | 孔毓麟 | 79 | 李承缮 | 62 |
| 李德昌 | 574 | 李德源 | 202 | 杨际和 | 113 | 赵永年 | 77 | 曹元恒 | 61 |
| 姚宝生 | 565 | 佟文斌 | 187 | 施　焕 | 110 | 张自兴 | 76 | 张彭年 | 53 |
| 汪守正 | 421 | 陈世官 | 144 | 张宗濂 | 107 | 李万清 | 76 | 范绍相 | 50 |
| 薛福辰 | 403 | 张永清 | 144 | 罗　衡 | 100 | 力　钧 | 75 | 丁进忠 | 48 |
| 戴家瑜 | 308 | 马文植 | 137 | 姜　晟 | 97 | 王泽溥 | 73 | 高文溥 | 47 |
| 忠　勋 | 307 | 田　福 | 133 | 佟成海 | 97 | 刘太平 | 70 | 王世瑄 | 47 |
| 赵文魁 | 307 | 张　新 | 129 | 崔良玉 | 96 | 李德宣 | 68 | 甄景芳 | 47 |

**《清代宫廷医学与医学文物》所载御医一览表**

| 朝代 | 御医 |
| --- | --- |
| 顺治、康熙年间 | 祁坤 |
| 康熙年间 | 如文照、武超众、孙之鼎▽、孙徵百、孙斯百、伊德▽、朱尔远、严辉、张义林、吉绍、戴元志、帅晋、姜希魁、石玉龙、陈元书、范国彪、翟德辉、张翰、王培▽、魏元勋、邹明原、祁嘉钲、鲁厚、刘炳斗▽、张懋功▽、张睿▽、黄运▽、郑玉麟▽、金廷绍、薛志军、凌一凤、毛廷轼、王石玉、郃俊宣、缪天培、李廉祯、李颖滋▽、于世美▽、梁志辉、闵体健、陈天祥、甄国乃、王元佐、胡养龙、金昌裕、马志俊、张世良▽、李玉白 |
| 康熙、雍正年间 | 祁嘉钊▽、霍桂芳▽、刘声芳▽、秦世禄、刚兆 |

注：▽《清宫医案研究》中有诊疗医案者。

## 层层考核，御医难成

清太医院培养御医，历时漫长。习医者首先要作为医学生在教习厅课读。医官子弟准许保送就读于教习厅，汉人需经同乡六品以上的官员出具印结和一名太医院医官作保，满人则由其旗管佐领出具图结和一名太医院医官作保；而后太医院首领官查明其人粗通医书，通晓京语后，方可荐入太医院。太医院对被荐入之生员进行考核，合格者方为“医生”，但只能挂名，而不能直接进入太医院学习。太医院对医生按名排队，传其到院就读。到院就读者成为“肄业生”。肄业生就读时间为三年，学习内容主要是《难经》、《黄帝内经》、《脉经》、《伤寒论》、《金匮要略》等经典医著。乾隆朝后，《医宗金鉴》被增设为肄业生学习课程，并逐渐成为清太医院主要的医学教科书。肄业生学习三年期满后，礼部组织考试，合格者成为“医士”，不合格者仍肄业。肄业期间，每年有四季考试。同治五年（1866），教习厅改为医学馆，四季考试随之改为仲春、仲秋两季考，由太医院堂官主持。考试成绩还须申报至礼部，注册登记。

太医院还有针对吏目、医士及所有医生进行的考试。每逢寅申年，太医院院使、左右院判会同礼部堂官主持，除御医外，所有吏目、医士及肄业生一律参加，称为“会考”。会考是太医院最为重视的一次大考，每六年一次；考卷、阅卷均由收掌官批阅，教习评定成绩等第，太医院堂官封送礼部复勘，吏部注册备案等。凡遇太医院应升、缺出者，由吏部查核会考成绩、有无处分事故等，并奏咨补用。成绩为一等、二等者，如无处分事故，遇缺应升时，按名次依次拟补；成绩三等者，照旧供职于太医院，不予转升；成绩四等者，罚停止参加会考一次；不列等者予以革职，然仍可留太医院效力，并可参加下次会考[1,2]。

针对会考，太医院制定了严格的考试章程，从考题、判卷，到考试规则都有明确的规定。据《太医院志》所载，同治五年（1866），礼部连同太医院所上奏拟定的考试章程包括：考试出题务须简明，不得割裂经文，阅卷批语亦要从简。考卷须按照规定尺寸置办，不得长短不齐，于卷面上印太医院字样中，填写参加考试者班级及姓名；下粘附签，接缝处再盖教习厅印，卷面用堂印；考前收掌官将按“正”、“大”、“光”、“明”四字填簿，照号填卷，折封后再盖教习厅印，浮签上用楷书书写姓名，旁边标明座号，再加盖教习厅印，一半在卷，一半在签；每人一卷。考试当日，考生黎明时分集合，听候点名，照号入座，点名时未到者“扣除”。

1 曹成文．御医养戌计划[J]．紫禁城，2013(7)：105-110.

2 陈可冀，李春生．中国宫廷医学[M]．北京：中国青年出版社，2003：608.

考生入座后，稽查官逐号详查，签座不符合者立即扶出。题纸按“正”、“大”、“光”、“明”分号、悬挂，一概不准离座抄题。每题限定时间，时间一到，稽查官挨号盖戳，未答完者，卷面印盖“不录”之戳。统一在日落时候交卷。交卷时考生自己揭去浮签。卷面须干净，题目字句不得错落，誊写不得使用行草书，涂抹不得超过百字。教习阅卷只得句圈句点，不能浓圈密点，收掌均分，呈堂批定，等等。

清太医院医士升迁亦有明确的规定，《古今图书集成·太医院部》载：“院使员缺，由左院判升补，左院判员缺，由右院判转补，右院判员缺，由御医升补，御医员缺，由实授吏目升补，实授吏目员缺，由预授吏目升补，预授吏目员缺，由医士升补。遇有御医以下缺出，本院堂官将内直勤劳者，申送礼部转咨吏部题受。如内直补完，方将外直应升各官，按俸开列申送。有奉旨特用者，遵旨补受。”乾隆年间规定：御医、吏目缺出，所用应升迁之人需开列上奏，明白呈览。嘉庆、道光年间，两次要求全班开单呈览。同治五年(1866)，清廷规定：凡御医、吏目缺员后，以会考名次为应升之员拟正，其次者拟陪，咨行吏部查核，然后由太医院请旨圈放。

可见，从肄业生到医士、吏目，再荣升为太医院御医，甚至院判、院使，既要有深厚的理论基础、扎实的临床经验，还需要高尚的医德修养，其中经历的层层选拔，所需时间应在10年以上。御医难成，可见一斑。

## 诊疗受制，御医难为

一般来说，医生为患者诊疗疾病，二者关系平等，患者往往对医生心存感激、敬仰之情，对医生更是言听计从。唯有如此，医生才能发挥所学，起到最大的治疗作用。然而，宫廷诊疗则并非如此。《后汉书·郭玉传》载有东汉医家郭玉为皇室贵人诊病，虽毕恭毕敬，小心谨慎，却不如为穷人治病疗效之好。究其原因，“夫贵者处尊高以临臣，臣怀怖慑以承之。其为疗也，有四难焉：自用意而不任臣，一难也；将身不谨，二难也；骨节不强，不能使药，三难也；好逸恶劳，四难也。”这准确地描述了宫廷御医的难当之处。清宫医疗亦是如此。

首先，帝王、后妃作为特殊患者，地位尊贵，御医为之请脉，君臣之礼永远放在首位。御医每次入宫清脉，必先行三拜九叩之大礼，而后方能以脉诊病。御医对答病因病情、处方用药，均须灵活谨慎，迎合患者心理，心怀怖慑，诚惶诚恐。

其次，皇室患者谨慎多疑，御医诊疗中易招横祸。宫廷的权力之争无时不有，医疗活动又事关皇室的健康乃至身家性命，早在汉代便有女御医淳于衍成为政治斗争的工具而毒死许皇后之事。因此，清廷皇室要求御医医术高明的同时，对御医的诊疗活动亦极为警惕，有时甚至达到了多疑的地步，这从雍正帝对待为之诊疗的御医、道士的态度充分体现了出来。雍正帝初赞御医刘声芳“人品洁方，居心忠厚，事圣祖皇帝多年，勤慎敬诚，夙夜匪懈，深蒙圣祖优渥”，而后却谓其“并不用心调治，推诿轻忽，居心巧诈”；初赞刘裕铎为“京城第一好医官”，后因刘裕铎和曾与雍正帝争皇位的八皇子胤禩、九皇子胤禟交往较密，雍正帝谓之“从前原是阿其那、塞思黑党羽”，“恩医至今，仍然包藏诚性”，“陷害看视大臣，以泄其党恶愤怨之私也”等，诊疗中屡屡为难刘裕铎，谓“病愈则已，倘数人中有一人不虞，定将刘裕铎即行正法”。雍正帝怒杀为之治疗的道士贾士芳则淋漓尽致地展现了宫廷医家为封建皇室诊疗的危险性和封建帝王的专断性。

再次，皇室患者对御医立方用药的审查、筛选极为严格、谨慎。

虽地方医家入宫之前已名震一方，然在入宫为帝后请脉以前，礼部、太医院堂官会在医理方面对其详加盘问。如光绪年间太医院左院判李德立问初次为慈禧太后请脉的马培植“向读书如何”，问薛宝田“温、瘟二字有何分别”等。请脉时，御医须当面奏明患者病情，逐一回答患者所提出的有关病情、治法、方药等诸多问题。对不合心意的御医，皇室患者又会当面质问，毫不留情。慈禧太后曾当面斥责喜用温补、诊脉立方与众不同的程春藻曰：“程春藻进诊何与诸人不同？寸脉确在何处？”对于程春藻“高骨乃是寸脉”的回答，慈禧太后则又问之：“本之何书？”“明日将原书呈上。”遂令其退下。

御医所处之脉案、方药，加附日期、署名，须先交由帝、后御览并决定药物的增减，而后方可配药、煎药，诚如薛宝田在《北行日记》所载：“草稿呈内务府太医院与诸医，看后用黄笺折子楷书，进呈皇太后御览。所用之药，内务府大臣用黄签在本草书上标记。御览后，御药房配药。”个别患者尚以“知医”、“懂医”自居，对御医用药横加干涉，要求方药平和，性味稍有过热过寒，便有“如狼似虎”之嫌而责令御医重新立方。如光绪三十三年（1907）七月二十六日，光绪帝下谕：“药力过热，平素气体上盛下虚，若多服补剂，徒助上热，于下之虚弱毫无裨益。嗣后月药总须斟酌，勿使虚热上攻，仍须引火归元。”[1] 光绪帝仅根据自己对自身疾病的认识，便对御医用药提出了明确的要求。亦有患者根据自己的喜恶选择药物。如《纪恩录》载有慈禧太后喜用当归而恶用续断、喜用山楂而恶用内金的记载：“初八日，黎明进内，谨以原方加续断一味。奉皇太后旨，命去续

1　谢阳谷．百年北京中医 [M]．北京：化学工业出版社，2008：21.

断，改当归。钦遵，更易进呈。”“二十五日黎明进内，会议立方，谨仍六君子加神曲、鸡内金进呈。内监传旨云：鸡内金命换一味。谨遵，改用焦山楂进呈。”亦有文献记载，慈禧太后曾经同时召进四名御医为之请脉，并要求御医各自拟方，一并交由总管李莲英呈进御览；同时另召一名司书太监取《证治准绳》、《本草纲目》等书籍，对四张方药一一查对，所用药物经慈禧太后许可后，凑成第五张药方，并按此方配药[1]。皇室患者即便同意了御医所处方药，仍有不煎药、不服药的情况。清宫医案中部分治案注有“本方减……加……”、“无煎药”、“未煎药”、“无服药”等语，都是患者随意修改方药，甚至不服药的例证。这在光绪皇帝、慈禧太后、李莲英医案中出现较多。

早在《礼记》便有“君有疾饮药，臣先尝之”之论，清宫诊疗亦是如此。药物的烹调须由太医院御医与太监在御药房相互监督，一同合药，两剂合为一剂，共煎。煎好后分为两杯，御医、太监先尝其中一杯，确保安全后方能进呈帝王、后妃等患者服用。所配药品须照御览原方，药名、品味、分量均需详明，否则将以“大不敬”论罪，更不用说有纰漏、错误。

光绪戊申（1908），予在浙江节署充戎政文案……适德宗病剧，有旨征医……（八月）十六日由内务大臣带领请脉。先到宫门，带谒六位军机大臣，在朝房小坐……八钟时，陈君莲舫名秉钧先入请脉，次召予入。予随内务府大臣继大臣至仁寿殿莲门帘外，有太监二人先立。须臾揭帘，陈出。继大臣向予招收入帘。皇太后西向坐，皇上南向坐。先向皇太后一跪三叩首，向皇上一跪三叩首。御案大如半桌。皇上以两手仰置案端，予即以两手按之。惟时予以疾行趋入，复叩头行礼，气息促急欲喘，屏息不语片时，皇上不耐，卒然问曰：“你瞧我脉怎样？”予答：“皇上之脉左尺脉弱，右关脉弦。左尺脉弱，先天肾水不足；右关脉弦，后天脾土失调。”两宫意见素深，皇太后恶人说皇上肝郁，皇上恶人说自己肾亏，予故避之。皇上又问：“予病两三年不愈，何故？”予曰：“皇上之病，非一朝一夕之故，其所虚者，由来渐矣。臣于外间治病虚弱如此者，非二百剂不能收功。所服之剂有效，非十剂八剂不轻更方，盖有鉴于日更一方，六日一转而发也。”皇上笑曰：“汝言极是。应用何药疗我？”予曰：“先天不足宜二至丸，后天不足宜归芍六君汤。”皇上曰：“归芍我吃得不少，无效。”予曰：“皇上之言诚是，以臣愚见，《本草》中常服之药不过二三百味，贵在君臣配合得宜耳。”皇上笑曰：“汝言极是，即照此开方，不必更动。”予唯唯。复向皇太后前跪安而退。皇太后即曰：“即照此开方。”行未数武，皇上又命内监叮嘱勿改动。是时军机处已下

1 屈维英，张荣大，符树柏，等. 清宫医案谈屑　太医难当 [J]. 瞭望周刊，1988（Z1）：60.

值，即在军机处疏方。甫坐定，内监又来云："万岁爷说，你在上面说怎样即怎样开方，切勿改动。"指陈莲舫而言曰："勿与彼串起来。"切切叮嘱而去。予即书草稿，有笔帖式司官多人执笔侍候誊真。予方写案两三行，即来问曰："改动否？"予曰："不改。"彼即黄纸誊写，真楷校对毕，装入黄匣内。计二份，一份皇太后，一份皇上。时皇太后正午睡，赐饭一桌，由内务府大臣作陪。饭毕，奉谕："汝系初来插班，二十一日系汝当班，当即退下。"

——摘自杜钟骏《德宗请脉记》

皇室患者强调疗效，注重"责任追究，有惩有奖"。

康熙帝曾赐赠左院判黄运诗："神圣岂能再，调方最近情；存诚慎药性，仁术尽平生。"高度赞誉了黄运的仁心仁术。刘声芳因医术高超，曾先后被康熙、雍正赞为"真好大夫"、"好大夫"，并于康熙年间被擢升为太医院院使，"永锡天宠"。《清实录·雍正朝实录》载："[雍正七年（1729）]……户部侍郎刘声芳子刘俊邦，因病未应乡试，亦赐举人，准一体会试。"《清史稿·志八十三》谓此"尤为特典"。据《清宫医案研究》所载，雍正帝曾于雍正八年（1730）赏刘声芳龟龄集二分。刘裕铎曾被雍正帝赞为"京城第一好医官"，清宫医案载有其因治愈大臣侯陈泰伤寒发癍之症，同光禄寺卿臣冀栋"着各赏纪录一次"。

虽御医们会因方药颇具效验而获恩赏，然因疗效欠佳而屡受责罚者甚多。众多御医中，如刘声芳、刘裕铎那样，因诊疗获效而受恩赏者凤毛麟角；相反，因疗效不佳而备受责罚者则不胜枚举。如康熙四十六年（1707），御医李颖滋因医治武英殿总监造赫世亨"寒暑伤气"，疗效欠佳，致使后者病情加重，康熙帝斥曰："若仍李颖滋医治，朕必以为赫世亨已入土，速逐李颖滋！"[1]。康熙四十九年（1710）十一月，正黄旗内大臣公颇尔盆痔漏复发，病势较重，康熙帝朱批："庸医误人，以致如此。"若帝后之疾医治无效，上至院使、院判，下至医士、恩粮，凡参与诊疗之御医均会受到惩处。如同治帝驾崩后，慈安、慈禧太后懿旨："上月大行皇帝天花，李德立等未能力图保护，厥咎甚重。太医院左院判李德立、右院判庄守和，均著即行革职，带罪当差。钦此。"光绪帝驾崩后，参与诊疗之御医亦皆受到惩处，清廷对太医院御医的惩处谕旨曰："太医院院使张仲元、御医全顺、医士忠勋、恩粮戴家瑜，均著革职，戴罪立功。钦此。"对地方入宫医家的惩处谕旨曰："上谕，前刑部主事陈秉钧、分部郎中曹元恒、江西玉山县知县吕用宾、江苏阜宁县知县周景涛、浙江候补知县杜钟骏、江苏候补知府施焕、候选道张鹏年，均着降级，留任。"

1 关雪玲. 清代宫廷医学与医学文物 [M]. 北京：紫禁城出版社，2008：53.

清太医院医家的诊疗活动，无论宫中还是宫外，分别有专门的医药档案如实记录，包括历朝帝、后等人的“进药底簿”、“用药底簿”、脉案笺或医方笺，皇帝对有关医药的“朱批”或“谕旨”，帝、后的“起居注”及内务府抄件，御药房各项记录，配方簿、实录等。为皇帝请脉，处方用药、参与诊疗之御医，都要登记入册，建立专门的《万岁爷用药底簿》。其他人员，上至皇太后、太妃，下至太监、宫女，诊疗过程均需如实记录入册，不同于帝皇之处在于不立个人专册，而是某宫若干人共为一册。至于慈禧太后宠信太监李莲英立个人专册，则是一个特例。如实记录太医院医家的医事活动，方便了诊疗效果不佳之时，皇室患者追责参与诊疗之御医，客观上也有效保证了清宫诊疗的真实性和安全性。

御医诊疗的“责任追究”制度，从清宫医案中亦可窥见。如较多阿哥、福晋、格格、宫女、太监等患者的脉案，只有处方用药记录，证候、病机、治法，以及治疗过程中病情的变化等，并无详细记述。这种医案记录方法，盖只为保存辨证用药的真实性和完整性，若方药疗效不佳，或有毒副作用，以便皇室有据可查、有责可循。

**简要记录治疗方药，以备日后有责可循**

医案1：(乾隆)四十八年正月初四日，**张肇基**请得十五福晋疏风清热汤。

荆穗一钱五分　防风一钱五分　薄荷一钱　葛根一钱五分　花粉一钱五分　赤芍一钱五分　射干一钱五分　山豆根一钱五分　黄芩一钱五分　炒栀一钱五分　甘草一钱(生)　桔梗三钱　　引灯心五十寸，一贴，晚服。

医案2：(乾隆四十八年正月)初五日，**张肇基、姜晟**请得十五福晋清热调中汤。

枳壳一钱五分　桔梗二钱　竹茹一钱五分　黄芩一钱五分　炒栀一钱五分　薄荷一钱　花粉一钱五分　神曲一钱五分(炒)　陈皮一钱五分　赤苓二钱　甘草八分生　　引灯心三十寸，一贴。

医案3：(乾隆四十八年正月)初六日，**罗衡、李德宣**请得十五福晋清金和胃饮。

黄芩一钱五分　花粉一钱五分　黄连一钱(姜炒)　桔梗二钱　连翘二钱　枳壳一钱(炒)　元参二钱　黑栀一钱五分　酒军一钱　薄荷八分　赤苓二钱　甘草五分(生)　　引灯心三十寸、竹叶一钱五分，晚服。

按语：近一月余无十五福晋疾病记录，该三则医案亦仅为其用药记载。以方测证，十五福晋近日上焦热盛，咽喉不利，正月初四日复感风凉，治以解表透邪与清热泻火、解毒利咽并重。次日风凉即解，热邪减轻，肺胃湿热，中焦不和，治以清热调中。医案3肺胃湿热积滞，气机失常，治以清热解毒、祛湿导滞。

然而，以上医案均未详述十五福晋起病之病因、病机、治法，以及用药后病情变化及治法、方药的调整等，只是客观上保证了用药的真实性，以备日后有据可寻，有证可查。若方药疗效不佳，或有毒副作用，皇室患者便会以此为据，对参与诊疗之御医责备，甚至惩处。此乃清宫诊疗责任追究之实例。

皇室患者为了保证、提高疗效，强调“会诊制”诊疗。同一患者，尤其是帝王、后妃稍有不适，常有两位或两位以上的御医同时或分别请脉，合议辨证立方。如从光绪二十四年（1898）九月以后的脉案可知，每日既有多位御医轮流为光绪帝请脉，又有少至两位、多至六位的御医同时为之请脉。御医们请脉完毕后，还须当面奏明光绪帝所提出的有关病情、治法等诸多问题。脉案的书写、处方用药，须由参与请脉的御医商榷而定。光绪三十四年（1908）光绪帝曾下过一道圣谕：“予病初起，不过头晕，服药无效，既而胸满矣，继而腹胀矣。无何又见便溏遗精，腰酸脚弱，其间所服之药，以大黄为最不对症。力钧请吃葡萄酒、牛肉汁、鸡汁，尤为不对，尔等细细考究，究为何药所误？尽言无隐。著汝六人共拟一可以常服之方，今日勿开，以五日为限。”这种多人合诊、共同商讨治疗方案的做法，类似于当今临床的“会诊制度”，得益于满清皇室得天独厚的医疗条件。

众御医“会诊制”诊疗在慈禧太后脉案中亦有体现。从光绪六年（1880）至光绪二十一年（1895）的15年间，除常年有薛福辰、汪守正、马文植、李德立、庄守和、李德昌等四位至七位御医同时为慈禧太后请脉外，亦有御医们分别请脉，而后共同商榷治法、处方用药的情况。这从《慈禧全传》描述的李德立、庄守和、薛福辰等御医诊疗慈禧太后崩漏一症中可以窥见。

据《慈禧全传》记载，由于外侵内乱、宫廷争斗，慈禧太后神力交瘁，长期心脾不足、气血两虚，光绪初年曾因患崩漏一度不能下榻。然出于忌讳而难于言表。李德立、庄守和等御医为之请脉后，开出脉案：“气血两亏，心脾未复，营分不调，腰腿时热，早晚痰带血丝，食少气短”，治以四君子汤加味，但疗效欠佳。朝廷便密谕各省督抚：“叠经太医院，进方调理，尚未大安。外省讲求岐黄，脉理精细者，谅不乏人，着该府尹督抚等，详细延访，如有真知其人医理可靠者，无论官绅士民，即派员伴送来京，由内务大臣，率同太医院堂官详加察看，奏明请旨。”密旨一下，便有汪守正、马文植、薛福辰等地方名医被举荐入宫。薛福辰为慈禧太后请脉时，脉诊触其左右三部脉象极虚，经恩准，望诊见其形体消瘦，面色萎黄，眼圈发青，加之慈禧太后自诉夜不得寐，胃口不开，“吃什么，吐什么”。参合望、闻、脉三诊，薛福辰认为慈禧太后脾胃亏虚乃崩漏所致，辨证为“肝胆有热，脾胃亏虚”，治用“降逆和中”之法，施以半夏、干姜、川椒、龙眼、益智、五味子，以竹叶为引。脉案呈奏后，因“姜椒过热”，“上头交代，姜椒必不可用”，又令其和李德立、庄守和、李德昌等御医商议，共同立方，最终拟用四君子汤去人参加半夏，一则培补脾胃之元气，一则和中降逆。

此外，两位或两位以上御医同时请脉医案中，多有“议用……方”、“议用……法”之语，也表明了清太医院医家“会诊制”的诊疗特点。这种诊疗特点，有利于不同地域、不同医家诊疗特点、学术思想的融合，也客观上促进了清太医院医家诊疗特点的形成。

**数御医会诊慈禧、光绪之疾**

医案1：（光绪六年）正月初八日，大人带进**汪守正、马文植、李德立、庄守和、李德昌**请得慈禧皇太后脉息虚弱稍起，两关弦滑，昨服温补固肠之药，大便未行，小水微利，水串肠鸣，食少口干，咽嗌五味，脊背凉热仍然，此由肠气暂守，而中下二焦元阳未能骤固，水气不易分消所致。今议用照原方加减一贴，务使二便调匀，不再反覆，则气日复而脾易扶矣。

人参二钱（蒸对） 炒於术三钱 赤石脂三钱（煅） 茯苓三钱 肉桂六分（去皮） 煨诃子一钱五分 煨木香四分 肉蔻一钱（煨去油） 葛根一钱五分 炒白芍一钱五分 车前子三钱（包） 炙甘草八分 引用煨姜三片、乌梅二枚。

医案2：（光绪二十四年）九月三十日，**朱焜、陈秉钧、门定鳌、李德昌、忠勋**请得皇上脉息左寸细软无力，右寸沉弱，左关弦细而数，右关细而虚浮，左尺细数，右尺细弱。缘由气血素亏，脾元久弱，胃失司谷，湿气易蓄，郁久生寒，心肾不交，肾不纳气，火不归元，阴不潜阳，营卫失养。今早大便两次稀溏，后重坠痛。小便频数或艰涩不利。前半夜少眠，后半夜睡不解乏，醒后筋脉觉僵，腰间作痛。谷食欠香，消化过慢，食后胸堵膜满胀痞。气怯懒言，呛咳无痰，口渴喜饮，时作太息。左目睛仍红，二目干涩，视物不明，左目较甚，仍作鸣，其声不一。肩胛酸沉，劳累尤重、肢体倦怠，恶寒嗜卧，腰脊空痛，不耐久坐、久立，少腹弦急，肋下引痛，下部潮湿寒凉，腿膝酸软少力，懒于步履。症仍疲缓，今议用养心健脾益肾汤调理。

西洋参三钱 炒於术二钱 生牡蛎二钱 云茯神三钱 煅龙齿一钱五分 怀山药三钱（炒） 广皮一钱五分 沙苑蒺藜三钱（盐炒） 炒谷芽三钱 车前子二钱（盐炒） 黄精三钱（炙） 枣仁三钱（焦） 引用胡桃肉二个、破故纸二钱（盐炒）、炒白芍二钱、炙草五分

按语：医案1疗慈禧太后脾肾阳虚，五位御医同时请脉，议用四君子汤、真人养脏汤化裁，温补脾肾、收敛固脱。医案2五位御医同时为光绪帝请脉，“议用养心健脾益肾汤”。该二则医案均采用了“会诊制”诊疗。

关于太医院的职责，《大清会典·康熙朝》载："掌医之政令，率其属以共医事；掌九科之法以治疾，掌炙制之法以治药；专诊视疾病、修合药饵之事。"御医为皇室服务，诚无不尽心尽力之理，康熙三十六年（1697）的一件满文题本亦载："我等既出而承应宫内班侍，治病救人，当不分昼夜，小心谨慎，以效犬马之力，此乃份内理应当之事，我等心甘情愿。"[1]然清廷皇室患者对待诊疗如此谨慎、多疑，对疗效追求之高，对御医如此苛刻，甚至近乎荒唐的要求和做法，虽主观上是为自身健康、长寿考虑，但为御医诊疗增加了诸多难题，也正是御医难为之所在。

## 余脉解散，御医难再

辛亥革命爆发以后，满清政权土崩瓦解，清太医院亦不复存在，尤其在1924年冯玉祥将宣统帝逐出紫禁城，清太医院众御医亦随之解散。众多御医流落民间悬壶济世的同时，通过或父传子业，或设立学堂、收徒授业等方式，传承着清太医院医家的诊疗特点和学术思想。

据《太医院志》所载，流落民间的末代御医中，张仲元为花翎三品顶戴，督办清查管理太医院事务；佟文斌为花翎三品顶戴，协办清查管理太医院事务；赵文魁为花翎头品顶戴，总管太医院，监管御药房、御药库事务，太医院院使；郑敏书为四品顶戴、太医院左院判；范一梅为三品衔太医院右院判；全顺、张惟寅、张德枢、翟宝全、任锡庚、袁其铭、佟成海、何继德、王文元为御医；郭荣、李锡章、艾世新、王继曾为候补御医；冯湘清、郭锡章、吴廷耀、庄寿山、董文清、董启儒为七品吏目；朱曾润、冯盛化、阎荣海、王治宽、吴锡光、胡浦源、张连元为候补七品吏目；杨世芬、杨世葆、刘文英、范承顺、翟书源、何廷俊、苏施霖、李景福为八品吏目；李振、杨得山、徐起霖、罗增寿为候补八品吏目；梁福恩、王文成、姚贵荣、周丰、白永祥、栗玉振、冯怀宽、李培痒为九品医士；张鹤书、崔敬修、广琦、张瑞恩、张彭寿、吴锡明、赵进嘉、王德继、刘乙然、马之骥、孙秀严、戴贻麟、陆宝善、王澄滨、白毓良、王文魁、程煦、吉勒罕、刘仲祺、常山、刘福年为候补医士；陈鑑、韩善长、寿徵、郭泮芹、范懋功、王泽彤、王大济、郑启斌、冯树勋、朱曾煜、朱殿华、钮之镜、王炘、张英涛、孙煜曾、殷承续为恩粮；郭志义、王常明、梅梦松、阎寿卿、尹振昌、冯则敬、王庆麟、朱玉昆为候补恩粮；陈尔康、周荣为肄业生。

---

1 辽宁社会科学院历史研究所. 清代内阁大库散佚满文档案 [M]. 天津：天津古籍出版社，1992：108.

以上医家在民国时期通过不同的形式推动着中医学的发展，其中影响最大者当属成立北京中医学社。《太医院志》载："癸亥花朝，同人集中医学社……"[1]《医统正脉·医统正脉续刊记》载："民国十二稔（1923），中医学社成立，发起是社者，多清太医。"《北京卫生志·机构篇》亦载："（北京中医学社）民国十二年（1923）成立，发起者，多系晚清太医院御医。"北京中医学社中，赵文魁为名誉社长，全诚斋为社长，袁其铭为副社长，吴焕臣为总干事；任锡庚为著作股主任，瞿文楼、王忻为干事；王文元为评议股主任，白永祥、张英涛为干事；张鹤书任研究股主任，姚桂荣、郭志义任干事；刘文英任交际股主任，佟阔泉、梁福恩任干事；庄寿山任庶务股主任，梁福恩、恩粮王大济任干事；周丰任调查股主任，何廷俊、孙煜曾任干事；瞿宝安任文牍股主任，朱殿华、郭泮芹任干事[2]。该学社所取得的成就：一是撰写了《太医院志》。该书由末代御医任锡庚编纂，较为详细地记载了清太医院的建立、历史沿革、医事制度等内容，为后人研究清代宫廷医学、医事制度提供了较为宝贵的资料。二是重新修订、刊印了明代医家王肯堂汇辑的《医统正脉》。

末代御医及其后人、传人，在中医废存、中西医论战方面，也发挥了较大的作用。随着西方现代医学的不断涌入，民国时期，中国出现了传统中医学和西方现代医学两种医学体系并存的局面，有关中医存废之论战亦日渐拉开帷幕。针对余岩等人以《灵素商兑》等形式论证中医的不科学性，要求从源头废除中医之论，赵文魁、袁鹤侪等御医与当时的民间医家陈存仁、恽铁樵等遥相呼应，指出《黄帝内经》乃中医学的基础，离开了《黄帝内经》，中医学便成了无源之水，无本之末。御医之后赵树屏还对余岩的观点逐条批驳，印成小册子，散发于北京各中医、西医诊所。这在某种程度上维护了中医学的地位，推动了中医学的繁衍和发展。

1 王康久. 北京卫生大事记 [M]. 北京：人民卫生出版社，1996：645.

2 董泽宏. 北京中医学社对北京中医发展的影响 [J]. 中华医史杂志，2004，34（2）：104-107.

清末、民国时期御医及传人师承关系图(引自《百年北京中医》)

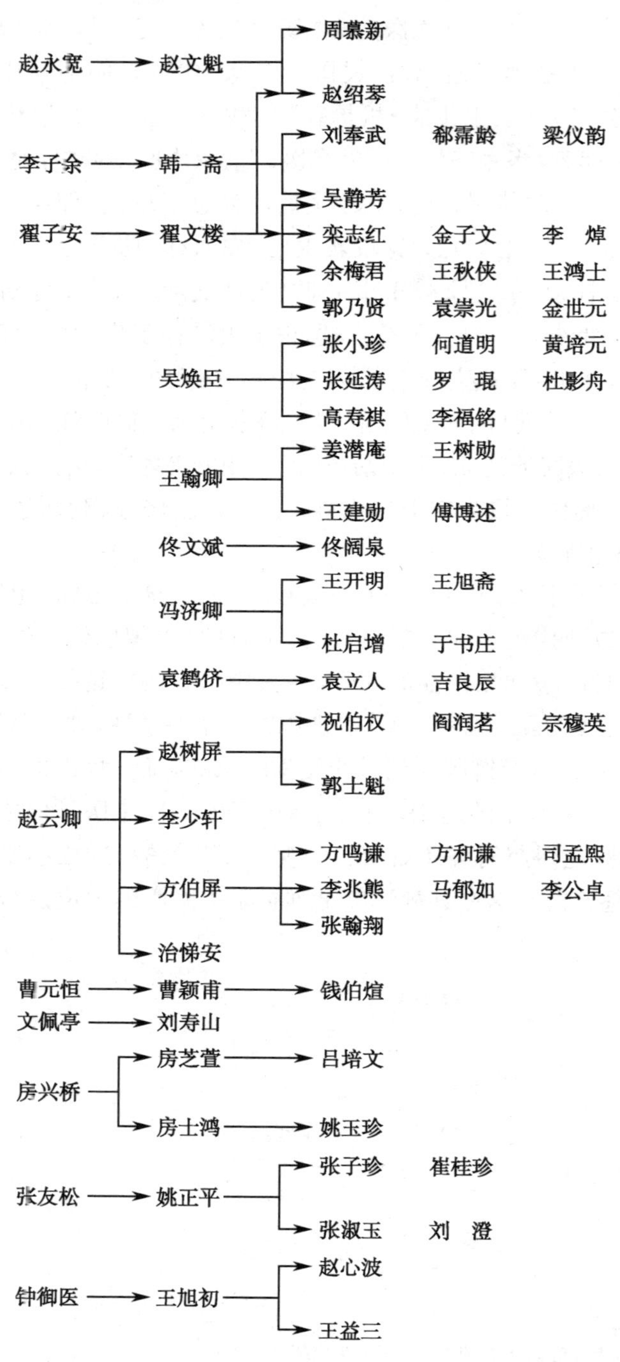

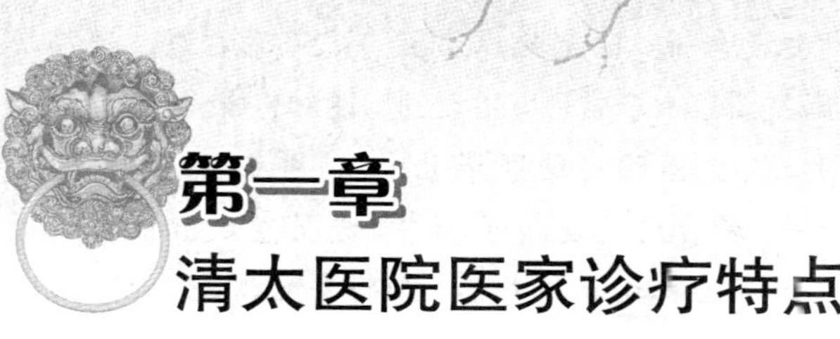

# 第一章 清太医院医家诊疗特点

## 四诊难参，尤重脉诊

封建禁宫，法度森严，帝后、妃嫔所患疾病，无论病因还是病证，多有隐晦难言之词，多数情况下御医亦不敢或不便细问病情，常凭三指脉诊探其症结所在。若要通过望诊、问诊辅助辨证，须经患者恩准，否则可能招致祸端。鉴于此，清太医院医家均重视脉诊，并以之作为主要的辨证手段和立法、用药的依据。从乾隆朝开始，绝大多数清宫医案均有较为详细的脉象记录，脉案的书写格式亦为：先阐脉象，次论病机、症状，最后立法、拟方。这种以脉象统领理、法、方、药的脉案书写特点，即是清太医院医家重视脉诊，以脉诊病、凭脉用药之明证。这从薛宝田的《北行日记》中亦可看出。

八月初六壬寅（钟粹宫内）：是日不垂帘。慈安皇太后正坐，皇上隅坐，内务府大臣皆跪。太医院堂官李德立引余与昂庭行三跪九叩首礼。礼毕，皇太后问余："何处人？"对以江苏人。问："多少年纪？"对："六十六岁。"问："从旱路来从水路来？"对："从海道来。"问："一路安静？"对："安静。"又谕："慈禧皇太后病要小心看。"对："是！"复随内务府大臣、太医院至长春宫。庭中花木与钟粹宫等，惟苹婆果树甚多，实将红熟。恭候慈禧皇太后召见。行礼毕，慈禧皇太后问何处人及年岁，对如前。内务府大臣、太医院跪左边，余与昂庭跪右边。

皇太后命余先请脉。余起，行至榻前。榻上施黄纱帐，皇太后坐榻中，榻外设小几，几安小枕。皇太后出手放枕上，手盖素帕，惟露诊脉之三部。余屏息，两房太监侍立。余先请右部，次请左部。约两刻许，奏："圣躬脉息，左寸数，左关弦；右寸平，右关弱，两尺不旺。由于郁怒伤肝，思虑伤脾，五志化火，不能荣养冲任，以致胸中嘈杂，少寐，乏食，短精神，间或痰中带血，更衣或溏或结。"皇太后问："此病要紧否？"奏："皇太后万安。总求节劳省心，不日大安。"内务府大臣广奏："节劳省心，薛宝田所奏尚有理。"皇太后曰："我岂不知？无奈不能！"

皇太后问:"果成劳病否?"奏:"脉无数象,必无此虑。"退下,仍跪右边。侯昂庭请脉毕,同太医院先出。随后薛抚屏、汪子常、马培之进,请脉。余与昂庭到太极殿东配殿,立方问。内务府大臣、太医院与诸医毕至方内,先叙病原,次论方剂。草稿呈内务府太医院与诸医,看后用黄笺折子楷书,进呈皇太后御览。所用之药,内务府大臣用黄签在本草书上标记。御览后,御药房配药。

——摘自薛宝田《北行日记》

御医薛宝田为慈禧太后请脉的场景,与《德宗请脉记》所载杜钟骏为光绪帝请脉的场景,如出一辙。慈禧太后唯露出寸、关、尺三部,对御医脉诊技能的要求,和光绪帝相比,有过之而无不及。诊脉完毕,御医须详明左右寸、关、尺三部脉象及所候之病因病机、病变脏腑,以此指导治法、方药,以及饮食、生活起居等注意事项。可见,脉诊是御医为皇室患者辨证诊病的主要手段,也是指导御医拟定治法、处方用药的主要依据。这客观上对御医脉诊技巧、以脉测证、以脉诊病的准确性提出了更高的要求,也促使御医在继承前人脉学成就的基础上,进一步探索、总结、精研脉学,以确保脉诊的准确性。

事实上,清太医院医家确具极高的诊脉水平,其杰出代表首推末任院使赵文魁。赵文魁以《黄帝内经》、《难经》、《脉经》、《濒湖脉学》等脉学知识为基础,结合为晚清皇室成员、王公大臣请脉诊病的经验,形成了独特的脉诊理论,著成《文魁脉学》一书。

**首重脉诊,以脉测证、凭脉用药**

医案1:嘉庆□年正月初六日,**商景霨、陈昌龄**恭请皇上圣脉弦滑。系肝经饮热,湿气不畅。有时耳鸣,此由饮热凝滞,今议用和肝化饮汤,晚进一贴,安和调理。

苏梗二钱 厚朴一钱五分(炒) 茯苓四钱 半夏二钱(制) 次生地三钱 石斛三钱 橘红一钱五分 神曲二钱 麦冬二钱(去心) 枳壳一钱五分(炒) 甘草五分(生) 引用荷叶丝一钱。

按语:弦为肝脉,主肝胆病、痰饮、疼痛等证;滑脉主痰饮、水湿、食积、实热诸证。嘉庆帝脉象弦滑,自诉时有耳鸣,故辨证为"肝经饮热,湿气不畅"。所用和肝化饮汤,功能理气化饮、养阴和肝,兼具健脾和胃之效。

医案2:光绪二十八年二月初六日,**全顺**看得总管脉息左关见弦,右寸关滑而稍数。肝脾有热,上焦浮火。以致胸膈嘈闷摆布,时作头疼,鼻干口黏,倦怠嗜卧。今用清热调肝化湿饮调治。

酒芩一钱 陈皮一钱 菊花三钱 桑叶二钱 杭芍二钱(炒) 冬瓜皮三钱 茯神三钱 石斛三钱(金) 壳砂八分(研) 莲子三钱(带心研) 藿梗七分

引用荷梗二尺。

医案3:(光绪二十八年)二月初七日,全顺看得总管脉息左关见弦,右寸关滑而稍数。肝脾未和,上焦浮火,胃气欠调。以致胸膈嘈闷,晚间较甚,有时倦怠嗜卧,口鼻觉干。今用清热调中化湿饮调治。

酒芩一钱　陈皮一钱　菊花三钱　桑叶二钱　杭芍二钱(炒)　冬瓜皮三钱　莲子三钱(带心研)　茯神三钱　石斛三钱(金)　三仙六钱(焦,共)　藿梗五分　　引用荷梗二尺。

按语:《素问·脉要精微论》曰:“尺内两傍,则季胁也。尺外以候肾,尺里以候腹。中附上,左外以候肝,内以候鬲;右外以候胃,内以候脾。上附上,右外以候肺,内以候胸中;左外以候心,内以候膻中。前以候前,后以候后。上竟上者,胸喉中事也;下竟下者,少腹腰股膝胫足中事也……推而外之,内而不外,有心腹积也。推而内之,外而不内,身有热也。”数脉主热证。李莲英脉象左关见弦,右寸关滑而稍数,乃土木不和,脾胃湿热之象,故治用清热、调肝、和中、化湿之法。

## 学宗仲景,辨从六经

六经辨证是以太阳、阳明、少阳、太阴、少阴、厥阴六经划分疾病传变的规律,并依此判断病位的深浅、病情的轻重、邪正的盛衰,指导处方用药。因《伤寒杂病论》乃中医经典、方书之祖,其中方药疗效较好,故为御医所推崇,亦是满清太医院医学教育的必修课程。清太医院医家不仅将六经辨证应用于对外感风寒的诊疗,诊疗外感风热、暑热及内伤杂病,亦常采用六经辨证。

御医们以六经辨证诊疗内伤杂病在光绪帝脉案中体现得尤为明显。因先天亏虚、政治失意,光绪三十四年(1908),光绪帝反复遗精、腹泻、腰胯疼痛、头痛、眩晕等,症状复杂,病情较重。众御医依据于六经理论,或从厥阴论治,或从少阳论治,或从太阳、少阳论治,或从厥阴、少阳论治,或从太阳、少阴论治,或从少阴、少阳论治,等等。虽收效甚微,但充分体现了清太医院医家在诊疗内科杂病中对六经辨证的灵活应用。

**六经辨证,疗循嫔外感风寒**

医案1:(乾隆)四十三年二月十三日,姜晟请得嫔脉息浮紧。系肺胃有热,外感风凉,以致发热恶寒,头疼身痛,口干思饮。今用疏表清热汤调理。

羌活一钱五分　防风一钱五分　柴胡一钱　前胡一钱　川芎一钱　薄荷八分　枳壳一钱(炒)　桔梗一钱五分　花粉一钱五分　连翘一钱五分(去心)

苏叶一钱五分　甘草八分（生）　　引生姜三片、葱白三寸，晚服。

医案2：（乾隆）四十三年二月十四日，**陈世官、罗衡、武世倬、姜晟**请得嫔脉息弦数。服疏表清热汤，外感渐解。惟荣分热盛。议用清解调荣汤调理。

柴胡一钱五分　酒芩一钱五分　赤芍一钱五分　枳壳一钱五分　半夏一钱五分（制）　赤苓一钱五分　栀仁一钱五分（炒）　川芎一钱　花粉一钱五分　葛根一钱五分　连翘一钱五分（去心）　甘草五分　　引生姜二片、灯心五十寸，午、晚服。

按语：医案1循嫔肺胃宿热不去，复受风寒，外寒内热，治以疏表清热汤疏风解表、清泻里热。次日外感渐解，内热不减，治以小柴胡汤化裁，加用清热、祛湿之品清热调荣、解表透邪；此与伤寒外感二日，邪入少阳的病理传变规律相符，又可疗循嫔荣分有热，月经不调之疾。

**六经辨证，疗光绪帝内伤诸疾**

医案1：（光绪，年份不详）三月二十七日，**李锡璋**请得皇上脉息左关微弦，右寸关稍数。厥阴肝客于阴器，则梦接相火，鼓之致肾不闭藏，则遗。谨拟滋阴固肾汤调理。

桂枝一钱　白芍一钱　牡蛎一钱五分（煅）　蛤粉一钱五分　芡实二钱　甘草一钱　　引月生姜一片、红枣三枚。

医案2：（光绪三十四年）七月十三日，臣**周景涛**请得皇上脉左寸数，左关弦数，左尺细数，右关弦滑，关下无力，右尺沉弱。诸症如前。日内腰胯愈掣痛，并及少腹，举动行走费力。梦遗一次。按相火寄于少阳，上炎则耳鸣，下逼则遗泄。厥阴之脉，络腹，腰胯掣痛，并及少腹，肝肾同源，肾衰而肝络亦不润也。右关弦滑无力，木侮土所致。法宜扶脾纳肾，疏畅肝络。列方伏候圣裁。

结怀山三钱　云茯苓三钱　芡实三钱　建莲肉十四粒（去心）　胡桃肉三钱（留软皮）　枸杞二钱　忍冬藤六钱　干荷叶一钱五分（饭蒸透）　木瓜一钱　丝瓜络二钱

外用：忍冬藤六两　干藕节三两　小桑枝一两　当归身八钱　芦根三两　浓煎，食后熏洗。

医案3：（光绪三十四年）七月二十二日，臣**施焕**请得皇上脉两关滞，中较昨略短，尺寸纨弱。腰胯以及少腹两旁俱酸跳掣痛，转侧为难，此少阳之枢逆也。太阳经中亦有脊痛腰如折之症。惟精滑无梦，理当治肾。大便不调，又当顾脾。调气机应从阳枢想法，理脾肾兼从阴分推求，谨拟上呈。

柴胡梗八分（去叶，醋炒）　炒白芍一钱五分　炒於术一钱五分　云茯苓二钱　桂枝木八分（去皮）　熟地炭一钱（用砂仁末炒）　炙甘草五分　乌药五分

全当归一钱　　引用煅牡蛎八分、桑寄生三钱。

医案4:（光绪三十四年）九月初四日，臣张彭年请得皇上脉右寸微浮、两关皆弦，尺部细弱而数。昨日腰痛更甚，晚间权重，行动为难，麻冷时作，冷解复热，夜寐不酣。丑刻梦遗少许，诸恙如旧。凡气虚之人，一经天寒，每易感受，感则太阳受之，精关为病，少阴受之。外而太阳，内而少阴，不能布护于腰胯，则其痛自有增而无减。谨拟太阳少阴表里双和法，佐以通经活络之品，权为调理。

黄芪皮二钱（防风水炒）　川续断一钱五分（细辛水炒）　川牛膝一钱五分（酒洗）　羌活四分（酒炒）　川芎四分（酒洗）　杭白芍二钱（桂枝水炒）　桑寄生一钱五分　左秦艽一钱五分　全当归三钱　　引用鸡血藤三钱。

医案5:（光绪三十四年）九月十三日，臣施焕、张彭年请得皇上脉沉细无力，左关微弦，尺部更弱。腰胯酸痛发木日来有增无减，晚间直不能动转，行动略松，坐后加重。肝肾久虚，精气不足，风湿阻于经络，一经运动，气血略和，酸木略舒。可见经络阻滞，总宜调达气机；阴阳枢纽，端在少阴少阳。谨拟两和为治。

当归三钱（酒洗）　大白芍三钱（柴胡水炒）　鳖甲三钱（升麻泡酒炙酥）　山萸炭一钱五分（泽泻水炒）　橘核二钱（细辛水炒）　白术炭一钱五分（牵牛子五分水炒）　续断二钱（羌活水炒）　桑寄生五分（独活水炒）　丹参三钱（酒洗）　引用鸡血藤三钱（酒炒）。

按语：足厥阴肝经"循股阴，入毛中，过阴器，抵小腹"，且肝肾内寄相火，相火动则肾失封藏。医案1李锡璋以此立论，采用滋阴固涩之法，方以桂枝汤加味，实属调和之用。足太阳膀胱经，"其直者……挟脊抵腰中，入循膂，络肾，属膀胱"，"其支者，从腰中，下挟脊，贯臀，入腘中"；足少阳胆经，"其直者，从缺盆下腋，循胸，过季胁，下合髀厌中"；足少阴肾经，"上股内后廉，贯脊属肾，络膀胱"。医案2周景涛从足厥阴肝经循行走向阐释光绪帝之腰胯、少腹疼痛，治以补益先后天之品中，增疏肝通络之味；医案3施焕从少阳枢机不利、太阳经络不舒立论，治以柴胡桂枝汤化裁；医案4张彭年从外感首犯太阳，遗精乃少阴之病立论，治以和解太阳、少阴经脉之法；医案5施焕、张彭年从少阴少阳枢机不利立论，采用两和之法。以上均是清太医院医家采用六经辨证诊疗内伤杂病之实例。

清太医院医家使用经方亦多，除小柴胡汤、桂枝汤、柴胡桂枝汤外，诸如三拗汤、麻杏石甘汤、四逆散、五苓散、真武汤、苓桂术甘汤、三承气汤、白虎汤、实脾饮等，均为常用之方。

**乌头桂枝汤、当归芍药散化裁，疗丽皇贵妃荣卫不和、湿饮郁结**

（咸丰，年份不详）初九日，**李万清**请得丽皇贵妃脉息弦缓。胸胁胀痛俱减，惟头痛腿疼，筋脉拘急，此由荣卫不和、湿饮郁结所致。今用理气除□（湿）汤午服一贴调理。

当归三钱　川芎二钱　茯苓三钱　川乌一钱（制）　木瓜三钱　桂枝一钱　白芍三钱　麻黄八分（制）　独活二钱　党参三钱　　引用乳香一钱。

按语：丽皇贵妃长期"肝气素郁，肝阴不足"，五日前外感暑邪，现胸胁胀痛、发热口渴等症。李万清先治以清暑化饮汤、调气化饮汤等方，诸症好转。该日疗"荣卫不和，湿饮郁结"而头痛腿疼，筋脉拘急，方以乌头桂枝汤温里散寒、调和营卫。方中独活、麻黄既助桂枝汤解表，又助川乌温通经脉、缓急止痛。归、芍、芎、苓、党参、木瓜有当归芍药散之意，调肝养血、健脾祛湿，既疗肝脾不调、气郁湿阻之本，又增舒筋缓急之效。乳香可"定诸经之痛"（《珍珠囊》），以之为引，行气活血，增方药通经活络、缓急止痛之功。

**调胃承气汤化裁，疗慈禧太后胃肠积热**

（光绪三十四年）三月十四日，**张仲元**请得皇太后脉息左关沉弦，右关沉滑有力。肝胃气道欠畅，蓄有积热，是以眼目不爽，食后嘈杂。谨拟古方调胃承气汤调理。

酒军八分　元明粉六分　甘草五分　　水煎数沸，空心温服。

按语：慈禧太后年过古稀，脾胃运化不足，胃肠积热，故该日治以经方调胃承气汤小量服用，清热导滞。

**真武汤、苓桂术甘汤化裁，疗慈禧太后泄泻、肢软**

医案1：（光绪三十四年）十月初四日，**张仲元、李德源、戴家瑜**请得皇太后脉息左关弦而稍劲，右寸关滑而有力。肠胃未和，脾元运化迟滞，阻遏清阳，以致头闷目倦，食后嘈杂，水走肠间，大便泻泄，身肢力软，总由大肠寒湿不能腐熟水谷所致。谨拟古方真武汤加味调理。

党参二钱　於术二钱（糯米汁炙）　川附片八分（炙）　茯苓六钱　杭芍三钱（酒炒）　甘草一钱　　引用生姜二片。川附片同甘草煮熟，入后药同煎。

医案2：（光绪三十四年）十月初五日，**张仲元、李德源、戴家瑜**请得皇太后脉息左关弦而近缓，右寸关较昨稍平。肠胃未和，脾运仍慢，中气郁遏，清阳不升，以致头闷目倦，食后嘈杂，大便未调，身肢力软。谨拟苓桂术甘汤加参以助脾气而化水饮。

茯苓八钱（研）　於术三钱（糯米汁炙）　桂心七分（研末）　炙甘草一钱　党参三钱　　引用诃子肉三钱（面里煨透）。

按语：医案1疗慈禧太后下焦寒湿，方以真武汤增党参、甘草温阳散寒，健脾祛湿；医案2饮湿停于中焦，治以苓桂术甘汤增党参、诃子肉，温阳化饮，健脾祛湿，兼收涩止泻。

**白虎汤加味，疗慈禧太后胃热**

（光绪三十四年）十月二十日，臣张仲元、戴家瑜请得皇太后脉息左部弦而近躁，右寸关滑数鼓指。咽燥舌干，口渴引饮，时作咳嗽，顿掣两胁作疼，连用甘寒化燥之法，胃热不减，口渴愈盛。谨拟加味白虎汤调理。

洋参一钱　石膏四钱（煅）　肥知母三钱　甘草八分　　引用白粳米一两后煎。本方减洋参、知母，加麦冬三钱（去心）、灯心一束、竹叶二钱。

按语：白虎汤为疗足阳明胃经实热之代表方剂。慈禧太后阴虚内热较盛，治以该方增西洋参一钱，清阳明实热兼养阴益气。方后注“减洋参、知母，加麦冬三钱（去心）、灯心一束、竹叶二钱”，盖为增养阴除烦之效。

## 法遵太素，理依藏象

脏腑辨证是以《素问》中的藏象学说为基础，结合脏腑的生理功能和病理特点，通过四诊合参，辨别脏腑阴阳、气血、寒热、虚实的变化，指导对疾病的治疗。古人将脏腑理论和五行理论相结合，注重脏腑间的生克制化关系和病理传变特点。《素问·玉机真脏论》曰：“五脏相通，移皆有次，五脏有病，各传其所胜”，表明了五脏的生理变化和病理传变具有一定的规律可循；《素问·五运行大论》曰：“气有余，则制己所胜而侮所不胜；其不及，则己所不胜侮而乘之，己所胜轻而侮之”，点明了脏腑间病理传变的特点；《金匮要略》所载“见肝之病，知肝传脾，当先实脾”之论，是以脏腑理论指导临床诊疗之实例。

脏腑辨证亦是清太医院医家临证所采用的最主要、最常用的辨证方法。御医们根据五脏六腑的生理特性和病理传变规律，结合患者的体质特点，将疾病证候归因于相应的脏腑，以此指导处方用药。御医们运用脏腑辨证较为灵活，同一患者，相同病证，随着病情的进展，证候的演变，御医临证所辨病变脏腑亦各不相同，这在连续性诊疗医案中体现得尤为明显。

**同为湿热内扰，辨证脏腑各异**

医案1：（同治六年二月）二月二十四日，冯钰请得玫妃脉息滑数。昨服清热化饮汤，表邪已解。惟肝肺湿热仍盛，以致胸腹胀满，肢体麻木，二便结燥。此由湿热凝滞，气不宣通所致。今用清热化滞汤，晚服一贴调理。

枳实三钱 川连一钱五分 黄芩二钱 赤苓三钱 槟榔三钱 川军一钱五分 泽泻二钱 甘草八分 牵牛一钱五分 引用荷梗一尺。

本日，玟妃：疏风止嗽丸三钱一服，灯心五钱，竹叶五钱，薄荷五钱，芦根五钱，三仙饮二分。

医案2：（同治六年二月）二月二十五日，**冯铨**请得玟妃脉息沉弦。昨服清热化滞汤，大便已行，肠胃壅滞尚有未净。以致口渴，夜间少寐，胸腹微胀，胃热不和。今用清胃化滞汤，晚服一贴调理。

苍术一钱五分 陈皮一钱五分 厚朴一钱五分 黄连八分 半夏一钱五分 川军二钱 甘草八分 引用生姜三片。

医案3：（同治六年二月）二十六日，**冯钰**请得玟妃脉息弦滑。惟肝脾阴虚不眠，心下堵满，饮食少思，气滞牵引作痛。今用益气理脾汤，晚服一贴调理。

醋柴胡一钱 白术二钱 当归二钱 白芍二钱 缩砂一钱 陈皮一钱五分 茯苓三钱 远志二钱 枣仁三钱 甘草八分 引用生姜三片、红枣二钱。

医案4：（同治六年二月）三十日，**冯钰**请得玟妃脉息沉滑。表邪已解，里热尚盛。以致咽干口燥，隐疹渐出，二便不利，左胁作痛。此由肝肺壅滞，热伤血分所致。今用清咽化滞汤，晚服一贴调理。

荆芥一钱五分 防风一钱五分 连翘一钱五分 炒栀一钱五分 黄芩一钱 元参二钱 麦冬三钱 桔梗一钱 薄荷八分 川连八分 木香八分 川军二钱 引用竹叶一钱。

医案5：（同治六年）三月初二日，**冯钰**请得玟妃脉息弦滑。服药以来，症势渐减。惟正气未复，以致心跳头晕，气短神倦，夜间少眠，饮食少思。今用益气育神汤，晚服一贴调理。

沙参三钱 茯神三钱 麦冬二钱 白芍一钱五分 枣仁三钱 当归一钱五分 远志一钱五分 桔梗一钱五分 甘草八分 川芎一钱五分 白术一钱五分 引用灯心二束。

按语：玟妃素有饮热内停，本月二十三日外感风寒，现发热恶寒、胸满咳嗽等症。服用清热化饮汤后，湿热尚盛。医案1将胸腹胀满、肢体麻木、二便结燥之症，辨证为“肝肺湿热”；医案2将口渴、夜间少寐、胸腹微胀之症，辨证为“肠胃壅滞”；医案3将不眠、心下堵满、饮食少思、气滞牵引作痛之症，辨证为“肝脾阴虚”；医案4将咽干口燥、隐疹渐出、二便不利、左胁作痛之症，辨证为“肝肺壅滞”。该四则医案，虽玟妃均为“湿热内盛”，然病变脏腑各异。经治疗，诸症减轻，医案5治以益气育神汤，益气养阴，扶正祛邪。

## 首辨气血，兼分虚实

气血津液是构成人体、维持人体正常生命活动的基本物质，也是维持脏腑功能活动的物质基础。气血津液分属五脏六腑，其生成、运行有赖于脏腑正常的生理功能，又是脏腑功能活动的产物。气血津液病变和脏腑病变相互影响，密切相关。

气血津液辨证是运用脏腑学说中的气血津液理论，阐述气、血、津液病变，分析错综复杂的证候，指导处方用药。气血津液辨证亦是清太医院医家常用的辨证方法之一，在清宫医案中多处出现。御医们常将脏腑辨证和气血津液辨证相结合，以气虚、气逆、气陷、气滞辨证者有之，以血虚、血瘀、血热、血寒辨证者有之，以气血亏虚、气滞血瘀、气虚血瘀辨证者有之，以痰湿、水饮、湿热、饮热、痰热辨证者有之，以血虚痰阻、气滞湿阻、血瘀热滞、痰气互结者有之，等等。气血津液辨证在光绪年间御医力钧诊疗医案中体现得尤为明显。

力钧善以气血立论而重调补气血，其诊疗慈禧太后、光绪帝脉案，常强调“中气仍滞”、“血仍未充”、“血气未充”、“血气调和”等，治以“甘温补中”、“温中益气”、“益气理脾”、“理脾和肝”、“行血固本”、“行血益气”等法。

**首辨气血，再分虚实**

（光绪二十九年）九月初二日，**庄守和**、**李崇光**诊得裕庚之妻脉息左寸关弦力弱，右关滑数。诸症渐轻。惟心气不足，血虚肝热。以致头上巅顶有时晕疼。呕吐痰涎，心悸气怯，肢体微颤，谷食不香。今议用养心平肝和胃之方调治。

柏子仁三钱　朱茯神三钱　远志一钱　朱麦冬三钱　杭芍三钱（炒）　生地三钱（次）　法夏二钱　橘红二钱　谷芽三钱（炒）　竹茹二钱　　引用薄荷一钱、荷叶二钱。

按语：裕庚之妻原因心肝急火、胃阳饮热，现头疼、胸痛、胁痛等症。经治疗，诸症减轻，该日御医庄守和、李崇光辨证为“心气不足，血虚肝热”，方以《证治准绳》养心汤化裁，养心气、滋肝木、清虚热。

**辨证为气滞痰饮**

（乾隆二十年六月）二十六日，**周龙章**请得定贵人脉息弦滑。系气滞痰饮之证。以致胸膈满闷，四肢酸痛，烦躁少寐，口渴头眩。此由痰热郁结所致。今用调气化痰汤，午、晚二贴调理。

橘皮一钱　半夏二钱（炒）　厚朴二钱（姜炙）　茯苓四钱（研）　苏梗一钱　枳壳一钱（炒）　香附二钱（醋炒）　萸连四分　山楂二钱　腹皮二钱　缩砂五

分　甘草五分　　引用生姜三片。

按语：定贵人素有气郁饮停，近日现胸满、口渴、头眩、肢酸等症。御医周龙章辨证为“痰热郁结”，治以二陈汤、半夏厚朴汤加味，清热化痰，理气和中。

**辨证为阳虚气陷**

光绪六年正月初七日，广大人带进**汪守正、马文植、李德立、庄守和、李德昌**请得慈禧皇太后脉息两寸虚弱，两关弦滑，重按亦无力。久服益气健脾等方，而脾元阳虚陷，不见全复，时值春令木旺，脾土尤不能支，以致食少口干，昨日下泻，间有完谷无味，气软形瘦较甚，口气五味，脊背凉热仍然，症势疲缓。用温补固肠饮一贴，俾不致肠滑气陷、消耗难起为要。

人参一钱五分(蒸对)　炒於术三钱　茯苓三钱　赤石脂三钱(煅)　肉蔻一钱(煨去油)　诃子一钱五分(煨)　肉桂六分(去皮)　禹余粮三钱(煅)　葛根一钱五分　白芍二钱(炒)　炙甘草八分　车前子二钱　　引用煨姜三片、乌梅二个。

按语：该医案御医将慈禧太后之食少口干、腹泻等症，辨证为脾阳下陷、清阳不升，治以四君子汤、赤石脂禹余粮丸、真人养脏汤化裁，乃标本兼治之法。

**辨证为血虚、阳虚**

(光绪三十三年)八月二十四日，臣**力钧**请得皇上脉息沉濡而细。身麻手凉腹疼，穿三件棉衣不觉暖，发冷而不热，此皆血虚寒胜之症。心烦欲呕，因停积鬲上滞而不化，故溏泻二次而觉畅，所以下多糟粕。咳嗽由肺虚，耳鸣由脑虚，串痛由血管虚，头闷口渴由阳虚，不能上升。但停积初下，中气未复，谨拟和中化积之法调理。

吴萸三分　生姜络三分，水洗　茯苓二钱　半夏曲一钱(炒)　生杭芍八分　引用焦麦芽一钱五分。

按语：该医案御医力钧将光绪帝之身麻、手凉、恶寒、腹泻等症，辨证为血虚寒盛：肢体失养则身麻，寒邪内盛则手凉、恶寒。方中吴茱萸温中降逆，生姜、半夏温中化饮，芍药养血缓急，茯苓健脾祛湿，焦麦芽和胃健脾。诸药共奏温中化积、健脾养血之效，治病求本。

**辨证为血虚、湿热**

医案1：(宣统二年)三月十五日酉刻，臣**忠勋**请得瑾贵妃脉息左寸关浮缓，右寸关滑而稍数。症系血虚受风，湿热在肤。致成风粟躁痒，自汗心烦，身烧恶心等症。谨拟化风清热除湿之法调理。

白鲜皮三钱　芥穗三钱(炒)　川芎二钱　当归三钱　炒栀仁三钱　丹皮三钱　川柏三钱　骨皮三钱　细木通二钱　泽泻二钱　生地三钱(次)　生草一钱

引用皂刺三钱。

三月十五日，臣忠勋谨拟瑾贵妃外搓药方。

地肤子三钱 枯矾三钱 川柏三钱 轻粉一钱五分 共研细面，用双层红绢袋盛之，擦有粟处。

医案2:（宣统二年）三月十六日，臣忠勋请得瑾贵妃脉息左寸关浮象尚在，右寸关滑数。风邪解而未尽，肝阴不实，湿热犹盛。以致左肋隐痛，风粟有时作痒，身仍微烧。今拟养阴化湿清热之法调理。

生地三钱（次） 骨皮三钱 狗脊三钱（去毛） 当归三钱 杭芍三钱（生） 银柴二钱 丹皮三钱 木通二钱 茵陈三钱 皂刺三钱（研） 酒芩三钱 瓜蒌三钱 引用犀角三分（镑）、白鲜皮三钱、青皮五分。

按语：瑾妃近几日外感风邪，血虚湿蕴，内外合邪而起疹瘙痒，伴心烦、发热等症。医案1辨证为“血虚受风，湿热在肤”，采用内外合治之法，祛风清热、除湿止痒。次日诸症减轻，治以清热养阴、凉血散瘀、祛湿止痒。

## 遣方和缓，用药轻平

性味平和、功效和缓是清太医院医家处方用药的一大特点。大寒大热、功效峻猛之剂多被称为“虎狼之药”，皇室患者常责令御医们慎用甚至弃用。御医所用方药的平和稳妥，表现为方药量轻、味少、药效平和稳妥。

首先，量轻。清太医院医家的方药用量，少至几分，一至二分者有之；多至三钱、四钱，药量超过五钱者甚少，滋补之品药量亦是如此，如人参常用剂量为五分、六分。辛辣、苦寒、峻猛之品，多避而不用。若需用之，或药量较轻；或经过炮制，以制性存用；或制成丸剂、散剂、膏剂等成药，以缓其效；或以代茶饮等缓慢调理。力求性味平和、药效稳妥。即便遇有急病、重症，御医们亦常投用功效平和之剂。疗效欠佳时，方施以峻猛之品，且中病即止，病证稍有减轻，即易为平和之味取而代之，力减方药的毒副作用，以防损伤正气。

**小剂量参苏饮，疗五阿哥外感风凉**

（嘉庆，年份不详）十二月二十六日，俞世龙请得五阿哥脉息浮缓。系内停饮热，外受风凉之症。以致头痛呕吐，四肢酸软。今用参苏饮，午服一贴调理。

前胡一钱 苏叶一钱 枳壳一钱五分（炒） 半夏二钱（制） 赤苓二钱 焦山楂二钱 焦神曲二钱 羌活一钱五分 防风一钱五分 枇杷叶二钱 生甘草八分 引加生姜三片。

按语：参苏饮出自《太平惠民和剂局方》。原方中药物用量于五至七钱不等，引以生姜七片。该医案治以参苏饮化裁，外解风凉，内清饮热。药量少至八分，多则二钱，不可谓不轻。

**调补之剂，药量亦轻**

（光绪三十四年）四月初六日，**张仲元、戴家瑜**请得皇太后脉息左关沉弦，右寸关沉滑。肝胃欠畅，消化较慢，食后发倦，有时嘈杂。谨拟调中畅脾之法调理。

党参八分　焦於术六分　香附五分（醋炙）　抚芎四分　麦冬三钱（去心）　溏瓜蒌三钱（研）　焦三仙各二钱　羚羊七分　　引用鲜青果十个（研）。

按语：慈禧太后晚年反复中焦失调，或肝胃不和，或肝脾失调，或脾胃不和。该日所用调肝健脾和胃之味，虽均为调补之品，然用量多至三钱，少至四分，甚是量轻。

**调胃承气汤疗慈禧太后胃肠结热，量小且中病即止**

医案1：（光绪三十四年）四月初七日，**张仲元、戴家瑜**请得皇太后脉息左关沉弦，右寸关滑而有力。气道欠调，胃肠结热，食后嘈杂，咽干口燥。谨拟调胃承气汤调理。

酒军一钱五分　元明粉一钱　甘草八分　　引用荸荠五个（去皮，研）。

医案2：（光绪三十四年）四月初八日酉刻，**张仲元、戴家瑜**请得皇太后脉息左关沉弦，右寸关滑而有力。肝胃欠和，食后嘈杂，消化较慢。谨拟和中滋胃之法调理。

黄精二钱（研）　麦冬二钱（去心）　地骨皮二钱　瓜蒌三钱（研）　谷芽三钱（炒）　灯心二束　　引用荸荠三个（切片）。

按语：医案1疗慈禧太后胃肠热结之证，以调胃承气汤攻积泄热治其标，药量甚轻于《伤寒论》原方剂量。医案2虽慈禧太后仍有中焦留热，然调胃承气汤中病即止，易为黄精、麦冬、瓜蒌等平和之品养阴润肠、调和肝胃。

**治噎膈膏方，元明粉仅用一分**

治噎膈膏方（先用烧酒一盏，放铜杓内，入元明粉二钱，焙干细末，听用）

甘蔗汁冰糖二两待用　藕汁　梨汁　甘酒娘　人乳　牛乳　萝卜汁　童便

以上各二两，文武火慢熬至四两，加白蜂蜜一两成膏，每挑调元明粉一分，此膏二汤匙不拘时咽，轻者莲子二十粒煎汤，重者人参五分煎汤调服。治噎膈饮食难咽，强咽不能下，或大便如羊粪者，服此膏子药相宜。

按语：该方治疗津亏血虚之噎膈，大队滋阴补血之品中，仅佐用元明粉一分，药量甚轻。阴血亏虚甚者，仅增用人参五分，防虚不受补。

其次，味少方精。清太医院医家所立方药，无论是汤剂，还是成药，组方严谨，药味较少。据《清宫配方集成》所载，清太医院医家广用小方，治疗范围包括内、外、妇、儿诸科，仅四味以内配方就多达 190 余首，其中单味药物配方 24 首，二味药物配方 44 首，三味药物配方 53 首，四味方药配方 75 首，占到清宫配方总用量的 15% 以上[1]。清太医院医家所用汤剂，组方亦是精简，药物多在 10 味左右，少则四五味，多则十二三味不等。

**疗慈禧太后肝胃不和，施药五味，各司其职**

（光绪三十四年）正月初三日，**庄守和、张仲元、姚宝生**请得皇太后脉息左关弦而稍数，右关滑而近数。中气欠调，肝胃余热未净。谨拟调中和胃之法调理。

茯苓二钱　广皮八分　炒谷芽二钱　瓜蒌二钱（研）　引用玫瑰花五朵。

按语：该医案疗慈禧太后肝胃不和，用药仅有五味。方中茯苓健脾益气，陈皮理气健脾，谷芽消食和胃，瓜蒌生津液、和胃气。玫瑰花，《本草正义》曰："香气最浓，清而不浊，和而不猛，柔肝醒胃，流气活血，宣通窒滞而绝无辛温刚燥之弊，断推气分药之中，最有捷效而最为驯良者"，《本草再新》谓之"舒肝胆之郁气，健脾降火"；清香之气引药入脾，具调和脾胃、疏肝理气、清热降火之功，一药多用。药味虽少，然组方严谨，每味药物各司其职，肝脾胃三脏兼顾。

**疗光绪帝之疾，繁中求简，组方六味，标本兼顾**

（光绪三十三年）八月初七日，臣**力钧**请得皇上脉息左濡右缓。身冷两点钟之久，后即发烧，大似疟疾。实因血管甚虚，外感寒气，内热不足以御。初起先觉周身酸麻思卧，此即内热为外寒所胜，血管窒滞，脑筋之运动不灵。胸胁腰背血管虚，故串痛。肺血管虚，故咳嗽。至于头疼口渴，此由内热与外寒交战，寒解而热出之候。臣恭请圣脉半月有余，详考先后所见诸症，皆由血虚。现时外感初解，食物不香，口渴无味，谨拟和中益气之法调理。

结茯苓三钱　薏苡仁三钱（土炒）　生谷芽二钱　桑寄生一钱　广橘络一钱　引用黄芪一钱。

按语：该医案疗光绪帝周身酸麻、胸胁腰背串痛、恶寒、发热等症，力钧以血虚立论，采用补气血、通经络之法。方中茯苓、黄芪、薏苡仁补益中气，生谷芽健脾开胃消食，桑寄生补肝肾、通经络，橘络理气通络。全方仅用药六味，药量多至三钱，少至一钱，然组方严谨，药物各司其职，标本兼顾，可谓味少、量轻、方精。

但是，方药平和、味少量轻并不意味着清太医院医家不注重实效。相反，若平和之剂疗效欠佳，经帝后等患者应允，御医们亦敢投用峻猛之剂，以期获效，这在满清各朝医案中均有体现。

1　陈可冀. 清宫配方集成 [M]. 北京：北京大学医学出版社，2009：617.

# 急重难症，必投峻剂

虽然慢病调理是中医的传统优势，但清太医院医家绝非仅为“慢郎中”，临证诊疗，必期速效。平和之剂不能奏效时，御医们亦会投用峻猛之品；若遇急症、重症，御医们亦必须有速效之方，方能承命。

清太医院医家临证必期速效的诊疗特点，与皇室患者崇尚实效的要求密不可分。如光绪三十四年(1908)三月初十日起居注曰：“气体不能胜药力之故，立一稳妥之方，使服一剂诸病即能痊愈。”御医用药若无疗效，甚至不能快速奏效，皇室患者便会对参与诊疗之御医责备有加。如康熙四十九年(1710)十月，正黄旗内大臣公颇尔盆因痔漏复发，“串至左右臀，内通大肠，透破秽臭，稀脓日流碗许”，加之其人年迈，以致元气大虚、溏泄、恶心口渴、不思饮食。虽御医孙之鼎、段世臣、李德聪等采用金线重楼末兼扶元益胃汤竭力调治，康熙帝之朱批仍斥责御医“庸医误人，以致如此”。御医之精神压力可以想见。因此，帝后、妃嫔之疾，御医必当竭力救治，若平和之剂不能收到良效，必会使用诸如黄连、黄芩等大苦大寒，细辛、附子等辛辣有毒，或大黄、芒硝，甚至甘遂、大戟等猛攻之品，以获效验。

**疗和妃里热滞盛，两日之内，连投十枣散、大承气汤重剂**

医案1：(道光五年十月)初六日，**陈昌龄**、**郝进喜**、**回清泰**请得和妃脉息弦滑。系停滞受凉之症。用药调治，表凉已解。惟里滞过盛，大便未行。今议用枳实导滞汤，午、晚二贴调理。

枳实二钱(炒)　生大黄三钱　厚朴二钱(炒)　槟榔二钱　油当归三钱　郁李仁二钱(研)　火麻仁三钱　甘草八分(生)　　引用元明粉一钱五分、红蜜一茶匙。

本日，**郝进喜**请得和妃十枣散。

芫花三钱(醋炒)　大戟三钱　甘遂三钱(面煨)　　共为极细末，每服八分，用大枣十枚(去核)煎汤冲服。

医案2：(道光五年十月)初七日，**陈昌龄**、**郝进喜**、**回清泰**请得和妃脉息弦滑。系停滞受凉之症。用药调治，表凉已解。惟大便未行，胸胁胀满。今议用大承气汤午服一贴调理。

川军三钱(姜汁浸)　厚朴二钱(炒)　枳实二钱(麸炒)　芒硝二钱　　引用生姜三片。

按语：和妃素有饮湿内停，本月初四日外感风凉，现头身疼痛、发热恶寒、胸胁胀满等症。先治以疏解拈痛汤解表祛湿、清热通络止痛。初六日(医案1)风凉即祛,饮湿郁而化热,现胸胁胀满、大便不行之症。御医郝进喜等先以枳实导滞汤清热导滞,随即以十枣散攻逐饮热,方药功效甚是峻猛。医案2以大承气汤清热攻下,用量亦大,功效亦为峻猛。

**敢用控涎丹**

(道光十二年)十一月初一日,**张新、苏钰、赵永年、李松盛**请得皇后脉息弦滑。系膈间痰热,胸胁胀闷,夜间少寐。用药调治,诸症渐减。惟痰热尚盛,今议用控涎丹五丸调理。

大戟三钱(曲里煨) 白芥子三钱(姜汁炒) 甘遂三钱(醋炒) 共研细面,姜汁、枣肉为丸,如桐子大。

按语:控涎丹最善攻逐胸膈、胁下之痰饮,与孝慎成皇后膈间痰热内蕴甚为对症。方中大戟、白芥子、甘遂均为峻下有毒之品。虽以丸服,功效亦为峻猛。

## 非独补肾,尤重肝脾

古有“至若饮食佳品,五味神尽在都门”之语,高度概括了宫廷物质生活的充裕和优越。然在中国几千年的封建历史长河中,贵为九五之尊的皇帝,长寿者寥寥数人,屈指可数,相反,短命者甚多。有人对秦汉以来中国历史上300位皇帝的寿命作了统计,结果显示,六十岁以上者共有55位,八十岁以上者仅有5位,五十岁以下者则多达188位[1]。皇帝物质生活充裕,却为何如此短命?究其因,除因政治斗争外,民间皆传此因皇帝长期恣情纵欲而致肾亏,故野史有“皇帝都肾亏”之语。

封建社会,等级森严,宫廷更是如此,《宫词》“含情欲说宫中事,鹦鹉前头不敢言”,即是对宫廷等级森严,人人惶恐自危的真实写照。后宫“佳丽三千,得宠一人”,妃嫔们在争风吃醋、争宠斗艳中,情志不遂、肝气郁结者居多,《后宫词》“三千宫女胭脂面,几个春来无泪痕?”形象描述了众多妃嫔们的黯然忧伤,故又有“妃嫔宫女多肝病”一说。

可见,世人有关宫廷患者多有“肝肾不足”、“肾虚肝郁”之论,亦不足为奇。

然而,翻开清宫医案,稍加阅览,便不难发现,清太医院医家所拟方药,并非以调补肝肾为主,而以调理肝脾之方最多。光绪帝、慈禧太后脉案便是典型案例。光绪帝虽长期腰胯腿膝酸痛、遗精、头晕,然厌恶御医论其肾亏。众多医

1 史冷歌. 帝王的健康与政治——宋代皇帝疾病问题研究[D]. 保定:河北大学,2012:169.

家为之请脉，多强调先后天不足、肝气郁结，立方用药，亦多以肝脾肾三脏同治。慈禧太后晚年长期乏力、口黏、纳差、大便不调，张仲元、李德源等御医所拟方药，多主以健脾和胃，稍佐疏肝养肝之味，并未强调年迈而肾虚、时务致肝郁。

分别梳理不同医家之脉案，亦不难发现，重视调理脾胃或调治肝脾，乃众多医家临证诊疗的一大特点。如康熙、雍正年间御医刘声芳主以脾胃论治，善于健脾益气、和胃祛湿之品中，佐用归、芍、香附等养肝疏肝之味。乾隆年间御医陈世官善以肝论治，其治疗月经不调、心脾积热、阴分内热等证，均不离肝。嘉庆年间御医张自兴强调治病求本，临证常以归脾汤、八珍汤、参苓白术散灵活化裁，健脾益气、祛湿和中。光绪年间御医陈秉钧临证多从肝脾胃三脏阐释慈禧太后诸症之病机，强调健脾和胃、养肝和肝；治疗光绪帝头晕、耳鸣、遗精、腰膝疼痛等症，化繁为简，强调疏肝潜阳、补脾固肾为治。光绪年间御医力钧诊疗慈禧太后、光绪帝之疾，亦多从肝脾胃论治，强调“病在肝气不舒，胃气不健”、“脾胃虚弱”、“肝脾不调”等，常用之参、芪、白术、柴胡、香附、归、芍、陈皮、藿梗、半夏、焦三仙等药，均为调理肝脾胃之品。

清太医院医家多在疾病后期，调理脾胃，顾护胃气，以防正虚邪恋，或复感新邪。嘉庆年间御医张自兴便是其中代表。其常拟用代茶饮、成药培补脾胃、顾护胃气。如疗二阿哥福晋“肝阴不足、脾软之症”，经过调治，“惟禀赋脾软、荣血微欠充盈”，其强调“暂止汤药，宜缓胃气”，施以调脾养荣丸健脾和胃、培补气血；治疗玉贵人血虚拘挛、时有抽搐一案，诸症减轻后，其强调“病久耗伤气血，胃气过虚”，“真气已亏，汤剂不能运化”，拟用参莲代茶饮、加味参莲饮等固护胃气、益气养血。张自兴还曾于嘉庆八年（1803）为华妃拟食疗方当归羊肉汤方，温补中焦，补养气血。光绪年间御医力钧亦是如此，其注重药饵合用，健脾益气，补虚培元，强调“滋补周身之液全藉胃肠”、“必藉饮食补养以为生血之源”、“补养仍借饮食”、“生血全借饮食补养”等。诸如鸡汤、牛奶、葡萄酒、清淡蔬菜等，均曾为力钧调补脾胃之物。

**升清降浊，调补中焦，疗光绪帝诸疾**

（光绪三十三年）八月二十四日，臣陈秉钧、曹元恒请得皇上脉左右均沉细，重按少力。体虚不胜寒凉，昨晚微觉腹痛，又欲作恶。脾升胃降失司，中寒气痹，大便欲行不畅。由于糟粕不化，迭次稀溏，仍胸背串痛，肢节酸麻，恶寒过度，夜不成寐，心不敛则微汗，肾不摄则溺数，气不蒸液则口渴，阳不得潜则耳鸣。现在冷而不热，或有受凉其间。谨拟升清降浊，以中焦为扼要。

土炒於术一钱　新会络一钱　白芍一钱五分、淡吴萸三分（二味加水同炒）焦麦芽三钱　　引红枣两枚。

按语：光绪帝病证繁多，虚实夹杂。该医案御医陈秉钧、曹元恒删繁就简，从中焦脾胃论治。方中白术、红枣健脾益气，补虚以胜寒；麦芽和胃健脾，助胃纳脾运；陈皮理脾气以化滞，助清阳得升；吴茱萸温补脾肾、纳气潜阳，利浊阴下行，白芍补益肝肾、酸敛固涩，二者寒温合用，既肝脾肾同补，又使方药性味归于平和。

**八珍汤加味，疗玉贵人筋脉拘挛**

（嘉庆十九年，月份不详）二十日，张自兴、张永清请得玉贵人脉息虚数。原系气血两亏，筋挛之症。因节届霜降，旧症举发。以致不食少寐，时或积气抽痛，此由血不荣筋所致。时缓时复，恐其脱变，今议用益气养荣汤缓缓调理。

党参三钱 茯神三钱 白术二钱（土炒） 归身三钱 熟地四钱 白芍二钱（炒） 抚芎一钱五分 远志一钱（去心） 牡丹皮一钱五分（炒） 橘皮一钱五分 炙草五分 引荷蒂三个。

按语：玉贵人因气血素亏，时有筋脉拘挛、抽搐之症。该日旧症复发，御医张自兴等所用益气养荣汤，方以八珍汤加远志、丹皮、橘皮、荷蒂而成，健脾益气养血以治本，兼有理气散瘀之效。

## 临终救急，惯用生脉

生脉饮又名生脉散，由人参、麦冬、五味子组成，具益气养阴、生津敛汗之功效。该方出自《医学启源》。《医学启源》卷之下十二载："麦门冬，气寒，味微苦甘，治肺中（伏）火，（脉）气欲绝。加五味子、人参（二）味，为生脉散，补肺中元气不足，须用之。"《内外伤辨惑论》一书亦载有该方，并曰："圣人立法，夏月宜补者，补天真元气，非补热火也，夏食寒者是也。故以人参之甘补气，麦门冬苦寒泻热、补水之源，五味子之酸清肃燥金，名曰生脉散。"《丹溪心法》一书以"生脉汤"名之，《兰台轨范》称之为"生脉饮"。

纵观清太医院医家临终救治医案，不难发现，御医对所有患者的临终救治用药，几乎都用生脉饮，或以生脉饮原方救治，或以生脉饮加味。顺治、康熙、雍正三朝由于存世医案较少，三位帝王及后宫妃嫔的临终救治医案均无记载，其临终救治，是否以生脉饮为基础方剂，亦无从得知。乾隆朝始有将生脉饮用于临终救治的医案记载。然而，御医抢救乾隆皇帝用药，并非只用生脉饮，而是以参麦饮送服理中丸。盖因乾隆帝过于年迈，临终前阳气耗散，阴阳离决，故益气养阴须兼助阳。除乾隆帝外，乾隆朝其他患者的临终救治，多选用生脉饮。如乾隆二十二年（1757）十二月十三日，定贵人因病久气血亏尽，真元将散，御医沙履谦投用生脉饮竭力救治。乾隆朝以后，历代帝后、妃嫔临终前，真元将脱之时，御医们几乎均以生脉饮原方救治。如道光朝大阿哥福晋痨瘵一症，日久耗伤气阴，复感暑邪，气阴脱散，临终前御医张永清等给予生脉饮救治。慈禧太后临终前，气短痰壅，势将脱败，御医张仲元、戴家瑜急以生脉饮尽力救治。同治帝临终前因气不运痰，厥闭脱败，御医李德立、庄守和急用生脉饮一贴竭力救治。光绪帝驾崩前，御医张仲元、全顺等亦以生脉饮原方救治。

需要指出的是，生脉饮在清宫诊疗中，不仅仅用于患者的临终救治。患者病情较重时，御医们亦多以该方化裁，或该方与其他方药联合使用。如乾隆朝总管王进忠患脾肺两亏、湿痰流注，病程久延，“形气羸瘦，脉息虚细”，御医王凤翔、花三格等为之拟生脉保元汤，加外用桑木灸法、贴拔毒膏调治。嘉庆朝玉贵人因血虚过重，胃气渐耗，“饮食艰难，舌强不语”，御医王泽溥、李承缮为之拟生脉饮调服。嘉庆朝大阿哥因病后阴分耗伤，现抽搐喘汗、烦躁不寐等症，御医张永清、张新等为之拟生脉饮调治。

生脉饮之所以在危重疾病诊疗中广泛应用，与其功用密不可分。方中人参甘凉，功能补益元气，生津安神；麦冬甘凉，养阴生津；五味子酸温，生津敛汗。三药相合，具有较强的益气养阴、生津敛汗功效，可使气阴复生，脉气得充，故有“生脉”之名。《医方集解·生脉散保肺复脉见暑门》论该方曰：“人有将死脉绝者，服此能复生之，其功甚大。”其实，仅以该方疗元气耗伤、阴阳离决之证，效果甚微，然若在正气脱败之前，及时用之，应具有较好的养阴回阳、收敛固脱之效。现代药理研究表明，生脉饮具有较好的保护心肌、改善心功能、增强心肌收缩力、升血压、改善调节免疫力、抗自由基等作用，可用于治疗心衰、低血压、休克、神经衰弱等多种疾病。

**生脉饮加味，补阴回阳，防隆裕皇后真元脱败**

宣统五年正月十六日午刻，张仲元、佟文斌请得皇太后脉息左寸关浮散，尺部如丝。证势垂危，痰壅愈盛，再勉拟生脉化痰之法以冀万一。

西洋参三钱（研） 麦冬三钱 五味子一钱 橘红二钱 竹沥水三钱（兑）水煎灌服。

按语：隆裕皇后病势垂危，真元欲脱。治以生脉饮补阴回阳，增橘红、竹沥水理气化痰，防真元脱败。

## 常服药饵，以期延寿

历代帝王贵为九五之尊，号称“万岁”，享不尽人间的荣华富贵，为求长寿，注重养生保健乃情理之事。养生保健的方法多种多样，不同帝王、后妃所采用的方法亦各不相同，甚至有些方法正确，有些方法错误。但是，通过养生保健以追求长寿乃历代帝王的共同夙愿。就满清康、雍、乾三位帝王而言，康熙、乾隆所用养生保健之法较为科学，而雍正帝除服用健体保健药物外，所倚重的服用丹药养生则较为荒唐，这也导致了雍正帝的早逝。

康熙帝年近古稀，这在封建帝王中已属不易。康熙帝平时较少服药，其认识到，人的年老、齿枯发白，都是遵循自然规律的，“如天地循环之理，如昼如夜”，不相信所谓的灵丹妙药。康熙帝主张“恒劳而知逸”(《庭训格言》)，曰：“若安于逸，则不惟不知逸，则遇劳而不能堪矣。”《清史稿·圣祖本纪三》载：“朕自幼读书，寻求至理。府库帑金，非出师赈饥，未敢妄费……少时即知声色之当戒，佞幸之宜远，幸得粗致谧安。今春颇苦头晕，形渐羸瘦。行围塞外，水土较佳，体气稍健，每日骑射，亦不疲乏……死者人之常理，要当于明爽之时，举平生心事一为吐露，方为快耳。”可见，生活节俭、力戒声色，骑射健体、心胸豁达乃康熙帝所秉持的养生方法。

雍正帝对丹药有着独特的情节和爱好，平生广纳知医之道士为其炼丹，认为“金丹”能令人长生不老，服用丹药“有益而无害”。长期服用丹药导致雍正帝体内铅、汞等有害物质堆积过多，其亦因此而丧命。除丹药外，雍正帝对其他药物养生保健，亦极为重视，清宫医案载有雍正帝多次下旨询问龟龄集、龟龄酒的修合、使用情况。如：“雍正八年(1730)六月初五日，张尔泰奉旨：你们药房及乾清宫、懋勤殿、雍和宫或有龟龄集药，或有龟龄集方，查来朕览。钦此……雍和宫有龟龄集药两样，一样是有人参的，一样是无人参的，外有方一张，本日晚一并呈览。又奉旨：雍和宫原有龟龄酒，不知有无，若有，着取来，钦此。”“雍正十一年(1733)七月初八日，总管李英传旨：着药房修合龟龄集，有用之处照常用，少了随即修合，钦此……”

乾隆帝终年89岁，为中国历代帝皇年岁最高者，被称为“古稀天子”，这与其生活规律、习武强身、陶冶情操、汤泉沐浴、喜食补益之品有关。乾隆帝在位期间，始终保持着早睡早起的起居习惯；经常外出打猎，呼吸新鲜空气；还与群臣比试射箭、切磋武功；曾六次巡游江南，五次西巡五台山，三次东巡泰山，每次巡游时间都达数月。

乾隆皇帝非常喜欢赋诗，每天必作数首。他常把写好的诗传给大臣们评阅，每遇到引用典故之处，便会让大臣作出解释。乾隆帝还习书作画，对音律也很有兴趣，其每年祭灶时，常自击鼓板，吟唱《访贤曲》。通过诗、乐、书、画，乾隆帝既陶冶了情操，还锻炼了体力和脑力。

服用药饵是乾隆帝养生保健的重要方法。其常服补益药物龟龄集、松龄太平春酒、八珍膏等，其中最主要的当属龟龄集和松龄太平酒。以龟龄作方名，取长寿之意，正如《抱朴子·论仙》所言“谓生必死，而龟鹤长存焉”，《抱朴子·对俗》亦曰“知龟之遐寿，故效其道，引以增年”。乾隆帝亦十分关心龟龄集的修合、使用、配方等情况，每次对制备龟龄集的处方和相关事宜都亲自过问，其常命总管：“药房的龟龄集查查还有多少”。此外，乾隆帝亦常服具有补益气血的八珍膏、温中补气的理中丸等补益之品，如清宫医案载：“乾隆四十一年（1776）二月十九日起，至八月十四日，合上用八珍糕四次，用过二等人参八钱。”“五十二年（1787）十二月初九日起，至五十三年（1788）十二月初三日，合上用八珍糕九次，用过四等人参四两五钱。”“乾隆五十三年（1788）二月初八日起，至十月十八日，合上用温中理气丸四料，用过四等人参四两。”等等。

应皇室养生保健的需求，结合患者的体质和生理特点、季节变化等因素，清太医院医家拟定了诸多具有养生保健功用的成药。长期服用这些成药，无病时可保健延年、未病先防，有病时可调理脏腑气血、既病防变。

调理用药在清宫医案中随处可见。御医们常在疾病初起、病证较轻，或疾病后期、正虚邪恋时，拟调补汤剂、成药或代茶饮调理脏腑、扶正祛邪，促使病愈。御医们所拟诸多调理方药中，以疏肝和中、清热祛湿和补益类最多，这与宫廷患者特殊的生活环境有关。皇室之间明争暗斗、尔虞我诈，多有情志不遂、气滞不舒。尊贵之体活动较少，且平素多食肥甘，嗜服补益之剂。日久易生肝脾不调、脾胃失和、痰湿内生、郁而化热等变。故清太医院医家所拟调理方药，亦以疏肝和胃、健脾祛湿、清热化饮类居多。

清太医院医家重视使用调补脾胃之剂。御医们根据帝后、妃嫔等患者多食肥甘，形体活动较少，日久脾胃损伤，形盛气弱的体质特点，或在疾病后期，正虚邪恋，损伤脾胃的疾病特点，拟有八珍膏、八珍散、十全大补膏、参苓白术丸、健脾丸、大健脾丸、经验健脾丸、五食丸、加味保和丸、和胃保安丸、调中畅脾膏等方调理脾胃。诸多方药均以健脾益气、和胃调中为主治。灵活选用，既可调理后天不足、脾胃失调之体质，又可治疗纳差、腹胀、腹泻、神疲肢倦等中焦湿蕴、脾胃失调、气机升降失宜之病证。如《清太医院秘录医方配本》载健脾丸一方，由人参、白术各三两，陈皮、神曲、山楂、麦芽各二两，枳实一两组成，可治“男子女人脾胃失调，饮食不节，倒饱失宜，致伤脾胃，胸膈气短，精神倦怠。春秋口淡无味，夏日犹寒，冬则愈甚。饮食不甘，脾胃大损。每服不拘多少，食远米汤送下。”《慈禧光绪医方选议》所收录的健脾阳和膏一方，由四君子汤增用焦三仙、草豆蔻、木香等组成，凡脾阳不足，中焦失运者，有病无病皆可服之。御医们亦善于疾病后期顾护脾胃。如嘉庆年间御医王文彬、陈嘉善疗二阿哥侧福晋饮停受凉，余邪未净，施用加味保和丸常服调理，和胃健脾；陈嘉善疗二阿哥下二格格肝脾两亏后期，治以大健脾丸缓缓调理；御医陈昌龄、郝进喜拟理脾化饮丸，调理二阿哥福晋脾胃虚弱、湿邪内蕴之轻证。等等。

“妃嫔、宫女多肝病。”针对宫廷患者多有情志不遂、郁怒伤肝、忧思伤脾的体质特点，御医们拟有保和丸、越鞠保和丸、和肝养胃丸、和肝养荣丸、木香顺气丸、木香导滞丸、和中六郁丸等疏肝理气、和胃健脾之品。《清宫医案研究》载有较多御医拟疏肝理气之方调理机体的脉案。如嘉庆年间御医沙惟一、商景霨拟缓肝养荣丸，调理华妃肝郁不舒、荣血不足；御医宋桂、郝进喜拟和肝养荣丸，调理二阿哥大侧室福晋肝阴不足。至于越鞠丸、越鞠保和丸等，更是为太医院医家常用之品，凡有情志不遂者，有无症状，皆可长期服用。

御医们还根据季节、时令的变化，拟诸多预防保健成药，以防外邪侵袭机体。如暑湿天气拟有益元散、香薷丸、避瘟丹、避瘟散等清热消暑，防四时不正之气；天气转凉、燥邪伤肺，拟有二冬膏、加味二冬膏、梨膏等养阴润燥，枇杷膏、加味枇杷膏润肺化痰。据《清代宫廷医学与医学文物》所载，清太医院医家拟有“避暑香珠”一方，盛暑时带在身上，可避暑，防时行山岚瘴气。《太医院配方》载有避瘟丹一方，“凡遇四气不正，瘟疫流行，宜常焚烧，不致传染；岁末多烧，可以避邪，可以避瘟；空室久无人住，积湿容易侵入，预制此烧之，可以避害”。每年暑热季节，满清皇室还命太医院御医在故宫乾清门，圆明园大宫门、贤良门等处，每天早上都要设“香薷汤”消暑一次，以防外感暑邪。

御医们还根据患者的生理特点拟调理方药，如妊娠时，可常服胶艾安荣丸、胎产金丹以养胎安胎，新生儿可以福寿丹开口、清解胎毒等。

美容养颜、延年益寿医方是皇室帝后必用之品。御医们拟有益寿膏、启脾益寿膏、延龄益寿膏、寿桃丸等延年益寿，正容膏、正颜丹等美容养颜，以供帝后、妃嫔长期服用。据《慈禧光绪医方选议》所载，慈禧太后所用医方，包括长寿医方、长发医方、补益医方三类二十多张，光绪帝保健医方亦包括长寿医方、种子医方、补益医方、令发易长及令发不落医方、洗头医方等二十余张。帝后对养生之重视，可窥一斑。

**雍正帝重视修合龟苓集、龟龄酒**

雍正八年六月初五日，张尔泰奉旨：你们药房及乾清宫、懋勤殿、雍和宫或有龟龄集药，或有龟龄集方，查来朕览。钦此。查得药房有龟龄集方无药，雍和宫有龟龄集药两样，一样是有人参的，一样是无人参的，外有方一张，本日晚一并呈览。又奉旨：雍和宫原有龟龄酒，不知有无，若有，着取来，钦此。

初六日取来龟龄酒只有十斤，还用得，余者用不得。奏过，奉旨：好生收着。再，雍和宫有打过龟龄集的全家伙一分，取来用。钦此。又奉旨：蒸龟龄酒的医生等在杏花村井边蒸好。钦此。

雍正八年，造龟龄集方：

熟地五钱 生地六钱 天门冬四钱 当归五钱 肉苁蓉六钱五分 川牛膝四钱 枸杞子五钱 杜仲二钱五分 补骨脂一钱 锁阳三钱五分 青盐三钱

……

右将各药如法制毕，选吉日良时，入净室修合一处，忌鸡、犬、孝服妇人见之，用人乳、醋、井水、河水、烧酒煮东酒、童便各一酒钟，和匀放入银盒内，以黄纸封口，再用盐泥封之，然后铸上铅盖，入缸内灰火内行三方养之，早寅午戌会成火局，晚申子辰会成水局，每火一两六钱，相其火候，可加三两，以寅至戌更换，换时以水滴铅球响为度，不可大热温养，至三十五日取出，入井浸七日，以去火毒，然后开视，以紫色为度，每服五厘黄酒送下，浑身燥热，百窍通和，丹田微暖，委阳立兴。

造龟龄酒法将前三十三味药三料，共成粗末，用西纸包裹，外用黄绢袋乘之扎口，用烧酒三十斤、江米窝儿白酒二十斤入药袋，于坛底以西纸、油纸、细布封坛口，用录豆麦周围对固，黄土盐水和成泥封口，晒三伏天，东西南北周转晒之，若要急用，将桑木柴煮三炷香取出，入土内埋七日，若土旺用事，下入井内浸三日取用。

按语：龟龄集、龟龄酒方中补肾助阳药物居多，兼有滋阴养血之品。《龟龄集方药原委》称此药“每服五厘，黄酒松下，浑身燥热，百窍通知，丹田微热，萎阳力兴”。可见其温补肾阳、通窍活络之功。

**琼玉膏强身延寿，制法、服用深有讲究**

雍正十二年□月十日一料琼玉膏

生地黄十六斤，捣绞，取净汁十二斤 人参细末二十四两 白茯苓细末四十八两，白蜜炼去滓十斤 右和匀，入磁缸内，以油纸五重、厚布一重紧封缸口，置铜锅内水中悬胎，令缸口出水上，以桑柴火煮三昼夜，如锅内水减，则用暖水添之，□满取出再用，蜡纸紧封缸口，纳井中□一昼夜取出，再入旧汤内煮一昼夜，以出水气取出，先用少许祭天地神祇，然后每取一二匙酒调服，不饮酒白汤下，日进二三服，如遇夏日，置阴凉处，或藏水中，或埋地下，须于不闻鸡犬声幽净处，不令妇人、丧服人见之，制时终始勿犯铁器，服时忌食蒜、葱、萝卜、醋、酸等物。

按语：琼玉膏，《散方》谓：“填精补髓，返老还童，补百损，除百病，发白转黑，齿落更生，行如奔马，日进数服，终日不饥，功效不可尽述。一料分五剂，可救瘫痪五人；分十剂，可救劳瘵十人；若二十七岁服起，寿可至三百六十；若六十四岁服起，寿可至五百年。”对其功效之论，虽有夸大之词，但可表明该方具有很好的强身健体、延年益寿功效。制法中，诸药先“入磁缸内”，再“置铜锅内水中悬胎”，“以桑柴火煮三昼夜”、“勿犯铁器”等，足见其制法讲究，工艺复杂。服用要求“白汤下”、“忌食蒜、葱、萝卜、醋、酸等物”，亦深有讲究。

**常服清暑益气丸，补气养血、健脾祛湿**

（嘉庆八年）五月初七日，**涂景云、张铎**请得华妃娘娘脉息和缓。系素有气血两亏旧症。今时届暑令，议用清暑益气丸补气养血、除湿健脾，常服调理。

人参六钱　葛根五钱　五味子五钱　炙芪八钱　青皮四钱（炒）　泽泻一两　苍术五钱（炒）　麦冬一两　焦白术一两　神曲一两（炒）　黄柏五钱（酒炒）　陈皮五钱　归身一两　升麻三钱（炙）　炙草二钱　　共为细末，炼蜜为丸，重三钱，每早服一丸，开水送下，得丸五十三丸。

按语：华妃素有气血亏虚。正值暑热之日，服用清暑益气丸，既补益气血，治疗宿疾，又防暑邪侵袭机体，集治病、防病于一体。

**循嫔肝胃不和减轻，治以加味保和丸善后调理**

医案1：（乾隆四十六年正月）十六日，**罗衡、李德宣**请得嫔脉息弦缓。表里已解，惟左胁微痛。此由肝胃不和所致。议用舒肝和胃汤调理。

香附二钱（醋炒）　苏梗一钱五分　柴胡一钱（醋炒）　白芍二钱　厚朴一钱　陈皮一钱　苍术一钱　青皮一钱五分　　引用荷蒂二枚、生姜一片，一贴，午服。

医案2：（乾隆四十六年正月）十九日，**李德宣**请得嫔脉息和平。原系内停湿热，外受风凉，服药调治，表里俱好，惟肝胃不和。今止汤药，用加味保和丸调理。

加味保和丸三钱，元明粉一钱冲服。

按语：循嫔原系湿热内停，外微受凉。御医罗衡、李德宣等先后治以疏解除湿汤、疏解正气汤、清热调中汤解表散邪、清热祛湿，外感渐愈。近几日疗肝胃不和，左胁微痛，先施汤剂疏肝和胃，待症状减轻，易为元明粉冲服加味保和丸，量轻而效缓。

## 生活调摄，未病先防

清太医院医家注重生活调摄，饮食、情志和起居调摄是御医们重要的调理机体之法。

清太医院医家在较多治案中注有“相宜慎重调理”之语。这种辅用饮食、起居调摄，以佐助方药调治疾病之法，在御医们调治慢性疾病，或在疾病恢复期治案中，出现甚多。如康熙四十六年（1707）七月，御医张睿、刘声芳治疗武英殿赫世亨寒暑内伤脾胃之证，诸症减轻后，议“暂止药缓其胃气……仍用饮食调理”。道光五年（1825）八月，御医苏钰、张新、郝进喜等治疗孝慎成皇后气滞饮停、外感风凉之证，诸症减轻后，强调“宜止汤药，相应避风，饮食调理”。咸丰十一年（1861）十一月，御医李万清疗懿嫔（即慈禧太后）肝脾不调，以越鞠保和丸早晚各服二钱，并嘱“调饮食，避风凉，缓缓调理”。光绪年间，御医力钧、施焕、陈秉钧等均曾奏请光绪帝食用诸如鸡汁、牛羊蒸汁、莲子羹、葡萄酒等血肉有情之品调补脏腑。

清太医院医家还重视调节情志，强调静心藏神，凝神敛思，怡养真气，以利于调身护形，扶正祛邪。此乃《黄帝内经》“恬惔虚无，真气从之”、“阴气者，静则神藏，躁则消亡”之论在清宫诊疗中的具体应用。如光绪八年（1882）十一月十七日，御医薛福辰、汪守正、马文植等疗慈禧太后气血亏虚、肢体瘦弱，强调“当调养心脾，亘宜静摄，息虑凝神，兼调饮食”。情志调节在光绪帝脉案中出现最多。戊戌变法失败之后，光绪帝被囚禁于中南海瀛台，忍受囹圄之辱，其情志不遂日益加重，病情亦更加错综复杂。御医们采用药物、饮食调治光绪帝诸症的同时，每每强调“更宜节劳静养”。如光绪三十四年（1908）七月初三日，御医施焕为光绪帝请脉后，指出：“种种不足之象，若专以草木药品，恐难奏效，伏祈皇上怡情开爽，再加以血肉有情之品，量为调摄，或可徐见功效耳。”

**胎产金丹、温经丸固冲安胎，兼禁食生冷**

乾隆四十二年四月十九日，陈世官、罗衡等请得惇妃脉息安和无恙。因荣分又见，妊娠脉息照常，议用胎产金丹，每日一丸，滚白水调送调理。胎产金丹一丸，滚白水化服。

……

奴才毕维新请得惇妃娘娘六脉沉细，乃中气虚寒，气血不荣之疾。理宜禁生冷，善为调理，方可望愈。不然恐成劳伤之症。今用温经丸理脾胃而养肝血，清肺金而益气，以扶正而却病。凡上热下寒之病，必须丸药越上焦之虚热，温中下之实寒，方可望愈。

干姜一两（炒黄） 吴萸八钱 桂枝尖一两 川芎八钱 当归一两 白芍一两炒 阿胶八钱（炒） 麦冬六钱（去心） 丹皮一两 茯苓一两 人参三钱 甘草六钱（炙） 研细末，炼蜜和丸，小豆大，早晚服三钱，滚白水饮下。

按语：惇妃月经不调、闭经一证，起病之初，御医们误诊为妊娠。近日惇妃时有下血，故陈世官、罗衡治以胎产金丹固冲安胎。又因“中气虚寒，气血不荣”，毕维新施用温经丸温经养血，且嘱惇妃禁食生冷之品，乃药、食结合调理之用。

《清太医院配方》所用胎产金丹，由益母草、蕲艾、白术、白薇、川芎、生地、青蒿、当归、丹皮、赤石脂、人参、五味子、甘草各三钱，香附五钱，没药、沉香各一钱，鳖甲八分，黄柏四两（诸药共研细末，炼蜜和丸，朱砂为衣，蜡壳封护）组成，主治“胎前产后，一切疑难危急诸症，百发百中，真有起死回生之功……每服一丸，随症调引”。

**瘾疹愈后，药食合用，兼避风调养**

医案 1:（嘉庆十五年正月）二十三日，**刘钟、段继善、吕廷珪**请得四阿哥脉息和缓。原系肺胃有热，外受风凉，瘾疹之症。用药调治，表里俱好。惟胃气尚属未和，今议用和胃温胆汤，午服一贴调理。

花粉一钱　半夏一钱，制　陈皮一钱　山楂一钱　神曲二钱（炒）　酒芩一钱　赤苓一钱五分　枳壳一钱（炒）　竹茹一钱　黑栀一钱　生地一钱五分　生甘草五分　　引生姜一片、红枣二枚。

医案 2:（嘉庆十五年正月）二十四日，**刘钟、段继善、吕廷珪**请得四阿哥脉息和平。原系肺胃有热，外受风凉瘾疹之症。用药调治，诸症全好，相宜歇药，薄粥避风，橘麦代茶调理。

橘红一钱　麦冬一钱（去心）　神曲一钱　麦芽一钱（炒）　淡竹叶五分　生地一钱　　水煎代茶。

按语：嘉庆朝四阿哥素有肺胃内热，本月十九日外感风凉，内外合邪而现瘾疹。御医段继善、吕廷珪先后治以清解饮、清热透表汤、柴胡温胆汤等方。近二日症状减轻，先以和胃温胆汤理气和胃、清热化痰，继以橘麦代茶调理以清解余热、调和胃气，兼服“薄粥”和胃健脾、培补后天，“避风”以防复感外邪，均为调理之用。

**节劳静养，增方药疗效**

（光绪六年）八月初一日，师大人带进**薛福辰、汪守正、马文植、赵天向、李德立、庄守和、李德昌**请得慈禧皇太后脉息右三部和缓有神，左寸尺依然虚软，关部尚弦。心气虚，肾阴亏，木郁未舒，胁肋微觉不畅，语言气怯。今议用原方加减一贴，更请节劳静养，庶可早臻康复。

党参三钱　冬白术一钱五分（炒）　归身二钱（土炒）　白芍一钱五分（炒）　女贞子三钱（制）　茯神二钱（研）　柏子仁二钱（去油，炒）　左牡蛎三钱（煅）　佩兰叶五分　山药三钱　炙甘草五分　沙苑蒺藜三钱（炒）　　引用龙眼肉五枚。

按语：慈禧太后年近花甲，气血不足，脏腑失调。或肝肾阴虚，“阴阳不维”；或肝郁不舒，“中土不和”；或“心肾素亏，阴气未复”。该日治以补心健脾，滋肾养肝，同时强调“节劳静养”，调节情志，增方药疗效，促使病愈。

## 剂型多样，因病施用

清太医院医家诊疗用药，剂型丰富多样，既有汤剂、饮剂、代茶饮等水煎剂型（代茶饮亦可经沸水冲泡而成），又有丸剂、散剂、丹剂、膏剂等成药，以及贴剂、珠剂等剂型。《清宫配方集成》一书收录清宫配方 1294 首，包括丸剂 504 首、膏剂 183 首、散剂 181 首、丹剂 109 首、酒露剂 30 首、锭剂 15 首、饼剂 6 首、膏剂 4 首、未归类者 262 首。单就丸剂而言，又可细分为蜜丸、水丸、药汁丸、粥丸、枣肉丸、酒醋丸、蜡丸、药膏丸等诸多剂型[1]。清宫方药剂型多样之程度，可见一斑。

关于方药剂型的选用，《本草经集注》载：“……疾有宜服丸者，宜服散者，宜服汤者，宜服酒者，宜服膏煎者，亦兼参用，察病之源，以为其制耳。”清太医院医家临证诊疗，每每根据患者病情缓急、病证轻重的不同，灵活选用方药剂型，或汤剂、饮剂、成药单独使用，或不同剂型联合使用。清宫医案中，同一患者同日使用多剂汤药者有之，汤剂、代茶饮合用者有之，水煎剂送服丸药、散剂等成药者有之，内服、外用方药结合使用者有之，汤剂、代茶饮、成药交替使用者亦有之。如此既能增强疗效，又可照顾兼症，标本兼治。

**先以汤剂缓病势，继内外合治，标本兼顾**

医案 1：（嘉庆二年六月）初二日，**张昱烇**请得嫔清解化饮汤。

黄连八分（炒） 苏梗一钱五分 厚朴一钱五分（炒） 陈皮一钱五分 半夏二钱（制） 赤苓二钱 枳壳二钱二分（炒） 桔梗一钱五分 甘草八分（生） 引加生姜二片，一贴，午服。

又，**田广福、舒岱**请得嫔除湿拈痛汤。

防风一钱五分 羌活一钱五分 葛根一钱五分 苍术一钱五分（炒） 当归二钱（酒炒） 茯苓二钱（土炒） 升麻八分 条芩二钱 茵陈二钱（酒炒） 木瓜三钱 苦参一钱五分 甘草八分（梢） 猪苓一钱五分 泽泻一钱五分 引生姜三片、葱白皮一钱，一贴，晚服。

医案 2：（嘉庆二年六月）初三日，**张昱烇、田广福**请得嫔系湿热袭于经络，

---

1 陈可冀．清宫配方集成 [M]．北京：北京大学医学出版社，2009：592.

外受风凉之症。以致胸胁胀满，腰腿疼痛，今议用内服除湿拈痛汤，外用疏风熨药调理。

羌活一钱五分 防风一钱五分 葛根一钱五分 苍术一钱五分 升麻八分 当归三钱 苦参二钱 黄芩二钱 赤苓二钱 猪苓一钱五分 知母二钱 泽泻一钱五分 茵陈一钱五分 独活一钱五分 甘草八分（梢） 引生姜三片，二贴，午、晚。

按语：营嫔（华妃）因肝肺饮热内停，初一日外感风凉，现胸满胀痛、发热作呕之症。御医昱熗、舒岱先施藿苓汤解表散寒、和中祛湿，继用疏解正气汤解表祛湿、清热和中。初二日外感减轻，湿热之邪阻碍气机、阻滞经络，现胸胁胀满、腰腿疼痛之症。医案1午服清解化饮汤清热祛湿、理气和中，晚服除湿拈痛汤清热祛湿、舒筋通络。同日两次立方，煎汤服用，增强疗效。医案2内服除湿拈痛汤，外用疏风熨药，内外合治，标本兼顾。

**灶心土代茶饮、益气归脾汤合用，增健脾止血之功**

（嘉庆元年）十月十三日，**张自兴、商景霨、傅仁宁、舒岱**请得皇后脉息渐缓。原系肝虚荣分不调之症。连服归脾汤，诸恙悉减。惟中气不足，荣分未净，胁下胀满。今议用益气归脾汤，午服一贴，兼灶心土代茶饮调理。

炙黄芪三钱 归身三钱 白芍二钱（焦） 丹参三钱 枣仁二钱 茯神四钱 白术二钱（土炒） 远志肉八分 橘红一钱五分 半夏曲一钱五分 艾炭一钱 续断二钱 引桂圆肉五分。

按语：该医案疗孝淑睿皇后肝血亏虚、中气不足，以益气归脾汤健脾益气、补血养肝，辅以灶心土水煎代茶，取后者健脾和胃、温中止血之功，增方药疗效。《本草便读》曰："伏龙肝即灶心土……具土之质，得火之性，化柔为刚，味兼辛苦。其功专入脾胃，有扶阳退阴、散结除邪之意。凡诸血病，由脾胃阳虚而不能统摄者，皆可用之，《金匮》黄土汤即此意。"

**代茶饮、丸、散合用，疗孝慎成皇后喉风**

（道光十二年九月）十二日，**李松盛**请得皇后脉息滑缓。原系肺胃有热，以致上腭咽喉肿痛喉风之症。用药调治，诸症渐减。惟有湿热熏蒸，白点（尚）未消退。今用甘桔代茶饮送犀角上清丸兼漱口药，敷牛黄降雪散调理。

元参五钱 石斛三钱 枇杷叶三钱 麦冬三钱 麦芽三钱（炒） 山楂三钱 焦曲三钱 苦梗三钱 甘草二钱（生） 引用灯心二束，煎汤代茶。

按语：孝慎成皇后因肺胃热盛，现口腔、牙龈肿痛等症。近五日御医先后治以防风通圣丸、犀角上清丸兼服漱口药，外敷牛黄绛雪散调理。该日症状虽略减轻，仍治以甘桔代茶饮送服犀角上清丸，兼用漱口药、牛黄绛雪散外用，既清热解毒、消肿生肌，又养阴和胃，理气机之升降。

**和胃代茶饮送服越鞠保和丸，缓慢调和肝胃**

（道光二十四年十二月）二十六日，朱睿请得彤贵人脉息和缓。服药以来，诸症俱好。惟胃气欠和，正气稍有未复。今用和胃代茶饮一贴，继服越鞠保和丸，每服二钱，荷梗汤送服。

白茯苓二钱 橘皮一钱 麦冬三钱（去心） 灯心一束 水煎代茶。

按语：彤贵人近十日患“气郁风温”一证。先后治以调气化饮汤、疏风化饮汤、清热化饮汤、和肝化饮汤等方。该日诸症减轻，“胃气欠和，正气稍有未复”，故以和胃代茶饮送服越鞠丸，缓慢调理。

代茶饮，又称药茶、茶剂，备受清太医院医家推崇。代茶饮方在清宫医案中信手可得，清太医院医家以之广疗外感、内伤诸疾，治疗范围涉及心、肺、肝、脾、肾等各个脏系。以光绪帝和慈禧太后为例：光绪帝脉案所用代茶饮方多达130余首，分别具有疏风解表、健脾祛湿、益肾固涩、疏肝和胃、润肺清肺等功效；慈禧太后所用代茶饮方亦达六十多首，分别具有解表疏风、清热祛湿、养阴生津、清肺止咳、疏肝明目、健脾和胃、祛湿化痰、滋阴清肠等功效。

清太医院医家所拟诸多代茶饮方，主治分类甚细。例如，仅清热类代茶饮即有清热代茶饮、清解代茶饮、清热化滞代茶饮、生津代茶饮、益阴代茶饮、清热化湿代茶饮、清热化痰代茶饮、清热理气代茶饮、清心解热代茶饮、清热和胃代茶饮、清肺代茶饮、柔肝清热代茶饮、和胃清热代茶饮，等等。需要指出的是，御医们所拟代茶饮方，是在中医理论指导下，根据不同患者病情、体质特点的不同而灵活选药组方的，用药具有一定的“随意性”。因此，清太医院医家所拟代茶饮方，即便方名相同，方药组成亦多不相同。如以“清热代茶饮”命名的代茶饮方在清宫医案中出现20余次，然每次所用方药之组成、主治各有不同。如御医钟龄为丽皇贵妃所拟“清热代茶饮”，由桔梗一钱、黄芩一钱、花粉二钱、竹茹二钱、麦冬二钱、陈皮一钱、灯心一束组成，功能清肺胃余热；李德立为同治朝大公主所拟“清热代茶饮”，由麦冬三钱、桔梗二钱、银花三钱、知母二钱、豆根三钱、竹叶一钱五分组成，功能清胃肠余热，疗咽干、牙根肿疼；张仲元、佟文斌为光绪帝所拟“清热代茶饮”，由焦三仙各二钱、生地三钱、麦冬三钱、竹茹二钱、白菊花二钱、甘草梢一钱组成，功能清肝经余热。等等。

在清太医院医家所拟代茶饮中，仙药茶是最为常用的一种，乾隆朝的惇妃、循嫔，嘉庆朝的华妃，道光朝的孝慎成皇后、孝全成皇后，咸丰朝的丽皇贵妃、吉嫔，同治朝的福嫔，以及历朝的多位格格、阿哥，都曾服用过该药。据记载，仙药茶由六安茶一斤、石菖蒲二两、鲜苏叶二两、陈皮丝二两、鲜姜丝二两组成。

方中六安茶清热消暑、生津止渴；苏叶解表散风，兼行气宽中、消痰利肺、和血、温中、止痛、定喘（《本草纲目》）；陈皮味辛能散，味苦能泄，其气温平，善于通达而止呕、止咳，居“调气健脾药物之首功”（李东垣）；生姜“通神明，去秽恶，散风寒，止呕吐，除泄泻，散郁结，畅脾胃，疗痰嗽，制半夏，和百药”（《药性解》）；石菖蒲安神解郁、化痰通窍，《重庆堂随笔》谓之“舒心气、畅心神、怡心情、益心志，妙药也。清解药用之，赖以祛痰秽之浊而卫宫城；滋养药用之，借以宣心思之结而通神明”。全方合用，“专治四时令序皆有不正之气，感冒风寒，停食积滞，胸膈饱满，呕吐恶心，头眩头痛，腹痛腰酸，憎寒壮热，手足战栗，咽嗌不利，百节酸痛，或口中发苦，鼻孔燥干，皆治之。”[1]

因代茶饮方药平和，服用方便，有病之时可治病除疾，无病之时可预防保健，且适合长期服用、缓慢调治，为皇室贵人乐于接受的疗疾健体之法，慈禧太后便是其中代表。汪守正、庄守和、李德昌、张仲元、姚宝生等多位御医均曾为慈禧太后拟代茶饮方，如除湿代茶饮、清肝和胃化湿代茶饮、清解化湿代茶饮、调中清热代茶饮、化湿调中代茶饮、清热代茶饮、清热化湿代茶饮、加味三仙代茶饮等。

**代茶饮辛温解表，疗嘉庆朝五阿哥微感风凉**

（嘉庆十九年）十二月二十八日，**刘钲**请得五阿哥脉息浮缓。系外受寒凉之症，以致微热鼻有清涕，今用代茶饮一贴。

苏叶八分　防风八分　葛根八分　桔梗八分　枳壳七分　荆芥八分　前胡八分　广皮八分　甘草三分　　引姜一片、灯心二束。

按语：该日五阿哥外感风凉，病证较轻，加之其年幼，故以代茶饮辛温解表，调和肺卫，缓慢调治。

**清热代茶饮善后调理，疗嘉庆朝四阿哥痰热余邪**

（嘉庆十五年正月十八日）本日，**段继善、吕廷珪**请得四阿哥清热代茶饮。

荆穗一钱　防风一钱　柴胡八分　葛根一钱　桔梗一钱　枳壳八分　羌活七分　杏仁一钱（研）　赤苓八分　生甘草三分　　加生姜，水煎，晚服一贴。

按语：四阿哥近日肺胃痰热，二日前外感风凉，治以清解汤解表清里后，症状减轻。该日治以清热代茶饮解表宣肺、和中祛湿，缓慢调理。

**和肝代茶饮养血和肝，疗祺妃暑瘟余邪**

（同治五年六月）十四日，**李万清**请得祺妃脉息和缓。诸症俱好。惟肝脾欠和，今用和肝代茶饮调理。

---

1　陈可冀. 清宫配方集成 [M]. 北京：北京大学医学出版社，2009：141.

香附二钱 当归二钱 白芍二钱 川芎一钱 泽兰叶六钱 红花三钱 水煎代茶。

按语：祺妃十日前因外感暑瘟而咽痛、胸满，御医李万清先后以金衣祛暑丸、六合定中汤、疏解正气汤、清热地黄汤等方调治。该日诸症减轻，治以和肝代茶饮舒肝理气，养肝和血，缓慢调理。

**醒脾化湿代茶饮清热祛湿和中，疗慈禧太后湿热余邪**

（光绪三十二年）五月十五日，**姚宝生**谨拟老佛爷醒脾化湿代茶饮。

炒扁豆三钱 藿梗三分 生於术八分 茯苓三钱 广皮一钱 紫朴七分（炙） 车前子二钱（包煎） 泽泻八分（盐炒） 盐广砂一钱（研） 水煎温服。

按语：慈禧太后近日肺胃内热、中焦湿蕴。御医庄守和、张仲元等先后治以健脾化湿、清火化滞、清解湿热等法，余邪未净，故该日治以醒脾化湿代茶饮祛湿清热、理气醒脾，扶正祛邪。

**加味三仙饮调理中焦**

光绪三十二年正月初八日酉刻，**姚宝生**谨拟老佛爷加味三仙饮。

焦三仙各一钱五分 厚朴一钱（炙） 云茯苓四钱 橘红一钱（老树） 酒芩二钱 甘菊三钱 槟榔炭一钱五分 泽泻一钱五分 水煎温服。

按语：慈禧太后素有脾胃虚弱、土木失调。加味三仙代茶饮健脾和胃消食，兼疏肝清热祛湿，可长期调服。

**清肠代茶饮清肠止血**

（光绪三十三年）五月初九日，老佛爷槐角丸。

炒槐角一两 枳壳五钱（炒） 橘红三钱（老树） 甘草二钱 共为细面，炼蜜为丸，绿豆粒大，赤金为衣，每服二钱，梨藕汤送服。

（光绪三十三年）五月初九日，老佛爷清肠代茶饮。

炒槐角二钱 枳壳二钱（炒） 秋梨二个（去核） 荸荠九个 甘草一钱 水煮代茶。

按语：近日慈禧太后“脾经有湿，中气稍欠充畅”，御医先后采用调中化湿、补中益气等法治疗。该日慈禧太后服用槐角丸、清肠代茶饮，以方测证，可知其中焦湿滞便血，清肠代茶饮可助槐角丸疏风清肠、凉血止血。

清太医院医家广用引经药物，或以之“引经报使”，引药力直达病所，或增强方药的整体疗效，或照顾兼症。御医们所用药引中，植物类药材、动物类药材、矿石类药材，甚至部分动、植物的分泌物、排泄物等，均在其列。药味方面，既有以单味药物为引，又有以两味或两味以上的复味药物为引，将整方作为药引之医案亦可见之。《清宫药引精华》一书将清太医院医家所用药引分为草木类、谷食类、菜食类、果食类、虫介类、金石类、加工类、其他类等八大类，并根据药引的解表、清热、泻下、祛风湿、芳香化湿、利水渗湿、理气、消食、活血化瘀、止血、安神、化痰平喘等不同功效，分别介绍了单味药引、复味药引、整方药引在方药中的作用。

**以生姜为引，增方药功效**

（光绪，年份不详）二月二十三日，**李文若**请得瑾嫔脉息右寸关浮弦而滑。系内停饮滞，外受风凉之症。以致恶寒发热，头疼身痛。今用清解化饮汤一贴调理。

羌活二钱　防风二钱　白芷一钱　葛根二钱　槟榔二钱　陈皮一钱　神曲二钱　厚朴二钱　　引用生姜三片。

按语：该医案光绪帝外感风寒，饮滞内停。御医李文若治以清解化饮汤解表散寒、理气祛湿。以生姜为引，辛散之性助羌、防、白芷等解表祛邪，又可温化中焦饮湿。

**桑枝、灯心草二味为引，既引药归经，又增方药疗效**

（乾隆二十一年闰三月）初五日，**萧学中**请得定贵人脉息弦数。原系素本血亏，内有湿热，外受风凉之证。服药以来，风凉已解，湿热稍轻，左半身酸痛微减，头眩口渴。此由血亏肝胃湿热未净所致。今用养阴和肝汤，午、晚二贴调理。

大生地四钱　当归三钱　白芍一钱五分　木瓜四钱　乌药一钱五分　香附三钱（炒）　青皮一钱五分（炒）　黄连七分　茵陈三钱　泽泻二钱　赤苓三钱　甘草八分（生）　　引用桑枝三钱、灯心二束。

按语：定贵人素有肝阴不足、湿热内蕴，三日前外感风凉。御医萧学中先后以疏风清热饮、和肝清热饮调治。该日外感已解，素疾未愈，故治以养阴和肝汤疏肝养阴、清热祛湿。以桑枝、灯心草二味为引，既引药入络以止身体酸痛，又助药通络止痛、清热祛湿。

**狗脊、炒谷芽、宣木瓜、竹茹为引，增强疗效，兼顾兼证**

（光绪二十四年）六月二十二日，辰刻，**庄守和、杨际和**请得皇上脉息左寸关弦软稍数，右寸关沉缓力弱，两尺细软。谷食虽香，消化仍慢，中脘有时嘈杂。耳鸣烘烘，面上疙瘩未消。多言劳乏，气促壅闷。有时呛嗽，手仍发胀。睡卧沉实则腰痛较甚，气体软弱懒于行动，腿踝酸痛，筋脉不和，症热疲缓。今议用益气养胃健脾饮调理。

西洋参三钱（研）　於术二钱（土炒）　生芪三钱　远志二钱（肉）　朱茯神苓各四钱　龙骨三钱（炙）　杜仲四钱（炒）　牛膝三钱（怀）　干生地四钱　炒

杭芍四钱　山药四钱（炒）　粟壳三钱　　引用金毛狗脊三钱（炒）、炒谷芽三钱、宣木瓜三钱、竹茹二钱。

按语：该医案以金毛狗脊、炒谷芽、木瓜、竹茹四味为引。狗脊补肝肾、强筋骨，谷芽健胃消食，木瓜和胃舒筋，三者助药健脾胃、益肝肾。竹茹“轻可去实，凉能去热，苦能降下，专清热痰”（《药品化义》），以之为引，可疗上焦之气壅。

**益元散整方为引，照顾兼证**

（光绪八年）五月二十三日，俊大人带进薛福辰、汪守正、庄守和、李德昌请得慈禧皇太后脉息两关稍觉弦大。昨夜寐欠实，肩臂筋脉强痛，今晨心内发空，兼有嘈杂，晚膳消化较慢，腹中作澥，耳鸣头晕，遇有劳累则背热早作，腿膝疲乏，大便一次带溏。总缘气血不充，真元未能全复所致。今议用照原方加减一贴调理。

党参三钱　炒於术二钱　茯神三钱　柏子仁三钱（去油）　归身二钱　白芍一钱五分　醋柴胡七分　干地黄三钱　甘菊二钱　桑寄生三钱　砂仁七分　焦谷芽三钱　　引益元散三钱。

按语：慈禧太后近半年脾胃亏虚、气血不足，反复肩臂疼痛，腹泻、嘈杂等。该日治以归芍六君子汤化裁，益气养血、健脾和胃、和肝通络。以益元散整方为引，既分利小便而助药止泻，又兼消虚积之热。

## 服法用法，灵活切用

恰当的服药方法有助于提高方药的临床疗效。反之，服药方法不当，则会影响疗效。清太医院医家临证用药，往往根据患者体质、疾病性质的不同，病变部位、病变脏腑的差异，灵活选择方药的服用时间和服用频次，力争做到方药与脏腑的生理特点、疾病性质、四时环境的有机统一，以达到最大的治疗疾病或调理机体的作用。

关于方药的服用方法，早在秦汉就有记载。《灵枢·顺气一日分为四时》载：“朝则人气始生，病气衰，故旦慧；日中人气长，长则胜邪，故安；夕则人气始衰，邪气始生。”这段话表明，人体的生理特点和病理变化，与时辰关系密切，亦提示对疾病的治疗，需顺应一日之时辰。《灵枢·卫气行》曰：“岁有十二月，日有十二辰，子午为经，卯酉为纬。”后人以此为基础，将时辰和地支的对应关系总结为：二十三点至一点为子时，十一点至十三点为午时，以次类推。《伤寒论》载有“太阳病欲解时，从巳至未上”、“少阳病欲解时，从寅至辰上”等六经疾病的欲解时辰，亦表明疾病的向愈与时辰关系密切。《伤寒论》中诸多方药的使用，亦注有“日二服”、“顿服”、“夜一服”等。

服药方法因疾病性质、药物功效的不同而各异。一般来说，治疗寒（凉）邪，宜热（温）药热（温）服；治疗热（温）邪，宜寒（凉）药寒（凉）服；真寒假热或真热假寒者，宜采用反治之法；急性重症，则“急则治其标”，且中病即止，以防耗伤正气[1]。病变部位、脏腑不同，药物服用方法亦不相同。如病在咽喉者，服药宜徐徐下咽；病在胸膈者，宜先食而后药；病在心腹以下者，宜先药而后食；病在四肢血脉者，宜空腹而旦服；病在骨髓者，宜饱满而夜服；病在肠胃者，宜先药而后食；毒性、偏性较大者，宜先食而后药[2]，等等。

服药时间方面，清太医院医家用药，有早服、午服、晚服之不同。其中以晚服，或午、晚服最多，而早服，或早、午服，或一日三服者较少。这与外感、肝郁、饮湿或湿热内停治案较多有关。一般来说，外感疾病，方药多晚服或午、晚服；肝肾阴虚者，多以六味地黄丸早服；气血不足、肝胃不和、肝脾不调者，多午服或午、晚服；饮湿、湿热、气滞、热痛或筋脉闭阻者，多午、晚服药或晚服；新病、急证，服药不拘于时；安神定志药宜夜卧时服用；等等。

**清上饮、清热香薷饮午服，疗惇妃暑湿余邪**

医案1：（乾隆四十二年六月）二十二日，**陈世官、陈继文**请得惇妃原系伤暑有热之症。服香苏饮暑气已解。惟上焦郁热，议用清上饮调理。二十三日减去石膏加香附三钱（炒）。

苏梗一钱五分　黄芩一钱五分　石膏三钱（煅）　枳壳一钱五分　柴胡一钱五分　丹皮二钱　炒栀一钱五分　小生地三钱　甘草五分（生）　引荷蒂三个，午服。

医案2：（乾隆四十二年六月）二十四日，**陈世官、罗衡**请得惇妃脉息微数。原系肝热气滞，复受暑热，以致头痛烦热，恶心干呕。议用清热香薷饮调理。

香薷一钱五分　厚朴一钱五分　黄连一钱　扁豆二钱　赤苓一钱五分　半夏一钱五分（制）　陈皮一钱　枳壳一钱五分　苏梗一钱五分　香附二钱　甘草五分　引姜皮一片、灯心五十寸，午服。

按语：暑邪易耗气伤津；湿为阴邪，易伤阳气；实热日久则“壮火食气”；午时以后，阳气渐退，阴气渐盛；晚间至子时乃阴中之阴。故疗惇妃外感暑湿余邪，以清上饮、清热香薷饮午服，清暑祛湿，兼调理脏腑，防邪气留恋。

**苏合丸姜汤调灌，疗禄贵人气虚痰厥，服用不拘于时**

（乾隆四十九年）九月初二日，**张肇基、李德宣**请得禄贵人脉息细涩。系气

1　葛正盛．谈谈中药服用方法[J]．江西中医药，1982（2）：38-39．

2　林小明．中药服药时间及疗效关系[J]．时珍国医国药，2000，11（12）：1109．

虚痰厥之证。以致迷晕不省人事，神倦气弱。今用苏合丸姜汤调灌。

按语：禄贵人气虚痰厥，神智昏迷，宜急则治其标，故以苏合丸姜汤灌服以醒神回厥，服药不拘于时。

**扶脾育神丸早、晚二服，补气养血安神，缓慢调治**

（乾隆四十九年九月）十二日，**张肇基**、**李德宣**请得禄贵人脉息弦缓。原系气虚痰厥之证，服药以来，诸症俱好。惟气血尚未充盛，议用扶脾育神丸，补气养血调理。

黄芪一两五钱　归身二两　茯神一两五钱　白术一两（炒）　扁豆二两（炒）　山药一两（炒）　赤石脂二两（煅）　枣仁一两（炒黑）　白芍一两（炒）　陈皮八钱　侧柏叶一两（炒）　建莲一两五钱　香附一两五钱（炒）　缩砂一两　炙甘草三钱　　共为细末，炼蜜水叠小丸，每服二钱，早晚滚白水送。

按语：经苏合丸急救及育神化痰汤、扶脾育神汤调治后，禄贵人诸症渐好，惟气血不足，故该日治以扶脾育神丸补养气血，健脾安神。早晚二次服用，使药物缓慢吸收，持续起效。

**养阴育神汤晚服，疗乾隆帝心气不足**

（乾隆六十三年十二月初五日）**沙惟一**、**钱景**请得皇上圣脉安和。惟心气不足，以致夜间少寐。今议用养阴育神汤，晚服一贴。

白芍一钱五分（炒）　龙齿三钱（煅）　远志一钱（肉）　麦冬三钱（去心）　茯神三钱　琥珀一钱（灯心研）　陈皮一钱　五味子一钱　枣仁四钱（炒）　大生地四钱　甘草五分（制）　　引用桂圆肉七枚。

按语：乾隆帝已度耄耋之年，心气心阴不足而夜间少寐，故晚服养阴育神汤一贴，养心安神。

**舒郁化饮汤晚服，疗宫女玉娟肝郁饮停**

（同治三年九月）十四日，**范绍相**看得景仁宫女子玉娟脉息沉弦。系气滞停饮之症，以致胸胁刺痛，此由肝郁所致。今用舒郁化饮汤，晚服一贴调治。

制香附三钱　赤芍二钱　青皮三钱　枳壳三钱　赤苓块二钱（研）　当归二钱　厚朴二钱　柴胡三钱（醋炒）　焦三仙六钱（共）　薄荷八分　　引用荷梗二尺。

按语：宫女玉娟肝郁气滞、饮湿内停，治以舒郁化饮汤晚服，既可助疏肝理气、健脾化湿，又防饮湿之邪晚间阻滞经络，加重气滞。

清太医院医家还根据疾病性质、病变脏器的不同，在服药频次方面深有讲究。所用方药，或日一服，或日二服，或日三服，或顿服，或频服。一般来说，新感或病情较轻者，多以汤剂日一服。久病、轻病，多以丸剂日二至三服，缓慢调治。如防风通圣丸疗内热，越鞠保和丸疗肝胃不和，参苏理肺丸疗肺脾气虚，藿香正气丸疗湿浊蕴脾等，均为每日早、晚二服或早、午、晚三服。若病情复杂，症状较重，或疾病反复难愈者，多以汤剂每日二次服用。膏剂、锭剂等外用药物，日敷一次为主。若疾病渐愈，或预防疾病，多以代茶饮频服。

**参苏理肺丸日三服，疗绵志阿哥肺脾气虚**

（乾隆三十八年）三月二十六日，张敬文看得绵志阿哥参苏理肺丸三服，每服二钱。

按语：参苏理肺丸由人参、前胡、陈皮、桔梗、茯苓、枳壳、半夏、桑皮、苏叶、木香等药组成，功能补肺健脾，祛湿化痰。绵志阿哥天花刚愈，肺脾气虚，兼有痰湿之象，以该药调治，甚为对症。一日三次调服，药效缓和、持续。

**理脾和肝养阴汤早服清上亢之阳，晚服防阴邪侵袭**

（光绪，年份不详）五月二十六日，全顺、忠勋请得皇上脉息左寸关沉弦，右寸关沉滑。动作仍觉眩晕，有时耳鸣，步履力弱。良由肝阴不实，脾元未复，湿气不净。今谨议用理脾和肝养阴之法，早晚各服一贴调理。

北沙参三钱　云苓四钱　盐黄柏一钱五分　火麻仁三钱（研）　鸡内金三钱　川贝二钱（研）　瓜蒌仁三钱（研）　焦三仙各三钱　菟丝饼三钱　杭芍三钱　炒知母二钱　炙香附三钱（研）　引用黄土六两，百沸汤冲融，澄清煎药。

按语：光绪帝因先后天素虚、情志抑郁日久，病证复杂，既有肾之阴精不足，肝之虚阳上扰，又有脾胃虚弱，痰湿内生。滋补之药则碍脾运化、生湿火，清热之味又助湿生凉，故御医全顺、忠勋拟用平和之品，平补平泻，微清微滋，早服可助清上亢之阳，晚服可防阴邪侵袭、湿邪阻滞。早晚二服，又使得药效缓和、持续。

## 医籍盈累，医方齐备

清宫医籍可谓汗牛充栋。据记载，清太医院、御药房等各处都藏有中医典籍。众多医学典籍中，既有《备全总效方》、《备急千金要方》、《千金翼方》、《圣济总录》、《太平惠民和剂局方》等方剂类医籍，又有《神农本草经》、《植物名实图考》、《重订医方药性合编》、《增补雷公炮制》等药学典籍；既有《东垣十书》、《景岳全书》、《寿世保元》、《医门法律》、《古今医鉴》、《证治准绳》、《医宗必读》、《医宗金鉴》等综合性医书，又有《外科大成》、《眼科秘真》、《小儿药证直诀》等专科医著。乾隆初年，清太医院编纂的《医宗金鉴》一书，收集了上自春秋战国、下至明清时期历代医书精要，书中所载诸如香苏饮、杏苏饮、五味消毒饮、和肝理脾丸等方剂，都是清太医院医家临证经验的结晶。

清太医院医家广用经方、时方、验方，上至秦汉、下至宋明，乃至满清时期的诸多有效方剂在清宫诊疗中都有着广泛的应用。清宫配方多达1300余首，御医临证所拟的非固定药物组成的方剂数量更是不胜枚举。清宫配方档将方药组成较为固定的方剂分为风痰、痰嗽、伤寒、暑湿、燥火、脾胃、眼目、疮科、妇科、小儿、补益、泻痢、咽喉口齿、气滞、痰症、杂治等十六门类，治疗范围涉及肺、脾、心、肝、肾等各个脏系疾病，以及内科、外科、妇科、儿科、眼科、五官科等诸多科别。这些配方既有对前世有效医方的继承，又有众多医家临床经验的总结，且均已在清宫药膳房修合成丹剂、丸剂、散剂、膏剂、锭剂、饼剂等成药。单单《慈禧光绪医方选议》一书便载有慈禧、光绪所用医方近400首，其中慈禧太后所用医方包括长寿医方、补益医方、长发香发医方、治眼病医方、治耳病医方、治鼻病医方、治牙病医方、治头面医方、治咽喉医方、止嗽化痰理肺医方、治肝病医方、治脾胃病医方等三十大类，光绪皇帝所用医方包括长寿医方、种子医方、补益医方、治头痛医方、治眩晕医方、治眼病医方、治鼻病医方、治牙病医方、治咳嗽医方、治心经病医方、治脾胃病医方、治肝病医方、治遗精医方等30类。清太医院医家所用方药，数量之多，种类之齐全，可以想见。

康熙、雍正等多位皇帝还曾要求大臣、御医献方。如康熙四十六年（1707）二月康熙帝朱批："治疗朕之咳嗽、吐痰之硫磺药制作得如何？朕每年逢大寒季节仍有咳嗽症，今又复发，用西洋大夫裕吴实之冰糖达摩方，但朕服后未见效；再若有好药方，问后具奏下房。"雍正八年（1730）十一月，"太医院御医臣秦世禄恭进经验二方：神灵膏，治湿痰流注疮疡；银粉膏，治疣子拔毒。屡试屡验，谨录二方恭呈圣览"。雍正年间御医林祖成、钱斗保进献保应膏，钟元辅进献贴脐方，刘沧州进献金锁思仙丹、八宝丹二方，"总管李英交来乌须药方一张"，等等。御药房所收藏的众多进献方药，经年积月，逐渐形成配方簿，如光绪十一年（1885）呈进的《同仁堂丸散膏丹配方》、光绪十七年（1891）呈进的《同仁堂配方治方》，都是由众大臣、御医进献方药整理而成。

据统计，清宫配方中，补益方157首，风痰方82首，痰嗽方68首，伤寒方38首，暑湿方35首，燥火方35首，脾胃方122首，气滞方61首，瘟疫方9首，妇科方140首，儿科方85，疮疡方159首，伤科方75首，眼科方54首，口吃方50首，耳鼻方21首，咽喉方16首，肛肠方13首，美容方13首，杂治方66首[1]。

清宫外治医方多达760余首。《清宫外治医方精华》一书将外治医方分为散

1 谢元华. 清宫成药配方研究[D]. 北京：中国中医科学院，2012：71.

剂、丹剂、丸剂、药膏、膏药、煎剂、锭剂、油剂、酒剂等剂型。外治医方的使用方法包括直接接触和非直接接触，直接接触方式包括外敷、薄贴、涂抹、熏洗、熥熨、漱口、刷牙、擦牙，吹喉、吹鼻、点眼、塞耳、滴耳等，非直接接触方式包括鼻闻吸、烟熏等。此外，该书还分别介绍了外治医方的组成、制法、功用、主治，并以按语形式对方药的功效、在相关医案中的治疗作用等作了进一步阐述。

**《医宗金鉴》杏苏饮，疗循嫔外感风凉**

（乾隆四十五年）十一月初八日，**武世倬、张肇基**请得嫔脉息浮数。系肺胃热盛、郁痰，外受微凉之证。以致干嗽声重，烦热胸闷。今议用杏苏饮调理。

杏仁一钱五分（炒）　苏叶一钱五分　前胡一钱五分　牛蒡子二钱　葛根一钱五分　枳壳一钱五分（炒）　桔梗一钱五分　橘红一钱五分　半夏一钱五分（制）　花粉一钱五分　　引生姜二片、灯心三十寸，晚服。

按语：该日治疗循嫔内热痰郁、外感风凉之杏苏饮，出自《医宗金鉴》，乃御医验方。

**逍遥二陈汤、和肝理脾丸调和肝脾**

（乾隆四十八年）二月十七日，**刘太平**请得妃逍遥二陈汤。

柴胡一钱　白芍一钱　茯苓二钱　白术一钱（土炒）　归身一钱　炒栀一钱五分　丹皮一钱　陈皮一钱五分　半夏曲一钱五分（炒）　香附一钱五分（炒）　苏梗一钱　神曲一钱五分（炒）　甘草五分（炙）　　引生姜一片、荷蒂一枚，一贴。

本日，**刘太平**请得妃脉息弦缓。系肝脾欠和，时有胸闷，腹胀，两胁不舒，少寐。今用和肝理脾丸，滋肝血而调脾，气健而病自除矣。

柴胡二钱　当归一两五钱（酒洗）　白芍八钱　丹皮五钱　黑栀四钱　香附八钱　白术八钱（土炒）　茯苓八钱　陈皮四钱　青皮三钱　生地一两（酒煮）　神曲一两（炒）　麦芽八钱（炒）　健（建）莲五钱　炙草二钱　　共为细末，炼蜜为丸。重三钱，滚白水送下，不拘时服。于二十一日合得，共得四十三丸，本日全送。

按语：惇妃因性格暴躁、恃宠而骄，加之后宫明争暗斗、争风吃醋，素有气滞化火、饮热内停之证。逍遥二陈汤、和肝理脾丸二方均是清宫验方，功能疏肝和肝，和中健脾，治疗惇妃之气郁饮湿内停，甚是对证。其中，逍遥二陈汤乃逍遥散、二陈汤合方，二者均出自《太平惠民和剂局方》，前方主治肝脾不调，后方主治中焦痰湿内蕴。

**《伤寒六书》柴葛解肌汤化裁，疗南府首领禄喜饮热受凉**

（嘉庆十六年六月）初七日，**赵汝梅**看得南府首领禄喜，脉息浮数。系饮热受凉之症。以致头痛身疼，四肢酸软，口渴引饮，今用柴葛解肌汤，午服一贴调理。

葛根二钱　柴胡一钱五分　羌活二钱　花粉二钱　酒芩二钱　桔梗二钱　藿香一钱五分　厚朴一钱　赤苓二钱　枳壳一钱五分　甘草五分生　　引灯心二十寸。

按语：柴葛解肌汤出自明代陶节庵《伤寒六书》，善疗外感风寒，邪在三阳。该医案疗南府首领禄喜饮热受凉，方以柴葛解肌汤化裁，解表散邪、清热化饮，亦是对古方时方的灵活应用。

**参苓白术散化裁，疗慈禧太后肝脾欠和、肠胃蓄湿未净**

医案1：（光绪三十二年）五月初六日，**庄守和、姚宝生**请得老佛爷脉息左关沉弦，右寸关缓滑。肝脾欠和，肠胃蓄（湿）未净。今议用醒脾化湿之法调理。

生於术二钱　党参三钱（土炒）　焦茅术一钱五分　云苓四钱　炒扁豆三钱　薏米四钱（炒）　煨木香八分　黄连一钱五分　车前子三钱（包煎）　广皮一钱　炒壳砂一钱（研）　甘草一钱　　引用鲜荷叶半张

医案2：（光绪三十二年）五月初七日，**庄守和、姚宝生**请得老佛爷脉息左关沉弦，右寸关缓滑。肝脾欠和，肠胃蓄湿未净。今议用醒脾化湿之法调理。

生於术二钱　党参三钱（土炒）　焦茅术二钱（土炒）　扁豆三钱（炒）　云茯苓四钱　薏米四钱（炒）　煨木香一钱　藿梗一钱　车前子三钱（包煎）　黄连一钱五分（兑炒，研）　炒壳砂一钱五分（研）　甘草一钱　　引用鲜荷叶半张。

按语：慈禧太后素有肝脾不和、湿饮未净，该二则医案均治以《局方》参苓白术散化裁，健脾化湿，兼和肝胃。

## 药材丰富，道地质优

清太医院医家诊疗用药，主要来源于太医院生药库。生药库所贮存的药材，来源包括从各省征召、地方官员进贡、从民间药店（主要是同仁堂）购买和外国使节馈赠。但是，讲求药材的道地、外观好、质量优是清太医院医家诊疗用药的共同特点。

道光朝以前，满清政府对医药的管理，实行“岁解药材本色并折色钱粮”制度[1]，各省须每年定额向朝廷缴纳道地药材，这从根本上保障了清宫医疗用药的质量和数量。从道光朝开始，各省不再解纳药材本色，改为折色，清廷医疗所

1　昆冈．钦定大清会典事例（卷一一零五）[M]．石印本．1899（光绪二十五年）．

用药材亦由内务府根据需要随时采买[1]，然同样重视道地药材及药材的质量和外观。如康熙十三年（1674），浙江布政使陈秉直造报各府额解本折药材数目文册中，列举了当年浙江交纳的药材本色，包括杭州府的白芍、白术，台州府的乌药、猪牙皂等[2]；乾隆五十九年（1794）十二月初十日，广西巡抚姚芬贡金果榄九匣、三七九匣、肉桂五匣、千年健三匣、山羊血九匣、石羊胆九匣等[3]。再如根茎类药材地黄、白芍等要枝条粗壮，肉桂须肉厚油足，种子类药材砂仁、蔻仁则须种仁饱满等。凡不符合规格者，均不能在宫廷使用。御药房还常用诸如鲜姜、鲜藿香、鲜紫苏、鲜竹叶、鲜荷花等新鲜植物作为药引，如有需用，则现去采集[4]。满清皇室有时还采用行政手段获取急需的道地药材，如光绪三十四年（1908）七月十五日，清廷分别致电直隶、四川、云贵等省督抚，令急速把川续断、丹皮、芡实、北沙参、广皮、桑寄生、杭白菊、茯苓、枸杞等药材呈进宫中[5]。为确保药材的数量和质量，清廷制定了一整套严格的规定：各省道地药材，每年必须按规定向皇宫进献，朝廷并派驻专员监督。如辽宁、吉林等地出产的人参，成为地方向清廷进献的专贡品，需经户部许可方能采摘，否则，私自采摘者将以法论处。

**张彭年、陈秉钧为光绪帝请脉立方，另附药物出处**

医案1：（光绪三十四年）七月十四日，臣张彭年请得皇上脉两尺软弱无力，关弦而滑，兼见数象。诸症如前，而腰胯痛甚，行动起坐皆见牵掣，偶或手不能举，前日遗泄一次。然前此精关不走已廿余日，而痛增转剧。则其痛似不独肾脏之空虚，而兼有湿热之下注，病本脾土湿郁，肾水虚寒，互相窒碍。日渐天凉，下焦尤宜调护。总之脾肾两须兼顾也。谨拟渗湿以运脾，和阴以固肾。

北沙参一钱五分　野於术一钱五分　云茯苓三钱　广陈皮一钱　炒丹皮一钱　桑寄生一钱五分　川续断一钱五分　杭白菊一钱　甘枸杞一钱五分　引用生苡米三钱、苏芡实三钱。

附方内药物产地：

北沙参产北方，野於术产浙江於潜县，云茯苓产云南，广陈皮产广东以新会县署内者最佳，炒丹皮随处有，桑寄生产深山中者佳，川续断产四川，杭白菊产杭州，甘枸杞产甘肃甘州，炒苡米随处有，苏芡实产苏州。

医案2：（光绪三十四年）七月二十四日，臣陈秉钧请得皇上脉尺部久为微

1　任锡庚．太医院志[M]．石印本．1923：13.

2　单士魁．清代太医院[J]．故宫博物院院刊，1985（3）：52.

3　中国第一历史档案馆，香港中文大学文物馆．清宫内务府造办处档案总汇：第55册[M]．北京：人民出版社，2005：147.

4　赵阳．历代宫廷御医档案揭秘[M]．北京：北京科学技术出版社，2006：109.

5　陈可冀．清宫医案研究[M]．北京：中国古籍出版社，2003：1480.

弱，现在寸关左右并不弦数，俱见濡软。交秋后，阴分未复，阳亦见为虚。腰痛较前更甚，游窜多处。腹为脾之郛郭，胯为肝之循行。虚风与湿皆属内发，并非外受，经脉舒展，筋络不克贯通，因之转侧欠利，伸缩失和，如收引之象。仍寤而欠寐，耳鸣头晕，脘纳运迟，大便溏稀，种种之象。虚不受补，补气补阴动多窒碍，于相生相制之中，寓或偶或奇之法谨呈。

全当归三钱（土炒） 生白芍一钱五分 宣木瓜一钱五分 川续断三钱（酒炒） 延胡索八分（炒） 覆盆子一钱五分 金沸草一钱五分（包煎） 炙甘草四分 怀山药二钱（炒，不焦） 引用麦冬两个（包），上肉桂一分（去皮）。

陈秉钧敬注药名出处：

全当归出陇西，金沸草出河南，覆盆子处处有，宣木瓜出宣州，生白芍出浙江，炙甘草出大同，延胡索奚国种今出二茅山，川续断出四川，怀山药处处有，麦冬出江宁，肉桂出广东越南。

按语：光绪末年，光绪帝病情复杂，久治不效。为期获效，该二则医案御医张彭年、陈秉钧在辨证立方的同时，每味药物均注明产地，希冀道地药材发挥疗效，也体现了清廷诊疗对道地药材的重视。

清太医院医家在诊疗中还使用了较多的名贵药材，诸如鹿茸、虎骨、马宝、羚羊角、犀角、牛黄、藏红花、冬虫夏草、熊胆、麝香等，均在其列。据清代徐珂《清稗类钞》记载，嘉庆十九年（1814）宫内查检旧贮西洋药物及花露的武英殿露房，发现除药露、药膏外，尚存有“狗宝、鳖宝、蜘蛛宝、狮子宝、蛇牙、蛇睛等物。其蜘蛛宝黑如药丸，巨若小胡桃，其蛛当不细矣！”

**乌犀角助药清散滞热**

（道光五年）十一月初四日，**俞世龙**请得三公主犀膏平胃散。

乌犀角一钱五分 煅石膏一钱五分 苍术一钱 焦楂二钱 焦曲一钱五分 厚朴一钱五分 广皮一钱 焦谷芽二钱 生甘草八分 共为极细末，每服一钱，白水调服，日二次。

按语：道光朝三公主素有脾胃虚弱、滞热内停。该日所用犀膏平胃散，功能和胃健脾，清热散滞。犀角，可“辟中恶毒气……解大热……”（《药性论》），与石膏合用，清散滞留热邪。

**麝香佐药通络止痛**

（光绪三十四年）七月三十日，臣**陈秉钧**谨拟摩腰止痛和络方。

生香附三钱 全当归三钱 元红花一钱 晚蚕沙一钱五分 桑寄生三钱 香独活一钱五分 威灵仙一钱五分 宣木瓜一钱五分 雄黄二分 麝香一分 右药研为细末，用煮熟白蜜酌调为丸。丸如桂圆大，用时以绍酒化开，烘热勿凉，蘸于手掌，摩擦腰部痛处为度。

按语：该医案用药，一派行气活血、通经止痛之品，佐以麝香一分，助药“通诸窍，开经络”（《本草纲目》），止疼痛。

**重用冬虫夏草，益肾而平补阴阳**

（光绪三十四年）八月十八日，臣施焕请得皇上脉两关尺缓滞，寸现弱。右腰胯串胁下俱酸跳痛，巳午时重，午后略轻。夜寐尚可，转侧不利，此清阳欲升未升之象。大便尚润，惜运化迟滞，中气未足，嗌酸屡现于向晚。申酉本阳明旺时，阴阳未和，胃燥则口渴，气怯恶寒，卫气不舒，耳响微晕，虚阳上冒。总当调和阴阳，微温肾气膀胱法，谨拟上呈。

白蒺藜三钱（去刺，盐水炒）　小茴香八分（盐水炒）　冬虫夏草三钱　五加皮一钱五分　川牛膝六分（独活泡酒炒）　细鲜生地二钱（酒泡）　制乳没六分　干地龙五分（酒泡）　全当归二钱（酒洗）　左秦艽一钱五分　　引用荷梗二尺。

按语：该医案御医施焕将光绪帝腰胯串痛、纳差、口渴之病机，归为“阴阳未和”，肾虚而“虚阳上冒”，治以滋阴温阳、行气活血、通络止痛。重用冬虫夏草三钱，既益肾填髓，又“温和平补”，潜纳浮阳（《重庆堂随笔》）。

除了药材道地质优外，清太医院医家偶会使用西洋药品。如康熙初年，康熙帝本人偶感疟疾，西洋传教士洪若翰、刘应等呈进“金鸡纳”，挽救了康熙帝的性命。通过地方官员进贡、外国使节馈赠等渠道，西洋药品也大量流入清宫。西药较好的临床疗效，使得康熙帝对西药采取了接纳的态度，从而形成了中国历史上所谓的“第一次西洋医学传入时期”[1]。

## 弃用针灸，规避风险

针灸历史悠久，临床使用具有简、便、廉、验的特点。早在《黄帝内经》便有以针灸除疾的记载。《素问·血气形志》曰：“形乐志苦，病生于脉，治之以灸刺；形乐志乐，病生于肉，治之以针石；形苦志乐，病生于筋，治之以熨引……形数惊恐，经络不通，病生于不仁，治之以按摩、醪药……”《素问·异法方宜论》载有“脏寒生满病，其治宜灸焫”之论。晋代皇甫谧所著《帝王世纪》一书，亦有“百病之理得以有类，尝百药而制九针，以拯夭枉焉”之载。早在唐代，针灸就已成为宫廷医学教育的专科之一，这种局面一直延续到清嘉庆年间。明代杨继洲所著《针灸大成》一书，承《黄帝内经》、《难经》针灸之论，总结明代以前针灸学术

1　关雪玲. 清代宫廷医学与医学文物 [M]. 北京：紫禁城出版社，2008：53.

成果，收载诸多针灸歌赋，归纳整理历代针灸手法，考定腧穴名称和位置，记载各种病证的配穴处方和治疗验案等，把针灸学的发展推向鼎峰。清太医院左院判吴谦、御医刘裕铎主编的《医宗金鉴》一书，亦设有“刺灸心法要诀”章节，专门介绍针灸学的内容。

皇室患者位尊体贵，加之封建礼教、习俗等诸多约束，清太医院医家使用针灸治病者甚少，但道光二年（1822）以前的文献中，亦载有个别皇室患者接受针灸治疗的案例，康熙帝便是其中代表。如康熙二十三年（1684），统领佟佳至贵州后左腿酸痛，药物调治未愈，康熙帝下谕：“此病若行针灸，庶几痊可，着大内针灸之人去针治。”据《康熙起居注》记载，康熙二十六年（1687）四月，康熙帝情志不舒，服用汤药的同时，欲以艾灸配合治疗；同年冬天，因孝庄文皇后病逝，康熙帝悲伤、操劳成疾，直至康熙二十七年（1688）四月，仍然食欲不佳、视物不清，亦欲接受艾灸调治。康熙二十八年（1689），康熙帝曾曰：“诸疾时作，不离针灸。”[1]

清代中叶以后，国势渐衰，危机四起，从乾隆后期开始，农民起义不断，甚至在嘉庆八年（1803）清廷出现“禁门之变”。因此，出于满清皇室自身安全的考虑，道光二年（1822），道光帝一反历代太医院设置针灸专科之常例，不顾针灸具有确切疗效之明证，下旨废除针灸一科：“针灸一法，由来已久，然以针刺火灸，究非奉君之所宜，太医院针灸一科，著永远停止”[2,3]。

**御医尹德以灸治愈硕色足疾**

康熙四十三年七月二十二日，臣胤祉谨奏，自本月十九日奏起，正白旗护军参领和申、伞上人李琳均患汗病，为大夫毛廷实治愈谢恩；正白旗包依护军参领硕色足疾，为大夫尹德以针灸治愈谢恩。自十九日以来，请大夫者五人：正白旗三等侍卫森特赫、乌尔图纳苏图均因发烧请大夫，三等侍卫瓦勒达患痢疾请大夫，三等侍卫德尔特依患下身浮肿病请大夫，镶黄旗三等侍卫季尔海患痰火病请大夫。

……

朱批：知道了，若病人稍多，仍奏闻。

按语：此为御医尹德以针灸治疗硕色足疾案例。道光帝以前虽未废止针灸，然以针灸诊疗之医案，甚是鲜见。

1　关雪玲．清代宫廷医学与医学文物 [M]．北京：紫禁城出版社，2008：166.

2　马堪温．清道光帝禁针灸于太医院考 [J]．上海中医药杂志，2002，36（4）：28-20.

3　任锡庚．太医院志 [M]．1863（清同治二年）：2.

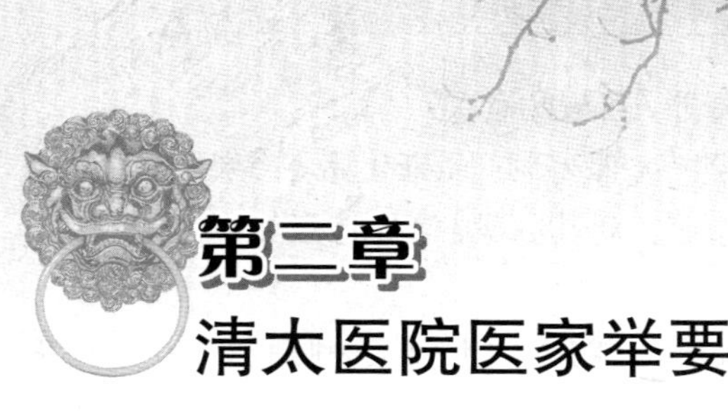

# 第二章 清太医院医家举要

## 刘声芳——方药和缓，平淡神奇

刘声芳，康熙、雍正年间御医，江苏淮安人，生于约顺治十一年（1654），卒于雍正十年（1732）。

刘声芳出身于中医世家，其父早逝，幼时即跟随祖父行医，耳濡目染诊病立方，加之本人学习刻苦，又善于总结经验，收集验方，博采众长，医术日精，二十几岁便已方圆百里闻名遐迩。刘声芳善于运用独方、验方、奇方，方药平和、稳妥，主张慎用大寒大热、功效峻猛或有毒之品。其用方剂，量小味少，注重机体自我调摄，故时人谓其方药“醇正尚和缓，平淡见神奇”。

因医术精湛，刘声芳于康熙四十二年（1703）在康熙帝第四次南巡时被发现并应召入宫，从此服务于康、雍两朝约30年。康熙四十九年（1710），刘声芳升至太医院右院判。康熙帝晚年又下旨擢升其为太医院院使：“朕实嘉之，今特奖尔为太医院院使，民康物阜，黎庶无遗漏之憾，家给人足，大义可嘉，潜德宜表，永锡天宠。”雍正八年（1730），刘声芳官至户部侍郎，加太子少傅、尚书衔，从身份较低的方伎之人实现了向行政大臣的政治转变，其地位之突破在清太医院医家中再无二人，连与之同时代的赵世英、刘裕铎都难以望其项背。刘声芳于雍正九年（1731）失宠，被雍正帝革职罢官。虽然在雍正帝诏谕中有雍正帝患病期间，刘声芳“并不用心调治，推诿轻忽，居心巧诈”之语，但此种缘由过于牵强。因为封建帝王请脉治病，臣工、御医自无懈怠推诿之理，且此前雍正帝曾赞誉刘声芳“人品洁方，居心忠厚，事圣祖皇帝多年，勤慎敬诚，夙夜匪懈，深蒙圣祖优渥”。雍正帝信奉道教，长期服用丹药。从雍正八年（1730）开始，刘声芳便奉命在圆明园为雍正帝起火炼丹。再结合雍正帝曾怒杀道士贾士芳、对御医刘裕铎前后迥异的态度变化，可以推想，雍正帝服用丹药较多，出现重金属中毒而情绪不稳、易怒、多猜疑[1]。刘声芳被革职降罪，当与此有关。

供职于太医院期间，刘声芳为康熙帝、保寿阿哥、雍正帝、怡亲王、帝师陈廷敬、内阁大学士张玉书等多位患者诊疗。观其脉案，诊疗特点如下。

### （一）辨证准确，疗效确切

康熙四十九年（1710）五月二十五日，内阁大学士张玉书腹胀腹痛、恶心懒食、四肢浮肿、大便溏、小便短赤。刘声芳为之诊疗，辨证为“湿热气滞伤脾”，连服“德里鸦噶”兼渗湿和中汤调治，诸症渐减。雍正十一年（1733）三至六月，刘声芳以济吉丹治疗喇西之咳嗽、咳血，数月后，“虽未痊愈，但亦无妨矣”。因辨证准确，疗效确切，刘声芳屡获恩赏。康熙帝曾赞其为“真好大夫”，下旨：“今特奖尔为太医院院使……永锡天宠”。雍正帝亦誉其为“好大夫”，并于“雍正八年（1730）八月十九日……赏刘声芳龟龄集二分”。

### （二）善用验方

刘声芳诊疗医案中，验方使用较多。如康熙四十四年（1705）六月初六日，刘氏以经验健脾丸疗保寿阿哥脾胃虚弱，胸胁腹痛之症；雍正二年（1724）五月初一日，刘氏自拟塞耳方疗雍正帝耳疾；雍正三年（1725）四月十四日，刘氏修合黄连膏疗雍正帝之茧唇；雍正□年八月初一日，刘氏查得治噎食倒食翻胃方、治噎膈膏方、治噎膈翻胃七宝散方，疗浙闽总督满保噎膈病。等等。

**拟塞耳方，疗雍正帝耳疾**

雍正二年五月初一日，院使臣**刘声芳**（拟）：塞耳方

磁石豆瓣大一块（用绵花包裹）　麝香豆粒大一块（用绵花包裹）

按语：磁石为重镇潜阳之要药，《本草纲目》曰：“慈石治肾家诸病，而通耳明目”，《本草衍义》亦有“肾虚耳聋目昏者皆用之”之语。麝香芳香走窜，善通诸窍，《本草纲目》谓其“通诸窍之不利，开经络之壅遏”。二药合用，一镇一通，重以镇怯，宣以去壅，疗肾虚失纳，耳窍不利之耳鸣、耳聋，虽方简，当效佳。

**修合黄连膏，疗雍正帝茧唇**

雍正三年四月十四日，怡亲王交与院使**刘声芳**黄连膏方看合一料，于十六日刘声芳进上边留下外，存一斤罐盛。系祁嘉钊方。

黄连膏（搽热疙瘩，消肿治茧唇）

麻油半斤　熟猪油半斤　大黄四两　黄蜡四两（净）　黄连二两　韶脑五钱　冰片一钱　　先将麻油炸黄连、大黄，炸透去渣，下熟猪油、黄蜡，搅匀，离火再下韶脑、冰片末，再搅成膏。

1　张田生．医疗与证治——清代御医刘声芳的政治浮沉 [J]．福建师范大学学报（哲学社会科学版），2012，5：122-129.

按语：该方原注曰“搽热疙瘩，消肿治茧唇”，结合雍正十一年(1733)雍正帝以启砂益元散疗茧唇，可推测雍正帝患有此疾。方中大黄、黄连清热解毒，大黄兼能散瘀，黄连兼能燥湿；樟脑除湿杀虫、消肿止痛，冰片清热止痛，麻油、猪油润燥解毒敛疮。诸药合用，清热燥湿、散瘀杀虫、敛疮止痛，主治湿热、瘀毒积于局部，症见茧唇、局部疙瘩，或皮肤红肿、瘙痒、疼痛诸症，均可用之。

**治噎食倒食翻胃方、治噎膈膏方、治噎膈翻胃七宝散疗噎膈**

雍正□年八月初一日，刘玉传浙闽总督满保病系噎膈，着刘声芳查治噎膈的酒药方，查明奏知赏给，钦此。刘声芳随查得一治噎食倒食翻胃方，一治噎膈膏方，一治噎膈翻胃七宝散方，各合一料，连方赏给。

治噎食倒食翻胃方

全当归一两 白芍药一两 熟地一两 白茯苓一两 生甘草五钱 牛膝一两 核桃肉四两(净) 马樱花四两(五更乘有露水时采取，阴干去蒂净) 用黄米糖二斤，不要味酸者，砂罐一个，将药放于罐内，再入干烧酒十斤，搅匀，隔汤煮一炷香为度。埋于地中，七日取用，若服时不拘冷热，每服四五茶匙，食前服，临睡亦可，渣再加干烧酒五斤、黄米糖一斤，照前埋七日，取出用神效。此治噎膈屡效，如大解内燥，胸膈作痛，服此药酒相宜。

治噎膈膏方

(先用烧酒一盏，放铜杓内，入元明粉二钱，焙干细末，听用)

甘蔗汁冰糖二两待用 藕汁 梨汁 甘酒娘 人乳 牛乳 萝卜汁 童便以上各二两，文武火慢熬至四两，加白蜂蜜一两成膏，每挑调元明粉一分，此膏二汤匙不拘时咽，轻者莲子二十粒煎汤，重者人参五分煎汤调服。治噎膈饮食难咽，强咽不能下，或大便如羊粪者，服此膏子药相宜。

治噎膈翻胃七宝散

朱砂一钱 麝香五分 松香一钱 牛黄五分 狗宝五分 赤石脂二钱 沉香一钱 共为细末，煨姜一片、红枣肉三粒，煎浓汤送药末二分，早、午、晚日进三服。治噎膈翻胃，凡饮食咽之即吐，或大便微溏，服此末药相宜。

按语：《医宗金鉴》四十一卷曰：“三阳热结伤津液，干枯贲幽魄不通，贲门不纳为噎膈，幽门不放翻胃成。二证留连传导隘，魄门应自涩于行，胸痛便硬如羊粪，吐沫呕血命难生。”《医学传习录》曰：“噎膈之病，由于七情过伤，饮食失节，食因气逆则食不下降，气因食阻则气不运行，气、食、痰涎互相凝结，留于咽嗌者为噎，留于胸膈者为膈，妨碍饮食渐为呕吐，翻胃之病也。”可见，噎膈反胃一病，与气滞食阻、热结阴亏相关。

治噎食倒食翻胃方，方中熟地、归、芍养阴补血，牛膝补益肝肾、活血通经，茯苓健脾祛湿，甘草健脾兼调和诸药。重用胡桃肉、马樱花，于补益之品中增润肠活血之味，使腑通而浊气得降，和血以顺应胃肠多气多血之性。加用黄米糖、烧酒，温补脾肾、活血行气。整方补脾肾、通阳明，凡肾精亏虚，脾胃虚弱，饮湿内停，现食谷不化，清阳不升、浊阴不降，胃反而噎食倒食翻胃者，必有效验。治噎膈膏方由养阴、平补、润下之品组成，疗津液枯涸、阴血不足者，定有良效。治噎膈翻胃七宝散由芳香理气、重镇降逆之品组成，可疗气滞食阻，中焦失于和降之证。

### （三）善以中焦论治

1. 善调脾胃　盖因胃主受纳，为“仓廪之官”；脾主运化，为后天之本，气血生化之源。脾胃健运则五脏安和，脾胃亏虚则气血乏源，五脏亦虚，诚如《慎斋遗书》所言：“脾胃一伤，四脏皆无生气”。脾主升清，胃主和降，“脾宜升则健，胃宜降则和”，二者表里相关，升降相因。若清阳不升，浊阴不降，则气机逆乱，疾病易生，正如《素问·阴阳应象大论》所言：“清气在下，则生飧泄；浊气在上，则生䐜胀。”

刘声芳善以中焦脾胃论治，强调脾胃亏虚则“百病内生”。如治疗苏玛拉奶奶腹痛便血，其认为：“年迈之人，如此便血，腹内绞痛，乃因脾虚，内火旺盛耳”。治疗保寿阿哥胸胁腹痛，武英殿赫世亨、信郡王痢疾，直郡王福晋产后下血等案，刘氏均从中焦脾胃论治。其临证根据患者体质的不同、病证的差异，灵活选用“和胃理脾法”、“益气建中法”、“益气健脾法”、“渗湿和中法”、“升阳益胃法”等治法。归纳起来，刘氏调治脾胃所用治法包括健脾、理脾、和胃、调中、清热、祛湿等。其中，健脾多用白术、茯苓、黄芪、甘草，理脾多用陈皮、木香、沉香、白蔻仁，和胃多用半夏、生姜、枇杷叶，调中多用芍药、甘草，祛湿清热多用黄连、泽泻、白蔻仁等。灵活加减，使补不碍脾，润不滋腻，刚柔相济，升降调和。

2. 重视养血和肝　疗脾胃虚弱，参以养血柔肝之品，是刘声芳临证用药的又一特点。盖肝主疏泄，脾主运化，肝主藏血，脾主统血，生理上肝脾相克，病理上土木相乘。疗脾胃虚弱，刘氏多于健脾和胃之品中，增当归一味补血和血，既防肝木乘克脾土，又可补血以养气载气。刘氏治案立方，均含芍药一味，既可调中缓急，又能敛养肝木，防其乘脾犯胃。此外，治疗直郡王福晋下血一案，刘氏以益气建中汤补益脾胃的同时，增用香附一味疏肝和胃，亦体现了其注重疏肝和肝的用药特点。

3. 注重清中焦蕴热　刘声芳疗脾胃虚弱，在调补方药中，常增用玉竹或石斛清中焦蕴热。盖因脾胃亏虚，受纳、运化失常，水谷壅滞，易蕴而化热；且胃为阳土，喜湿恶燥，大队健脾益气、芳香温燥之品易从阳化热。芳香、温补药中少佐甘寒养阴之品，可防中焦脾胃蕴热或芳燥之品从阳化热，从而使温不伤阴，燥不助热。

**和胃理脾汤健脾和胃，兼养肝清热，疗保寿阿哥脾胃虚弱**

康熙四十四年五月二十六日，太医院御医大方脉大夫**刘声芳**谨奏，康熙四十四年五月二十五日，奉三贝勒、八贝勒传看保寿阿哥病，原系脾胃虚弱呕吐、胸胁腹痛之症，头迷身软，懒吃饮食，有时胃脘攻痛，呕吐气短，大夫王培、李颖滋用过德里鸦噶、如勒白白尔拉都，呕吐已止，头迷身软好些，腹胁有时尚痛，饮食懒少，脾胃仍虚，大夫同李颖滋议用如勒白白尔拉都兼和胃理脾汤调治。再看再奏，谨此奏闻。

当归一钱　白芍（酒炒）一钱五分　白术（土炒）一钱五分　茯苓一钱　白豆蔻一钱　广皮一钱　半夏（姜炒）一钱　枇杷叶（炙，去毛）一钱　石斛一钱　沉香（磨汁）三分　甘草（炙）三分　生姜一片

按语：脾虚气血不足，清阳不升，故头迷身软懒食；胃失和降，浊气横逆，则胸胁时有攻痛。方中苓、术健脾益气，陈皮、白蔻仁、沉香理气健脾，姜、夏、枇杷叶和降胃气，白芍调中缓急、止腹胁攻痛，甘草健脾补中、调和诸药。当归一味，既补血以养气，又合芍药敛养肝木，防其乘脾犯胃。石斛与大队温燥之品相伍，顺胃腑之性，防诸药助热。

**加减益气建中汤补气健脾，兼疏肝养血，疗直郡王福晋产后下血**

康熙四十四年八月初四日，大夫喇嘛**张懋功**、**刘声芳**看得直郡王福晋，病原育喜之后去血过多，兼素禀虚弱，于二十六日忽然下血数次，大汗不止，头迷心慌，恶寒神倦，六脉涩小无神，大夫等随用加减益气养荣汤调治，其汗血渐止，脉息稍起，神气少宁，前已奏过，蒙皇上教道此病当用止血石，大夫随讨止血石带后，血汗全止，虽血汗已止，气血初定，脾胃亏损，懒食便溏，犹恐反复，大夫等议用加减益气建中汤调治。谨此奏闻。

玉竹三钱　黄芪三钱（蜜炙）　白术二钱（土炒）　白芍二钱（酒炒）　肉桂七分（去皮）　当归二钱（酒洗）　半夏一钱（姜炒）　香附一钱（醋炒）　甘草一钱（炙）　　引用煨姜一片、黑胶枣二枚。

按语：直郡王福晋禀赋不足，后天亏虚，气虚固摄无权，故产后反复出血，大汗不止；津血大虚，气无载养之所，故气益虚。先治以人参养荣汤补益气血、止血石急治其标，后治以加减益气建中汤温补气血。

加减益气建中汤由黄芪建中汤、当归补血汤化裁而成。所谓“有形之血不能速生，无形之气所当急固”，故以芪、术补气固摄；桂、芍、草、姜、枣调营卫、建中州，助气血旺盛。玉竹“补气血，补中健脾”、“治男妇虚证……自汗，盗汗”

(《滇南本草》)、"止渴，润心肺"(《日华子本草》)，合芪、术以补气，合当归以生血，性平质润可制诸药之燥。桂枝易为肉桂，取其辛甘大热、纯阳之性，有鼓舞气血之能，且"能引无根之浮火，降而归元"(《医方集解》)。当归补血，与黄芪相伍，乃当归补血汤之变方，可使气旺血生，虚阳自敛。香附与半夏合用，疏肝和胃，助中焦气机升降，防气血因虚而滞；且香附为血中之气药，女科之主帅，《本草纲目》谓其"得参、术则补气，得归、地则补血"，《本草衍义补遗》谓其"凡血气药必用之引至气分而生血，此阳生阴长之义也"，此用之，尚能助药补气生血。

**加减调中益气汤、加减归芍六君子汤，疗赫世亨寒暑伤气**

医案1：康熙四十六年六月二十四日，大夫臣**刘声芳**、**张睿**奉旨看武英殿赫世亨病，系寒暑伤气之症，以致发热烦躁，口干气弱，胸闷懒食，六脉至数不调，其病大。臣等议用加减除湿导赤汤，前已奏过。今寒邪已散，湿热下行，二十二晚一时下痢红白，色如鱼脑，里急后重，腰腹坠痛，年老气虚，又兼病后六脉尚大，脉症不宜，其病甚险，恐变虚脱之症。臣等议用加减调中益气汤调治。谨此奏闻。

玉竹二钱　白芍(酒炒)二钱　茯苓二钱　陈皮一钱五分　黄连(酒炒)六分　木香四分(煨)　泽泻八分　甘草(炙)三分　　引用陈仓米(炒)二钱、灯心三十寸。

医案2：康熙四十六年六月二十七日，大夫臣**张睿**、**刘声芳**奉旨看得武英殿赫世亨病，系寒暑伤气之症，以致发热烦躁，口干气短，胸满懒食，六脉至数不调，下痢红白，色如鱼脑，病势险大，臣等用过加减调中益气汤，二十四日奏过，今六脉稍和，下痢便数大减，惟年老气虚，胃不思食，臣等议仍用加减调中益气汤调治。谨此奏闻。

当归一钱　白芍二钱(酒炒)　赤茯苓一钱五分　玉竹一钱五分　扁豆二钱(炒)　陈皮一钱　黄连六分(酒炒)　木香二分(煨)　泽泻八分　甘草三分(炙)　引用乌梅肉半个、炒仓米二钱。

医案3：康熙四十六年七月初一日，大夫臣**刘声芳**、**张睿**奉旨看武英殿赫世亨病，始终寒暑不清、内外两亏之症，前有发热，烦躁口干，胸满懒食，六脉至数不匀，下痢赤白，色如鱼脑，病势甚险等情。臣等用过加减调中益气汤，前已奏过，但日来病势虽缓，脉息尚未宁净，下痢便数大减，小便赤色少退，其如肺热熏蒸，又添咳嗽，湿热下流，两腿酸痛，仍前不减，总之受病积深，缠绵日久，故多反复，再兼年老元气大伤，时有发迷，气喘之患。臣等今议用加减归芍六君子汤投之，俟脉症相符，再极力调治。谨此奏闻。

玉竹二钱　当归二钱　白芍一钱　沙参二钱　麦冬二钱　茯苓一钱二分　陈皮一钱　扁豆二钱　黄连五分　　引用灯心二十寸。

按语：赫世亨年迈，气血亏虚；外感阴暑，耗气伤阴；湿热邪毒积滞肠腑，凝滞津液，蒸腐气血，气机壅滞；故现赤白痢疾、里急后重、腰腹坠痛之症。医案1治以香、连、泽泻、茯苓、陈皮清湿热、理气滞、调中焦，白芍缓急止腹痛；玉竹甘淡微寒，助药清热，兼有散滞之功；甘草健脾补中，兼调和诸药；陈仓米为引，合甘草固护脾胃以扶正；灯心为引，助药分利肠腑之湿热。医案2方较医案1减灯心草，增当归一钱、扁豆二钱、乌梅半个。盖因赫世亨湿热减轻，惟气血不足，故增当归补血兼润肠，白扁豆健脾、化湿，乌梅肉酸敛涩肠。医案3机体素虚，湿热之邪留恋不去，且上扰熏蒸于肺，而现咳嗽一症，故治以归芍六君子汤化裁，清湿热、理气血、健脾胃。方中沙参、麦冬清肺热、养肺阴，兼可益胃生津。

以上医案，刘声芳均从中焦论治，健脾和胃，兼养肝和肝、清内蕴积热，方药性味温和，功效平和，疗效较好，真可谓“醇正和缓，平淡神奇”。

### （四）成药调理、饮食调摄

刘声芳还注重在疾病后期，通过成药调理或饮食调摄之法，缓慢调理机体、调治疾病，使脏腑调和，邪祛正复，疾病向愈。如疗保寿阿哥脾胃虚弱，胸胁腹痛、烦躁、饮食懒少之症，经和胃理脾汤调治后，诸症减轻，遂停用汤剂，转以早服六味地黄丸、晚服经验健脾丸，缓缓调补脾胃。此乃成药调理之例。疗武英殿赫世英寒暑内伤脾胃而发热烦躁、下痢、懒食之症，刘声芳等御医先治以调中益气汤、加减归芍六君子汤等方，诸症减轻后，“暂止药缓其胃气”、“仍用饮食调理”，采用狍子肉、鹨、野鸡、米饭等饮食调理之法。此乃饮食调摄之例。

**饮食调摄，疗武英殿赫世亨暑湿余邪**

康熙四十六年七月初十日，大夫臣**张睿**、**刘声芳**谨奏，看得武英殿赫世亨病，系寒暑内伤脾胃，以致发热烦躁、心跳头迷、咳嗽气短、下痢等病，臣议用过调中益气、加减归芍六君子等汤调治，发热烦躁大减，下痢全止，年老气虚，暑盛病后，又兼胃不思食，暂止药缓其胃气，前已奏过，今看六脉，比前稍和，胃口微开，仍用饮食调理。谨此奏闻。

按语：武英殿赫世亨原患暑湿内伤脾胃之泻痢。药后病情好转，唯正气未复，故该日停用汤剂，采用饮食调摄之法，调补脾胃，扶正祛邪。

**早服六味地黄丸、晚服经验健脾丸，调保寿阿哥脾胃久虚**

康熙四十四年七月二十五日，太医院御医大方脉臣**李颖滋**、臣**刘声芳**、预授吏目**王九思**、大夫**李应奇**谨奏，康熙四十四年六月初六日，奉三贝勒、八贝勒传看保寿阿哥病，原系脾胃虚弱，胸胁腹痛之症，以致饮食懒吃，夜间烦躁，四肢倦怠，今胸胁腹痛全止，烦躁已好，饮食有味，精神起居比前俱好，惟脾胃元气未足，臣等议早用六味地黄丸、晚用经验健脾丸，培养调理。谨此奏闻。

按语：保寿阿哥脾胃亏虚日久，经汤药调治，诸症减轻。该日早服六味地黄丸，清虚热，滋脾阴，除烦躁；晚服经验健脾丸，补益中气，健脾和胃。二药合用，缓慢调理，既补益正气，治病求本，又防虚邪久恋化热。

## 刘裕铎——第一好医官，《金鉴》总修纂

刘裕铎，雍正、乾隆年间御医，字辅仁，回族，北京人，世居牛街，生于康熙二十五年（1686），卒于乾隆二十二年（1757）。

刘裕铎早在康熙年间便供职于太医院，雍正年间先后任太医院医士、吏目、御医，乾隆年间先后晋升为太医院右院判、院使。乾隆四年（1739）刘裕铎奉命和右院判吴谦共为总纂修官，负责编纂《医宗金鉴》。历时四年，《医宗金鉴》于乾隆七年（1742）成书，并成为清太医院医生的学习教材，一直沿用至清末。

雍正年间，刘裕铎经历坎坷。因其医术高明，初受雍正帝赏识，被赞为“京城第一好医官”。但因刘裕铎与八皇子胤禩、九皇子胤禟交往较密，在皇位之争中受到牵连，屡受雍正帝斥责。如雍正八年（1730）四月二十日，刘裕铎奉旨为大臣诺敏、单福臣、孙克进诊疗疾病，认为“已成痼疾，不能痊愈”，招致雍正变脸，且翻旧账，谓其“从前原是阿其那、塞思黑党羽”，“恩医至今，仍然包藏诚性”，“陷害看视大臣，以泄其党恶愤怨之私也”，将刘裕铎革职，追回从前一应恩赏；刘裕铎所医治之王公大臣，“病愈则已，倘数人中有一人不虞，定将刘裕铎即行正法”。雍正九年（1731），刘裕铎治愈山东巡抚岳浚怔忡、痰中带血之症后，请旨回京，雍正帝却朱批：“都中无用他处”，“西边军营少医，意欲着他往汝父处效力去”，遂将刘裕铎发配至巴尔库尔（即新疆东部）军营。五年后，雍正帝驾崩，刘裕铎奏请回京：“已属筋疲力尽，实无力行走”，“三年已满”，“可否宽免，令其回京，出自圣主恩特……”经乾隆帝下“殊堪矜悯”旨，刘裕铎方得以昭雪回京，并得到乾隆帝重用。

刘裕铎医德高尚，流放至新疆东部军营行医期间，他自备马匹，为戍边将士诊医送药，颇受好评。奏请刘裕铎回京的奏文如此写道：“钦遵在案，查太医院革职御医刘裕铎，系雍正九年（1731）奉旨前往巴尔库尔军营效力赎罪之员，自到营以来，凡有差遣，不辞劳苦，尽心竭力，加意医治，冲风冒雪，即酷冷严寒，不敢稍懈。在营在卡，满汉官兵，凡遇病症，刘裕铎医治痊愈者独多，甚为出力。且自备鞍马，军前效力，历今五载，已属于力尽筋疲，实无力量行走，殊可

矜悯……”刘裕铎之医德医风，可见一斑。

刘裕铎终生苦读医药经典，精研岐黄。其服务宫廷20余年，为康、雍、乾三朝帝后及众多王公大臣诊病，这在众多御医中甚为少见。因是时清廷天花、痘疹盛行，刘裕铎于乾隆十二年（1747）奉旨详阅《痘疹不求人》，成为治痘疹的大家。其为皇室帝后、王公大臣诊疗疾病，方药平和，药味精当，药量轻灵；既用古方，又用验方；既有汤剂，亦有丸剂、散剂；随证化裁而不拘泥于古。然因其辨证精准，疗效较好，轻者治愈，重者症状明显减轻，颇得帝王嘉奖，曾被雍正帝誉为“京城第一好医官”[1]。雍正七年（1729）正月十三日，刘裕铎奉旨疗内大臣陈泰伤寒发癍之症，先后给予益气、化癍、温胆等汤治疗，于雍正七年（1729）三月二十二日上奏曰“今已全好”；乾隆五年（1740）三月初二日上谕：“朕躬偶尔感冒，陈止敬、吴谦、刘裕铎敬谨调理，甚属勤劳……且奏效甚速”。以上均可看出刘裕铎诊疗效果之佳。

有人[2]将刘裕铎处方用药的特点总结为3个方面：①善用经方古方，随证化裁。如以疏经活络汤治疗礼部侍郎齐召南半身疼痛、口眼歪斜之证，方中桂枝、白芍内和营血，有桂枝汤之意，以冀养血祛风，“血行风自熄”。②药味精当，量少效佳。如以加味异功汤治疗大学士张廷玉心脾虚弱一证，仅用药物七味；治疗乾隆帝上腭微干，仅以孩儿茶一味研末擦涂或噙化，更是方药精炼，效专力宏。③善于调摄。如治疗山东巡抚岳浚心脾不足、血分虚弱之证，先以汤剂调治，病情稳定后，嘱患者服用丸剂，缓慢调理；治疗御前侍卫内大臣班第阴分不足、虚火乘肺而咳嗽胸痛、痰中带血之症，先治以滋肺养阴汤及太平丸，养阴润肺、化痰止咳，诸症减轻后，易用麦味地黄丸兼二冬膏常服调理。

《清宫医案研究》所载刘裕铎治案仅有六则，从中可略窥其诊疗特点。

### （一）治外感，量轻味平，药效和缓

刘裕铎治疗外感风寒，以人参败毒散、荆防败毒散为基础，解表散寒兼顾护中气。疗暑湿之邪，以辛温之荆、防、羌活、前胡等，辛凉之薄荷、牛蒡子，芳香化湿之香薷、扁豆，寒温并用，解表消暑、化湿和中；量轻味平，功效和缓。

**加减仓廪汤化裁，疗庄亲王外感风凉、暑湿内停**

（乾隆十三年）六月十九日，院使臣刘裕铎谨奏：奉旨看得庄亲王，脉息浮缓，由内停暑湿，外感风凉，以致头闷身酸，恶心胸满，肚腹泄泻，兼带红白下痢，日夜十余次。臣用加减仓廪汤调治。谨此奏闻。

羌活一钱 独活一钱 前胡一钱 柴胡一钱 川芎八分 茯苓二钱 枳壳

1 杨钧彝．回医大家——刘裕铎[J]．中国穆斯林，2010（2）：54-55.

2 马红治．清代第一医官——刘裕铎[J]．中华医史杂志，2004，34（4）：205-208.

八分（炒） 桔梗一钱 木香六分（研） 黄连八分（姜炒） 扁豆二钱（炒） 甘草六分（生） 引生姜一片、陈仓米一钱。

按语：风凉侵袭肺卫，营卫失调，故头闷身酸、恶心胸满；暑湿内停，经脉不畅，脾胃失和，湿热熏蒸肠道，气血不循常道而溢出脉外，故见赤白痢疾。方以仓廪汤减薄荷，增木香、黄连、扁豆而成，既解外感风凉之邪，理气机之升降，又清胃肠内蕴之湿热。

**荆防败毒散化裁，疗会士宁阴暑**

乾隆某年七月初六日，院使**刘裕铎**奉旨，带医士**李永泰**为来华在清宫内廷工作的意大利画家、耶稣会士宁诊病。其症见：头痛身痛，发热恶寒，咽喉作痛，胸闷口渴，诊其"脉息浮洪"，缘由"内受暑热，外感风凉"所致。给予疏风清暑饮调治。

香薷二钱 羌活一钱 防风一钱 荆芥一钱 前胡一钱 薄荷一钱 川芎一钱 牛蒡子二钱（炒，研） 桔梗二钱 甘草八分（生） 引用生姜一片。

按语："内受暑热，外感风凉"，即阴暑一证。方以荆防败毒散减茯苓、枳壳、柴胡、独活，增用香薷、牛蒡子而成，具解表消暑、利咽消肿之功。

**（二）疗内伤，注重调补脾胃**

刘裕铎重视调补脾胃，强调脾胃健运则五脏安和，百病不生。如治疗庄亲王暑湿之泄泻、痢疾，以仓廪汤清暑祛湿、解表疏邪，兼健脾护胃。治疗大学士张廷玉腹胀少寐、头晕心跳之症，虽辨证为心脾虚弱，刘裕铎仍以异功散、附子理中丸化裁，更体现了其重视培补脾胃的用药特点。

**加味异功散温补脾胃，疗张廷玉心脾两虚**

（乾隆十三年）十一月十六日，院使臣**刘裕铎**谨奏：奉旨看得大学士张廷玉，系心脾虚弱，胃经微受客寒，以致腹胁作胀，夜间少寐，时或头晕心跳。臣用加味异功汤调治。谨此奏闻。

人参三钱 白术二钱（土炒） 陈皮一钱 茯苓二钱 炮姜八分 附子一钱制 甘草六分（炙） 不用引。

按语：该医案刘裕铎虽辨证为"心脾虚弱"、胃经客寒，然仍主以脾胃论治，选用《局方》附子理中丸、《小儿药证直诀》异功散化裁而成，健脾理气、温中祛寒。脾旺则心火得补，心神得养，少寐、头晕之症自除。

## 陈世官——法遵六经，并崇肝治

陈世官，乾隆年间御医，生卒、籍贯不详。

陈世官为皇室患者请脉，无论阐释病证，还是选方用药，都言辞委婉，极为谨慎。这在其诊疗惇妃“假妊娠”一案中体现得尤为明显。惇妃平素性情暴躁、恃宠而骄，曾因怒鞭笞宫女致死，加之宫闱明争暗斗，其常有情志不遂、肝气郁结，或肝郁化热，或肝木乘土，日久导致肝血不足，冲任失调。封建社会等级制度森严，男女、尊卑有别，御医为皇室请脉，四诊难参，多以脉诊指导辨证用药，这为御医诊疗增加了不少难度。因此，乾隆四十一年（1776）八月陈世官、罗衡等御医将惇妃冲任不和，月经不调，“荣分不行”一症误诊为妊娠。半年后[乾隆四十二年（1777）四月]，惇妃“荣分又见”，然“脉息正常”，“喜形不见充长”。陈世官等御医认为“力不甚充盛，究属荣血伤多、不能培养所致”，给予胎产金丹、加味四物汤等补血固胎。五月二十四日，惇妃脉案载：“肝气不舒，胎象亦无形迹。此时脉症不敢报喜。须候一月，有无动静，仍漏与否，才敢定断”，表明御医已怀疑惇妃并非真正妊娠，但言辞极其委婉。七月初三日，“尺脉更觉软小，妊娠脉亦无神少力”，但“总无形无物为证，以前知觉形动，全然无有”，陈世官方将假妊娠一事上奏于乾隆皇帝，且归咎于自己“学业平常，认脉不确之误”。如此一来，既能如实禀奏惇妃假妊娠一事，又不会招致惇妃的怨恨和报复。可见陈氏诊疗行事之谨慎。

《清宫医案研究》载有陈世官为乾隆皇帝、惇妃、循嫔、十五阿哥福晋、和恪和硕公主、定郡王等患者诊疗记录。

### （一）疗外感，六经辨证，方药平和

陈世官治疗外感，用药辛散平和，基础方剂多出自《太平惠民和剂局方》、《医宗金鉴》。疗外感风寒（风凉），多以荆防败毒散、苏叶汤化裁，辛温散邪。若风寒（风凉）外邪一日未愈，陈氏常在次日方药中增用黄芩、柴胡。柴胡透散少阳之邪，黄芩清散少阳滞热，增用二药，可防外邪循经入里，与伤寒二日、邪入少阳的六经传变特点一致，此乃六经辨证治疗外感风寒（风凉）的诊疗思路。

疗外感暑热（暑湿），陈世官多以《局方》三物香薷饮、藿香正气散、《医宗金鉴》香苏饮为基础，临证善用香薷、藿香、厚朴、扁豆、苏梗等解表化湿消暑。暑邪未去者，次日方药之中，陈氏亦常增用柴、芩和解少阳，清透邪热。这表明，陈氏已将六经辨证应用于对外感暑邪的诊疗。

治疗外感的同时，陈世官临证还根据病情的变化、兼症的不同灵活加减用药。邪郁化热者，增用薄荷、连翘等辛凉之品，既助药解表，又透散内热；肺膈热盛者，增用黄芩、天花粉清上焦邪热；痰热内蕴者，增用桑白皮、黄芩、瓜蒌清热化痰；中焦饮热者，增用黄连、滑石、二陈汤清热和中祛饮；土木不和者，增用香附、佛手、白芍、茯苓等疏肝理气、健脾和胃；脾胃失调者，增用焦三仙、枳壳

等健脾和胃消食；等等。

**六经辨证，疗惇妃外感风凉**

医案1：（乾隆四十三年正月）十三日，**田福**请得妃脉息浮弦。内有饮热，外受风凉，头疼身酸，恶心畏寒。今用疏解正气汤。

苏叶一钱五分　藿香一钱五分　半夏一钱五分　羌活一钱　川芎一钱　白芷八分　枳壳一钱　厚朴一钱五分（炒）　白术一钱　陈皮一钱五分　赤苓一钱五分　甘草三分（生）　　引生姜二片，晚服。

医案2：（乾隆四十三年正月）十四日，**陈世官、罗衡**请得妃脉息沉弦。昨服疏解正气汤，外凉已解。惟里热不清，议用清和柴苓汤调理。

柴胡一钱五分　黄芩一钱五分　枳壳一钱五分　炒栀一钱五分　赤苓二钱　半夏一钱五分　陈皮一钱　木通一钱五分　薄荷一钱　厚朴一钱五分　神曲二钱（焦）　甘草五分　　引生姜二片、灯心五十寸，二贴，午、晚服。

按语：风寒侵犯肺卫，太阳经脉不畅，故畏寒、头疼、身酸；饮热阻滞中焦，气机升降不利，故恶心欲吐。医案1治以藿香正气散化裁，解表散寒，兼化中焦饮湿。次日外感已解，故减苏叶、藿香等解表之品；饮热未清，故增栀子、木通、黄芩等清热祛湿。柴胡、薄荷合用，可透散内热，使邪有出路；柴胡、黄芩合用，可清透少阳之邪，防外邪由太阳传入少阳，与“伤寒二日，邪入少阳”相符，体现了陈氏以六经辨证，疗外感风凉的诊疗特点。

**六经辨证，疗惇妃外感暑湿**

（乾隆四十二年六月）二十日，**陈世官、罗衡**请得惇妃脉息浮大。系内有郁热，外伤暑湿之症。以致头疼满闷。今议用香苏饮调理。二十一日，加柴胡一钱五分、酒芩一钱五分。

香薷一钱五分　扁豆二钱　厚朴二钱　赤苓二钱　苏梗二钱　枳壳一钱五分　陈皮一钱　姜连一钱　滑石二钱　甘草五分　　引生姜一片、灯心五十寸，午、晚服。

按语：该医案方以《局方》三物香薷饮、《医宗金鉴》香苏饮化裁，解表消暑，兼清内蕴之湿热。次日医案增用柴、芩各一钱五分，和解少阳，清热祛湿，乃陈氏采用六经辨证诊疗外感暑湿之实例。

**清解二香汤，疗循嫔外感阴暑**

（乾隆四十三年）六月二十日，**陈世官、牛永泰**请得嫔脉息浮数。系停饮伤暑感冒之证。以致头疼身热、呕恶胀满。今议用清解二香汤调理。二十一日照方减去苏叶、羌活，加栀子一钱五分（炒）、枳壳一钱五分。

香薷一钱五分　藿香一钱五分　苏叶一钱五分　羌活一钱五分　厚朴二钱

扁豆三钱 黄连一钱 陈皮一钱 半夏一钱五分(制) 赤苓二钱 滑石三钱 甘草五分(生) 引用生姜二片、灯心五十寸,午、晚凉服。

按语:“伤暑感冒”,即阴暑之证。风凉外束,阻遏卫阳,故头疼发热;中焦饮热,阻遏脾胃气机,故呕恶胀满。方以《伤寒全生集》二香汤化裁,既解表消暑,又祛湿清热,调和中焦。

## (二)治内伤,从肝论治

1. 陈世官诊疗对象多为后宫妃嫔。其依据肝主疏泄、主藏血,女子以血为本、以血为主的生理特点,结合患者多郁怒伤肝、忧思伤脾的体质特点,重视调理肝之气血,临证常以逍遥散、当归芍药散、四物汤化裁,疏肝理气、养肝和血,以养肝体、顺肝用,选用香附、青皮、乌药疏肝理气,柴胡、黄芩清透肝经郁热,龙胆草、夏枯草、栀子清肝胆实火,当归尾、赤芍、桃仁行血散瘀,归、芍、生地滋养阴血,丹皮、地骨皮凉血散瘀,等等。陈氏从肝论治,可归纳为以下几个方面。

(1)舒肝养肝,疗“荣分湿热”,月经不调:妇人以血为主,以气为用,肝为藏血之脏,主气机之疏泄,又易郁而化热;《傅青主女科》有“经水出诸肾,而肝为肾之子,肝郁则肾亦郁”、“调经肝为先,疏肝经自调”之语;《景岳全书》曰:“血旺则经调”。脾主统血,主运化,为生化之源,气机升降之枢。故陈世官治疗荣分湿热、月经不调,注重以治肝为主,兼调脾胃,临证主以疏肝木、养肝血、凉血热、散瘀血,少佐调理脾胃之味,以使气旺血充,月经自调。

**调荣清热汤、清上调荣汤,疗循嫔荣分湿热,月经不调**

医案1:(乾隆四十六年四月)十一日,**陈世官、刘彬**请得嫔脉息和缓。表里之热已清,惟荣分至期,有热未行。今用调荣清热汤调理。十二日照方加薄荷一钱、连翘一钱五分。

生地三钱 丹皮一钱五分 赤芍一钱 炒栀一钱 酒芩一钱五分 酒军一钱五分 归尾一钱五分 枳壳一钱五分(炒) 牛膝一钱五分(怀) 引加藕二寸(连节),晚服。

医案2:(乾隆四十六年四月)十三日,**陈世官、罗衡**请得嫔脉息和缓。表里之热已清,惟荣分湿热未净。以致头痛。议用清上调荣汤调理。

生地三钱 丹皮二钱 赤芍一钱五分 川芎一钱 归尾一钱五分 枳壳一钱五分(炒) 酒芩一钱五分 酒军一钱 连翘一钱五分 薄荷一钱 引荷叶一钱五分,一贴,晚服。

按语:本月初循嫔外感风寒,饮热内停,先后服用保和正气汤、清里和表汤、宽中化滞汤、和胃正气汤等方,外感已解,里热留恋,适逢经期已至,因热未行。医案1治以一派养阴清热、活血调经之品。方中生地养肝阴、清肝热,丹皮、赤芍、归尾凉血散瘀，牛膝、酒军清热通经，黄芩清血室湿热，栀子清透郁热。藕节为引，助药散瘀通经。医案2湿热循经上扰清窍，脉络受阻，故而头痛。方较医案1减栀子、牛膝、藕节，增川芎、连翘、薄荷、荷叶，助清散上焦湿热。二则医案均使用枳壳一味，《药性论》谓之疗“遍身风疹，肌中如麻豆恶痒，主肠风痔疾，心腹结气，两胁胀虚，关膈拥塞”；《日华子本草》谓之“健脾开胃，调五脏，下气，止呕逆，消痰”；此用之，既可助药消疹止痒，又和降胃气，调气机之升降。

**清荣除湿汤疏风解表、清热祛湿，疗循嫔荣分湿热，周身红点、作痒**

（乾隆四十九年十一月）二十七日，**陈世官、花映墀**请得嫔脉息浮缓。表凉已解，惟荣分湿热未净。以致头面周身出小红点子，作痒。今议用清荣除湿汤调理。

荆穗一钱　防风一钱　柴胡一钱　赤芍一钱五分　薄荷一钱　连翘二钱　酒芩一钱五分　生地三钱　花粉一钱五分　枳壳一钱五分　桔梗一钱五分　甘草五分　　引生姜二片、灯心五十寸，午服。

按语：营分湿热，生风上行，熏蒸肌肤血络，阻碍络脉气血运行，故头面部出疹、作痒。方以荆、防、薄荷、连翘等清热透疹，柴胡、黄芩疏肝透疹、清荣分湿热，生地、花粉凉血清热，赤芍凉血散血。主以治肝，除荣分湿热，止头面风疹。桔梗、枳壳宣降气机。该医案体现了陈氏以肝论治，兼调脾胃的诊疗特点。

**调荣除湿汤疏肝清热、祛湿和营，疗禄贵人荣分湿热余邪**

（乾隆五十年七月）十二日，**陈世官、李德宣**请得禄贵人脉息弦缓。风寒已解，荣分亦行，惟湿热未净。议用调荣除湿汤调理。

当归二钱　白芍二钱（炒）　川芎一钱　白术一钱五分（炒）　木瓜二钱　牛膝二钱　丹皮一钱五分　缩砂一钱五分（研）　香附二钱（炒）　桂枝一钱　茯神木三钱　甘草五分（炙）　　引生姜一片，晚服。

按语：禄贵人素有荣分热盛，初九日复感风凉，故现头痛发热、周身拘紧之症，先后以疏解调荣汤、疏风清解饮调治。该日惟荣分湿热未净，所用调荣除湿汤，乃当归芍药散、丹栀逍遥散化裁。方中归、芍、川芎养血活血，丹皮清热凉血，牛膝、桂枝散瘀通经，香附疏肝调经；诸药清肝热、散瘀血，通经络，调月经。白术、茯苓健脾祛湿，木瓜化湿和胃、舒筋通络，砂仁化湿理脾，甘草补中、调药；诸药健脾胃，去湿邪，通经络。生姜为引，助药温化饮湿，透散之性又防复感外邪。该医案亦为陈氏从肝脾论治，疗月经不调之实例。

（2）疏肝凉血，疗阴分内热：肝体阴而用阳，为风木之脏，肝木易郁而生热，水生木又能克火，故滋水涵木乃除肝热之常法。陈世官疗阴血内热，亦多采用疏肝敛肝、清热凉血之法。陈氏临证还根据肝阴不足之程度，灵活增用生地、天花粉等养阴清热之味，既清血分之热，又除助热之源。同时，其还注重兼顾后天脾胃，方药之中常增用健脾理脾、和胃养阴之品，防肝郁而乘脾克胃。

**清热调荣饮舒肝凉血、通经散瘀，疗惇妃荣分有热、经行不畅**

(乾隆四十三年五月)二十八日，陈世官、李德宣请得妃脉息沉滞。系荣分有热，期至不畅。议用清热调荣饮调理。二十九日、六月初一、二日，妃每日进前方清热调荣饮一贴。六月初二日减去连翘，加黄连八分。

苏梗一钱五分　丹皮二钱　归尾一钱五分　香附二钱　赤芍一钱　桃仁一钱五分　青皮一钱五分　红花一钱　炒栀一钱五分　黄芩一钱五分　连翘一钱五分　　引藕节二个，午服。

按语：方中青皮、香附、苏梗疏肝理气，兼和胃理脾；丹皮、赤芍凉血散瘀，归尾养血活血，桃仁、红花活血通经，栀子、黄芩、连翘清透荣分血热。藕节甘涩性平，为"消瘀血，止血妄行之药"(《本草汇言》)，以之为引，既助清热凉血、散瘀通经，兼反佐诸药耗散太过，有"行止互通之妙"(《日华子本草》)。

**清热汤疏肝凉血、健脾和胃，疗惇妃阴分有热，午夜发烧**

(乾隆四十三年六月)初三日，陈世官、沙成玺请得妃脉息弦数。系阴分有热，以致午夜发烧，心中烦热。议用清热汤调理。

柴胡一钱　白芍一钱五分　丹皮二钱　当归一钱五分　炒栀一钱五分　生地三钱　枳壳一钱五分(炒)　知母一钱五分　地骨皮二钱　茯神二钱　石斛三钱　甘草五分(生)　　引加荷蒂三个，午服。

按语：惇妃阴分积热日久。阴液耗伤，夜间阳气入阴而独盛，故现夜间发烧、烦热之症。所用清热汤，以丹栀逍遥散化裁而成。方中柴胡疏肝理气、透散营分滞热，栀子、知母清肝热，生地、归、芍滋阴养血，丹皮、地骨皮凉血除蒸。如此则肝气得疏，肝木得养，血热得清。茯神健脾安神，枳壳理气和中，石斛清胃热、养胃阴，荷蒂除热、补益中气，甘草健脾兼调和诸药；健运脾胃，既助和肝柔肝，又防土木失和。

2. 陈世官还根据脏腑间生克制化的特点及病理传变的规律，治疗他脏疾病时，通过或疏肝理气，或滋养阴血，或凉肝散瘀，或和肝缓急等法，增方药疗效，除他脏之疾。

(1) 疏肝以助和胃：肝、胃生理上相互影响。肝之疏泄有利于胃之和降，胃之和降又利于肝之疏泄，正如叶天士所言："阳明胃土，独挡木火之侵辱，所以制其冲逆之威也"(《临证指南医案》)。病理上，肝、胃疾病亦相互传变，肝病可横传于胃，影响胃之和降，胃病亦可影响肝之疏泄，引起肝木不舒，从而出现肝胃不和之证。陈氏临证治疗胃失和降，在理中气、和逆气之品中，每每增用疏肝养肝之品，防土壅木郁。

**和胃化滞汤和中祛湿、疏肝理气，疗循嫔胃停饮滞**

（乾隆四十二年六月）二十六日，**陈世官、罗衡**请得嫔脉息弦滑。荣分渐和，惟胃停饮滞。议用和胃化滞汤调理。

苏梗叶一钱五分（各） 香附二钱（炒） 陈皮一钱 厚朴一钱五分（炒） 苍术一钱（炒） 枳壳一钱五分（炒） 赤苓一钱五分 半夏一钱五分（制） 大腹皮一钱五分 青皮一钱（炒） 神曲二钱（炒） 甘草五分 引生姜二片，午服。

按语：脾胃受病，肝木易趁虚而乘克，故该医案疗循嫔饮停胃脘，在大队祛湿化饮、理脾胃气机升降之品中，增用青皮、香附疏肝理气，既防土壅木郁，又助调和中焦气机，破脾胃积结，体现了陈氏疏肝以助和胃的用药特点。

**调荣清胃饮疏肝和胃、清热通经，疗循嫔发烧烦躁、胃脘膨闷**

（乾隆五十年）五月初七日，**陈世官、刘彬**请得嫔脉息弦数。系荣分不和，肝胃积热。以致发烧烦躁，胃脘膨闷。议用调荣清胃饮调理。

苏梗一钱五分 青皮一钱（炒） 香附三钱（炒） 归尾二钱 赤勺一钱五分 枳壳一钱五分（炒） 酒军一钱五分 丹皮一钱五分 酒芩一钱五分 厚朴一钱五分（炒） 神曲二钱（炒） 麦芽二钱（炒） 引荷蒂三个，午服。

按语：肝经郁热，上扰心神，故烦躁发热；肝热犯胃，胃失和降，故胃脘膨闷。方中青皮、香附、苏梗疏肝理气，兼理脾和胃；枳、朴降气和胃，神曲、麦芽和胃健脾，荷蒂除热、补中益气；如此则肝气得舒，脾胃得调，气机自和。丹皮、赤芍凉血散瘀，归尾养血活血；大黄清阳明实热，黄芩清透荣分之热，二者酒制，增散滞之用；如此则血热得清，血虚得补，肝体得养，荣分之热自除。

（2）疏肝清热，助除心脾积热：心为火脏，肝为风木之脏，二者生理相生，病理相传，或肝火上扰心神，或木火内助心热。脾与肝生理相克，病理相乘。基于此，陈氏临证治疗心脾积热，多佐用疏肝理气、清肝养肝之品，以兼顾肝体肝用。

**明目泻黄散清散透热，兼疏肝清热，疗循嫔左目大眦微红作痛**

（乾隆五十年七月）初五日，**陈世官、林仪凤**请得嫔脉息沉实。系心脾热郁，以致左目大眦微红作痛。今议用明目泻黄散调理。初六日，嫔前方明目泻黄散一贴。

藿香一钱 防风一钱五分 菊花一钱五分 犀角一钱（镑） 石膏二钱 炒栀一钱 青皮一钱五分 生军一钱 黄芩一钱 赤芍一钱五分 胆草五分
引灯心三十寸，午服一贴。

按语：疗循嫔“心脾积热”，理当以泻黄散、犀角地黄汤化裁，清散透邪。方中佐用青皮疏肝理气，龙胆草清肝泻热，治肝以助疗心脾积热。

**清心明目饮疏肝凉肝，疗嫔脉心脾热盛**

医案1：（乾隆五十年七月）初七日，陈世官、林仪凤请得嫔脉息浮大，系心脾热盛，以致左目大眦红赤，微肿作痛。今用清心明目饮调理。

防风一钱　荆穗八分　菊花一钱五分　薄荷七分　犀角一钱（镑）　川连八分（生研）　赤芍二钱　青皮一钱五分　归尾一钱五分　滑石一钱五分　生军一钱五分　甘草五分生　　引灯心五十寸、竹叶十片，午服一贴。

医案2：（乾隆五十年七月）初八日，陈世官、林仪凤请得嫔脉息浮大。系心脾热盛，以致左目大眦红赤，微肿作痛。今用清心明目饮调理。

荆穗五分　菊花一钱　薄荷四分　犀角一钱五分（镑）　川连八分（生研）　赤芍二钱　归尾一钱五分　桑皮二钱生　杏仁一钱五分（研）　生军一钱五分　青皮二钱　连翘一钱五分　胆草四分　桃仁二钱（研）　生地三钱（小）　　引灯心三十寸、竹叶十片，午服一贴。

按语：该二则医案所用清心明目饮中，治肝之品甚多。医案1方中荆、防疏肝祛风，青皮疏肝理气，菊花、薄荷疏肝凉肝，黄连清肝热，赤芍、归尾散肝瘀。医案2方中又增胆草清肝火、祛湿热，生地养肝阴、凉肝血。均体现了陈氏治肝以助清心脾积热的用药特点。

（3）清热养肝，助润肺止咳：肝主升发，肺主肃降，二者相互制约、相互为用，调节全身气机之升降。肺为清虚之脏，位居上焦而喜清养滋润。肝为刚脏，肝木易旺易亢，肝郁化热则易上扰肺金；肺阴亏虚，失于肃降，肝木易乘虚而侮之。故疗肺热咳嗽，陈氏强调肝热上扰，煎灼肺阴而致病；临证于润肺止咳之品中，多佐用养肝清肝之品，防肝木乘虚扰金。

**清肝润肺汤清肝润肺，疗循嫔干咳、胸膈不利**

医案1：（乾隆四十三年七月）十九日，罗衡、马秀请得嫔脉息弦数。系肝经血热，肺燥之证。以致干咳无痰，胸膈不利，此由肝热冲肺所致。议用清肝润肺汤调理。

杏仁一钱五分　苏梗一钱　石膏二钱（煅）　知母一钱五分（炒）　前胡一钱五分　桔梗一钱五分　枳壳一钱（炒）　桑皮一钱五分（炙）　丹皮二钱　炒栀一钱五分　赤苓一钱五分　甘草五分　　引姜皮二片、秋梨三片，晚服。

医案2：（乾隆四十三年七月）二十日，陈世官、张肇基请得嫔脉息弦数。系肝经血热，肺燥之证。以致干咳无痰，胸膈不利。此由肝热冲肺所致。议用清肝润肺汤调理。

黄芩一钱五分　生地三钱　知母一钱五分　贝母二钱　桑皮一钱五分　丹

皮二钱　地骨皮一钱五分　炒栀一钱五分　花粉二钱　石膏三钱(煅)　麦冬二钱　甘草八分　　引秋梨三片、藕节四个。

按语：循嫔近日肝经血热，上扰于肺，现干咳无痰、胸膈不利之症。医案1所用清肝润肺汤，主以清肺热、理肺气、化痰止咳，全方专治肺而少治肝。医案2陈氏在大队清热润肺、化痰止咳之品中，增用生地滋养肝木，丹皮、栀子清肝热、散瘀血。如此则肝体得养，肝火得清，助药止咳。体现了陈氏清肝养肝以助清热润肺止咳的诊疗特点。该药共用五贴，循嫔干咳一症即明显减轻。

(4) 疏肝凉肝，除膀胱余热：心属火，与小肠互为表里；肝木、心火母子相生，肝火旺，则母病及子而易致母子皆病。肾与膀胱相表里，肝木、肾水乙癸同源，母子相生。“实则泻其子”，故心与膀胱积热，理当舒肝理气，清肝凉肝。

**导赤分清饮、清肝导赤饮，疗循嫔膀胱余热**

医案1：(乾隆四十八年五月)初十日，**陈世官、沙成玺**请得嫔脉息渐缓。心脾积热渐减，惟膀胱余热未清，小关防短赤。今议用导赤分清饮调理。

连翘二钱　赤苓二钱　木通一钱五分　丹皮一钱五分　炒栀一钱五分　小生地二钱　滑石三钱　瞿麦二钱　川萆薢二钱　甘草梢一钱　　引灯心五十寸，午、晚服。

医案2：(乾隆四十八年五月)十二日，**陈世官、罗衡**请得嫔脉息渐和。惟膀胱余热未清。议用清肝导赤饮调理。

生地三钱　丹皮二钱　炒栀二钱　木通一钱　胆草一钱五分　连翘二钱　黄芩一钱五分　车前子二钱　泽泻一钱二分　大黄三钱　瞿麦二钱　甘草梢一钱　　引灯心五十寸，午服。

医案3：(乾隆四十八年五月)十三日，**陈世官**议得嫔前方清肝导赤饮，此方内加柴胡一钱，一贴。午服。

按语：循嫔近十日因“心经有热，大小关防不利”，先后以导赤八正饮、分清导赤饮、涤热导赤饮调治后，诸症减轻，惟膀胱余热未净。医案1治以导赤散与瞿麦汤化裁，方中生地滋养肝肾，丹皮、栀子凉肝散瘀；医案2所用清肝导赤饮，以龙胆泻肝汤化裁而成；医案3较医案2方增用柴胡一钱，为疏肝散郁之用。

3. 陈世官善以肝论治的诊疗特点在外感治案中亦有体现。如乾隆五十年(1785)治疗禄贵人气弱外感，左胁疼痛一症，陈氏以小建中汤为基础，培补中气、和肝缓急，调补脏腑，驱邪外出。

**建中缓肝汤建中和肝，疗禄贵人气弱外感**

医案1：(乾隆五十年正月)初三日，**陈世官、张肇基**请得禄贵人脉息浮弦。系气弱外感寒凉，以致左胁积气攻痛。议用建中缓肝汤调理。

白芍三钱（炒焦）　桂枝一钱五分　甘草一钱（炙）　枳壳一钱（炒）　半夏二钱（制）　茯苓三钱　香附二钱（炒）　缩砂一钱五分　白术一钱五分（土炒）

引生姜一片、胶枣二枚，二贴，午、晚服。

医案2：（乾隆五十年正月）初四日，禄贵人前方建中缓肝汤二贴，午、晚服。

按语：气虚卫外不固，故易外感风寒；气虚推动无力，肝脉不舒，故左胁积气攻痛。该方以小建中汤为基础，辅以半夏、枳壳和降中气，砂仁醒脾气，香附疏肝气，苓、术健脾气。通过和营卫、建中州、理肝气，使气旺血行，胁痛自除，外感亦解。

### （三）施用经方、峻剂，以求效验

经方具有组方精当、效专力宏的特点。虽陈世官临证多选时方、性味平和之品，然若平和之剂不能奏效，为求效验，其亦灵活施用经方、峻猛之剂。陈氏治案中，除小柴胡汤、桂枝汤、小半夏汤等常用经方外，清肺平喘之麻杏石甘汤、三拗汤，清热攻下之三承气汤、凉膈散等经方，均在其列。

**麻杏石甘汤加味，疗循嫔肺胃积热、外感风凉之咳嗽**

医案1：（乾隆四十七年十月）十四日，**刘彬**请得嫔脉息浮数。系肺胃有热，外受微凉，以致发热胸满，咳嗽声重。今用疏风宁嗽汤调理。

苏梗叶二钱（各）　葛根一钱五分　前胡一钱五分　枳壳一钱五分（炒）　半夏一钱五分（制）　赤苓三钱　杏仁二钱　橘红一钱五分　桔梗一钱五分　黄芩一钱五分　桑皮一钱五分（炙）　甘草八分　　引生姜一片、灯心五十寸，一贴，晚服。

医案2：（乾隆四十七年十月）十五日，**陈世官、顾兴祖**请得嫔脉息浮大。原系肺胃有热，外受风凉，以致咳嗽有汗，发热声重。议用宣肺化痰汤调理。

麻黄一钱五分（蜜炒）　石膏三钱（煅）　杏仁一钱五分　半夏一钱五分（制）　橘红一钱五分　枳壳一钱五分（炒）　桔梗一钱　酒芩一钱五分　甘草五分（生）

引生姜一片，晚服。

医案3：（乾隆四十七年十月）十七日，**陈世官、刘凤鸣**请得嫔脉息沉数。原系肺胃积热，外感风寒，以致火郁熏蒸，咳嗽无痰、发热自汗。议用宣肺宁嗽汤调理。

麻黄一钱（蜜炙）　石膏三钱（煅）　杏仁一钱五分（研）　半夏一钱五分（制）　橘红一钱　枳壳一钱五分（炒）　前胡一钱　酒芩一钱五分　桑皮一钱五分（炙）　花粉三钱　葛根一钱五分　甘草五分（生）　　引生姜一片，一贴。

按语：循嫔近一月因肺胃积热，胸膈不畅，反复咳嗽难愈，御医先后治以清肺和气饮、清热宁嗽汤、凉膈泻白饮等方宣肺降气、清热止咳，疗效欠佳。医案

1所用疏风宁嗽汤，以《杂病源流犀烛》宁嗽汤原方增用黄芩一钱五分，以生姜、灯心草为引，然疗效不佳。次日（医案2）陈世官所用宣肺化痰汤，即《伤寒论》麻杏石甘汤加味，方中麻黄、桔梗宣肺，杏仁降肺气，半夏、橘红、枳壳和胃气，黄芩、石膏清肺胃之热，甘草调和诸药；以生姜为引，助解表散邪。全方合用，止咳之力较医案1明显增强。医案3较医案2方去桔梗，减麻黄、陈皮之用量，增前胡、桑白皮、花粉、葛根，清热泻肺之力增，兼有通经、生津之功。

**小承气汤加味，疗循嫔肝胃有热，胸满腹胀**

（乾隆四十九年十月）二十二日，**陈世官、牛永泰**请得嫔脉息沉弦。表凉已解，惟肝胃有热，胸满腹胀。议用清肝和胃饮调理。

苏梗一钱　枳壳一钱五分　酒军二钱　青皮一钱五分　瓜蒌五钱　炒栀一钱五分　厚朴一钱五分　赤芍一钱五分　赤苓二钱　槟榔二钱　甘草六分

引姜皮二片、灯心五十寸，午服。

按语：该医案治以小承气汤、槟榔攻积导滞，青皮破气散结，清热、攻积、散结之力亦大。

**凉膈散加味，疗惇妃风热结喉**

（乾隆四十二年八月）初四日，**陈世官、刘世基**请得妃脉息沉数，系风热结喉之症。用药以来，风凉已解，咽痛已好，惟余热未净。今议用凉膈饮调理。

连翘二钱　黄芩二钱　生栀一钱五分　生大黄一钱　元明粉一钱　薄荷五分　甘草四分（生）　　引加竹叶五十片，午服。

按语：惇妃一月前“外寒包内热”，热邪蕴结喉咽，现热毒结喉之症，先后服用清咽利膈汤、清热汤、清咽消毒饮，配合外用牛黄散、如意金黄散等方治疗。该日咽喉肿痛见好，上焦余热滞留，故治以凉膈散清胸膈之热。方中连翘、薄荷味甘性寒，清轻辛散，透散膈上之余热；黄芩、栀子苦寒，清胸肺滞热；大黄苦寒峻下，芒硝辛寒润下，荡涤肠胃，釜底抽薪。竹叶为引，既助清上焦之热，又引热下行。甘草生用，清热兼调和诸药。整方清热之力犹大，亦表明御医治病，以效验为先。

**（四）辨病论治，专方专用**

除辨证论治外，陈世官治疗个别病证，所用方药较为固定。如治疗惇妃“外寒包内热”，热毒聚结咽喉，咽喉持续肿痛一症，其以清热利咽汤、清热黄连汤、清咽消毒饮等汤剂辨证治疗的同时，先后外敷牛黄散、如意金黄散等清热解毒、消肿止痛；治疗循嫔右项结核，除投以除湿清热汤、舒肝除湿汤外，先后外敷黄连膏、清热渗湿散。成药的使用，体现了陈氏辨病论治、专方专用的诊疗特点。

**黄连膏、清热渗湿散外敷,疗循嫔咽喉肿痛**

医案1:(乾隆四十五年四月)初六日,**陈世官、牛永泰**请得嫔系表里热盛,外感风寒之证。昨服双解通圣汤表凉微解。服除湿清热汤,外上黄连膏调理。

黄连一钱　黄芩一钱五分　栀子一钱五分　苍术二钱　木通一钱五分　赤苓二钱　滑石二钱　连翘二钱　银花二钱　甘草五分　　引灯心五十寸,一贴。

医案2:(乾隆四十五年四月)二十七日,**罗衡、武世颖**请得嫔脉息弦缓。系肝经湿热、肺受风凉,以致右项结核,破流黄水,服疏解除湿汤,风凉已解。惟湿热凝结未清。议内服舒肝除湿汤,外上清热渗湿散,盖贴黄连膏调理。

柴胡一钱五分　黄芩一钱五分　连翘一钱五分　桔梗一钱五分　黄连一钱　僵蚕二钱　牛蒡二钱　赤芍一钱五分　元参二钱　浙贝二钱　枳壳一钱五分　薄荷一钱　　引荷叶一钱、灯心五十寸,一贴。

按语:循嫔内热炽盛日久,攻冲于上,热毒聚结于右项,日久破溃、渗出黄水。在辨证用药的同时,医案1外敷黄连膏,医案2外敷清热渗湿散和黄连膏,均为辨病论治,专方专用。

黄连膏,雍正朝所用该方,由麻油半斤、熟猪油半斤、大黄四两、黄蜡四两(净)、黄连二两、韶脑五钱、冰片一钱组成,先将麻油炸黄连、大黄,炸透去渣,下熟猪油、黄蜡,搅匀,离火再下韶脑、冰片末,再搅成膏,搽热疙瘩,消肿治茧唇;《医宗金鉴》所载该方,由黄连三钱、当归尾五钱、生地一两、黄柏三钱、姜黄三钱组成,以香油十二两,将药炸枯,捞去渣;下黄蜡四两溶化尽,用夏布将油滤净,倾入磁碗内,以柳枝不时搅之,候凝为度,主治肺经壅热,上攻鼻窍,聚而不散,致生鼻疮,干燥肿疼,皮肤湿疹,红肿热疮,水火烫伤,乳头碎痛。此外,清太医院还有明目黄连膏、清润黄连膏之记载,前方凉水调药滴眼,疗风火、热毒目疾,后方主治同《医宗金鉴》中黄连膏。医案1循嫔所用黄连膏,盖为《医宗金鉴》方。

**金黄散外敷,疗循嫔左胁下红肿作痛**

(乾隆四十五年)十月初七日,**陈世官、武世倬**请得嫔脉息弦数,系肝胃有热,以致左胁下红肿作痛,今议用清热散肿汤,外上金黄散,清茶蜜水调上。

炒栀一钱五分　赤芍二钱　柴胡一钱五分　连翘二钱　银花二钱　木通一钱　青皮一钱五分　黄芩一钱五分　　引灯心三十寸,晚服。

按语:清热散肿汤、金黄散合用,亦为辨证、辨病相结合,专方专用。

清太医院所用金黄散,由花粉七两五钱、白芷三两五钱、苍术一两五钱、大黄三两五钱、姜黄三两五钱、南星一两五钱、陈皮一两五钱、甘草一两五钱、厚朴一两五钱、黄柏三两共研细末而成。主治痈疽发背,诸般疔肿,跌仆损伤,湿痰流毒，大头时肿，漆疮火丹，风热天泡，肌肤赤肿，干湿脚气，妇女乳痈，小儿丹毒，用茶清调敷肿处，用葱汤同蜜擦之亦可，被称为“凡外科一切诸般顽恶肿毒，随手用之，无不应效，诚为疮家良便方”。

### （五）重视药引

陈世官极其重视药引，临证立方，必用药引。《清宫医案研究》中陈氏所用引药包括生姜、姜皮、灯心草、竹叶、荷蒂、荷叶、藕节、粳米、梨皮、红枣肉、茯神木、桑枝、香菜根、香蕈等。以上药物，或单独一味为引，或两味及两味以上合用为引，如生姜与大枣、生姜与灯心草、灯心草与竹叶、红枣与藕节，等等。陈氏对药引的选用，与药引的归经、功效、疾病的性质相符：或以之引经报使，或增强方药整体功效，或助培补、固护正气，或减少整方的寒、热偏性。概括起来，粳米、红枣肉入脾、胃经，可培中健脾，固护胃气；淡竹叶、灯心草入心、肺、肝、小肠经，可清热利湿，安神，引热下行；生姜、姜皮入脾、胃、肺经，可温中，止呕，化饮；荷叶入肝、脾、胃经，可清热消暑，升发阳气；荷蒂入脾、胃、肝经，可和胃安胎，止血止带；藕节入肝、肺、胃经，可收涩止血；梨皮入心、肺、脾、胃经，可清心润肺，滋阴降火，化痰止咳；茯神入心、肺、脾、胃经，可健脾安神，渗湿利水；桑枝入肝、肺、肾经，可祛风湿，通经络；香菜根入肺、胃经，可解表透疹，利水；香蕈入肝、胃经，可益胃气，托疮毒。

**竹叶为引，清热消暑，疗惇妃暑湿伤气**

（乾隆四十二年）七月初三日，本日**陈世官**、**林隽**请得惇妃脉息缓软，系热伤气分，以致身体酸软无力。今议用正气保和汤调理。

扁豆三钱　厚朴一钱五分　陈皮一钱　茯苓二钱　苏梗一钱五分　半夏二钱　麦冬二钱　知母一钱五分　姜连六分　甘草三分　　引加竹叶五片。

按语：惇妃值暑热之日反复外感，暑湿之邪由卫入气，耗气伤阴，故身体酸软无力。正气保和汤可消暑解表、化湿和中，兼清气分之热。以竹叶为引，取其味甘性凉，清热消暑而不伤阴液，轻灵之性兼可透散气分热邪。

**生姜、粳米为引，止咳、护胃，疗循嫔阴虚干咳**

（乾隆四十三年二月）二十五日，**陈世官**请得嫔脉息弦数。系肝阴有热，熏蒸于肺，以致夜间发热，干嗽无痰。今用宁嗽泻白汤调理。

桑皮一钱五分（炒）　地骨皮二钱　枳壳一钱五分　桔梗一钱五分　半夏一钱五分（制）　麦冬一钱五分　石膏二钱（煅）　甘草五分　　引生姜一片、粳米一钱，午服。

按语：循嫔肝阴亏虚，虚火灼肺，夜间阳气入阴，故夜间发热、咳甚。方中泻白散、石膏、麦冬清热养阴、泻肺止咳，半夏、桔梗、枳壳理肺止咳。生姜性辛味温，既可佐制石膏、麦冬等药凉遏之弊，与半夏、枳壳合用，又可和降肺胃之气而增止咳之功。粳米固护胃气，防苦寒之品耗伤胃气。

**竹叶、灯心为引，清热祛湿，疗循嫔心脾积热，大小关防不利**

（乾隆四十八年五月）初五日，陈世官、马敬伦请得嫔脉息沉数。系心脾积热，移与膀胱，以致大小关防不利，四肢发热。今议用八正导赤饮调理。

木通一钱五分　生地二钱　赤苓二钱　泽泻一钱五分　滑石三钱　酒军二钱　炒栀二钱　连翘二钱　黄芩一钱五分　枳壳一钱五分　丹皮一钱五分　甘草八分（生，梢）　　引竹叶二十片、灯心五十寸，二贴，午、晚。

按语：该医案治以灯心草、竹叶为引，既助八正导赤饮清热利湿，又有引药下行之用。

**桂枝、茯神为引，健脾胃、通经络，疗禄贵人肢本疼痛**

乾隆四十五年十月二十一日，禄贵人十全大补汤，系九月初六日陈世官、武世倬方。

黄芪三钱（炙）　白术一钱五分（炒）　茯苓二钱　熟地四钱　当归二钱　白芍一钱五分　川芎一钱　肉桂七分　牛膝二钱　防己一钱五分　甘草六分（炙）　　引桑枝三钱、茯神木三钱，晚服。

按语：禄贵人因气血虚弱，筋脉失于荣养，现手足转侧、不能屈伸，肢体疼痛之症。该医案方以十全大补汤加味，补益气血、通经活络。引以桂枝、茯神二味，助药健脾胃、通经络、止疼痛。

**姜、枣为引，调和营卫，疗禄贵人解表散寒**

（乾隆四十九年十一月）二十八日，刘彬、刘太平请禄贵人脉息浮弦。系内停饮滞，外受微寒，以致胁肋胀疼，恶寒肢软。今用疏解化饮汤调治。

桂枝一钱五分　白芍一钱五分（炒）　半夏一钱五分（制）　茯苓一钱五分　升麻八分　柴胡一钱五分　陈皮一钱　归身一钱五分　炙草五分　　引煨姜一片、红枣二枚，水煎，午服。

按语：该医案以姜、枣为引，取二者调和营卫之功，助药解表散寒。

**（六）注重调理**

陈世官注重调理，凡疗脏腑失和之轻证，或于疾病后期，病证减轻，其多减汤剂药味、药量，或汤剂易为丸剂、膏剂等成药或代茶饮，缓慢调理，促使病愈。如治疗惇妃肝气郁结、炽热内盛而月经不调一症，陈氏先治以清热调荣饮、清荣缓肝汤等方，诸症减轻后，易为和肝养荣丸、除湿养荣丸、坎离静荣丸，缓慢调理。循嫔常患肝胃不和，病证较轻，陈氏治以逍遥保和丸疏肝和胃，缓慢调理。此外，陈氏还拟有代茶饮方、漱口方等，均是其施缓和之剂，注重调理之例。

**浮麦地骨皮代茶化饮清荣分虚热，疗循嫔荣分虚热**

（乾隆五十年五月）初十日，**陈世官、张肇基、姜晟**请得嫔原系肝胃不和，荣分积热之证。服清热调荣和胃等汤，脉息俱好，积热已清，相宜止药，用浮麦地骨皮代茶化饮调理。

浮小麦三钱　地骨皮二钱　　水煎代茶。

按语：循嫔于三日前因“荣分不和，肝胃积热”，现烦躁发热，胃脘胀闷等症，先后施用调荣清胃饮、清肝和胃饮调治后，诸症均好。该日所用代茶饮，仅浮小麦、地骨皮二味，补益脾气，清荣分留恋之虚热，缓慢调理。

**宁嗽太平膏滋肝养肺，疗循嫔虚热咳嗽**

（乾隆五十年十月）十六日，**陈世官、姜晟、鲁维淳、田福**请得嫔脉息和缓。原系肝热乘肺，干嗽无痰之证。服药以来，胸满胁痛已减。惟咳嗽时缓、时多。此乃肝虚有热，熏蒸肺气所致。宜用宁嗽太平膏，以滋肝养肺常服调理。

天冬一两　麦冬一两　百合一两　款冬花三钱　生地五钱　元参四钱　桔梗四钱　金石斛一两　知母四钱　川贝母一两　枇杷叶五钱　　共合一处，用水熬汁，兑蜜成膏。每次三钱，白滚水冲服。

按语：循嫔近几日因肺胃积热，肝热上冲，横逆犯肺，咳嗽不止。陈世官等御医先后治以清肝宁肺汤、泻白宁嗽饮清肝泻肺止咳后，症状减轻，然肝肺仍有虚热，咳嗽“时缓、时多”，故该日停用汤剂，易为宁嗽太平膏滋肝润肺，缓缓调理。

**漱口药兼搽牙散调理，疗十一阿哥风火牙痛**

（乾隆五十年十一月）初十日，**陈世官、张肇基、花映墀**等请得十一阿哥原系风热牙痛之症。昨服消风清胃饮，兼漱口药、搽牙散，风热已解，肿痛大减。今宜止汤药，仍用漱口药兼搽牙散调理。

按语：本月初七日十一阿哥胃火牙痛，先后服用清胃散火汤、清胃泻黄汤、消风清胃饮及漱口药后，风热邪气渐除。该日治以漱口药合搽牙散外用，以清局部热毒，消肿止痛，亦为陈氏以成药调理机体、调治疾病之实例。

## 商景霨——肝脾论治，兼调气血

商景霨，乾隆、嘉庆年间御医，浙江淳安人，生卒不详，明大学士商辂第十世孙，嘉庆年间升至太医院院判。

商辂（1414—1486），字弘载，号素庵。据史料记载，商辂曾在乡试、会试、殿试中均名列第一，《明史·列传第六十四》载：“终明之世，三试第一者，辂一人而已。”商辂先后出任兵部尚书、户部尚书兼文渊阁大学士、吏部尚书、太子少保、谨身殿大学士等要职，被赞为“一代贤相”，“我朝贤佐，商公第一”。商辂生前著有《商文毅疏稿略》、《商文毅公集》、《蔗山笔尘》、《宋元通鉴纲目》等。

商景霨为人宽厚，秉性刚直，行事严谨。《啸亭续录》载曰：“（商景霨）性直憨，抚诸弱弟甚友爱，所蓄医金，尽为其弟盗用，殊不较也。供奉大内数十年，不泄漏禁中事，有询之者，惟曰‘圣躬万安’而已。有某太医性便佞，好与仪、成藩邸交接，公立劾罢，曰：‘是人心术不纯，不可侍上左右’。”为此，嘉庆帝赏其五品衔，以示荣宠。商景霨深酣岐黄，医术精湛，临证治病多获奇效。据《啸亭续录》记载，清礼亲王昭梿曾患鼻衄，出血多达数升，商景霨为其诊脉，谓：“督脉未绝，尚可医治”，嘱其煮人参数两，饮之而愈。

商景霨供职于太医院期间，为乾隆朝十五阿哥福晋、嘉庆皇帝、孝淑睿皇后、华妃、玉贵人及多位阿哥、格格等请脉治病。

### （一）治外感风凉，方药平和

商景霨治外感风凉，多以荆防败毒散、香苏饮、羌活汤化裁，药味轻平，功效和缓。辛温解表的同时，商氏还根据兼证的不同，灵活增选方药。郁而化热者，增用连翘、薄荷等，寒温合用，清热透邪；内热炽盛者，增用黄芩、栀子、元参等苦寒清热；伤及阴血者，增用赤芍、生地凉血散瘀；肺气不利者，增用桔梗、杏仁、厚朴等宣肃肺气；胸腹胀满者，增用苏梗、陈皮、香附等理气除胀；饮湿内停者，增用二陈汤、平胃散、除湿汤等祛湿化饮；等等。

**香苏和解饮解表化湿，疗孝淑睿皇后外感风凉，湿邪内蕴**

嘉庆元年十月初二日，**商景霨、舒岱**请得皇后脉息浮数。系偶受微凉之症。以致头疼发热、胸腹胀满。今议用香苏和解饮，午服一贴调理。谨奏。

苏梗叶一钱五分（各） 羌活一钱五分 防风一钱五分 香附一钱五分（炒） 藿香一钱五分 厚朴一钱五分 陈皮二钱 赤苓一钱 桔梗一钱五分 甘草五分生 引加生姜三片。

按语：风凉束表，营卫不和，经脉不利，肺卫失宣，故头疼发热，胸腹胀满。该日所用香苏和解饮，以《医宗金鉴》香苏饮化裁而成。方中苏叶、羌、防、藿香解表散寒，兼祛湿邪；香附、苏梗、陈皮理气祛湿；桔梗、厚朴理肺胃气机升降，除胸腹胀满；茯苓、甘草健脾祛湿，绝生痰之源。以生姜为引，助药解表、温化饮湿。以方测证，该日病机，乃外感风凉，湿邪内蕴。

**疏解除湿汤解表祛湿，疗三阿哥侧福晋外感风凉、脾虚湿困**

嘉庆十六年三月二十六日，**商景霨、崔良玉**请得三阿哥侧福晋脉息弦数。系脾湿受凉之症。以致胸膈痞满，腿膝疼痛。今议用疏解除湿汤，晚服一贴调理。

羌活一钱五分　独活一钱五分　苍术一钱五分（炒）　厚朴二钱（炒）　陈皮二钱　赤苓三钱　半夏二钱　当归三钱　抚芎一钱五分　枳壳一钱五分（炒）　防风一钱五分　甘草五分（生）　　引生姜皮三片。

按语：湿邪内蕴，故胸膈痞满；脾主四肢，湿邪困脾，加之风凉外束，经脉不畅，故肢体疼痛。所用疏解除湿汤，以《局方》败毒散、《脉因证治》二陈平胃散化裁而成。方中羌、独、防风解表疏风，兼祛湿通络；枳壳、二陈平胃散和中祛湿，理气健脾；当归、川芎活血行气，止腿膝疼痛。引以生姜，助药解表兼温化中焦饮湿。

**荆防清表汤解表清热，疗三阿哥大格格风疹**

（嘉庆）十七年三月初三日，**商景霨、王辅臣**看得三阿哥大格格脉息弦数。系肺胃有热，外受风凉风疹之症。头目微痛，肢倦咽干。今议用荆防清表汤，晚服一贴调理。

荆芥二钱　防风二钱　牛蒡二钱　黄芩二钱　薄荷一钱　赤芍一钱五分　桔梗二钱　陈皮二钱　甘草六分（生）　连翘二钱　元参二钱　　引用生姜一片、灯心一束。

按语：风凉闭阻，三阳经脉不畅，故头目微痛；内热上扰则咽干，壮火食气则肢倦；热性炎上，灼伤脉络，与外感风凉相合，故现风疹之症。方以辛温之荆、防，辛凉之蒡、翘、薄荷，寒温并用，既解表散邪，透疹利咽，又清透肺胃郁热；桔梗宣肺，陈皮理气，黄芩、元参清热存阴，赤芍凉血散瘀，甘草调和诸药。生姜、灯心草为引，助药解表散邪，清透郁热。

### （二）调补气血，调理肝脾

脾主运化，为后天之本；肝主疏泄，为“五脏之贼，百病之长”（《四圣心源》）。商景霨临证善以肝脾论治，重视调补气血，治肝脏、肝经、脾脏、脾经疾病如此，疗他脏疾病，亦常佐用调肝理脾、益气养血、理气和血之品，以助调和脏腑、调治疾病。

1. 疗湿痹、肢臂疼痛，主以祛湿化痰通络，佐以益气养血　疗嘉庆帝痰湿痹阻，右侧膊臂麻木一案，商氏施以蠲痹汤化裁，除湿化痰通络，且先后佐以黄芪、远志、山药、茯神、甘草等益气健脾，当归、白芍、赤芍等养血荣筋、活血通络，使气血旺盛，痰湿不生，筋脉得濡，经络疏通。

**蠲痹化痰汤化痰通络，兼和肝健脾，疗嘉庆帝湿痰内阻，膊臂麻木**

医案1：嘉庆□年正月二十七日，**鲁维淳、陈昌浩**请得皇上圣脉沉滑。系内有湿痰、外受寒气所痹，以致四肢微凉，右膊臂有时麻木，此属湿痰袭于经络所致。今议用蠲痹化痰汤，午、晚二贴调理。

羌活一钱五分 防风一钱五分 当归二钱 赤芍一钱五分 片姜黄一钱 炙芪三钱 茯神二钱 橘红一钱五分 半夏一钱五分(炙) 枳壳一钱五分(炒) 甘草五分(生) 引加姜汁一茶匙。

医案2:(嘉庆□年)正月二十八日,**商景霨、钱松**请得皇上圣脉沉滑。系内有湿痰、外为寒气所袭,以致有时肢冷。昨进蠲痹化痰汤,寒气渐开,湿滞亦通。今议仍用原方加减,晚进一贴调理。

羌活一钱 防风一钱 当归三钱 赤芍一钱三分 炙芪三钱 茯神四钱 橘红一钱五分 半夏二钱(炙) 枳壳一钱五分(炒) 桂枝四分 甘草三分(生) 抚芎一钱五分 引加姜汁一茶匙。

医案3:(嘉庆□年)正月二十九日,**商景霨、钱松**请得皇上圣脉渐缓。湿痰寒气俱开。惟脾胃湿痰未净,今议用益阴化痰汤,晚进一贴调理。

当归三钱 抚芎一钱五分 赤芍一钱五分 茯神四钱 橘红一钱五分 半夏二钱(炙) 桂枝六分 厚朴二钱(炒) 神曲二钱(焦) 枳壳一钱五分(炒) 甘草三分(生)

按语:湿痰与风寒邪气相合,痹阻经络,肢体失养,故右膊臂有时麻木。方以《杨氏家藏方》蠲痹汤、《局方》二陈汤化裁。医案1方中羌活、防风解表散寒、祛风胜湿,姜黄化痰通络止痛,二陈汤、枳壳燥湿祛痰、理气和中,黄芪、甘草健脾益气,当归、赤芍养血活血。引以姜汁,既助羌、防解表,又助二陈温化中焦痰湿。全方标本兼治,化痰除湿、通络止痛治其标,补气健脾、养血和血治其本。次日痰湿减轻,方较医案1方减姜黄,增桂枝、川芎,助药活血行气。医案3诸症减轻,惟脾胃湿邪未净,治以调肝理脾和胃为主。方中归、芍、芎、桂养血活血,二陈、厚朴、神曲、枳壳和中除湿,全方合用,既绝生痰之源,又养肝和血以助舒筋通脉。

2. 益气养血,疗肝血不足,月经不调 疗孝淑睿皇后血虚湿盛,月经不调,经血过多一症,商氏以归脾汤化裁,先后施用和肝调荣汤、和肝归脾汤、归脾汤、加减归脾汤、归脾温胆汤、益气归脾汤等,重在补益气血。通过益气养血,调理肝脾,使脾健则痰湿不生,气旺而固摄有权;又气充则血得以生,血充则冲任得养,月经自调。

**和肝调荣汤、归脾汤化裁,疗孝淑睿皇后血虚月经量多**

医案1:(嘉庆元年)十月初三日,**商景霨、傅仁宁、薛文昱、舒岱**请得皇后脉息滑数,系受微凉之症。昨用香苏和解饮,表凉已解。又兼荣分适至,胸腹胀满,下血较多,身肢倦软。今议用和肝调荣汤,午服一贴调理。谨奏。

归身二钱 焦白芍二钱 条芩炭一钱五分 生地炭二钱 白术一钱五分

(土炒) 茯苓二钱 丹皮一钱五分(炒) 泽泻一钱五分 侧柏炭一钱五分 陈皮一钱五分 寸草五分(生) 引乌梅炭四个。

医案2:(嘉庆元年)十月初四日,**商景霨、傅仁宁、薛文昱、舒岱**请得皇后脉息弦软。系外感解后,荣分适至,下血较多,胸腹胀满,肢体酸软。由血虚湿盛所致。今议用和肝归脾汤,午服一贴调理。

制黄芪四钱 归身三钱 焦白芍二钱 枣仁二钱(炒) 茯神三钱 茯苓三钱 半夏一钱五分(制) 橘红一钱五分 丹参二钱 石斛二钱 艾叶一钱五分(炒) 阿胶一钱五分(蛤粉炒) 续断三钱(炒) 引用荷叶梗五寸。

医案3:(嘉庆元年)十月初五日,**商景霨、舒岱、傅仁宁、薛文昱**请得皇后脉息弦滑。系外感解后,荣分适至。下血较多,胸腹胀满、肢体酸倦。由血虚湿盛。现在荣分稍减,惟脾胃觉软。今议仍用归脾汤加减,午服一贴调理。谨奏。

制黄芪四钱 归身三钱 焦白芍二钱 枣仁一钱(炒) 茯神三钱 茯苓三钱 半夏一钱五分(制) 橘红一钱五分 丹参三钱 石斛三钱 炒祁艾一钱五分 续断二钱 焦神曲二钱 谷芽二钱(炒) 引用荷叶梗五寸。

医案4:(嘉庆元年)十月初六日,**商景霨、舒岱、傅仁宁、薛文昱**请得皇后脉息弦滑。系外感解后,荣分适至,下血较多,胸腹胀满,肢体酸倦,服归脾汤,荣分胀满俱减。惟脾胃中气未复,肢体酸软。今议仍用归脾汤加减,午服一贴调理。谨奏。

黄芪三钱(炙) 归身三钱(酒洗) 白芍二钱(焦) 枣仁二钱(炒) 茯神三钱 茯苓三钱 半夏一钱五分(炙) 橘红一钱五分 石斛三钱 麦冬二钱(去心) 续断二钱 焦曲二钱 谷芽二钱(炒) 引加荷叶梗五寸。

医案5:(嘉庆元年)十月初七日,**商景霨、舒岱、傅仁宁、薛文昱**请得皇后脉息弦软。系外感解后,荣分适至。下血较多,胸腹胀满,肢体酸倦。连服归脾汤,诸恙俱减。惟脾虚湿盛,中气未复,肢体酸软。今议仍用加减归脾汤,午服一贴调理。谨奏。

黄芪三钱(炙) 归身三钱(酒洗) 白芍二钱(焦) 枣仁二钱(炒) 茯神三钱 茯苓三钱 半夏一钱五分(炙) 橘红一钱五分 石斛三钱 麦冬二钱(去心) 续断二钱 焦曲二钱 谷芽二钱(炒) 引加荷叶梗五寸。

医案6:(嘉庆元年)十月初八日,**商景霨、舒岱、傅仁宁、薛文昱**请得皇后脉息弦软。原系肝虚荣分不调之症。以致胸腹胀满,肢体酸倦。连服归脾汤,诸恙俱减。惟脾虚湿盛、气血未复。今议仍用加减归脾汤,午服一贴调理。

制黄芪三钱 归身三钱(酒洗) 白芍二钱(焦) 枣仁二钱(炒) 茯神三钱 茯苓三钱 半夏一钱五分(制) 橘红一钱五分 石斛三钱 麦冬二钱(去

心） 续断二钱 焦曲二钱 谷芽二钱（炒） 引加荷叶梗五寸。

医案7：（嘉庆元年）十月初九日，**商景霨、舒岱、傅仁宁、薛文昱**请得皇后脉息渐缓。原系肝虚荣分不调之症。连服归脾等汤，诸恙俱减。惟腰膝酸软、元气未复。今议仍用加减归脾汤，午服一贴调理。

制黄芪三钱 归身三钱（酒洗） 白芍二钱（焦） 枣仁二钱（炒） 茯神三钱 茯苓三钱 半夏一钱五分 橘红一钱五分 丹参三钱 石斛三钱 麦冬二钱（去心） 续断二钱 谷芽二钱（炒） 神曲二钱（焦） 引加荷叶梗五寸。

按语：孝淑睿皇后气血不足，湿邪内蕴，郁而化热；荣分至时血行不畅而胸腹胀满，固摄无权则下血较多，气虚不足、湿邪内困则身肢倦软。医案1治以《金匮要略》当归散、《小儿药证直诀》六味地黄丸化裁，健脾益气、养血固冲，兼清湿热。方中生地、归、芍滋养阴血，苓、术健脾祛湿；黄芩清泻，泽泻渗利，共除湿热；侧柏叶凉血止血，乌梅酸收止血，以止下血过多；丹皮清热散瘀，陈皮理气消胀，除气血虚滞；甘草生用，清热兼调和诸药。医案2治以四物汤、归脾汤、二陈汤化裁，益气养血，和中祛湿；医案3～7均以归脾汤、二陈汤化裁，益气养血，和中祛湿。以上均为商氏以肝脾、气血论治，疗月经不调之实例。

3．益气建中，疗肝阴亏虚，余邪未净 疗华妃肝阴不足、饮湿内停余邪，商氏施用生地、归、芍滋阴养血，二陈汤祛湿化痰，佐以芪、术、枣、草等建中益气，补气以助生血，健脾以助祛湿。疗华妃暑湿寒凝，少腹牵引两胁作痛、呕恶肢冷之证，先治以除湿化痰、理气通络；诸症减轻后，转以香砂六君子汤、益气建中汤、益气和中饮等健脾和中，化痰祛湿，兼培补正气，标本兼顾。

### 加减养荣育神汤、益气养荣汤、益气建中汤，疗华妃肝阴久虚，饮湿未净

医案1：嘉庆八年四月初七日，**花映墀、商景霨**请得华妃娘娘脉息虚弦。系停饮受凉之症。以致湿饮凝结作痛。服药以来，诸症渐减。惟肝阴素虚，湿饮未净，今议仍用加减养荣育神汤，午、晚二贴调理。

当归三钱 白芍二钱（炒） 茯神三钱 橘皮二钱 酸枣仁二钱（炒） 半夏二钱（炙） 白术二钱（土炒） 香附二钱（炒） 远志一钱（炒） 橘核仁二钱（炒） 引用煨姜二片。

按语：华妃因素有饮湿、湿热内停，近日反复胸胁胀满、腰腿疼痛，曾治以清热化饮、理气通络等法。该日宿疾尚留，肝阴不足，湿饮未净，方以归、芍、酸枣仁养肝缓急，二陈汤、远志、橘核祛湿通络，白术健脾燥湿，香附疏肝和胃。以煨姜为引，助药温中化湿。

医案2：（嘉庆八年四月）初九日，**沙惟一、商景霨**请得华妃娘娘脉息虚弦。系停饮受凉之症。以致湿饮凝结作痛。服药以来，诸症渐减。惟肝阴素虚，气

怯身软，湿饮未净。今议用益气养荣汤，午、晚二贴调理。

当归三钱　白芍二钱（炒）　玉竹三钱　茯神三钱　白术二钱（土炒）　半夏二钱（炙）　橘红一钱五分　麦冬二钱（去心）　桔梗一钱五分　炙甘草五分　炙黄芪二钱　　引用红枣三枚。

按语：该日治以益气养阴，兼和中祛湿。方中归、芍养血缓急，麦冬、玉竹养阴清热，芪、术、茯神健脾益气，二陈汤、桔梗燥湿化痰理气，甘草、大枣培中健脾，调和诸药。

医案3：（嘉庆八年四月）十三日，**李亨**、**商景霨**请得华妃娘娘脉息虚弦。系停饮受凉之症。用药调治以来，诸症渐减。惟肝阴素虚、气怯、身软，胸胁有时作痛。今议用益气建中汤，午、晚二贴调理。

油当归三钱　茯苓三钱　麻仁一钱五分　枳壳一钱（炒）　白芍三钱（炒）　橘皮一钱五分　郁李仁一钱五分　桔梗一钱　桂枝一钱五分　半夏二钱（炙）　炙甘草五分　　引用红枣肉二枚。

按语：该日治以小建中汤（少饴糖）、当归养气血、缓肝急，二陈汤和中祛湿。增用麻仁、枳壳、郁李仁、桔梗者，盖因华妃气阴不足日久，现肠腑积热、便秘之证。

### （三）活用药引

商景霨临证，根据感邪性质的不同，药物性味、归经、功效的差异，灵活选用药引。如生姜辛散，功能解表散寒、温中化饮，以之为引，可疗外感风寒、饮湿内停、胃寒呕吐；乌梅味酸性甘，功能收敛固涩，以之为引，可缓肝急、止胁痛，疗腹泻便溏；荷叶具升散之性，以之为引，可化湿消暑以疗暑湿，升发清阳以止泻痢；等等。商氏所用药引，单味者居多，包括荷叶丝、生姜、姜汁、姜皮、红枣、荷叶梗、荷叶炭、乌梅炭、桂圆、金器、薄荷、灯心草等。

**饴糖为引，助辛甘化阳**

（嘉庆八年五月）二十日，**花映墀**、**商景霨**请得华妃娘娘脉息弦滑。系暑湿凝寒之症。服药以来，诸症渐减。惟气软肢酸，湿饮未净。今议用益气建中汤，午、晚二贴调理。

当归三钱　白芍三钱（焦）　桂枝一钱五分　茯神三钱　白术二钱（土炒）　半夏二钱（炙）　橘皮二钱　甘草五分（炙）　抚芎一钱　桔梗一钱五分　　引用饴糖三茶匙。

按语：该医案商氏仿仲景小建中汤之意，以饴糖为引，合桂枝辛甘化阳，温中焦而补脾虚；与芍药、甘草酸甘化阴相应；从而益阴和阳，调和营卫，健运中焦而生化气血。

**金器为引，助重镇安神**

（嘉庆八年）十月十四日，**张自兴、商景霨、傅仁宁、舒岱**请得皇后脉息滑软。原系肝虚荣分不调之症。连服归脾汤，诸恙悉减。惟中气不足，右胁夹饮攻冲，夜不得寐。今议仍用益气归脾汤加琥珀四分，午服一贴调理。

炙黄芪三钱 归身三钱（酒洗） 白芍三钱（焦） 丹参三钱 枣仁二钱（炒） 茯神四钱 白术二钱 远志肉八分 橘红一钱五分 半夏曲一钱五分 艾炭一钱 续断二钱 引加金器一件。

按语：该日以金器一件为引，取“重者镇之”之意，助琥珀重镇安神，改善孝淑睿皇后不寐之症。

**黄酒为引，辛散透表，行气活血**

（嘉庆二十二年十一月）十七日，**商景霨、张悉懿**请得五阿哥脉息细数。原系内有痰热，外受风凉，结成风瘟瘰疬之症。以致项下结核一枚，形如梅李，推之不动，按之不移，恐日久溃破成疮。今议用柴胡散坚汤，午服一贴调治。

柴胡一钱 羌活一钱五分 升麻六分 牛蒡子一钱五分 酒芩一钱五分 当归二钱 川芎一钱 小生地一钱五分 橘红八分 玉竹二钱 半夏一钱 生甘草五分 引加荷叶三钱、黄酒五钱。

按语：黄酒，《本草纲目》谓之“主行药势，杀百邪恶毒，气通血脉，厚肠胃，润肌肤，散寒湿气，养脾扶肝，除风下气”。荷叶，《本草纲目》谓之“生发元气，裨助脾胃……散瘀血，消水肿、痈肿，发痘疮。”以二者为引，可助柴胡、牛蒡解表散邪，助芎、归等药行气活血、软坚消瘰。

**（四）重视调理**

商景霨常用成药、代茶饮，或饮食之法调理机体，以达到调理脏腑、扶正祛邪、预防复感等效。商氏所拟调理方药中，以代茶饮居多，包括清解代茶饮、导赤代茶饮、灶心土代茶饮、陈皮半夏代茶饮、参麦代茶饮等。在疾病初起，病证较轻，或疾病后期，正虚邪恋时，以上述代茶饮调服，可起到养阴生津、清热祛湿、健脾和中之用，缓慢调理，促使病愈。

**缓肝养荣丸和肝养血，疗华妃肝阴亏虚，余邪未净**

（嘉庆八年四月）二十二日，**沙惟一、商景霨**请得华妃娘娘脉息和缓。原系停饮受凉之症。服药以来，诸症俱减。胃气亦和，今议止汤药，仍用缓肝养荣丸常服调理。

按语：华妃肝阴素虚，十日前饮停受凉，先后以养荣育神汤、益气养荣汤等方调治。该日诸症俱减，故止汤剂，易以缓肝养荣丸缓慢调理，促使病愈。

**当归生姜羊肉汤食疗，疗华妃气血不足**

（嘉庆八年七月）十三日，**张自兴、商景霨**请得华妃娘娘

当归（土炒，身）一两　黄芪四两　　煮瘦羊肉。

按语：该医案所用食疗方，乃《金匮要略》当归生姜羊肉汤与《内外伤辨惑论》当归补血汤化裁而成，功能益气血、补五脏。缓慢调补脏腑气血，扶助正气，可预防因正气亏虚而疾病丛生，此与华妃“素有气血两亏旧症”相符。

**参麦代茶饮益气养阴，疗玉贵人气血久虚**

（嘉庆二年）十月初二日，**商景霨、鲁桓**请得玉贵人脉息虚细。原系血枯旧症。今因不时抽搦，复伤血气。今议用参麦代茶饮。

党参三钱　麦冬四钱（去心）　五味子一钱五分　　煎汤代茶。

按语：玉贵人素有气血亏虚，血不荣筋，时有抽搐，先后治以益气养荣汤、舒筋养荣汤补益气血、舒筋通络，近日症状缓和。然“血不能养筋，一时不能骤复”，故反复服用代茶饮调理。该医案治以参麦饮煎汤代茶，益气养阴，以使气旺血生，正气来复。

**海粉粥随意食疗，防五阿哥旧疾复发**

（嘉庆二十二年十二月）初六日，**商景霨、张懋懿、陶尚礼**请得五阿哥脉息和缓。原系风瘟瘰疬之症。用药调治以来，形势已消，今内服外上之药皆宜停止，相应用海粉粥随意食之，可保明春不复。谨此报安。

按语：海粉味甘性寒，功能“散瘿瘤，解热毒”（《本经逢原》），《随息居饮食谱》谓其“清胆热，去湿化顽痰，消瘿瘤，愈瘰疬”。五阿哥二十日前因内有痰热，外受风凉，结成风瘟瘰疬之症，以致项下结核一枚，形如梅李，推之不动，按之不移。先后治以柴胡散坚汤、柴胡化坚汤、阿魏化坚散、内消瘰疬散等内外合治后，瘰疬全消。该日以治疗瘰疬之要药海粉煮粥食疗，既可治疗余邪，又能预防旧疾复发。

**（五）其他**

商景霨治疗嘉庆朝五阿哥风瘟瘰疬一症，内服柴胡化坚汤、海粉粥，外用熨药、阿魏化坚散等药物，内外合治，增软坚散结、消肿止痛之效。

**内服柴胡化坚汤，外用熨药方，疗五阿哥风温瘰疬**

（嘉庆二十二年十一月）二十日，**商景霨、陶尚礼、张懋懿**请得五阿哥脉息细数。原系内有痰热，外受风温，结成风温瘰疬之症。以致项下结核一枚，形如梅李，推之不动，按之不移，恐日久溃破成疮，服柴胡散坚化坚等汤四贴，微觉活动，似有欲消之象。今仍议用柴胡化坚汤，午服一贴，外兼熨药法调理。

熨药方

川椒五钱(去目)　艾叶一两　独活五钱　透骨草一两　防风五钱　细辛三钱　白芷三钱　玉金五钱　川军五钱　当归五钱(尾)　抚芎三钱　甘草三钱　共为粗末。

按语：该日治以柴胡化坚汤内服，行气活血、软坚消瘰；熨药方外敷，祛风除湿、行气活血、通经活络。内外合治，增软坚消瘰之功。

**食用海粉粥，外用阿魏化坚散、熨药方，疗五阿哥风温瘰疬**

(嘉庆二十二年十一月)二十三日，**商景霨、陶尚礼、张懋懿**请得五阿哥脉息细数。原系夹痰热风瘟瘰疬之症。以致项下结核一枚，肿连耳下大筋，恐日久溃破成疮，服药七剂以来，推之微觉动转，形势虽消，仍不知痛。今七日来复之始，但素禀薄弱，汤剂不宜多服，宜止药数日，俟胃气稍缓，再服汤药。今议用每日食海粉粥，外上阿魏化坚散，仍兼熨药法调治。

海粉粥方

海粉三钱　海带五钱

以上二味煎汤熬粥，兑黄酒五钱，加羊肉汤或白糖俱可随意食之。

阿魏化坚散方

阿魏五钱　朱砂五钱　血竭五钱　山羊血三钱　硼砂三钱　红花五钱　没药五钱　广玉金五钱　冰片八分　麝香八分　香附五钱(生)　旱三七三钱　白芷五钱　归尾五钱　川军五钱　　共研极细末，用黄酒调，不时温上。

按语：该日治以海粉煮粥食疗，外用熨药方、阿魏化坚散，内外合治，既增软坚消瘰之功，又防药物损伤脾胃，耗损正气。“汤剂不宜多服，宜止药数日”、海粉粥中增羊肉、白糖，均为固护胃气、调摄机体之用。

**内服消瘰疬散，外用阿魏化坚散，疗五阿哥风温瘰疬**

(嘉庆二十二年)十二月初二日，**商景霨、陶尚礼、张懋懿**请得五阿哥脉息和缓。原系痰核瘰疬之症。自止药数日，上阿魏化坚散兼熨药以来，肿势已消大半，尚有一小核形，如黄豆大，原系本根。今议用内(服)消瘰疬散，每晚煎服三钱，外仍上阿魏化坚散调治，预防来年木旺于春之举发也。

内消瘰疬散一零

醋柴胡五钱　升麻三钱　当归一两　川芎五钱　大生地一两　玉竹八钱　白术五钱　茯苓八钱　夏枯草一两　三棱五钱　莪术五钱　浙贝八钱　香附八钱　橘红五钱(化)　甘草三钱(生)　　共为细末，每晚煎服三钱，兑黄酒一羹匙。

按语：该医案以内消瘰疬散与阿魏化坚散内外合治。“预防来年木旺于春之举发”，未病先防，亦是商氏注重调摄的体现。

## 张自兴——治病求本，善调脾胃

张自兴，嘉庆年间御医，生卒、籍贯不详。

《清实录•道光朝实录》载："道光二年（1822）……祭先师孔子，遣瑞亲王绵忻行礼，引见京察三四五品京堂。得旨，太仆寺卿祝庆承、鸿胪寺卿周光裕、太仆寺少卿德恒，及因病未经引见之太医院院使张自兴，俱著以原品休致。"由此可知，张自兴于嘉庆年间即已官至太医院院使，道光初年，因年迈、疾病而辞官。

《清宫医案研究》载有张自兴为嘉庆皇帝、孝淑睿皇后、华妃、玉贵人、嘉庆朝二阿哥（即道光皇帝）、二阿哥福晋等患者诊疗的记录。观其医案，可知张自兴善以脾胃论治，注重治病求本。

### （一）调补脾胃，治病求本

脾胃为后天之本，五脏六腑皆赖于脾胃运化的水谷精微的充养而维持正常的生理功能，脾胃内伤则百病由生。故张自兴临证注重调补脾胃，使气血充足，正气旺盛，以达扶正祛邪之效。如治疗孝淑睿皇后月经不调，经血淋漓不止，兼胁腹胀满、腰膝酸软、夜不得寐之症，张氏认为诸症皆因"元气未复，脾虚湿盛"、"中气不足，荣分未净"所致，宜以归脾汤"益气滋荣，引血归经，缓缓调理"。治疗孝淑睿皇后脾虚泄泻，张氏以参苓白术散化裁，强调该方"专能止脾虚作泻，又兼益气得寐"。治疗华妃外感暑湿，张氏先治以清暑祛湿之法，诸症减轻后，张氏认为暑邪耗气伤阴，"湿饮未净，气分尚软"，宜以益气养荣汤健脾益气、调中祛湿。以上均为张氏重视调理脾胃、治病求本之实例。

**和胃温胆汤、和胃二陈汤祛湿和胃，越鞠保和丸善后调理**

医案1：（嘉庆二十五年七月）十六日，张自兴、郝进喜请得二阿哥福晋脉息和缓。原系肝胃不和，湿滞凝结之症。服药以来，诸症俱好，惟湿滞未净，胃气欠和。今议用和胃温胆汤，晚服一贴调治。

神曲三钱（炒） 山楂三钱 麦芽三钱（炒） 槟榔一钱 枳壳二钱（炒） 茯苓一钱五分 制半夏二钱 橘皮二钱五分 竹茹二钱 缩砂二钱（炒） 桔梗一钱五分 姜连八分 引加红枣三个。

医案2：（嘉庆二十五年七月）十七日，张自兴请得二阿哥福晋和胃二陈汤，晚服一贴。

神曲二钱（炒） 山楂三钱五分 陈皮二钱 半夏二钱（炙） 腹皮二钱 茯苓二钱 厚朴一钱五分（炒） 缩砂二钱（炒） 谷芽二钱 枳壳二钱（炒） 桔梗一钱 甘草五分（生） 引加生姜皮二片。

医案3:(嘉庆二十五年七月)十八日,张自兴请得二阿哥福晋脉息和缓。原系肝胃不和、湿滞凝结之症。用药调治,诸症已好。惟胃气欠和,今用越鞠保和丸三钱一服,十服。早、晚各服三钱调理。

按语:二阿哥福晋素有肝胃不和、饮湿内停,近日因感暑湿而现胸胁满痛、气促抽搐、夜不得寐。张自兴等先后施以清肝调气汤、调气化滞汤调和肝胃,清热和血,待诸症减轻,转以调脾胃、理中焦为主治。医案1方中焦三仙和胃健脾,槟榔行气利水,温胆汤理气化痰、和胃利胆,砂仁芳香醒脾、化湿理气,桔梗载药上行,作舟楫之用。医案2所用和胃二陈汤,乃平胃散、二陈汤加味,功能和胃健脾,和中祛湿。十八日"诸症已好",转以越鞠保和丸调服,亦为张氏调理脾胃之用。

## (二)注重调理,善护胃气

张自兴注重调理,常在疾病后期投以丸药、代茶饮方培补后天、调理脾胃。如治疗南府首领禄喜疟疾一案,张氏先以七宝截疟饮、清脾四苓汤调治,症状减轻后,转拟调胃截疟代茶饮、和胃除湿代茶饮、开胃代茶饮等方和胃健脾、祛湿和中。疗嘉庆朝五阿哥接种天花治案,"喜痘入朝"后,张氏为之拟保元代茶饮(神曲、谷芽、山楂、茯苓各三钱)、保元理脾丸调理脾胃。

张自兴脉案,多处强调"暂止汤药,宜缓胃气"。其治疗玉贵人血虚拘挛、时有抽搐一案,虽后者病势重大,张氏仍以归脾汤为主方,调补脾胃,补益气血。症状减轻后,其又指出:"病久耗伤气血,胃气过虚","真气已亏,汤剂不能运化",先后施用参莲代茶饮、加味参莲饮等固护胃气、调补气血之品,缓慢调理。

张自兴还注重饮食调理,曾于嘉庆八年(1803)为华妃拟当归羊肉汤方[当归(土炒,身)一两、黄芪四两,煮瘦羊肉]食疗,以补益气血,健脾和胃,调治华妃气血久虚之证。

**连服参莲代茶饮,健脾养心,疗玉贵人筋脉拘挛**

医案1:(嘉庆十九年三月)初八日,张自兴、刘德福请得玉贵人脉息虚细无力。原系素有血枯筋挛之症,用药以来,抽搐虽止,惟病久耗伤气血、胃气过虚,昨服归脾汤脉症仍前,此由真气已亏,汤剂不能运化,病势重大。今设法议用参莲饮调治。

党参五钱　莲肉五钱　　水煎代茶。

医案2:(嘉庆十九年三月)初九日,张自兴、刘德福请得玉贵人脉息虚细无力。原系素有血枯筋挛之症。用药以来,抽搐虽止,惟病久耗伤气血,真气已亏,胃虚不食,病势重大,昨服参莲饮胃气稍缓。今议仍用加味参莲饮调治。

党参五钱　茯神四钱　龙齿一钱五分(煅)　莲肉五钱(去心)

医案 3:(嘉庆十九年三月)本日晚，**刘德福、孔毓麟**请得玉贵人脉息虚细无力。原系素有血枯筋挛之症。用药以来，时缓时复。惟病久耗伤气血，真气已亏，不时抽搐，病势重大。今设法议用加味参莲饮调治。

党参五钱　枣仁三钱(炒)　钩藤一钱五分　茯神四钱(木)　龙齿一钱五分(煅)　莲肉五钱(去心)　　煎汤代茶，陆续饮。

按语：玉贵人近二十日因气血亏耗，筋脉失养而拘挛，时有抽搐。先后治以育神四君汤、归脾汤等补益气血、养心安神，诸症减轻。近日因玉贵人“真气已亏，汤剂不能运化”，病证“时缓时复”，故易为代茶饮缓慢调理。参莲代茶饮健脾益气，养心安神，兼有益火培土之用，功效缓和。医案 2 所用加味参莲代茶饮，健脾益气之力较参莲饮增强，兼具镇心安神之效。医案 3 代茶饮方较医案 2 增枣仁、钩藤；酸枣仁“敛气安神，荣筋养髓，和胃运脾”(《本草汇言》)，钩藤“舒筋除眩，下气宽中”(《本草征要》)；二药养心健脾，兼能舒筋缓急。以上均为张氏于疾病后期调理脾胃之治。

**益气养荣丸调补气血，疗玉贵人筋脉拘挛**

(嘉庆十九年三月)十九日，**张自兴、钱松、薛文昱、刘德福**请得玉贵人脉息和缓。原系血枯筋挛抽搐之症。用药以来，诸症已好。惟久病血虚，筋脉拘挛，一时难以全愈。今议用益气养荣丸缓缓调理。

党参二两　归身一两　扁豆一两(炒)　柏子仁一两(炒)　黄芪二两(炙)　焦白芍八钱　薏米一两(炒)　山药一两(炒)　白术一两(土炒)　大地黄二两(熟)　枣仁一两五钱(炒)　谷芽五钱(炒)　茯苓丁一两　抚芎五钱　茯神一两　炙草三钱　　共为细末，炼蜜为丸，如桐子大，每服二钱，早、晚服，白开水送下。共得丸一百三十二服。

按语：因玉贵人“久病血虚”，“一时难以全愈”，故该日以丸剂缓慢调治。所用益气养荣丸，由参苓白术散、归脾汤、四物汤化裁而成，功能补心健脾、益气养血，可治病求本；制成丸剂，为缓慢收效。

**饮食、保元理脾丸调补脾胃，调治五阿哥痘疹余邪**

医案 1:(嘉庆二十三年十二月)十四日，**张自兴、高文溥、张宗濂、钟曜、刘德成**请得五阿哥喜痘十一朝。头面周身结痂十成。精神大好，六脉和平，相宜饮食调理。

医案：2:(嘉庆二十三年十二月)十六日，**张自兴、高文溥、张宗濂、钟曜、刘德成**请得五阿哥保元理脾丸一零。

当归五钱　白芍三钱　茯苓块五钱　於白术五钱(土炒)　薏米五钱(炒)　生首乌四钱　广陈皮四钱　焦曲四钱　谷芽四钱(炒)　姜连三钱　泽泻三钱

南楂肉四钱　怀山药五钱(炒)　桔梗三钱　建连肉四钱　金银花五钱　炙甘草三钱　　共为细末，炼蜜为丸。每丸重一钱五分，一丸，白开水送下。除十丸后，改二钱一丸。

按语：五阿哥痘疹后期，诸症俱好。医案1强调“饮食调理”，医案2施以丸剂调理，均是张氏重视调理之实例。

保元理脾丸具有益气养血、理脾和中之效。方中苓、术、薏、草、山药、莲肉健脾益气，归、芍、首乌补血，焦三仙和胃健脾，陈皮理脾气，桔梗理肺气、助理中焦气机升降，泽泻渗利湿热，姜连、银花清散郁热。全方合用，使气血得补，中焦调和，正气旺盛，余邪渐除。

## 张永清——方遵医典，善疗妇疾

张永清，嘉庆、道光年间御医，生卒、籍贯不详。

《清宫医案研究》载有张永清为嘉庆朝玉贵人、道光朝孝慎成皇后、孝慎全皇后、静贵妃、祥妃、珍嫔及多位阿哥、格格请脉治案。在其参与的诊疗治案中，张永清多以首诊御医身份出现，且以诊疗妇人病居多。由此推测，张氏盖为“妇人科”医生。此外，张永清还参与了对外感疾病和其他内伤杂病的诊疗，包括治疗嘉庆朝大阿哥、二阿哥侧福晋、三阿哥下大格格抽搐、烦躁等急症，以及对道光朝大阿哥福晋的临终救治。其医识之广博，医术之精湛，可见一斑。

### (一)疗外感，善“疏解正气”

张永清善用疏解化饮汤、正气化饮汤、疏解正气汤、正气调中汤等方治疗外感。疏解正气汤、疏解化饮汤是清太医院医家治疗外感风寒(风凉)兼饮湿内停最为常用的方剂，虽二方在不同治案中方药组成均有所不同，但多以辛温之荆、防、苏叶、羌活解表散邪，芳香之藿香、砂仁、苏梗理气和中化湿，且常佐用诸如术、苓、薏苡仁、焦三仙、半夏、厚朴等健脾和胃之品，既疏散外邪，又扶助正气、除饮湿之源，故能行解表散邪之功，奏调和营卫之效。

疗外感暑邪(暑湿、暑热)，张氏善于疏解之品中增用萸连、益元散等，以解表散邪，消暑祛湿。

**疏解正气汤解表祛湿，疗大阿哥风寒外束、饮湿内停**

医案1：(道光二年)九月初十日，薛文昱、张新、郝进喜请得大阿哥脉息浮数。系饮滞受凉，感冒之症。以致头闷身酸，发热恶寒，胸胁胀痛。今议用疏解正气汤，晚服一贴调理。

羌活一钱五分　防风一钱五分　藿香一钱五分　苏梗二钱　苍术一钱五分

厚朴一钱五分 缩砂一钱 赤苓三钱 腹皮二钱 半夏二钱(炙) 橘红一钱五分 生甘草五分 引用生姜三片。

医案2:(道光二年)十一日,**张永清、崔良玉、郝进喜**请得大阿哥脉息弦滑。系饮滞受凉之症。以致头闷身酸,发热恶寒,胸胁牵引少腹胀痛。昨服疏解正气汤,表凉渐解,疼痛稍轻。今议用乌药正气汤,午服一贴调理。

乌药三钱(炒) 半夏三钱(炙) 青皮二钱(炒) 香附三钱(炒) 藿香一钱五分 厚朴三钱(炒) 黄连各一钱 缩砂一钱五分(炒,研) 苏梗二钱 赤苓五钱 枳壳一钱五分(炒) 焦楂五钱 引用荷梗七寸、沉香面五分(冲服)。

按语:风寒外束,正邪相争,故头闷身酸、恶寒发热;饮湿阻滞,气机不畅,故胸胁胀满、少腹胀痛。医案1所用疏解正气汤,由藿香正气散增羌活、防风而成,疗外感风寒兼饮湿内停,甚为对症。次日外感渐解,转以乌药正气汤行气止痛、化湿和中。方中乌药、青皮、香附、苏梗、荷梗、沉香理胸腹之气,黄连、半夏、茯苓、枳壳、焦楂祛湿和中,藿香、厚朴、砂仁芳香化湿理脾,使邪祛而正复。

**调气化饮汤消暑化饮,疗祥嫔肺有饮热、外感暑湿**

医案1:(道光三年五月)初七日,**张永清、王泽溥**请得祥嫔脉息弦滑。系肺有饮热,外受暑湿之症。以致肢体麻木,有时气闭。今议用调气化饮汤,午、晚二贴调理。

煨木香六分(研) 青皮二钱(炒) 黄连八分 缩砂一钱(炒,研) 苏梗二钱 木瓜三钱 半夏二钱(炙) 藿香一钱五分 乌药二钱 枳壳一钱五分(炒) 橘皮二钱 赤苓三钱 益元散三钱 引用荷梗七寸。

医案2:(道光三年五月)初八日,**张永清、赵汝梅**请得祥嫔脉息和缓。系饮热暑湿之症。用药调治,诸症俱好。惟肺胃余热未净。今议用元参甘桔代茶饮,送清肺抑火化痰丸三钱调理。

元参三钱 桔梗三钱 麦冬三钱去心 甘草一钱生 煎汤饮之。

按语:医案1张氏治以益元散清热消暑,黄连清热祛湿、调和肝胃。因祥嫔时有气闭,故增用木香、青皮、乌药、橘皮等大队理气之品通行上、中、下三焦之气;佐以木瓜化湿舒筋,半夏燥湿和胃,茯苓健脾祛湿,砂仁、藿香化湿、解表以绝生湿之源。全方合用,行气通闭为主,祛湿消暑为辅。次日肺胃余热未净,易以元参甘桔代茶饮送服清肺抑火化痰丸,清上焦邪热,养肺胃之阴,缓慢调治。

### (二)临证用药,善遵古方

张永清临证选方用药,善遵古方,多以经方、时方化裁,且其医案多明确载出方名。如以普济消毒饮化裁疗咽喉疼痛,以龙胆泻肝汤化裁疗肝胆湿热,以生化汤、胶艾汤、四物汤化裁疗妊娠恶阻,以妊娠养荣汤、香砂养荣汤化裁疗气血不足，以香砂养胃汤、六君子汤化裁疗脾胃不调、饮食不佳，以五积散化裁疗气滞饮停，以启脾散化裁疗小儿慢惊风等，都是对经方、时方的灵活应用。

**苏合香丸行气止痛，疗三阿哥下大格格气滞饮停，肢体抽搐**

（嘉庆十九年九月）初二日，**张永清**请得三阿哥下大格格脉息滑数。系停饮受凉之症。以致周身疼痛，胸膈满闷。昨服过疏解、除湿、拈痛等汤，外凉微解。惟饮热过盛，有时抽搐。此由气滞不能化饮所致。今用苏合丸半丸，姜汁调服。

按语：三阿哥下大格格气滞饮停，时有抽搐，急则治其标，故以《局方》苏合香丸祛风化痰、行气止痛。

**四七汤加味祛湿化痰、行气止痛，疗三阿哥下大格格里滞未净**

（嘉庆十九年九月）初六日，**王文彬、张永清**请得三阿哥下大格格脉息弦缓。系气滞受凉之症。服药以来，腰腿酸痛渐减。惟胸胁胀满，有时疼痛，此由里滞未净所致。今议用四七调中汤，晚服一贴调理。

苏梗二钱　茯苓三钱　桔梗二钱　山楂三钱（炒）　半夏曲三钱　瓜蒌二钱　陈皮二钱　神曲三钱（炒）　厚朴二钱（姜炒）　枳壳二钱（炒）　槟榔二钱　香附三钱（炙）　引佛手一钱。

按语：该日三阿哥下大格格气滞饮停之症减轻，故治以《金匮要略》四七汤加味，祛湿化痰、行气止痛。

**香砂养胃丸和中祛湿，善后调理**

（嘉庆十九年九月）初七日，**钱松、张永清**请得三阿哥下大格格脉息和缓。系气滞受凉之症。服药调理，诸症俱减。今议用香砂养胃丸，每早服三钱，白开水送下，缓缓调理。

按语：该日诸症均减，治以《沈氏尊生书》香砂养胃丸，健脾和胃、化湿理气，善后调理。

**普济消毒饮解毒利咽，疗痰热过盛，咽喉肿痛**

（嘉庆二十二年三月）二十六日，**张永清、王殿安**请得二福晋脉息滑数。原系肝胃素有痰热，外受风瘟之症，初起肢体酸软，左咽赤肿作痛，渐致左项颐漫肿，用药调治，微得汗解，肿痛渐消。惟右咽宣起，此由痰热过盛所致。今议用普济消毒饮，午服一贴，外吹红胃散调理。

防风一钱五分　荆芥一钱　桔梗二钱　赤芍一钱五分　酒连一钱　酒芩二钱　花粉二钱　银花二钱　元参二钱　连翘二钱（去心）　黑栀一钱五分　马勃二钱　板蓝根一钱五分　牛蒡二钱（炒，研）　甘草一钱（生）　引用芦根二把。

按语：该日疗二福晋咽喉肿痛一症，治以《东垣试效方》普济消毒饮化裁。

### （三）善治妇疾

张永清所疗妇科疾病，以妊娠恶阻或产后恶露不畅居多。如道光三年（1823）十二月孝全成皇后妊娠三月，湿热伤于营分，现腰腹坠胀、时有疼痛之症，张氏先后治以除湿安荣汤、胶艾四物汤清热祛湿、养血和营。孝全成皇后半产后，恶露不畅，张氏先后治以生化汤、活瘀定痛汤、加味芎归汤合失笑散活血祛瘀、行气止痛。道光六年（1826）九月静贵妃产后恶露不畅，张氏仍治以生化汤加味；次日因静贵妃外感风凉，改用荆芩四物汤、条芩四物汤、柴胡四物汤和血行气，兼解表散邪；随着恶露畅行，腹痛减轻，其又以香砂养荣汤调治。疗祥妃产后恶露不畅，张氏亦先后治以生化汤、当归行瘀汤化裁。可见，张氏疗妊娠或产后恶阻，多以生化汤、四物汤化裁，活血行气、祛瘀止痛为其主要治法。

张永清还曾为孝全成皇后拟熏洗方（苦参四两、蛇床子一两，熬汤熏洗），盖因患者恶露不畅而现阴部瘙痒或疼痛之症，以该方煎汤熏洗，可祛湿止痒、杀虫止痛。静贵妃产后，因外感风凉而皮肤瘙痒，张氏治以白矾、黄连各五钱，研面装布袋内扑之，局部外用以燥湿止痒。此外，张氏还拟回乳代茶饮[川芎一钱五分、生地炭四钱、红花二钱、当归五钱（酒洗）、枯芩一钱五分、麦芽五钱（生炒各半）、赤芍二钱、川牛膝三钱、甘草八分（生），引用荷梗七寸、菊花二钱]疗静贵妃产后乳房微胀。

**胶艾四物汤和血安胎，疗全妃脉妊娠三月，湿热伤于荣分**

（道光三年十二月）初二日丑刻，张永清、王泽溥、郝进喜请得全妃脉息弦涩。系居经三个月，因湿热伤于荣分，以致腰腹坠痛，有时烦躁，荣分微行。今议用胶艾四物汤调理。

阿胶三钱　艾叶一钱五分（炒黑）　当归四钱　川芎二钱　白芍二钱（炒）　熟地炭五钱　苎麻根三钱　续断三钱　杜仲三钱（盐水炒黑）　地榆炭三钱　香附炭三钱　升麻炭一钱　　引用杏仁衣炭三钱。

按语：该医案全妃“湿热伤于营分”，“荣分微行”，有恶露之象，故治以胶艾四物汤加补益肝肾、固冲安胎之品。诸药炭用，取止血固冲之意。杏仁降气润肠，以之为引，盖全妃因荣分湿热而大便不畅。

**生化汤化瘀生新，疗全妃半产恶露不畅、腹胁疼痛**

医案1：（道光三年十二月）本日张永清、王泽溥、郝进喜请得全妃脉息缓涩。系居经三个月，湿热伤于荣分，半产之症。以致腹胁疼痛，恶露渐行。今议用生化汤调理。

川芎二钱　桃仁三钱（炒去皮尖）　山楂炭三钱　全当归八钱　红花一钱五分　香附米三钱（炙）　炮姜五分　益母草三钱　泽兰二钱　制草八分　　引用

老酒、童便各半钟，兑服。

医案 2：（道光三年十二月）本日亥刻，**张永清、苏钰、王泽溥、郝进喜**请得全妃脉息弦涩。系半产后恶露未畅，瘀血停滞作疼。今议用活瘀定痛汤调理。

全当归八钱　元胡三钱（醋炒）　炮姜炭八分（研）　桃仁三钱（研泥）　青皮二钱（醋炒）　益母草三钱　红花二钱　川芎二钱　香附米三钱（醋炒）　蒲黄三钱（生）　五灵脂三钱　山楂炭八钱（研）　醋炒大黄一钱五分　　引用童便、老酒各半钟，兑服。

按语：医案 1 方以《傅青主女科》生化汤增红花、益母草、泽兰、山楂、甘草而成，活血祛瘀、通经止痛，兼能行气、和胃。医案 2 方以生化汤合《局方》失笑散，增元胡、青皮、香附、红花、益母草，行气活血、散瘀止痛之力尤大。

**荆芩四物汤、条芩四物汤、柴胡四物汤，疗静嫔产后恶露未畅、外受风凉**

医案 1：（道光六年九月）二十五日，**张永清、苏钰、崔良玉、赵汝梅、郝进喜、李奎英**请得静嫔脉息浮数。系产后恶露未畅，外受微凉之症。以致头疼身热，口干胸满，腹胁胀痛。今议用荆芩四物汤，午、晚二贴调理。

荆穗二钱　川芎一钱五分　泽兰叶二钱　丹皮一钱五分（炒）　条芩二钱（酒洗）　次生地三钱　益母草三钱　炒黑栀二钱　全当归五钱（酒洗）　赤芍一钱五分　木通一钱五分　楂炭五钱　　引用豆淋酒一酒盅，兑服。

医案 2：（道光六年九月）二十七日，**张永清、苏钰、崔良玉、鲁桓、郝进喜、叶元德**请得静嫔脉息弦缓。系产后恶露未畅，外受微凉。昨服荆芩四物汤，表凉已解，恶露畅行。今议用条芩四物汤，一贴调理。

条芩三钱　全当归五钱（酒洗）　川芎一钱五分　泽兰叶二钱　丹皮二钱（炒）　益母草五钱　木通一钱五分　炒栀子一钱五分　楂炭五钱　赤芍一钱五分　次生地五钱　　引用童便一杯，兑服。

医案 3：（道光六年九月）本日申刻，**张永清、赵妆梅、郝进喜、李奎瑛**请得静嫔脉息浮数。系产后复受风凉之症。以致周身疼痛，头闷胸满，发热口渴。今议用柴胡四物汤，一贴调理。

银柴胡一钱五分　当归三钱（酒洗）　丹皮二钱　焦曲三钱　条芩三钱　赤芍一钱五分　骨皮三钱　陈皮二钱　大生地五钱（酒洗）　荆穗炭一钱五分　川芎一钱五分　甘草六分（生）　　引用老酒半盅，煎服。

按语：静嫔于本月二十四日产后恶露未畅，腹胁胀痛，治以生化汤、失笑散加味，散瘀通经、行气止痛。近几日因外感风凉，遂停用生化汤，易以四物汤加解表疏邪、清热祛湿、散瘀通经之品。医案 1 方以四物汤补血和血，泽兰、益母草、木通、豆淋酒活血散瘀、通经止痛，丹皮清热散瘀，黄芩、栀子清热燥湿，楂炭和胃散瘀，荆芥穗疏风解表。次日外感已解，故减荆芥穗；豆淋酒易为童便，取其活血散瘀兼滋阴降火之功。医案3外感、血热气滞之象加重，故减活血通经之品，增银柴胡、地骨皮入血分以凉血散瘀，陈皮、神曲健脾和胃、助调和营卫，荆芥穗解表散邪，生甘草清热解毒，兼益气和中。

### （四）病重病危，皆用生脉

生脉饮用于病重救治或临终抢救，乃清太医院医家诊疗之惯例，张永清亦不例外。其以旨诊御医身份参与了对嘉庆朝大阿哥抽搐、烦躁的救治，以及对道光朝大阿哥福晋的临终抢救。嘉庆朝大阿哥病情较重，阴分耗伤，现烦躁、抽搐、夜不得寐之症，有阴阳离决之势，张氏治以生脉饮益气养阴，调和阴阳。道光朝大阿哥福晋因痨瘵日久，气血亏虚，加之外感暑湿，耗气伤阴，有脱败之势，张氏治以生脉饮益气养阴，防气阴脱散。

**生脉饮养阴益气，防大阿哥福晋暑热耗气伤阴**

（道光七年五月）二十七日，**张永清、苏钰**请得大阿哥福晋脉息虚数。原系气血两亏，痨瘵之症。以致形羸气怯，咳嗽痰喘，肚腹溏泻。此由脾虚不能健运，气不胜暑所致。今议用益阴止嗽饮，午、晚二贴调理。

沙参八钱　知母三钱（炒）　归身四钱（土炒）　桔梗二钱　麦冬四钱（去心）　茯苓三钱　白芍二钱（炒）　百合三钱　原生地八钱（土炒）　扁豆三钱（炒）　山药三钱（炒）　川贝母三钱　　引用红枣肉二枚。

本日，**张永清、苏钰**请得大阿哥福晋生脉饮。

沙参一两　麦冬五钱　五味子一钱（蜜炙）　　引益元散三钱。

按语：疗道光朝大阿哥福晋痨瘵一病，该医案治以养阴益气止咳为主，辅以生脉饮、益元散化湿消暑，增方药养阴益气之功。

### （五）生活调摄，方药调理

张永清尚注重通过生活、起居调摄防治疾病。如孝全成皇后、静贵妃、祥妃等患者妊娠期间，虽饮食、起居均如常，未有特殊不适，张氏仍嘱其“相宜慎重调理”，或偶为患者拟代茶饮方调服。孝全成皇后妊娠初期，周身酸懒、时有恶心，张氏仍强调“不必服药，相宜慎重调理”。

凡需以汤剂、饮剂治疗之病证，一旦病证减轻，张氏随即易为代茶饮、丸药调治。病证较轻者，若需服药，其亦首用代茶饮、丸剂调服。如嘉庆十九年（1814）九月疗玉贵人气血亏虚，筋脉拘挛，先治以益气养荣汤、舒筋养荣汤补益气血，辅以二神代茶饮（茯神、神曲）健脾和胃；症状减轻后，遂停用汤药，单以二神代茶饮调服。孝全成皇后妊娠期间，肝脾湿滞，少腹微痛，因症状轻微，张氏投以和肝养荣丸调治，并强调：“俟痛后不必服药”、“相宜慎重调理”，期间偶用代茶饮方调理。以上皆为张氏注重生活起居调摄、药物调理之实例。

**和胃代茶饮清热和胃，除孝慎成皇后湿热余邪**

（道光四年正月）十六日，**张永清、苏钰、王明福、郝进喜**请得皇后脉息和缓。诸症俱好，宜止汤剂。议用和胃代茶饮，随意代茶调理。

神曲三钱（炒） 山楂三钱（炒） 麦冬三钱（去心） 麦芽三钱（炒） 竹茹三钱 灯心一钱 水煎代茶。

按语：孝慎成皇后近半月饮热内停，外感风凉，现头疼身痛、胸满腹痛等症。先后治以羌活正气汤、羌防冲和汤解表清里，和肝化饮汤、和肝导滞汤、清热化滞汤清热祛湿、理气和中。该日诸症减轻，遂停用汤剂，易为和胃代茶饮调服。方中焦三仙和胃健脾，麦冬养阴清热，竹茹清热和胃，灯心草清热利湿。诸药合用，既清湿热余邪，又助和胃健脾，顺胃腑和降之性。

**和肝养荣丸和肝健脾，疗孝全成皇后肝脾不和、湿滞腹痛**

医案1：道光四年八月二十五日，**赵汝梅、赵永年、郝进喜**请得全贵妃脉息弦滑。系荣分五个月未行，饮食如常，起居安和，似有妊娠之象。惟肝脾湿滞，少腹时有微痛。今议用和肝养荣丸，缓缓调理。

当归一两五钱（土炒） 白芍八钱（炒） 川芎四钱 大生地一两五钱（酒泡） 条芩八钱 香附一两五钱（童便炒） 白术一两（土炒） 茯苓一两五钱 缩砂五钱 柴胡四钱（醋炒） 薄荷一钱 甘草三钱（生炙各半） 共为细末，炼蜜为丸，如桐子大，每服三钱，荷蒂煎汤送下。

医案2：（道光四年八月）二十六日，**张永清、苏钰、赵汝梅、赵永年、郝进喜**请得全贵妃脉息弦滑。系妊娠已进五个月，饮食起居如常，惟少腹有时微痛，此由肝脾湿滞所致。今暂服和肝养荣丸，俟痛后不必服药，相宜慎重调理。

按语：和肝养荣丸由八珍汤、逍遥散化裁而成。孝全成皇后妊娠期间，略有肝脾不和，湿滞腹痛，故以该药缓慢调理，奏补益气血、疏肝理气，健脾祛湿之效。

**麦橘代茶饮养阴清热，疗孝全成皇后肝肺余热**

（道光四年十二月）十二日，**张永清、崔良玉**请得全贵妃脉息和缓。系妊娠肝胃热盛，感受风凉之症。昨服芩术六合汤，表凉已解。惟肺热稍有咳嗽，今议用麦橘代茶饮调理。

麦冬三钱（去心） 枳壳一钱（炒） 橘红一钱五分 桔梗二钱 羚羊一钱 甘草四分（生） 引用秋梨三片。

按语：孝全成皇后妊娠六月，肝胃热盛，一日前复感风凉，现头身疼痛、烦热胀满之症，治以芩术六合汤解表散寒、养肝清热、祛湿安胎后，诸症减轻，故该日以代茶饮调服，养阴清热，调和脏腑。方中麦冬、秋梨清热养阴，桔梗理肺止咳，枳壳行气和胃，陈皮理气祛湿，羚羊角平肝清热，甘草清热解毒、益气健脾、化痰止咳。

## 栾泰——随症缓施，善于治肝

栾泰，嘉庆、道光、咸丰、同治四朝御医，生卒不详，顺天大兴（今北京大兴县）人。栾泰于咸丰、同治年间晋升为太医院院使，是参与咸丰帝临终救治的主要御医。

栾泰任职太医院院使期间，御医李德立、庄守和分别为左、右院判。《清宫医案研究》载有栾泰于嘉庆十五年（1810）诊疗四阿哥肺胃滞热咳嗽之症，同治三年（1864）一至二月诊疗福嫔胁胀、咳嗽之症。《清宫处方记录簿》载有同治四年（1865）栾泰为乾清宫总管张文亮诊疗治案。由此推断，栾泰在清太医院供职长达50余年，这在清太医院纵横数百位御医中，再无二人。

《清宫医案研究》载有栾泰为嘉庆朝四阿哥、六公主，道光朝道光皇帝、静贵妃、琳贵妃、常贵人、云贵人，咸丰朝咸丰皇帝、贞贵妃、福嫔，以及多位阿哥、格格、福晋请脉记录，从中不难探知其偏好性味平和、功效稳妥的用药特点。如道光二十九年（1849）十月疗四阿哥福晋"血分素亏"、月经延期一案，栾泰指出"补则壅气，泻则伤阴，立平和之药，随症缓施"，拟和肝调血饮缓慢调理。咸丰二年（1852）六月初三日疗贞贵妃闭经治案，栾泰强调："寝食平和，诸症俱减，惟荣分闭塞日久，不能速下，急治则伤中气，宜用缓攻化解之法。"初五日其又强调"冲任之脉闭塞，不能即开，破血汤剂不可多服"，施活血调荣饮后，易用活血通经丸缓慢调服。

**清肝饮"因势利导"，疗云贵人痰滞郁结**

（道光三十年七月）二十九日，栾泰、纪振纲请得云贵人脉息弦滑。饮食精神平和。惟夜间尚有抽掣。此由肝胆之中痰滞郁结未净，至夜气归五脏，则邪正交争而病作。然症在阴分，不可急攻，须用因势利导之法，缓为调治。今议用清肝饮一贴，匀二次服。

钩藤二钱　羚羊角二钱　僵蚕二钱　山甲五分（研）　川郁金一钱五分　陈皮二钱　　引用牛黄抱龙丸一丸（冲）。

按语：因素有情志不舒，云贵人常肝郁化热，热扰经络而筋脉掣动、抽搐。该日栾泰强调"症在阴分，不可急攻，须用因势利导之法，缓为调治"，体现了其注重用药平和、功效稳妥的诊疗特点。

**常服活血通经丸，疗贞贵妃闭经**

医案1：（咸丰二年六月）初二日，栾泰请得贞贵妃脉息滑缓。诸症俱减，惟荣分闭塞，经脉不通。今用活血调荣饮，早服一贴调理。

益母草三钱　泽兰二钱　归尾二钱　赤芍二钱　香附二钱　川郁金二钱　元明粉一钱　代赭石三钱　红花一钱　生地炭三钱　　引用桃仁一钱。

医案2：（咸丰二年六月）初四日，栾泰请得贞贵妃脉息滑缓诸症俱减，寝食平和，惟血分滞涩。今照方活血调荣饮，午服一贴调理。

益母草三钱　川郁金三钱　泽兰三钱　延胡索三钱（炒）　归尾二钱　香附三钱　元明粉一钱五分　代赭石三钱　红花一钱五分　青皮二钱　　引用桃仁二钱。

医案3：（咸丰二年六月）初五日，栾泰请得贞贵妃脉息滑缓。寝食精神俱好，惟荣分未行，然滞血积留，冲任之脉闭塞，不能即开，破血汤剂不可多服。今照原方活血调荣饮午服一贴调理，另配活血通经丸常服。

活血通经丸方

益母草四钱　番红花三钱　归尾三钱　川芎二钱　延胡索三钱（炒）　元明粉五钱　酒军四钱　川郁金三钱　香附三钱　桃仁三钱　泽兰三钱　丹皮三钱

共研细末，炼蜜为丸，梧桐子大，朱砂为衣，每服二钱，空心白水送下。

按语：贞贵妃（即慈安皇太后）因肝气郁结、气血凝滞而闭经。栾泰初二至初五日连续治以活血调荣饮行气活血、破结散瘀。然其于初五日强调"破血汤剂不可多服"，拟以活血通经丸常服，缓慢调治，体现了其注重方药平和，善随症缓施的治疗特点。

### （一）疗外感，辛散解表，方药平和

栾泰治疗外感风寒（风凉），多以《医宗金鉴》杏苏饮化裁，善用羌、防、苏、葛、前胡等辛温平和之品解表散邪。因风凉（风寒）易入里化热，外感邪气易与滞热宿疾夹杂，成内外合邪、外寒里热之症。故栾氏临证常于辛温解表之品中，佐用辛凉透散之鲜芦根、连翘、牛蒡等，寒热并用，助药解表透邪，兼清散内热。

栾泰治疗内外合邪，善抓主症，强调以治疗主症为先：外感为主症者，以解表为先；内伤为主者，以清里为要。这与《伤寒论》先救其"急"的诊疗思想一脉相承。

治疗外感暑邪，栾泰善用三物香薷饮、二香汤、益元散化裁，解表消暑、化湿和中。

**疏风清热饮解表清里，疗六公主外寒内热**

（嘉庆十五年）十二月初十日，栾泰请得六公主脉息滑数。系内停滞热，外

受风凉之症。以致发热身痛，头晕口干，此由表里不清所致。今用疏风清热饮一贴调理。

羌活二钱 葛根二钱 防风二钱 陈皮一钱 连翘二钱 牛蒡二钱 楂炭三钱 桔梗二钱 前胡一钱五分 甘草五分（生） 引用芦根五把。

按语：风寒外束，营卫不和，故发热头痛；热邪上扰，故头晕口干。方中辛温之羌、防、前胡、葛根，辛凉之连翘、牛蒡子，寒温合用，解表兼透散内热。桔梗宣肺以助解表；陈皮理脾健脾，山楂和胃健脾，二者合用，有调和营卫之功；甘草健脾和中，调和诸药。以芦根为引，清散滞热。

**杏苏饮、清肺化滞汤内外分治，疗四阿哥外感风寒、饮热内停**

医案1：道光二十八年十一月三十日，栾泰请得四阿哥脉息浮数。系外感风寒，肺热停饮之症。以致发热恶寒，头疼身痛，胸满咳嗽，内热口干。今宜先解表邪，并通肺气。用羌防杏苏饮，午服一贴调理。

羌活二钱 防风三钱 苏梗叶三钱（各） 杏仁二钱 川芎一钱五分 橘皮二钱 瓜蒌三钱 枳壳二钱（炒） 焦曲三钱 赤苓块三钱 引用荷梗一尺。

医案2：（道光二十八年）十二月初一日，栾泰请得四阿哥脉息（和）缓。原系外感风寒，肺热停饮之症。昨服羌防杏苏饮二贴，汗已出透，表凉已解。惟肺胃饮滞未清，胸满作嗽。今用加减杏苏饮，午服一贴调理。

苏梗二钱 杏仁二钱 瓜蒌四钱 橘皮二钱 知母三钱 山楂炭三钱 焦曲三钱 枳壳三钱（炒） 赤苓块四钱 腹皮二钱 引用荷梗二尺。

本日申刻，栾泰请得四阿哥照原方减去苏梗，加酒芩二钱、熟大黄二钱，晚服一贴。

医案3：（道光二十八年十二月）初二日，栾泰请得四阿哥脉息（和）缓。表凉已清，大便亦行，诸症俱减。惟肺中饮热作嗽，肠胃余滞未清。今用清肺化滞汤，午服一贴调理。

生知母三钱 瓜蒌五钱 黄芩二钱 枳壳二钱 杏仁二钱（研） 陈皮二钱 熟大黄二钱 桑叶一钱五分 赤苓块四钱 浙贝母三钱 引用竹茹二钱。

按语：《伤寒论》91条曰："伤寒，医下之，续得下利清谷不止，身疼痛者，急当救里；后身疼痛，清便自调者，急当救表；救里宜四逆汤，救表宜桂枝汤。"即强调内外合病时，以治疗主症、急症为先。近几日疗四阿哥外感风寒、肺热饮停治案，医案1一派风寒外束、肺卫失宣之象，故先治以杏苏饮加减，解表散寒为主，此亦符合《伤寒论》"外证未解，当先解表"的治疗原则。随着外感渐解，医案2减解表药之药味、药量，增知母、黄芩、茯苓等清热祛湿和中之品。医案3因"表凉已清"，惟饮热未去、余热未清，故治以清肺化滞汤清热祛湿、理气和中。

此乃栾氏善抓主症，内外分治之实例。

**清暑化饮汤消暑和中，疗贞贵妃暑饮伤胃、肝气不和**

（咸丰二年四月）二十六日，栾泰请得贞贵妃脉息紧数。系暑饮伤胃，肝气不和之症，以致胸胁胀痛，发热呕逆，头晕身酸。今用清暑化饮汤一贴调理。

香薷一钱五分　藿香二钱　腹皮二钱　半夏二钱　木香一钱五分　厚朴二钱　砂仁一钱　延胡索二钱　青皮二钱　枳壳二钱　　引用益元散三钱。

按语：本月初贞贵妃肝胃不和、饮热内停，先后治以清肝和胃饮、清肝化饮汤、调中化滞汤，以及代茶饮、金衣祛暑丸等药，余邪未净。该日贞贵妃外感暑邪与气滞、饮湿宿疾相合，现胸胁胀痛、发热、呕恶等症。所用清暑化饮汤，以二香汤化裁。方中香薷、藿香芳香化湿，解在表之暑邪；半夏、厚朴、枳壳和中降逆，祛痰消胀；大腹皮、木香、砂仁理气醒脾，解气机失调之呕恶；青皮破气散结，延胡索活血行气止痛，除胸胁之胀满。以益元散为引，取其清暑化湿之功。该方服用二贴后，外感暑邪即消。

**（二）治内伤，善以肝论治**

栾泰治疗内伤杂病，重视女子以血为本、以肝为用的生理特点，强调调理肝脏，临证灵活应用疏肝理气、养血敛肝、清热平肝、活血散瘀等诸多治肝之法。不仅治疗胁肋胀满、月经不调、经血过多、肢体拘挛等肝脏、肝经疾病，即便是治疗胃痛、心悸等他脏病证，亦每每结合患者素有肝郁不舒、气血不调的体质特点，方药之中佐入治肝之品，以辅助对他脏疾病的治疗。如治疗嘉庆朝六公主肺胃滞热，在大队清热祛湿、理肺和胃之品中，佐白芍一味养肝缓急，以防肝胃不和，木郁扰金。治疗静贵妃血瘀气滞之胃痛，栾氏强调“荣分虽行，气血尚未通畅”，和胃健脾、理气活血之品中，增用香附一味疏肝理气，以助和胃调中。以上均为栾氏以肝论治之实例。

**理气和中汤和胃兼能疏肝，疗静贵妃胃痛**

（道光，年份不详）十月初四日，栾泰请得静贵妃脉息弦缓。原系血瘀气滞，胃痛之症。今荣分虽行，气血尚未通畅。以致有时作痛。今用理气和中汤，午服一贴调理。

香附三钱（醋制）　川芎一钱　沉香六分（研）　赤芍三钱（酒炒）　楂炭三钱　砂仁一钱　桃仁二钱（研）　陈皮二钱　熟军三钱　甘草一钱（生）　　引用生姜三片。

按语：静贵妃本月初一日“荣分方行”，气血稍有不和而胃痛、少腹胀满，先后治以调荣顺气汤、调荣和胃汤、和血养荣汤等方后，症状减轻。该医案疗静贵妃胃痛一症，栾氏结合其经行气血不畅的特点，以砂仁、熟大黄、陈皮、山楂、沉香理气和胃导滞，姜、枣调和营卫，桃仁、赤芍、川芎活血理气，佐用香附疏肝理气，助和胃止痛。

**和肝化滞汤理气散滞，疗静贵妃胸膈满闷**

医案1：（道光，年份不详）十月初六日，栾泰请得静贵妃脉息滑缓。诸症俱减。惟胸膈满闷，胃气不开。此由肝经不和，湿滞未净所致。今用和肝化滞汤，午服一贴调理。

柴胡二钱（醋炒） 半夏三钱（制） 香附三钱（醋制） 熟军三钱 茯苓三钱 枳壳二钱（炒） 陈皮二钱 赭石三钱（煅研） 五灵脂一钱（炒） 甘草一钱（生） 引用荷梗一尺。

医案2：（道光，年份同上）十月初八日，栾泰请得静贵妃脉息滑缓。诸症俱减。惟湿滞尚未畅行，今仍照原方和肝化滞汤去熟军，加生军三钱，午服一贴调理。

按语：该二则医案疗静贵妃胸膈胀闷，在和中降逆、散瘀行滞之品中，佐以柴胡、香附疏肝理气，助散胸膈之滞。

**和肝化饮汤疏肝和胃、健脾祛湿，疗琳贵妃胸胁疼痛**

（道光二十七年六月）十三日，栾泰、曹宗岱请得琳贵妃脉息滑紧。系肝胃不和，饮滞结于胸膈之症。以致胸胁疼痛，内热作渴，少寐懒食，腹中胀满。今议用和肝化饮汤，晚服一贴调理。

香附三钱（炙） 壳砂一钱 枳壳二钱 川郁金二钱 茯苓块三钱 腹皮二钱 焦曲三钱 橘皮二钱 白蔻五分 焦楂二钱 引用荷梗一尺。

按语：琳贵妃十日前“内有寒饮，外受暑湿”，现头眩、胸满、发热、恶寒、腹痛、心悸等症，经清温化饮汤、清温疏解散、清解化饮汤等方调治后，外感已解，惟饮湿停于中脘而胸膈胁腹胀满、疼痛。该日治以大队健脾理脾、祛湿和胃之品中，增用香附疏肝理气，郁金活血行气，以调和肝胃、止痛除胀。

**和肝化滞汤调和肝胃，疗琳贵妃腹满、心悸**

（道光二十七年六月）二十日，栾泰、曹宗岱请得琳贵妃脉息渐缓。疼痛已止。惟腹满、心悸，此由肝胃不和，饮滞未净所致。今议照原方和肝化滞汤，加麦冬三钱，午服一贴调理。

制香附二钱 醋柴胡一钱五分 当归三钱 白芍三钱（炒） 赤苓块三钱（研） 壳砂一钱五分（研） 山楂炭三钱 枳壳二钱 陈皮二钱 蒌仁三钱 麦冬三钱 引用荷梗一尺。

按语：该医案疗琳贵妃饮湿内停，腹满、心悸之症，栾氏结合其素有气血郁滞、肝胃不和的体质特点，将病机归为“肝胃不和”，治以疏肝理气、养血和肝与健脾和胃、化湿和中并重，亦体现了栾氏重视以肝论治的诊疗特点。

### （三）生活调摄，药物调理

栾泰既注重饮食、起居调摄，常嘱患者“避风调理”、“饮食调理”，又常于疾病后期，采用代茶饮或成药调理脏腑，扶正祛邪。如道光八年（1828）静贵妃妊娠七月，栾氏等御医嘱其“相宜慎重调理”，并给予八珍养荣丸调服，补益气血，安胎固元。道光二十七年（1847）七阿哥接种天花治案，“痘疹”十二朝后，因“正气未复”、“湿热未净”，栾氏先后施以沙参麦冬代茶饮、益气代茶饮、清热代茶饮、银花代茶饮调服。十日后，因“诸症俱好”，遂“相宜止药，饮食调理”。同治二年（1863），栾氏以清肺化痰汤疗福嫔肺气不清、痰热郁滞而声哑作嗽、胸满心悸之症，四日后易为清肺和肝丸调服，且嘱其“相宜避风调理”。以上均为栾氏注重生活调摄、药物调理之例。

**养荣通经丸养血通经，疗四福晋血亏经闭**

（道光二十八年九月）初八日，栾泰、张世良请得四福晋脉息弦缓。诸症俱减。惟血亏经闭不通，宜暂止汤剂，拟配养荣通经丸，常服调理。

当归尾八钱　赤芍五钱（酒炒）　益母草六钱　香附米五钱（炙）　川郁金三钱　元胡四钱　生蒲黄五钱　生卷柏三钱　桃仁三钱（炒）　红花二钱
共为极细面，蜜丸梧桐子大，每服二钱，朱砂为衣，白水送下。得丸二钱一服，三十八服。

按语：四阿哥福晋素有血虚内热，经络不畅，稍遇外感，便会引动内风而反复抽搐。近二日经期已至，然因血虚而经闭不通，故停用汤剂，易为丸药缓慢调理，以防破血伤气而血益亏。

**清肺和肝丸调服，兼避风调理，疗福嫔痰热余邪**

（同治三年）二月初二日，栾泰、蔡钟彝请得福嫔脉息滑缓。诸症俱减，惟肺中痰热未净。今照原方清肺化痰汤改用瓜蒌五钱、酒军一钱，今明二贴，另配清肺和肝丸常服，相宜避风调理。

清肺化痰汤

桔梗三钱　牛蒡子三钱　桑叶三钱　瓜蒌五钱　浙贝三钱　天冬三钱　橘红二钱　知母二钱（炒）　半夏二钱　杏仁二钱　酒军一钱　　引用秋梨三片。

清肺和肝丸一料十八服。

天冬三钱　知母三钱（生）　瓜蒌五分　枳实三钱（小）　浙贝五钱　黄芩四钱　制香附四钱　桑皮三钱（生）　桔梗五钱　橘红四钱　制半夏四钱　牛蒡四钱　　共为细末，蜜丸，绿豆大，每早晚各服三钱，白开水送下。

按语：福嫔素有情志不舒、饮湿内停，近三月反复外感风寒，郁而化热，引动痰湿，现胸脘胀满、咳嗽等症，先后服用疏解化饮汤、清热化滞汤、和中调气饮、调气化饮汤、止嗽化饮汤调治。该日诸症减轻，余邪未净，栾泰等御医拟汤剂二贴调治后，易为丸剂调理，缓慢收效。嘱“相宜避风调理”，以防外邪引动痰热，促进病愈。

**沙参麦冬代茶饮清热养阴，疗七阿哥痘疹余热**

医案1：道光二十七年四月二十一日，栾泰、俞秉忠、白凌云、高永茂请得七阿哥喜痘十二朝、脉息和平。寝食如常，精神清爽。惟正气未复，皮肤尚有湿热。今议仍用沙参麦冬代茶，相宜饮食调理。

医案2：（道光二十七年四月）二十二日，栾泰、俞秉忠、白凌云、高永茂请得七阿哥脉息和平。饮食精神俱好。惟皮肤作痒，此由气血未复，经络湿热未净所致。今议用益气代茶饮加减调理。

麦冬五钱　沙参三钱　元参二钱　赤苓块三钱　丹皮二钱　　水煎代茶。

医案3：（道光二十七年四月）二十五日，栾泰、俞秉忠、白凌云、高永茂请得七阿哥脉息和平。饮食精神俱好。痘痂次第渐落，作痒已止。正复邪退之象，惟稍有余热。今议用清热代茶饮，一贴调理。

麦冬三钱　连翘一钱五分　木通一钱　元参一钱五分　次生地二钱　　水煎服。

按语：七阿哥生于道光二十年，时年七岁。痘疹十二朝后，正气尚虚，余邪未清，遂施用代茶饮调理。医案1治以沙参麦冬代茶饮养阴清热，兼顾饮食调理。医案2所用益气代茶饮，方中麦冬、沙参、玄参清热养阴，茯苓健脾祛湿，丹皮凉血散瘀。医案3正复邪退，稍有余热，故治以增液汤养阴增液，连翘清热散邪，木通清热通滞。

**代茶饮润肺止咳，疗四阿哥肺之余热**

（道光二十九年十二月）十七日，栾泰、纪振纲请得四阿哥脉息和缓。诸症俱好。今议用代茶饮调理。

秋梨半个（去皮核）　柿饼一个（去蒂）　　水煮代茶。

按语：四阿哥禀赋不足，体质较弱，近二十日反复外感风凉兼内有滞热，先后服用荆防杏苏饮、疏解调中饮、清解化滞汤等解表清里。该日诸症俱好，惟肺之余热未清，故治以秋梨、柿饼水煮代茶，养阴润燥止咳，缓慢调理。

## 冯钰——强调“瘟”邪，善论饮湿

冯钰，咸丰、同治年间御医，生卒、籍贯不详。

《清宫医案研究》载有冯钰为玟妃、祺妃、福嫔、禧嫔、吉嫔、钟郡王请脉的记录。观其治案可知，冯钰临证强调久病成“瘟”，认为滞热、饮湿、饮热等邪蕴结日久，若遇外感，引动伏邪，内外邪气相合，日久则成“瘟”。此外，冯氏还善论饮湿、饮热致病，临证用药，重视清热祛湿、调和肝胃。

### （一）疗外感风寒，辛散解表，兼顾饮湿

纵观清宫医案中外感脉案，针对患者外感风寒（风凉），兼有脏腑郁热或饮热、湿热者，多以辛凉、辛温之品合用。内热较盛者，治以辛凉为主，辅用辛温散邪之品。单用辛凉之品疏表透邪者亦有之。

冯钰亦是如此，其治疗外感风寒（风凉），善用荆防败毒散化裁。盖因该方药味平和，解表散邪兼能益气固表、祛湿化饮，契合患者体质较弱、素有饮湿或湿热内停的病理特点。

疗外感暑邪，冯钰常用二香汤、六一散化裁，解表消暑，兼清热祛湿。

**疏风化饮汤、清热化饮汤，外解风凉，内清饮热**

医案1：同治六年二月二十二日，冯钰请得玫妃脉息浮弦。原系内停饮热，外受风凉之症。以致头痛，发热恶寒，身肢作痛，胸胁满闷，咳嗽痰盛。今用疏风化饮汤，晚服一贴调理。

羌活一钱五分　防风一钱五分　苏叶一钱五分　香附三钱　苍术一钱五分　杏仁二钱　陈皮二钱　茯苓三钱　枳壳二钱　木香五分（研）　甘草五分　引用生姜三片。

医案2：（同治六年二月）二十三日，冯钰请得玫妃脉息滑数。原系内停饮热，外受风凉之症。昨服疏风化饮汤，表邪渐减，症势渐解。惟咳嗽痰盛，胸胁牵引作（痛）。此由湿热尚盛所致。今用清热化饮汤，晚服一贴调理。

苏叶一钱五分　防风一钱五分　香附二钱　砂仁一钱五分　赤芍二钱　抚芎二钱　栀子二钱　桔梗一钱五分　陈皮二钱　半夏二钱　杏仁一钱五分　焦三仙三钱（各）　厚朴一钱五分　赤苓三钱　引用生姜二片。

按语：风凉外束，正邪相争，经脉不舒，故发热恶寒、头身疼痛；饮热内阻，内外合邪，故胸胁满闷、咳嗽痰盛。医案1治以疏风解表为主，辅用和中化饮之品。方中羌、防、苏叶解表散寒，兼祛饮湿；陈皮、苍术、杏仁、枳壳理肺脾之气、燥湿化痰；香附、木香调肝脾之气，茯苓健脾祛湿，甘草健脾益气、调和诸药；以生姜为引，解表散寒，温化饮湿。次日外感减轻，饮热较盛，故减解表之羌活，增栀子、半夏、川芎等清热化饮、行气散瘀之品。

**二香汤消暑化饮，疗玫妃外感暑邪、饮热内停**

（同治六年）六月二日未刻，冯钰请得玫妃脉息浮弦。内停饮热，外（受）暑邪。以致胸满气道壅结，头晕心悸，身肢酸软，左胁微痛。此由湿饮内蓄，表凉

外束所致。今用二香饮，即服一贴调理。

香薷一钱五分　紫厚朴二钱（制）　黄连八分　苏叶二钱　香附三钱（制）陈皮三钱　赤苓三钱　泽泻四钱　六一散二钱　　引用生姜三片。

按语：暑邪耗气伤阴，饮热阻遏气机，故头晕心悸、身肢酸软、胸满胁痛。治以二香汤、六一散化裁，解表消暑，清化饮热。方中香薷、六一散消暑祛湿，厚朴、苏叶行气化湿，黄连、香附调和肝胃、清热祛湿，陈皮理气健脾，茯苓、泽泻清利湿热，生姜解表散邪、温化饮湿。

### （二）强调“瘟”邪致病

患者内有饮热、饮湿、滞热宿疾，若复感外邪，内外合邪，症状较重时，冯钰常以“瘟毒”、“风瘟”、“瘟”邪论之。结合医案可知，冯氏所论之瘟邪，其义有二。一为外感疫疠之气侵袭机体，迅速入里化热，实热内盛，气血壅滞，表现为恶寒发热、口干咽燥、咽喉肿痛、胸满咳嗽、烦躁不寐、头身疼痛，甚至精神萎靡、昏厥等症。这相当于现代医学中的急性呼吸系统细菌或病毒感染。如同治三年（1864）三月，祺妃外感“瘟邪”，毒热蕴结，腮颐宣肿，咽喉疼痛，即为此属。

二为外感风寒、暑热邪气留而不去，与滞热、饮湿、饮热等宿疾相合，内外合邪，郁结日久而成“瘟”，亦会表现为胸膈满闷、咽喉肿痛、肢体酸痛、头目眩晕等症，但症状相对较轻。如同治二年（1863）十一月，福嫔因“停饮夹瘟”而恶寒发热、头痛、肢节酸疼、中脘作痛，冯氏论其病机为“湿饮内郁，风凉外束所致”，治以疏解化饮汤解表散寒，温化水饮。同治三年（1864）十一月二十日，福嫔“肝肺积热停饮，外受风瘟”，冯氏于次月十七日脉案论其病机为“瘟毒郁于里，风凉束其表”，二十五日论其机为“饮热内蓄，风凉外束”，二十六日论其病机为“风凉致于腠理，湿热伏于荣中”。分别采用疏解清瘟饮、疏解清热饮、疏解化饮汤调治。可见，福嫔“瘟邪”之本质，乃外感风凉与饮热合邪而成。

冯钰所论述“瘟毒”、“风瘟”、“瘟”邪之病因病机和瘟疫学派不尽相同，其治法、用药亦较为灵活，临证或辛温解表、清热化饮，或轻灵透表、清热祛湿，或调气化滞、清热解毒，等等，皆随病证的不同而灵活变化。此乃冯氏临证论治内外合邪的一个重要特点。

**疏解清热饮、清热化滞饮，疗肝胃滞热、外受风瘟**

医案1：（咸丰十一年）十一月初八日，**李德立、冯钰**请得吉嫔脉息弦数。系肝胃滞热，外受风瘟之症。以致牙根肿痛，项侧宣肿，有时憎寒。今议用疏解清热饮一贴调理。

柴胡二钱　防风三钱　白芷二钱　小生地四钱　丹皮二钱　酒连一钱五分

酒芩三钱 生升麻一钱 石膏三钱(生) 枳壳三钱(炒) 牛蒡三钱 引用薄荷一钱五分。

医案2:(咸丰十一年)十一月初九日,**李德立、冯钰**请得吉嫔脉息弦数。系内热挟温之症。以致牙龈肿痛,憎寒恶热,夜间少寐。昨服疏解清热饮,表凉已减,惟里滞尚盛。今议用清热化滞饮,午服一贴调理。

酒芩三钱 生石膏三钱 丹皮三钱 小生地四钱 酒连一钱 枳壳三钱(炒) 焦三仙六钱(共) 连翘三钱 川军三钱 引用薄荷一钱五分。

医案3:(咸丰十一年)十一月十一日,**许魁元、冯钰、李德立**请得吉嫔脉息滑数。牙龈肿痛已减,腮颊红肿亦渐消散。惟余热稍有未净,今议用清热代茶饮一贴,外吹牛黄冰苏散调理。

酒芩三钱 酒连八分 栀子三钱 焦三仙六钱(共) 次生地五钱 木通三钱 川军一钱五分 水煎代茶。

按语:《医宗金鉴·瘟疫门》云:“风瘟,冬受寒邪,复感春风而发为病也。”表明风瘟发病与季节变化关系密切。然该治案吉嫔冬日外感而成风瘟,盖夏日伏邪不去,天气转冷,若外感风凉,亦可发为本病。

风瘟邪气与肝胃滞热相合,热毒蕴结口齿,局部气血壅滞,故牙根肿痛、项侧宣肿。医案1治以宣壅散结、泻火解毒。方中柴、防、芷、蒡、薄荷解表散邪、清宣郁热,升麻引药上行,生地、丹皮凉血散瘀,石膏、芩、连清热燥湿、泻火解毒;枳壳行气消胀,与宣发之品配伍,升降相因,防散邪之品宣发太过。次日外感减轻,内热尚盛,故减疏表宣散之味;增焦三仙、川军,增和中、泻火之效。十一日诸症减轻,治以代茶饮调服、牛黄冰苏散局部外用,乃病后调理之用。

**疏解清瘟饮疏表散邪、清热解毒,疗福嫔风凉疏表、瘟毒内郁**

(同治三年十二月)十七日,**冯钰**请得福嫔脉息浮数。系停饮夹瘟之症,以致头痛恶寒,胸满干呕,咽疼身痛,烦躁,夜不能寐,此由瘟毒郁于里,风凉束其表所致。今用疏解清瘟饮,午服一贴调理。

荆穗三钱 牛蒡五钱 柴胡三钱 酒芩三钱 半夏三钱 苏叶三钱 陈皮一钱五分 枳壳三钱 桔梗五钱 元参五钱 射干二钱 甘草一钱 引用薄荷一钱五分。

按语:福嫔十一月二十日因“肝肺积热停饮,外受风瘟之症”,御医李德立治以疏解清瘟饮、疏解化饮汤、清瘟解毒丸,然余邪未去。该日因复感风凉,旧症复发,故治以疏解清瘟饮疏表散邪、清热解毒。方中荆、蒡、苏叶解表散寒;柴、芩、夏、草乃小柴胡汤之主药,转少阳枢机、清散邪热;陈皮、枳壳、桔梗宣肺降气,元参、射干清热解毒利咽;以薄荷为引,助药解表,兼清透郁热。

**疏解和肝饮疏表、解毒、行气解郁，疗福嫔肝郁夹瘟**

（同治三年十二月）十八日，**冯钰**请得福嫔脉息浮弦。系肝郁夹瘟之症，以致胸胁满痛，憎寒恶热，身肢酸疼，咽嗌作痛，干呕烦躁，夜不能寐。今用疏解和肝饮，午服一贴调理。

荆穗三钱　防风二钱　羌活二钱　枳壳三钱（炒）　桔梗三钱　元参五钱　焦三仙六钱（共）　紫苏三钱　香附三钱（炙）　青皮二钱　射干二钱　甘草八分　　引用薄荷一钱五分。

按语：该日治以疏表散邪、清热解毒，兼顾疏肝理气。方中荆、防、苏、羌解表散寒，枳、苏、桔、香附、青皮理胸肺、肝胃之气，焦三仙和胃健脾、固护胃气，射干、元参、甘草清热解毒、利咽消肿，薄荷疏风解表、宣散郁热。

### （三）善论饮湿，重治肝胃

冯钰善论饮湿、饮热致病，临证多从饮湿、饮热、湿热阐述病机。这与宫廷患者物质充裕，少有体力活动，多有情志不遂的特殊生活环境相符。饮湿易阻遏气机之升降，内蕴日久易郁而化热；湿邪具有较强的流动性，可上扰胸膈、清窍，中阻肝之疏泄、脾胃运化，下注经络关节；饮湿、饮热作为病理产物，亦会进一步影响机体水液代谢，致使病情更加错综复杂，甚则痼疾骤然加重。如冯氏强调饮湿、饮热内蕴日久，凡遇有外感风凉，多内外合邪而形成“瘟”毒之证，便是其重视饮湿、饮热致病，善以饮湿、饮热阐述病机的较好例证。因此，冯氏临证，不论是外感、内伤、新感、伏邪，还是上、中、下三焦之疾，均善强调饮湿、饮热或湿热为致病邪气，用药亦注重选用清热祛湿化饮之品。如同治六年（1867）三月玟妃外感风凉，冯氏先以疏表化饮汤治之；诸症减轻后，玟妃因正气不足而头晕乏力、纳差肢倦，又于党参、术、归、枣仁、沙参等益气养荣之品中，增用二陈汤等祛湿化痰。同治四年（1865）三月，冯氏以清热化滞汤疗祺妃“上焦郁热”，患者病情好转后，转以理气和胃汤疏肝和胃、健脾祛湿，亦体现了其重视饮湿、饮热致病，善清热祛湿化饮的诊疗特点。

因肝主疏调气机，脾胃主运化水湿，肝脾胃与饮湿、饮热内停关系密切，故冯钰选方用药，多不离肝脾胃三脏，尤重肝胃二脏，临证或主以清热祛湿化饮，兼顾调和肝胃；或饮热、湿热症状减轻后，转以肝胃论治。在疾病后期，病情向愈时，冯氏亦常用疏肝养肝、和胃健脾之成药、代茶饮缓慢调理机体，调治疾病。

**清热化滞汤、除湿拈痛汤清热祛湿、调和肝胃，疗玟妃腿膝时痛**

医案1：（同治六年）六月二十三日，**冯钰**请得玟妃脉息弦滑。诸症渐减。惟气道未畅，肝胃欠和。以致腰酸腿膝有时作痛，此由湿热尚盛，下聚于经络所致。今用清热化滞汤，午服一贴调理。

当归三钱（酒洗）　赤芍三钱　茵陈二钱　苍术二钱　酒芩三钱　焦三仙六钱（共）　枳壳三钱　川军三钱　黄柏三钱（炒）　六一散二钱　　引用灯心二束。

医案2：（同治六年六月）二十四日，**冯钰**请得玟妃脉息弦滑。诸症渐减。惟湿滞尚盛，肝胃欠和。以致身肢酸软，腰间牵引腿膝作痛，气道未畅，夜不安寐。今用除湿拈痛汤，今明晚各服一贴调理。

当归三钱（酒洗）　羌活三钱　防风三钱　苍术三钱（炒）　黄柏二钱　川军一钱五分　焦三仙六钱（共）　酒芩三钱　赤苓三钱　泽泻三钱　六一散二钱　引用生姜三片。

按语：玟妃几日前外感风凉，饮热内停，先后服用疏风化饮汤、清热化饮汤调治。医案1冯氏将玟妃腰酸、腿膝时痛之病机，归为“肝胃欠和”、湿热下聚经络。方中茵陈、芩、柏、苍术、六一散、灯心草清热祛湿，佐以当归养血、活血、止痛，赤芍凉血散瘀，焦三仙、枳壳和胃理气，川军既佐茵陈、芩、柏泻热祛湿，又助枳壳、焦三仙和胃。医案2亦以“湿滞尚盛，肝胃欠和”阐释玟妃身肢酸软、腰膝作痛等症，方较医案1减赤芍、茵陈、枳壳、灯心草，增羌、防、赤苓、泽泻、生姜，清热祛湿，兼具疏风通络止痛之功。

**清热凉血汤清热祛湿、养肝和胃，疗玟妃湿热余邪**

（同治六年六月）六月二十七日，**冯钰**请得玟妃脉息弦数。诸症渐减。惟肝胃欠和，血分有热。以致日晡微作潮热，腰腿牵引疼痛，夜间少寐。今用清热凉血汤，晚服一贴调理。

酒连八分　酒芩三钱　当归三钱　白芍三钱　次生地五钱　丹皮三钱　知母三钱　川军三钱　焦三仙六钱（共）　六一散三钱　　引用竹叶二十片。

按语：该医案治以清热祛湿、养肝和胃并重。方中芩、连、六一散、竹叶清热祛湿，归、芍、生地养血凉肝，丹皮凉血散瘀，知母养阴清热，焦三仙、酒军和胃泻热。

**和胃代茶饮、调气和中丸调服，善后调理**

（同治六年七月）初二日，**冯钰**请得玟妃脉息和缓。诸症俱好。惟胃气稍有未和，以致腹中微觉作满。今用和胃代茶饮，接服调气和中丸，常服调理。

陈皮二钱　赤苓三钱　腹皮三钱　泽泻二钱　於白术一钱（炒）　　水煎代茶。

调气和中丸一料

木香二钱　陈皮三钱　香附三钱　乌药三钱　赤苓五钱　泽泻五钱　猪苓三钱　於白术二钱（炒）　焦三仙九钱（共）　腹皮五钱　　共为细末，炼蜜为丸，桐子大，每早服二钱，姜汤送下。

按语：该日先后服用和胃代茶饮、调气和中丸调理脾胃，亦是冯氏重视调理肝胃之实例。

**（四）生活调摄，药物调理**

冯钰亦注重病后调理，强调通过生活起居调摄机体，以及成药、代茶饮调治疾病。如咸丰十一年（1861）十一月疗吉嫔肝胃滞热、外感风瘟而牙龈肿痛、项侧宣肿之症，冯氏等御医先后拟用疏解清热饮、清解化滞汤调治，症状减轻后，易以清热代茶饮、犀角上清丸调服，并嘱患者“相宜避风调理”。

善于调理肝胃是冯氏调理机体、调治疾病的一个重要特点。其常于疾病恢复期，采用代茶饮、丸药和胃清热、养肝和肝。和胃代茶饮、和肝养荣丸是冯氏最为常用的调理方药。

**凉血消风饮、疏风渗湿汤疗血热受风，和胃代茶饮兼避风善后调理**

医案1:（同治二年）十一月初三日，冯钰请得祺妃脉息浮数。系血风之症。以致身肢时起瘖瘤作痒，烦躁口干，夜不得寐。此由血热受风，湿饮溢于肌肤所致。今用凉血消风饮，午服一贴避风调理。

当归三钱（酒洗） 小生地五钱 蝉蜕一钱五分 防风三钱 苦参三钱 荆穗三钱 知母三钱 苍术三钱（炒） 丹皮三钱 赤苓三钱 泽泻三钱 引用老酒二茶匙。

医案2:（同治二年十一月）初五日，冯钰请得祺妃脉息弦数。症势渐减。惟风湿未净，以致肌肤作痒，烦热口干。此由荣卫不和所致。今用疏风渗湿汤，午服一贴调理。

当归三钱（酒洗） 小生地五钱 胡麻三钱 防风二钱 灵仙三钱 何首乌二钱 石菖蒲一钱五分 川军二钱 木通三钱 石膏三钱 甘草五分 引用竹叶三十片。

医案3:（同治二年十一月）初六日，冯钰请得祺妃脉息和缓。诸症俱好。惟胃气欠和。今用和胃代茶饮，避风调理。

於术一钱五分（土炒） 青皮三钱（醋炒） 白苓块三钱 当归三钱（土炒） 白芍三钱 甘草五分 水煎代茶。

按语：祺妃瘖瘤作痒，先治以凉血消风饮、疏风渗湿汤散风邪、清血热、祛湿热、养肝阴。诸症减轻后，治用和胃代茶饮疏肝养肝、健脾和胃，兼“避风调理”以祛除病因，避免复感。此乃冯氏注重调理之实例。

**和肝养荣丸和肝调荣、和胃健脾，疗祺妃肝血久虚，胃气欠和**

（同治五年十一月）初六日，冯钰请得祺妃脉息和缓。诸症俱好。惟元气未复，荣分不足。以致身肢酸软，有时头眩。此由肝血素亏，胃气欠和所致。今用和肝养荣汤，午服一贴。接服和肝养荣丸，每服三钱，姜汤送下，相宜避风调理。

当归三钱（酒洗）　白芍三钱　次生地五钱　萸连八分　焦三仙六钱（共）　酒芩一钱五分　炒山栀三钱　川芎二钱　醋柴胡三钱　醋青皮三钱　　引用生姜三片。

十一日初六日，冯钰请得祺妃和肝养荣丸。

当归五钱（酒洗）　白芍四钱　大生地八钱　萸连二钱　川芎三钱　焦三仙六钱（共）　醋柴胡一钱五分　醋青皮三钱　浙贝四钱　酒芩三钱　香附三钱（制）　缩砂一钱　甘草二钱　　共为细末，炼蜜为丸，桐子大，每服三钱，姜汤送下。

按语：祺妃近一月因肝胃滞热，反复胸胁胀满、腿膝疼痛，冯钰等御医先后治以和肝清热、祛湿化滞等法，症状渐轻。该日先治以和肝养荣汤调理肝胃、清热祛湿，继以丸药和肝调荣、和胃健脾，缓慢调理。且以姜汤送服、避风调理，防复感外邪，均是冯氏注重调理之体现。

## 陈秉钧——师古通今，详论病机

陈秉钧，光绪年间御医，字莲舫，号庸叟，又号乐余老人，江苏青浦（现上海青浦县）人，生于道光二十年（1840），卒于民国三年（1914）。

陈秉钧是我国近代著名的中医学家，集世医、儒医、御医于一身。陈秉钧出身于中医世家，乃家传第十九代世医，故又自称“十九世医陈”。陈氏曾祖父陈学山为满清著名外科医生，祖父陈焘，父亲陈垣，皆为名医。陈氏医术精湛，学识渊博，经验丰富，且为人善良、朴实，对病人不分贵贱，一视同仁，有济危救贫之举。

陈秉钧自幼习儒，同时跟随祖父习医，“随诊左右，尽得家传”。儒业至廪生，补生员，后“纳赀为官”，入京刑部主事，因仕途坎坷，遂归故里，潜心研习医学。因陈氏习医刻苦，博采并蓄，迨至中年，医道日渐精湛。其推崇仲景之说，精研经方，洞晓脉理，对内、外、妇、儿各科均有较深的造诣，尤其精通内、外二科。光绪年间，陈氏常悬壶济世于江浙一带，足迹遍及粤、鄂、皖、湘等地，四方求诊者毕至。因陈氏诊疗，多有奇效，故又有“国手”之称。

光绪二十四年（1898），光绪帝虚劳病情复杂，宫中御医屡治不验。经盛宣怀推荐，两江总督刘坤一、湖广总督张之洞保举，陈秉钧入京为光绪帝请脉，充任御医，值御药房事。因陈氏处方用药，平实允当，甚得光绪帝赏识，10年之内先后五次入宫为光绪帝等患者请脉，并被敕封为三品刑事荣禄大夫，赐“恩荣五召”匾作为嘉奖。陈氏为人朴实，不喜炫耀，所用处方上皆有“庸工”印，戊戌变法之后，改用“戊戌徵士”，取应召不禄之意。光绪二十六年（1900）前后，陈秉钧悬壶于上海，又因西洋医学影响日广，中医渐趋衰落，其于光绪二十八年（1902）与李平书、余伯陶等合创上海医会，光绪三十二年（1906）其又创立上海医务总会。

陈秉钧医著颇多，现存《陈莲舫先生医案》、《陈莲舫先生医案秘抄》、《医学启悟》、《御医请脉详志》、《十二经分寸歌》、《医案拾遗》、《女科秘诀大全》、《加批时病论》、《加批校正金匮心典》等多部著作。此外，陈氏医案还被《名医会诊方案》、《清代名医医案精华》、《七家会诊张越阶方案》等收录。

《清宫医案研究》载有陈秉钧为光绪帝、慈禧太后、总管李莲英、崔玉贵等患者诊疗的医案。从光绪帝起居注批注“已给陈秉钧、曹元恒看过”之语可以推断，陈氏是光绪帝较为信任的御医之一。其诊疗特点如下。

### （一）师古通今，知常达变

陈秉钧饱谙医书，通古博今，知常达变，其有“知古而不泥古，方是良医”之语，《加批时病论》亦曰：“泥古而不能通今者，迂儒也；守常而不能济变者，庸医也”。陈氏临证诊疗，既善用经典方剂，又不落窠臼，提倡“守经尤贵达变”的治学方法。著名学者丁福保对其评价甚高：“其案语之中庸，用药之渊博，于长沙之下，乃至金元四家，乃至王海藏、张隐庵诸大家之外，别开生面，全无剑拔弩张面目使病家望之生畏者，则其所学宁可量耶？”（《陈莲舫医案秘抄·序一》）。

**遵《内经》之旨，参暑热时令，论光绪帝诸症病机**

（光绪二十四年）五月初九日，臣陈秉钧请得皇上脉左右皆软，两尺尤甚。由于夏季损气，气失运行。经云：百病生于气。表虚为气散，里滞为气阻，冲和之气致偏，气火上升则耳病，气痹不宣则足病。气之所以亏者，又归肾，肾关久不为固，所谓精生气，气化神，之用有所不足。腰胯之痛有增少减，且神倦无力，心烦口渴，食物运迟，大便见溏。总合病机，按以时令，拟甘温中气，参以柔肝养心。

潞党参二钱　生白芍一钱五分　炒焦夏曲一钱五分　野於术一钱（饭蒸）　炙甘草三分　白茯苓三钱　引用桑寄生三钱、橘络五分。

按语：该医案陈氏引《内经》“百病生于气”之论，结合暑热耗气的时令特点，从气虚、肾虚角度阐述光绪帝耳鸣、腰胯疼痛、口渴、乏力、便溏等症机理。方以《局方》四君子汤甘温益气为主，白芍养肝敛肝，半夏燥湿和胃，寄生补肾通络，橘络祛痰通络，标本兼治。

### 引叶天士脾胃分治之论，疗光绪帝“半虚半实”之体

（光绪三十三年）九月十八日，臣陈秉钧、曹元恒请得皇上脉皆静软，左三部更见和平。今交霜降节令，病情减而无增，自有向安之象。惟天气寒凉，内热转为郁而不宣，所以口舌微干，欲起小泡。所有背脊胸胁串痛及时作咳嗽，并不见重。尚耳鸣脑响，头蒙足软，大便不调，或溏或结。关乎气阴有亏，气失充余，营少灌溉，种种症情属半虚半实，虚不可峻补，实只能输运诸品。时将秋末冬初，须格外调理，以冀早日康复。考东垣主脾胃，未明脾与胃之分治，因之香岩言：“胃主润、主降，脾宜升、宜运。谨拟养胃阴，和脾阳，诸恙皆可兼及。”

霍山斛二钱　炒麦芽二钱　野於术一钱（饭上蒸透）　生谷芽三钱

按语：该医案陈氏以天气转凉、“内热郁而不宣”阐释光绪帝口舌微干、欲起小泡之病因，引以叶天士脾主升、胃主降之论，采用升清降浊之法调理脾胃，疗光绪帝“半虚半实”之体。方中石斛清胃热、养胃阴，麦芽、谷芽消食和胃，白术健脾益气，组方简炼，用药灵活。

### 遵古人肾脏理论，疗光绪帝虚实夹杂之症

（光绪三十四年）五月十一日，臣陈秉钧请得皇上脉左右六部如昨，两尺细软更甚。肾为先天之本，肾家之症，虚多实少。肾为胃关，少宣行则纳食运迟也。肾司二便，少蒸化，大便不调也。且腰为肾府，耳为肾窍，仍耳蒙腰楚。现在腰痛尚可支持，两耳堵日甚一日。古贤论耳病，实者在肝胆，虚者在肝肾。肝阳不潜，由于肾水不足，所有胯酸筋跳，心烦口渴，亦关封藏为主。谨拟三才封髓丸，滋肾水、熄肝火。汪昂云：“合天地人之药饵，为上中下之调理”。其推重如是。录请圣裁。

潞党参三两　炙甘草四钱　寸麦冬一两（糯米炒）　川黄柏六钱（盐水炒）　大生地二两（炒）　阳春砂仁七钱　　右药先粗捣，再研细末，水泛为丸。每用三钱，早晚分服，亦可开水送下。

按语：该医案陈氏遵古人对肾脏病理生理的认识，从肝肾二脏，尤其从肾水不足、封藏失司阐释光绪帝之腰痛、耳蒙、心烦、口渴等症机理；治以《卫生保鉴》三才封髓丹，坚阴降火，养血益气。

### （二）善论病机，阐明治法

陈秉钧善于详述病机，穷究医理，以理论病，以此推出相应证候。因其深谙经训，善引经据典，多遵《内经》、《伤寒》之旨，临证又悉心洞察病证，故对疾病病机的论述，多精当而又有真知灼见。有人指出，陈氏医案犹如行文，具有“起、

承、转、合"的步骤特点，每则治案似乎都是一篇出色的论文[1]。从其为光绪皇帝、慈禧太后等患者的诊疗治案中，均可窥见陈氏善于详述病机，阐明治法，以此指导处方用药的诊疗特点。

**以脉测证，以证统病，合以治法、方药**

（光绪三十四年）四月初九日，臣陈秉钧、曹元恒请得皇上脉两尺见数，所以又发遗泄；两关仍弦。水亏木旺，木火内燃。上升则耳堵鸣响未见轻减；下扰则足跟痛减又滋窜腰胯；阴亏气痹，因之口觉微渴，食物运迟，大便不畅。统核诸症，合以脉情，谨拟调气和阴。

大生地三钱　钩藤勾三钱（后下）　粉丹皮一钱五分　全当归一钱五分　石决明三钱（盐炒，煅）　川续断三钱　生白芍一钱五分　霍山石斛二钱（先煎）　秦艽一钱五分　　引用生谷芽三钱、莲子心七根。

按语：该医案陈氏以脉测证，先以关弦尺数之脉象引出"水亏木旺，木火内燃"之病机，继以病机统领、阐释光绪帝之遗精、耳鸣、腰胯足跟痛、口渴、便溏诸症，最后推出"调气和阴"之治法及用药，犹如作文之起、承、转、合。

**（三）方药轻灵，功效平稳**

陈秉钧用药追求方药平和，功效稳妥，其自语："用阳药忌温燥、忌升举，为照顾阴分也；用阴药忌滋腻、忌填纳，为照顾阳分也。"清宫医案中陈氏诊疗光绪帝、慈禧太后医案，多处强调方药"煎贵轻灵，藉以清火通气"、"甘温其气，温宜除燥；滋养其阴，滋当避腻"、"只可宗古法之和剂，既不偏凉，又不偏温"等。陈氏立方，药量亦轻，多在一至二钱之间，少至五分、八分者有之，量至三钱者甚少，取诸药轻而不实、宣通通气之效，以调补机体，调和脏腑。

**清淡之剂"清上摄下，宣化中州"，疗光绪帝"上热下寒"之症**

（光绪三十四年）六月十九日，臣陈秉钧请得皇上脉左细数，关上为弦，两尺依然细软无力，右关较大。以脉言证，尺属根蒂之脉，左主水，右主火。水火不藏，数日间有梦两次，尚得不泄。肾不济心，心气通肝，左关为肝之本位，弦数未除，郁热生风，风善行而数变，游窜三焦，耳鸣不息，头蒙时晕。腰俞酸软，胯痛无力，皆关肾不涵肝所致。命门少火，不得蒸腾，厥阴浮火，转为冲动，脾胃适当其要，能食欠运，虽运而大便不实，所以右部之脉仍不见静，则为上热而下寒也。谨拟清上摄下，宣化中州，仍从轻淡之剂调理。

生白术一钱五分　金石斛三钱　黑料豆一钱五分　粉丹皮一钱二分（炒）　东白芍一钱五分　杭菊花一钱二分　宣木瓜三钱　北沙参一钱五分　制女贞二

1　何任．略论陈莲舫临诊处方之特色 [J]．浙江中医学院学报，1994，18（4）：37-38.

钱　引用炒麦谷芽各二钱、莲肉心七根。

按语：该医案陈氏将光绪帝诸症病机概括为肾虚、水不涵木，以致“上热下寒”。方中一派平和调补之品：白术、莲肉健脾养心，黑料豆、女贞子滋阴养肾，石斛、沙参养阴清热，木瓜和胃舒筋，丹皮清散瘀热，白芍养阴敛肝，菊花凉肝散热。正所谓“清淡之剂调理”，以“清上摄下，宣化中州”。药量多为一钱五分，不可谓不轻。

**疏肝和营而忌燥烈、滋腻，疗慈禧太后“木旺中亏”之症**

（光绪三十四年）六月初五日，臣陈秉钧请得皇太后脉左细涩较起，尚有弦象，右部浮大稍平，仍复带弦。合脉蓄证，肝为生生之本；昔贤云：肝体阴而用阳，肝之证借营血为养，肝之用偏气火为多，脘宇嘈杂之恙，都由厥阴不和，中焦正当其衡。考脾喜刚燥，胃喜柔润，脾不为胃而行津液，胃阴为虚，肝阴为炽，此嘈杂之所由来也。早有面部跳动，其肝之由气化风，由风化热，相因相并，气为横攻，震动有声，气为上扰，发嗳频仍，至于肢倦目重，头晕耳响，亦属木旺中亏所致。谨拟调气不用燥烈、和营不用滋腻。

西洋参一钱五分　杭菊花一钱五分　抱茯神三钱（辰砂拌）　半夏一钱五分（盐水制）　双钩藤三钱　龙齿一钱五分（煅）　北秫米一钱五分　寸麦冬一钱五分　霍石斛三钱　远志肉一钱五分　川杜仲二钱（盐水炒）　新会络一钱五分　引用鲜荷叶一角、红枣三枚、竹茹一钱五分（用玫瑰花一朵泡汤炒）。

按语：该医案陈秉钧将慈禧太后胃脘嘈杂、面部瞤动、头晕肢倦等症之病机，归于“厥阴不和，中焦正当其衡”、“木旺中亏”，并详述病机。用药强调“调气不用燥烈、和营不用滋腻”；药量多为一钱五分。此亦是陈氏临证善述病机，重视药味轻灵、功效平和之实例。

**（四）治病求本，重肝肾脾胃**

光绪帝自幼先天不足，身体孱弱，后天脾胃不和，年及弱冠即有遗精、滑精、长年咳嗽，反复盗汗、潮热等症。其年幼登基，政治失意，尤其是戊戌变法失败以后，身陷囹圄，更是情志不舒，身心交病，使得病情骤然加重。从光绪二十四年（1898）开始，几乎每日都有多位御医同时或先后为之请脉。慈禧太后为晚清实际统治者，然此时清廷内忧外患，满清政权分崩离析即在旦夕，其肝气郁结乃常理之事，加之彼时慈禧太后年已古稀，脏腑虚弱，正气亏虚。陈秉钧为二者请脉论病，多以肝肾脾胃立论。强调肝体阴而用阳，肝气易郁、肝木易旺的生理特点，厥阴之气冲克则易上扰清窍、心肺，横犯脾胃，下扰肾火；脾胃为后天之本，气机升降之枢，脾胃运化失司则后天乏源、饮湿内生，脾虚、湿蕴日久则郁热内生；肾为先天之本，肾之阴阳乃脏腑阴阳之根，肾虚则五脏皆虚。疗慈禧太后头晕、眼目不爽、腹胀、嘈杂、倦怠诸症，陈氏多从肝脾胃三脏阐释病机，强调和肝柔肝、培补脾胃。疗光绪帝头晕、耳鸣、眼胀、腰酸、遗精、腰膝疼痛、纳差等症，陈氏化繁为简，强调疏肝潜阳、补脾固肾。陈氏为光绪帝诊疗的107则医案中，多处采用调脾和胃、培补中土，养肝和肝、育阴潜阳，升清降浊，培补肾元等治法。调补之味，既可扶助正气、调理脏腑，又可健脾以助输布药液达其病所。

此外，陈秉钧尤善用参，如以西洋参养阴益气，沙参养阴生津，党参健脾益气，人参益气培元，丹参养血活血，等等。

**八珍麦味地黄汤补脾固肾养肝，疗光绪帝虚实夹杂之症**

光绪二十四年九月初三日，**卢秉政、朱焜、陈秉钧、庄守和、李德昌、范绍相**请得皇上脉息左右寸细软，左关微弦而数，右关虚数，左尺细数，右尺数而无力。证属肝肾久亏，脾胃均弱。昨夜前半夜未眠，后半夜眠不甚沉。昨晚大便一次溏条，今早大便二次稀溏，色白兼有糟粕未化。少腹气坠，有时头晕眼涩，耳鸣而塞，口渴咽干，时或作痒，咳嗽少痰，腰疼，腿膝无力，麻木空疼。神倦喜卧，小便频数，色白而少。气怯懒言，语多则牵引少腹作抽，时或牙疼口疮，手指作胀，时常恶寒，有时胸满嘈杂作呕。面色皖白，左颧色青而滞，右颧淡白。下部潮湿寒凉，夜梦闻金声则遗精或滑精，有时似滑未滑。躺卧难于转侧，不能久坐久立，不耐劳累。总由心肾不交，肝气郁结，阴不潜阳，虚热上蒸于肺，中气不足，升降失宜。至于梦闻金声遗精，此心不藏神，肾不藏精，肺不藏魄所致。治拟中培脾胃，下固肾真，上清肺气，滋养肝阴之方，以图缓效。今议用八珍麦味地黄汤加减调理。

潞党参四钱　焦於术三钱　茯苓神三钱　杭白芍三钱（炒）　怀山药三钱　干地黄三钱　川杜仲二钱　麦冬三钱（米炒）　山萸肉二钱　补骨脂一钱五分（盐炒）　菟丝子二钱（酒炒）　炙甘草一钱　　引用金石斛三钱、芡实三钱、莲子肉三钱。

按语：该医案陈氏将光绪帝不寐、便溏、头晕、耳鸣、口渴、咳嗽、腰疼、气短等症之病机，归为“肝肾久亏，脾胃均弱”，治以补脾固肾、滋阴养肝。方中四君子健脾益气，杜仲、山萸肉、生地、补骨脂、菟丝子补益肝肾，白芍养肝缓急，山药、芡实、莲肉补脾固肾，麦冬、石斛养阴，防滋补助热。

**补脾固肾，治病求本，疗光绪帝耳鸣、便溏等症**

（光绪三十四年）六月初三日，臣**陈秉钧**请得皇上脉见细弦，左右部均兼数象。阴虚阳炽显然，关元热迫遗泄，因之又发，耳响不熄则堵塞益增，其本在肾，而其标则在胆也。食物运迟则大便多溏，其标在胃，而其本则在脾也。考少火生气，壮火食气，少火化为壮火，生风入络，遍体软倦，腰之重坠，胯之酸痛，亦久而不平。照证以潜阳育阴为正治，惟以中虚气弱，亦须照顾其间，不致偏倚。谨拟摄肾以清肝胆，运脾而和肠胃。

大生地三钱（砂仁末三分拌捣）　抱茯神三钱（辰砂拌）　制萸肉一钱五分　制丹参二钱　桑螵蛸一钱五分（蜜炙）　生白芍一钱五分　炒夏曲一钱五分　新会皮八分　左牡蛎三钱　　引用龙眼肉三枚（上川连二分分包）、杭菊花一钱二分、淡菜三枚（酒洗）。

按语：该医案陈氏将光绪帝耳鸣、便溏、腰酸等症之病机，归为“阴虚内热”、“壮火食气”。主治脾肾，即“摄肾以清肝胆，运脾而和肠胃”。方中生地、山茱萸补益肝肾，桑螵蛸、牡蛎潜阳固涩，生地拌以少许砂仁，佐其寒凉，防其滋腻；半夏、陈皮、茯神、龙眼肉健脾和胃，兼安心神，茯神拌以辰砂，增安神之功；龙眼肉上以川连，佐其温性；白芍养肝敛肝，菊花凉肝平肝，丹参补血、活血、安神，淡菜益精血、退骨蒸。全方主以补益脾肾，兼能养心和肝。

**肝肾脾胃四脏并治，养血调气，疗光绪帝腰胯疼痛、遗精等症**

（光绪三十四年）七月三十日，臣陈秉钧请得皇上脉左三部均见静软，右濡并无弦数之象。秋节后数日间，有梦无梦遗泄三次，肾家封藏之虚固不待言。近来腰胯之痛，有增少减。考经义：仰不利者虚于阴，俯不利者虚于阳，左难转者虚于气，右难转者虚于营。阴阳不协，气营失调，周身之络脉经隧皆少流利。年月病久，六府之邪似少，五藏之虚渐多。所以不能受补者，中焦气失通调，药饵亦不得敷布之故。谨拟养血兼顾头为晕、耳为响，调气兼顾食少运、便少调。

当归三钱（土炒）　西芪皮三钱（盐水炒）　制丹参三钱（辰砂拌）　川续断三钱（酒炒）　半夏曲一钱五分（炒焦）　金毛脊一钱五分（去毛，炙）　佛手片七分　炒延胡六分　橘络五分　　引用桑梗六钱（酒炒）、砂仁四分（盐水炒）。

按语：该医案陈氏将调补之剂无效之因，归为“中焦气失通调，药饵不得敷布”，致使“五藏之虚渐多”，方以肝肾脾胃四脏同调，以健脾和中、益气养血、理气活血、通络止痛。

**调补脾胃、滋养肝木，疗慈禧太后嘈杂肢倦、头晕耳鸣等症**

医案1：（光绪三十四年）六月初六日，臣陈秉钧请得皇太后脉寸关涩象渐起，细而带弦，右部关上尚见滑弦，仍欠冲和之气。大致厥阴为起病之源，脾胃为受病之所，嘈杂见减，饱嗳频仍，寤寐尚和，胸胁震响，由于营阴郁热未除，气分微见虚弱，背间忽凉忽热，牵引臂部，两目垂重，肢节软倦，头有微晕，耳有金声，总核病情，谨拟培脾胃之气、养肝木之阴调理。

人参须一钱　杭白芍一钱五分　炒归身二钱　半夏一钱五分（盐水制）　川杜仲二钱（盐水炒）　抱茯神三钱（辰砂拌）　寸麦冬一钱五分（去心）　桑寄生

三钱　煅龙齿一钱五分　白蒺藜三钱(去刺)　霍石斛三钱　新会白一钱　引用竹茹一钱五分(玫瑰花一朵泡汤炒)、红枣三枚。

医案2:(光绪三十四年)六月初七日，臣陈秉钧请得皇太后左脉弦涩渐减，右之关部较平，尚见滑象。以脉详证，肝之有余在气，肝之不足在营，营气不和，见证较多。气为火则嘈杂未除，尚觉口干，营生风则耳有金声，微见头晕。凡厥阴冲突，胃受之，脘宇发嗳，胸胁攻响；脾受之，两目涩重，肢节酸倦。考脾为湿土，胃为阳土，谨拟和脾主以甘温，养胃主以甘润。正合经云：肝苦急，急食甘以缓之。

人参须八分　寸麦冬一钱五分(去心)　西洋参一钱　半夏一钱五分(盐水炙)　霍石斛三钱　白蒺藜三钱(去刺)　抱茯神三钱(辰砂拌)　钩藤勾三钱(后入)　苍龙齿一钱五分(煅)　川杜仲三钱(盐水炒)　生白芍一钱五分　引用橘叶七片、桑寄生三钱、竹茹一钱五分(玫瑰花一朵泡汁炒)。

按语：医案1陈氏将慈禧太后胃脘嘈杂、目垂肢倦、头晕耳鸣诸症之病机，归为肝脾胃三脏失调，即"厥阴为起病之源，脾胃为受病之所"。治以肝脾胃三脏同治，兼顾培肾。方中人参补气培元，茯神、陈皮、红枣健脾益气，陈皮兼理脾祛湿；麦冬、石斛养胃阴，竹茹、半夏降逆和胃，竹茹兼清散郁热；白芍养肝缓急，归身养血和血，杜仲、桑寄生补益肝肾、通络止痛，龙齿、白蒺藜平肝潜阳，玫瑰花疏肝理气，和血散瘀。医案2陈氏将慈禧太后诸症之病机，归为肝气有余，营血不足，方药较医案1减归身，增西洋参，橘皮易为橘叶，增疏肝养阴之效。

**(五)用药谨慎，考虑周全**

陈秉钧临证细致入微，治案尚有煎方、膏方并用，轻方、重方搭配，汤剂、丸剂同服，以及大方、小方、轻方、重方、祛病方、调理方、先服方、后服方、备急方、发病方等种种不同。疗光绪帝诸疾，虽后者病情复杂，症状繁多，然陈氏仍能参合其体质特点、病情变化、季节时令，甚至光绪帝的性格特点，论病立方，慎重周全，或治以汤剂、丸剂合用，或拟多方备用，或注明药物的出处、炮制方法，确保药材道地，力争疗效。

**益阴和阳、调和营卫，"先事绸缪"，疗光绪帝阴阳两亏之症**

(光绪三十三年)九月十三日，臣陈秉钧、曹元恒请得皇上脉左部仍然静软，右部弦浮未减，且兼数象。似阴虚于下，阳浮于上。所以今昨肌肤有时发燥，有时微汗，虚炎(火)有升少降，头眩略增，咳嗽未减，耳鸣脑响，种种见证。天热阳不潜藏，又恐天寒气阳又为不振。胸背串痛，肢腰酸软，本未见除。防恶寒恶风，不能不先事绸缪。考阴虚生热，阳虚生寒，阴阳两亏之体，症情随时更动，详审再三处方用药。谨拟和卫调营，养心润肺。

北沙参一钱五分（米炒）　当归身一钱（土炒）　抱木茯神三钱（飞辰砂拌）　西绵芪一钱五分（淡盐水炙）　生白芍一钱五分　川贝二钱（去心，勿研）　引用橘络七分、红枣三枚。

按语：该医案光绪帝因虚阳上浮而自汗。体虚之人，腠理开泄，更易外感风凉而加重病情，故陈氏治以益气养阴，止咳、通络，兼顾调和营卫，“先事绸缪”，因人、因时制宜。陈氏所述“详审再三处方用药”，亦体现了其临证用药谨慎周全的治疗特点。

**玉屏风散益气固表，未病先防；备以替代方药，考虑周全**

（光绪三十三年）九月十六日，臣陈秉钧、曹元恒请得皇上脉左右静软，与时令甚合。属邪少正虚。惟中气仍然未复，饮食少化，精华易变糟粕，所以大便不调，或溏或结，腹部微痛。可知阳明机关不利，肢节酸痛，足更无力。脾与胃为表里，土虚则木必来侮，肝之上扰为眩晕，肝之乘金为咳嗽，络脉受亏，胸背串痛未能速止。当此天气骤然转寒，竟能营卫两和，不为外邪所乘，若寒热不作，则诸虚见证可日渐向安。谨拟玉屏风原方似与圣躬最合。黄芪补气固表以杜外邪，加以防风佐黄芪能护腠理而非发散，系以於术足以健脾和胃，并能消运其间，生液解渴，统体机关亦能疏展，加引姜、枣仍调协营卫也。恭请圣裁。

天生於术一钱五分（饭上蒸）　西绵芪二钱（生切）　防风八分　引用红枣三枚、生姜一小片。

如不服药，另列三法于左：一，枇杷叶膏三钱，开水冲，可治咳嗽。一，桑寄生膏三钱，开水冲，如嫌味苦，稍入冰糖，可治筋络串痛。一，乌骨鸡一只，去毛及肚杂，并去头、足、翅三者，不加水，入陈绍酒五钱，用罐隔水炖八点钟，滤清油腻，随便饮汁，可养气血，须俟天冷，服之更合。

按语：光绪帝病情复杂，多位御医为之诊疗亦反复难效，加之光绪帝本人求效心切，且颇知医理，故时常申斥御医。本月二日皇帝起居注载：“诸症时轻时重，迄未就痊。推原其故，岂因服药过多，方剂杂投，致脏腑受其偏胜之气，所以病势缠绵反复日久无效耶。抑实系气体本虚，药力不能培补也。”且曰：“惟有间数日服一次，以验其进退可也。”

该医案陈氏结合天气骤然转寒，正虚易外感风凉，治以玉屏风散原方益气固表，佐以姜、枣调和营卫。又恐光绪帝不服其药，备以枇杷叶膏冲服治疗咳嗽，桑寄生膏冲服治疗筋络串痛，炖乌骨鸡汁温补气血。该治案既体现了陈氏为光绪帝治病考虑之周全，亦可看出其为后者诊疗之用心良苦。

**煎丸分调，清上补下，疗光绪帝上实下虚之候**

（光绪三十四年）五月十二日，臣陈秉钧请得皇上脉六部细软，今日略有数象。以脉论证，诸恙勿增勿减。吃紧者又在耳患，耳内由响而蒙，由蒙而堵，甚至听音不真。古贤以《内经》详病：精虚则为蒙，属肾。气逆则为堵，属胆。胆与肝为表里，肾与肝为乙癸。所以肝火化风，一时俱升。至于腰俞酸重，胯筋跳痛，脘满运迟，大便不调，神倦口渴，种种见证。谨拟煎丸分调，丸以补下，煎以清热，宣窍调之。

茱萸肉一钱五分　细菖蒲四分　远志肉一钱(去心)　石决明三钱(煅)　抱茯神三钱(辰砂拌)　霍石斛三钱　霜桑叶一钱五分　钩藤勾三钱　炒麦谷芽各二钱　　引用荷叶边一角、路路通三枚、红枣三枚。丸药即昨录之三才封髓丸照服。

按语：该医案陈氏将光绪帝诸症之病机概括为肝肾亏虚、虚火上扰。治以三才封髓丹滋阴坚肾，疗肾虚之本，以汤剂清热潜阳，健脾安神，通络祛湿。汤剂、丸剂合用，标本兼顾，缓急并施。

### (六)重视调理，静养节劳

因光绪帝禀赋不足、后天脾胃亏虚为诸病之本，陈秉钧为之以药物调治的同时，亦重视药食调补。其曾以核桃肉、杏仁、芡实、冰糖等食疗方补益气血、调理阴阳，施用诸如人乳、神曲合冰糖等血肉有情之品炖服，以补益气血、消食开胃。此外，陈氏还结合光绪帝政治失意，情志不遂、肝气不舒的特点，以药食调理的同时，强调情志调摄，嘱光绪帝“节劳静养”。

**饮食补养，助药健脾开胃，疗光绪帝头晕耳鸣、腰腿酸软等症**

(光绪三十三年)九月二十日，臣陈秉钧、曹元恒请得皇上脉静细和软之中，稍见数象。良由天气温暖，浮阳不克潜藏所致。尚头晕耳鸣，胁背串痛。口舌间略欲起泡。咳嗽见轻。腰腿酸软，睡时身燥作痒。现在最关系者，莫如运化宜健，大便宜调．借可生化，有资气血来复，方无寒热反复之虑。谨拟立中护表柔肚养肺，应否进药，恭请圣裁。

生绵芪皮一钱五分　生白芍一钱五分　川断二钱　川石斛三钱　川贝三钱(去心)　抱木茯神三钱　　引用香谷芽三钱(炒)。

饮食补养法：

羊肉六两、牛肉六两(去皮、膜、油、筋)　生姜五钱　　用磁罐蒸出原汁，加葡萄酒一小杯．盐、糖、胡椒末随意加少许。早晨服蒸汁一杯。

羊肚一个(洗净去边，不去黑皮)　鸡肫五个(洗净，不去内皮)　川椒五粒　茴香三粒　紫菜五钱　　蒸法同前，加葡萄酒一小杯，盐、糖、胡椒末随意加，午后服蒸汁一杯。

谨案前方补肝脾，后方补胃。

按语：该医案陈氏采用药物调治、食物调补相结合之法，培补正气，调理脏腑。前方健脾和胃，柔肝通络；后方以羊肉、牛肉等血肉有情之品健运脾胃、养血益气。

**麦门冬汤加减，辅以畅达情志，疗光绪帝诸疾**

（光绪二十四年）九月十六日，卢德政、朱焜、陈秉钧、李秉昌、忠勋请得皇上脉息左右寸细，左关数而微弦，右关沉细，左右尺沉数无力。症原属脾肾虚寒，肝肺虚热，胃气未能宣通，升降失司。饮食尚好，胸膈堵塞。左目角白睛尚有微红。口仍作渴，耳鸣之声不一。面色皖白，手指手心背有时发凉，麻木作胀。两肩膊气沉坠无力，颈项牵疼，腰间空疼，腹鸣胯膝酸软，坐久劳累尤甚。夜眠不甚安稳，后半夜较好，喜于俯卧、转侧无力，时作呛咳，遗精未发，小便频数不甚利，下部时有凉气。今早大便一次，先干后溏。按脉症，心肾久虚，肝木侵土，胃少宣和，脾少运化，以致清浊相混之象。治拟滋胃阴，和脾阳，清肺浮热，养肝燥气，俾心肾水火既济。兹议用麦门冬汤加减，更宜节劳静养。

麦门冬三钱　北沙参三钱　金石斛四钱　生白芍三钱　云茯神二钱　扁豆衣二钱　川贝母二钱（去心）　炒神曲二钱　广橘皮一钱　白菊花三钱　炒谷麦芽各二钱　怀山药三钱　　引用生黑豆皮三钱、红枣三枚、莲须二钱。

按语：该医案陈氏以麦门冬汤加味滋阴清热，健脾养心，和肝润肺，同时强调“更宜节劳静养”，以颐养情志、保养真气、调理气血，乃其重视情志调节之实例。

## 陆润庠——“状元御医”，用药轻灵

陆润庠（又陆润痒），字凤石，号云洒，又号匝叟，江苏元和（今江苏省苏州市）人，生于道光二十一年（1841），卒于民国四年（1915）。

陆润庠出身书香世家，官宦子弟，四岁能辨四声，七八岁能为“韵语”，十岁学完“九经”。同治九年（1870）为元和县学优贡生，朝考录为知县；同治十二年（1873）考中癸酉科顺天府乡试举人；翌年，考中一甲一名进士，故有“状元”之称。因其七世祖陆肯堂为康熙乙丑科（1685）状元，授翰林院修撰，故陆润庠又有“新状元”之称。

从《清史稿》、《中国状元大辞典》、《中国历代状元名录》等文献可知，陆润庠虽入仕于政权飘摇的晚清时期，但其本人政治上较为“得意”。考中状元后，先授修撰；光绪初年屡次主持典试，先后入直南书房，出任山东学政、国子监祭酒等职；光绪二十四年（1898），官至内阁学士兼工部侍郎。光绪二十六年（1900）

庚子事变后，陆润庠随慈禧太后逃往西安，期间先后被授予礼部侍郎兼负责管理医局事物、左都御史、工部尚书。光绪三十二年（1906），因清廷“预备立宪”，陆润庠充任厘订官制大臣；光绪三十三年（1907）升任吏部尚书、参预政务大臣。宣统元年（1909），陆润庠任协办大学士，由体仁阁转东阁大学士；宣统三年（1911），充任弼德院院长、毓庆宫授读，兼顾问大臣，指导宣统帝典学。宣统帝逊位后，陆润庠“奉懿旨仍照料毓庆宫，给月俸如故，授太保”。陆润庠卒于民国四年（1915），追赠为太子太傅，谥文端。

作为满清一品大员，陆润庠政治主见较为保守，针对当时的新建学堂、维新变法、君主立宪等议题，其均持保守甚至否定、反对的态度。关于新建曲阜学堂，陆润庠认为教学内容应以四书五经为主，反对新思想、新内容，谓：“曲阜笃生圣人之地，今新建曲阜学堂，必须阐明经术，提倡正学。若杂聘外人，异言异服，喧宾夺主，将来圣教澌灭，亦朝廷之忧。”关于厘定官制、设立议会，陆润庠反对取消都察院和台谏一职，认为：“厘订官制，宜保存台谏一职……议员职在立法，言官职在击邪。议院开会，不过三月，台谏则随时可以陈言……朝廷欲开通耳目，则谏院不可裁；诸臣欲巩固君权，则亦不可言裁。”对于当时的留洋热潮及各部院对归来者委以重用之事，其认为归来之诸生不懂先古圣贤、未闻传统道德。学成归来之人，又以法政专业者居多，而实业专业人员甚少，然各国国情各异，“袭人皮毛，妄言改革；甚且包藏祸心，倡民权革命之说，判国家与君主为两途，布其党徒，潜为谋主。各部院大臣以为朝廷锐意变法，非重用学生不足以称上旨，遂乃邪说诐行……久之必致根本动摇，民生涂炭”。对于朝廷财政枯竭、社会混乱，陆润庠认为此与“新政”有关，“今日之害，先由于督抚无权，渐而至于朝廷无权。库储之困难，寇贼之充斥，犹其显而易见者也”；主张“停办镇兵，仍取巡防队而整理之”，“停办审判，仍以听断缉捕归之州县”，“停办国会，仍以言事责之谏院”，“停办中小学堂，仍用经策取士”。

陆润庠亦是一位书法大家，从小便受到了良好的书学启蒙，其书由碑入帖，参以篆隶，行笔圆润沉稳，润朗舒展，结构端庄秀丽，中正平实，疏密得当，墨色如漆，自成一家，有“铁笔银钩”之美誉[1]。陆润庠曾赠光绪年间御医、上海青浦名医陈秉钧行楷八言对联：“白云初晴，如月之曙；黄唐在独，与古为新”，《霎岳楼笔谈》谓该对联“清华朗润，略近欧虞，然馆阁气重，干禄之书耳”[2]。

陆润庠亦精通医学，其父陆懋修乃清代伤寒大家，《清史稿·列传二百八十九》载：“陆懋修，字九芝，江苏元和人。先世以儒显，皆通医。懋修为诸生，世其学。

1 郭宝成. 状元陆润庠一字千金 [J]. 收藏，2011（2）：41.

2 赵世安. 陆润痒书联 [J]. 医古文知识，1995（2）：24.

咸丰中，粤匪扰江南，转徙上海，遂以医名。研精《素问》，著《内经运气病释》。后益博通汉以后书，恪守仲景家法，于有清一代医家，悉举其得失……及子润庠登第……润庠亦通医，官至大学士，自有传。"陆懋修编纂的医学书籍《内经难字音义》、《内经运气病释》、《内经运气表》、《内经遗篇病释》、《伤寒论阳明病释》等，陆润庠均有参校，其医学功底之深厚，由此可见。

光绪末年，陆润庠常参与为光绪帝、慈禧太后请脉。其为光绪帝、慈禧太后诊疗，可谓精心尽力，不仅督促各地督抚举荐名医入宫请脉，自己还会亲自参与诊疗。其对为光绪帝、慈禧太后治疗用药还拥有最终的决定权；御医所拟方药，须经其"斟酌"、"详审"，认为无碍，方可按方配药[1]。

《清宫医案研究》载有其为光绪帝、慈禧太后、宣统帝请病的记录。需要指出的是，作为清末一品大员，陆润庠并非真正的"御医"，为帝后诊疗，仅为其"副业"而已。

### （一）治外感，辛凉透表，方药轻灵

《清宫医案研究》载有陆润庠诊疗慈禧太后、宣统帝外感治案。疗宣统帝肺胃内热、外感风凉，其以《温病条辨》方桑菊饮、银翘散化裁，辛凉解表，兼清内热；疗慈禧太后感寒化热之证，其以辛凉宣散之银、翘、桑、菊与清热养阴之竹叶、玄参、栀子合用，方药轻灵。这种以辛凉、轻灵之品治疗外感风寒（风凉）的用药特点，和患者素有脏腑热盛、饮热或湿热内停相关，即便偶感风寒或风凉邪气，易内外合邪而迅速化热；治用辛凉解表之品，即可疏表散邪，又可清散里热。

#### 辛凉解表，疗慈禧太后外感风寒入里化热

（光绪三十二年）闰四月初三日，臣陆润庠、力钧请得皇太后六脉皆实，左关稍弦，右寸关弦大，重按有力。根柢深厚，确为寿征。惟近日感寒化热，稍觉头晕口干。谨拟凉解清热之剂，以期速愈。

金银花二钱　天花粉三钱　山栀壳一钱（生）　连翘一钱二分（去心）　桑芽一钱（鲜）　枳壳一钱（生）　粉丹皮一钱五分　　引用鲜玫瑰花二朵。

按语：该医案疗慈禧太后风寒入里化热之证。方以银、翘、桑叶辛凉透表，花粉清热生津，栀子清热除烦、丹皮凉血散瘀，枳壳行气消胀，玫瑰花理气解郁。透散外邪、清解里热，又兼顾调理肝胃。这和慈禧太后肝胃郁热、中焦不和之宿疾契合，亦体现了陆润庠标本兼顾的诊疗特点。

---

1　谢阳谷. 百年北京中医 [M]. 北京：化学工业出版社，2008：45.

**银翘散、桑菊饮化裁，疗宣统帝微感风凉、肺胃郁热**

医案1：宣统六年十月初六日，老师请得皇上。

苦桔梗一钱五分　麦冬三钱（去心）　元参四钱　丹皮二钱　金银花三钱　连翘三钱　甘菊一钱五分　桑叶一钱五分　粉甘草一钱五分　薄荷五分　鲜竹叶三十片、干苇根二十寸为引。未刻张得安、谦和煎药，未刻进药。

医案2：（宣统六年）十月初七日，老师请得皇上。

甘菊花二钱　霜桑叶一钱五分　橘红一钱　杏仁一钱五分（去皮尖及双仁者）　鲜竹叶三十片　苦桔梗二钱　谷芽二钱（炒）　甘草一钱五分　鲜青果二枚捣碎为引。未刻张得安、谦和煎药，未刻进药。

医案3：（宣统六年）十月初八日，老师请得皇上。

霜桑叶二钱　橘红一钱　杏仁钱半　苦桔梗二钱　鲜竹叶三十片　莲心六分　谷芽二钱（炒）　生甘草一钱　鲜青果二枚为引。酉刻张得安、谦和煎药，酉刻进药。

按语：陆润庠于宣统三年充任毓庆宫授读，指导宣统帝典学，加之其常和太医院御医同时为帝后请脉，故此处"老师"当为陆润庠。

宣统帝素有肝胃郁热，近几日微感风凉，现两颧潮红、两目气轮红晕、时或烦急之症。医案1、2治以银翘散、桑菊进化裁，辛凉解表，兼清透里热。从御医李崇光、赵文魁请脉医案可知，宣统帝十月初八日外感已解，惟"肺胃之气稍有未和，咽嗌微黏，声音欠爽"，故医案3主以清肺胃之热，辅以解表散邪。方中桑叶清散解表，陈、杏、桔梗理肺化痰，竹叶、莲心清热安神，鲜青果生津和胃，谷芽和胃健脾，生甘草补中、清热、调和诸药。

**（二）疗内伤，治病求本，标本兼顾**

陆润庠疗光绪帝、慈禧太后内伤疾病，注重治病求本、标本兼顾。如光绪三十二年（1906）五月二十五日，陆润庠同御医力钧、张仲元、姚宝生为慈禧太后请脉，脉象"右关稍滞，重按微滑"，强调"病象专在脾胃"，治以白术、谷芽、神曲、橘皮、鸡内金、云茯苓、淡竹茹、砂仁等健脾和胃，调补后天之本。光绪帝病情复杂，症状繁多，陆润庠将诸症之病机，归为风湿阻滞、经络不通为其标，肝肾亏虚、禀赋不足为其本，治以祛风除湿、通络止痛、补益肝肾，标本兼顾。

**祛风除湿，兼补益肝肾，疗光绪帝风湿阻络**

医案1：光绪□年四月二十三日，臣陆润庠请得皇上脉息左部寸关俱弦，右部亦见弦象。平时肝肾不足。近为风湿所阻，以致筋络不舒，时作疼痛，食物不化，梦遗滑泄，足膝软弱。谨拟祛风逐湿兼顾肝肾本病，以冀速痊。

秦艽一钱　橘络一钱　沙苑蒺藜二钱　白术三钱　桑寄生三钱　桑枝三钱

茯苓三钱　菟丝饼二钱　杭菊花二钱　　引用鲜藕节一段。

医案2：（光绪，年份同上）四月二十四日，臣陆润庠请得皇上脉息沉象见轻，左脉微觉沉细。头痛项痛。自系受风所致，带及周身筋络欠和，尚有湿滞。谨拟散风逐湿之剂，兼顾本原。

防风五分　半夏一钱　杭芍一钱　秦艽一钱　橘络一钱　菟丝饼二钱　白术三钱（炒）　桑寄生三钱　甘草八分　茯苓三钱　　引用芡实十粒。

按语：该二则医案陆润庠认为光绪帝筋络疼痛、食物不化、梦遗、肢软诸症之病机，肝肾不足为本，风湿阻络为标。采用标本兼顾之法，祛风除湿通络治其标，补益肝脾肾治其本。医案1方中秦艽、橘络、桑枝祛风除湿、通经活络，桑寄生、菟丝子、沙苑子补肝肾、通经络，白术、茯苓健脾祛湿，菊花疏风凉肝；引以藕节一段，取其收涩之功，助疗光绪帝之遗精滑泄。医案2方药较医案1减沙苑子、桑枝、菊花、藕节，增防风、半夏、白芍、甘草、芡实，二方功效颇同，后方兼具祛风胜湿、疗头痛项痛之功。

**补益肝脾肾，兼祛湿通络，疗光绪帝湿邪未净**

（光绪，年份同上）四月二十五日，臣陆润庠请得皇上脉息弦象大减，惟左部微觉沉细。风邪已净，尚有余湿未化，以至阻滞气机，筋络不舒。谨拟于滋益肝肾剂中，稍加祛湿之品。

白术三钱（炒）　杭芍二钱　金樱子二钱　半夏一钱　沙苑蒺藜三钱　茯神三钱　橘络一钱　远志肉二钱　桑寄生三钱　　引用莲须五分、芡实十粒。

按语：该日光绪帝风湿阻络减轻，治以补益肝脾肾为主，辅用祛风湿、通经络之品，亦为陆润庠注重治病求本、标本兼顾之实例。

### （三）注重调摄

光绪帝病证减轻后，陆润庠主张先以调补之剂调理脏腑，扶助正气，而后暂可通过饮食调理，助邪去正复、脏腑调和，体现了其注重生活调摄的治疗特点。

**先以汤剂调补肝肾、健脾和中，继以饮食调理机体**

（光绪□年）四月二十七日，臣陆润庠请得皇上脉息平和，弦象全减。惟沉细乃脉之本体，非由外感。谨拟调摄肝肾之剂，嗣后饮食得宜，可占（暂）勿药。

白术三钱（炒）　橘络一钱　远志肉二钱　怀山药三钱　菟丝饼三钱　茯苓三钱　杭白芍二钱　沙苑蒺藜三钱　半夏由一钱　　引用莲须五分、芡实十粒。

按语：该医案治以调补肝脾肾为主，辅用祛湿通络之品。方中白术、远志、茯苓、山药健脾益气，沙苑子、白芍养肝敛肝，菟丝饼补肝肾、通经络，莲须、芡实补益脾肾、收敛固涩，半夏祛湿和胃，橘络化痰通络。陆润庠提出“嗣后饮食得宜、“暂勿药”，体现了其治病求本、注重调摄的诊疗特点。

## 力钧——融会新知，洋为中用

力钧，光绪年间御医，字轩举，又字香雨，号医隐，永福芹漈（今福建省永泰县）人，生于咸丰六年（1856），卒于民国十四年（1925）。

据文献记载，力氏家族原籍河南，唐代末年从河南固始迁入福建，宋嘉定十年（1217），祖起公迁至永泰，以闽籍成进士及第，后代多有中科举、任官职之人。力钧为闽籍力氏第二十一代传人，父亲力渠官、叔父力捷三均为举人，故其可谓生长于书香门第，祖训儒学之道。

力钧是一位亦医亦儒的大家，具有高深的临床水平和丰硕的著作成果，在中西医汇通、医学研究、医书考求、医籍考佚、本草研究等诸多方面都作出了巨大的贡献，被称为晚清著名的医学家、教育家、学者、藏书家[1]。

力钧幼年即师从多位儒医大家、饱学之士研习经文、医学，广读中医经典。同治元年（1862）师从当地名儒刘善曾。刘精通医理，时常以《说文》论《黄帝内经》，对人身脏腑、血脉言之甚详，著有《热病论》一书。力钧耳濡目染，深受其影响，为自己日后临证重视气血辨证奠定了良好的基础。同治五年（1866），力氏跟随世医陈宗备学习经学《说文》、《春秋》，医学《伤寒论》等；同治七年（1868）师从于张熙皋学习儒学，并常以《黄帝内经》、《伤寒论》中的难字请教于张，张为其一一解答；同治十一年（1872）从陈德明处借读《温病条辨》；光绪三年（1877）受读朱良仙所授《王氏准绳》五种；光绪七年（1881）跟林宇村学《热病新论》。经过十余年的潜心学习，力钧既掌握了《说文》、《春秋》、三礼等经学知识，又掌握了《黄帝内经》、《难经》、《伤寒论》、《本草》、温病等医学知识。

力钧注重研习西医，坚持中西医结合之路。光绪四年（1878），力氏为县诸生，翌年中秀才，亦医亦儒。因其医术高超，临证颇得效验，渐远近闻名。光绪十五年（1889）力氏中举，翌年赴京会试，不第而返。返途沿经北京、天津、上海等地，遍购新版医书，开始了解现代医学，思考和比较中外医学之异同，其医术亦日渐精湛。光绪十七年（1891），力钧应新加坡华商吴士奇邀请，为吴父治病，并于当地行医。因是时新加坡是英殖民地，当地几乎均以西医西药诊治疾病，涉及中医中药者甚少，力氏遂借此机会学习现代医药知识，并于临床试验数例，疗效颇佳，从此其行医便中药、西药兼用，并开始注意到中医中药和西医西药的差异。光绪十九年（1893），力钧重游新加坡，在当地开设了中西医药研究社，得

1 王宗欣，裘俭．晚清医家生平事迹及著作考订 [C]// 中华医学会医史学分会第十三届一次学术年会论文集．北京：中华医学会医史分会编委会，2011：148-154.

到当时新加坡领事左秉隆的支持。因其医术高明，在东南亚一带被誉为“中西名医”。光绪二十三年（1897），力钧东渡日本，考察明治维新以后日本的医学发展，并购买大量医学书籍。宣统二年（1910），力钧随英国公使游历德国、法国、意大利等欧洲多国，十分关注中西医学的发展和研究。出访欧洲期间，每到一地，力钧必先参观医学院校，并购买大量医学书籍回国，使国人有机会更多地知晓、学习当时欧洲先进的医学知识[1]。

力钧还重视中西医结合医学人才的培养，创办新式学堂。光绪二十二年（1896），其与福建官绅陈璧、陈宝琛等于福州合办的“仓霞精舍”，是一所集中外学科为一体的新式学堂；光绪二十三年（1897），力氏从日本回国后又创办“东文学堂”，培养通晓日语的人才；光绪二十五年（1899），其于阳崎创办玉屏女塾，次年其又于莆田仙游创办“仙游学堂”，传授西学。

力钧一生著作颇丰。光绪四年（1878），著成《庚寅医案》、《内经难经今释》、《骨学》等书；光绪七年（1881），其与郭永淦合著《伤寒论问答》，与郑省三合著《论半夏》；光绪十六年（1890），编纂《内经难经经释》、《骨论》等；光绪十七年（1891），力氏将其在新加坡的治案辑成《辛卯医案》，同时游历南洋诸地，辑成《槟榔屿志略》、《南游杂灵》；光绪十八年（1892），著成《难经今释补》；光绪二十八年（1902），编著《伤寒新论》。在日本考察期间，力氏撰成《日本医学调查记》、《足利藏书记》，回国后辑成《近代医籍存佚考》，等等。力氏诸多著作中，存世者仅有《槟榔屿志略》、《双镜庐文存》、《崇陵病案》、《难经古注校补》稿本、《乳病辑要》稿本、芹漈医书六函十三种稿本。其中《崇陵病案》系力氏诊疗光绪皇帝、慈禧太后及王公大臣的医案，由其子力嘉禾、名医赵绍琴在原稿基础上编纂而成。

力钧为满清权贵医疗服务始于光绪二十年（1894）。是年，力氏受礼部宣召，进京为显贵治病，皆获效验，礼部欲留其任职，但其以母亲年迈为由辞归。光绪二十九年（1903），力钧进京任商部主事，移家北京，入官入医，医名显赫。光绪三十二年（1906），经军机大臣推荐，力氏奉旨与工部尚书陆润庠入宫为慈禧太后请脉，连续数月，疗效颇佳。后因力氏为光绪帝诊疗颇具效验，慈禧太后不悦，谓“力能回天，尚能不死？”为避免祸端，力钧托病辞归。辛亥革命后，力钧避居天津，闭门研读医案，著书立说，1925年病逝于北京，享年70岁。

力钧入宫期间，除为光绪帝、慈禧太后请脉外，还为多位王公大臣诊疗。《清宫医案研究》仅载有其为光绪帝、慈禧太后请脉的治案。

1　井运梅. 力钧医事及学术思想研究 [D]. 福州：福建中医药大学 .2010：5-8.

## （一）重气血立论，善调补气血

气血是构成人体、维持人体生命活动的基本物质。力钧尤其重视以气血立论，强调气虚则生血不足，血虚则不能载气，脏腑亦失濡养，临证善投以益气健脾、养血活血之品调补脏腑。力钧重视气血立论在其诊疗光绪帝医案中体现得尤为明显。《崇陵病案》所载力氏单独为光绪帝请脉的47则医案中，采用行血益气治法的就有23例[1]。用药方面，其善以参、芪、甘草等补气，归、芍养血，川芎、丹皮、桂枝活血，并以此为基础灵活加减。力氏重视调补气血在诊疗慈禧太后治案中亦为明显，其为慈禧太后请脉，每每强调"气血未充"、"血尚未充"等，多治以益气健脾、和血通络之法。

**以气血亏虚阐释光绪帝诸疾，治以补气养血**

医案1：（光绪三十三年）八月初九日，臣**力钧**请得皇上脉息左弦，右濡。咳嗽串痛见轻，烧冷未作。则前日之寒热，实因内热不足御外寒，似疟非疟。为血虚之见症。顷奉单开圣躬上焦有浮热，口内似欲起泡，左腮颊内起有小泡，右鼻孔内亦微作疼。臣谨案上开各症与前日烧冷之症当是一理。盖人身之强弱，验诸热力之盛衰。血不足不能生气，气不足不能行血。腮颊起泡，口内似欲作泡，鼻孔微疼，因热气在血管鼓动，故能起泡作疼。此病机向愈之象。惜在血管尚虚，气到而血未到，欲使热气之不浮，当以养血为要。药物只能助饮食消化，而补养专在饮食，伏望皇上饮食卫生随时珍重，前进补养之方，如或不甚适口，有应当增改之处，亦望训示以便遵循。现表症初解，中气未充，谨拟固表和中之法调理。

党参一钱　当归一钱五分　黄芪一钱　杭芍七分　甘草五分　引用鸡内金二个。

医案2：（光绪三十三年）八月初十日，臣**力钧**请得皇上脉息左弦右滑。心跳愈，遗精愈。君火相火皆得其平，则根本可望其渐固矣。至于各症或作或辍或轻或重，此由血之盈虚消长无定，故所见之症亦无定根，本固则枝叶自渐茂盛。所以前后所呈脉案皆以养血为要务。谨照前方加减，以收固表和中之效。微臣之见是否有当，只候圣裁。

党参一钱　当归二钱　黄芪一钱五分　杭芍一钱　川芎一钱

按语：医案1力钧将光绪帝外感之咳嗽、恶寒发热，以及上焦浮热，口内起泡、鼻孔微痛等症之病因，归为血虚之候："血不足不能生气，气不足不能行血"，"血管尚虚，气到而血未到"。治疗强调"当以养血为要"，方以参、芪、甘草益气，

---

1　肖林荣，井运梅．力钧医案研究[J]．福建中医学院学报，2010，20(3)：61-63.

归、芍养血和血，鸡内金和胃健脾。医案2力氏以“血之盈虚消长无定”阐释光绪帝心慌、遗精时轻时重等症，仍治以参、芪补气，归、芍养血；增川芎一钱，既活血行气，又防补益之壅滞。

**健脾益气、养血活血，疗慈禧太后肝胃不和**

医案1：（光绪三十二年）七月十一日，臣**力钧**、**姚宝生**请得皇太后脉息左关弦而缓，右关缓而稍滑。浮热已解，气血未充。谨拟和胃养肝之剂调理。

人参八分　党参二钱　桂枝八分　当归一钱五分　丹皮一钱　广皮一钱

引用青竹茹二钱（后入）。

医案2：（光绪三十二年）七月十二日，臣**力钧**、**姚宝生**请得皇太后脉息左关稍弦，右关稍缓。气血渐调。谨拟和胃养肝之剂调理。

人参一钱　党参三钱　桂枝一钱　当归二钱　丹皮一钱五分　广皮一钱

生姜一片　　引用青竹茹一钱（后入）。

按语：是年慈禧太后中焦不调（或肝胃不和，或脾虚湿蕴，或脾胃不调），反复出现胸脘不舒、头目眩晕、饮食不香等症。该二则医案疗慈禧太后肝胃不和，力氏强调气血未充，治以和胃健脾、益气补血、理气和血。方中二参、陈皮益气培元、健脾和中，桂枝、当归、丹皮养血活血；引以竹茹，取其清热和胃之效。医案2增用生姜一片，可温化饮湿，助健脾和胃。

**（二）融会新知，洋为中用**

清代末年，随着西方传教士的大量涌入和西方文化的渗透，西方现代医学在中国民间也逐渐兴盛。在中西医混杂、冲突的背景下，一些较为开明的御医提出了古为今用、洋为中用、中西兼顾的学术观点，主张吸收现代医学之长，摒弃中医之短，临床实践中采用中西医结合诊治疾病。力钧无疑是其杰出代表。其幼年跟随刘善曾、陈宗备等儒医大家研习，通晓《黄帝内经》、《伤寒论》、《温病条辨》、《本草》等中医经典，清末民初先后履历南洋诸国、日本、欧洲多国学习现代医学，这为力氏注重融会新知，倡导中西医结合奠定了较好的基础。

力钧融会新知、中西医结合的诊疗特点在诊疗光绪帝治案中体现得尤为明显。力氏把中医气血理论与现代医学解剖、生理病理知识相结合，以自身所掌握的解剖、生理学知识阐释光绪帝头晕、腰膝疼痛、遗精、乏力等症机理，认为光绪帝血虚脉管充盈不足，不能通过血液循环濡养机体，失于血液濡养的部位便会出现不适症状；心脏、血管解剖位置不同，血液循环路径不同，同一脏器的不同部位不适症状亦有不同。其临证多采用益气养血活血之法，使气旺血充，血脉充盈，脏器得养，疾病自除。虽由于时代的局限，力钧对现代医学的认识较为粗浅，甚至有较多纰漏，然其采用中西医结合的诊疗思路和方法，值得今人学习和借鉴。

**阐血液循环路径，释光绪帝诸症机理，治以温补气血、行气活血**

光绪三十三年七月二十日，臣力钧请得皇上脉息左弦郁，右濡滑。病在肝气不舒，胃气不健。谨按：周身血管由肝脉管出，汇总血管，出心右房，过肺入心左房。胃弱则肝虚，肝虚则血少，血少故心跳。且上身左右血管循左右胁而上，肩膊上血管虚，故肩胁牵掣作痛。而下身左右血管循左右少腹而下膝，下血管虚，故语言则少腹作抽，腿足酸软而懒于行动。疼在右边，晕在左边者，因心房之血右入左出，入时血行之力较旺，上激右脑筋，故右疼。出时血行之力渐减，不能上激左脑筋，故左晕。此皆由于肝病而血不足之见症也。至大便干燥由胆汁少，有时糟粕不化则大小肠吸核功用不足。饮食消化迟缓，则脾之运动不健，此胃受病之由。胃病则肝愈虚。至于脊背痛，身倦嗜卧则脑虚所致。脑虚故督脉病，故梦遗、自泄、耳鸣、脑响诸症并见。甚至鼻涕亦激动脑部。总之血虚气亦虚，药力但能行血益气，而补养仍藉饮食。谨拟行血益气之方，附以饮食补养之法。恭候圣裁。

当归三钱　杭芍一钱　川芎七分　人参七分　桂枝三分　附子三分

按语：该医案力钧将人体解剖学知识和中医气血理论相结合，认为“肝气不舒，胃气不健”致使气血不足，进而导致体内循环血液不足；脉管中血液亏虚，不能通过循环以濡养脏器，故现肩胁疼痛、头晕、身倦等症。虽病变脏器相同，然因心脏解剖特点和血液循行路径不同，具体部位的不适症状亦有差异。方以附子温补阳气，人参益气培元，归、芍养血，芎、桂行气活血。虽力氏对现代解剖学、生理病理学的认识粗浅、纰漏较多，然其中西结合的诊疗思路，由此可见一斑。

**阐释肝胃生理，疗慈禧太后土木失和**

（光绪三十二年）五月十八日，臣力钧请得皇太后脉息左关弦而不急，右关滑而不濡。肝疏则脉管动，肝血入胆，旺则胆热解；胃和则吸管通，胃液入脾，足则脾湿解。拟用平胃加味调理，胃平则肝亦平。

川厚朴二钱五分　茅山术二钱　广化皮一钱五分　老生姜一钱　粉甘草五分　百沸汤煎数沸。

按语：该医案力钧将其所掌握的肝胃解剖、生理知识和中医肝主疏泄，脾行胃液理论相结合，阐释慈禧太后肝胃不和、肝脾不调之症，治以平胃散燥湿健脾、行气和胃。

### （三）脏腑辨证，善调肝脾胃

虽力钧善将气血理论和现代医学知识相结合阐释疾病机理，临证重视调理气血，但其从未脱离中医脏腑理论。相反，力氏根据脏腑间生克制化的关系，灵活采用脏腑辨证，以指导用药。如诊疗光绪帝疾病，力氏指出："病在肝气不舒，胃气不健"、"胃弱则肝虚，肝虚则血少"、"此皆由于肝病而血不足之见症"，等等。力钧重视脏腑辨证的诊疗特点在诊疗慈禧太后医案中亦有体现。因慈禧太后为晚清的实际统治者，是时清廷内外交困、危机四起，慈禧太后自当操劳忧虑，加之其年迈脏器亏虚，后天不足，力钧为之请脉论病，多责之于肝脾胃三脏，强调脾胃虚弱、肝脾不调、肝胃不和，中焦失调而致病，选方用药，多以参、芪、白术健脾益气，柴胡、香附疏肝理气，归、芍养血和肝，陈皮、藿梗等理脾和中，半夏、焦三仙等和胃消食，等等。

**肝脾胃论治**

（光绪三十二年）五月二十二日，臣**力钧、张仲元、姚宝生**请得皇太后脉息右关滑，左关弦。胃气未和，肝脉稍旺，消化迟缓。谨拟用和胃疏肝之剂调理。

西洋参八分　柴胡八分　茯苓一钱五分　当归一钱　牡丹皮一钱　陈皮八分　炒谷芽一钱五分　粉草六分　　引用扁豆衣一钱。

按语：该医案力氏将慈禧太后消化迟缓之病机，归为"胃气未和，肝脉稍旺"，肝脾胃三脏同治。方中茯苓、扁豆健脾祛湿，陈皮理脾祛湿，柴胡疏肝，当归养血，丹皮凉血散瘀，西洋参和胃生津，谷芽和胃消食，甘草补中、和药。

**脾胃论治**

（光绪三十二年）五月二十五日，臣**陆润庠、力钧、张仲元、姚宝生**请得皇太后脉象惟右关稍滞，重按微滑。病象专在脾胃。谨拟理脾开胃为治。

生於术一钱　焦谷芽三钱　焦曲二钱　广橘皮一钱　鸡内金二钱　云茯苓三钱　淡竹茹一钱五分　　加阳春砂仁二分（研，后下）。

按语：该医案力氏强调"病象专在脾胃"，治以健脾和胃。方中白术、茯苓健脾祛湿，陈皮、砂仁理脾祛湿，谷芽、神曲、鸡内金开胃消食，淡竹茹清热和胃。

**肝脾论治**

（光绪三十二年）六月三十日，臣**力钧、姚宝生**请得皇太后脉息左关弦滑，右关滑缓。肝血未充，脾湿稍滞。谨拟和肝理脾之剂调理。

党参三钱　於潜术一钱五分　茅山术一钱五分　丹皮一钱　小桂枝八分　生甘草三分　　引用广砂六分（研）。

按语：该医案肝脾同调，健脾祛湿为主，活血散瘀为辅。方中党参、二术健脾祛湿，补气以养血；砂仁理气醒脾，芳香化湿；丹皮、桂枝寒温合用，祛瘀通脉而无助热、凉遏之弊；甘草生用，补中益气，兼佐制参、术、砂仁温燥之性。

### （四）组方精当，味少量轻

力钧临证立方，药味精简，药量轻平。其诊疗医案中，用药多在八味以内，四五味者常有之，且无一例治案用药超过十味者。即便光绪帝病情复杂，症状繁多，力氏临证亦删繁就简，用药多则六至七味，少则四至五味。药量多在五分至一钱五分之间，量大者多至二钱，量小者仅有三至五分，药量超过二钱者甚少。虽力氏处方用药味少量轻，然其辨证准确，组方精当，用药严谨，方中药物各司其职，亦颇有效验。

**玉屏风散加味，味少量轻，疗光绪帝体虚外感**

（光绪三十三年）八月初二日，臣**力钧**请得皇上脉息左浮弦，右浮濡。气血未充，肌腠虚，故外感易入。胸背串痛，身体酸倦，亦因本体素弱，偶受风邪则经络俱窒，所以汗出而诸症见轻。盖汗出则经络通也。现外感未解。谨拟和解肌表，兼用通络之法调理。

橘络一钱　生姜络五分　生芪一钱五分　茅山术一钱　防风一钱

按语：该医案疗光绪帝体虚外感，以玉屏风散益气固表，增用生姜解表散邪，橘络通络。药量多至一钱五分，少则五分，味少方精，功效平和。

**当归补血汤化裁，疗光绪帝血虚外感**

医案1：（光绪三十三年）八月二十二日，臣**力钧**请得皇上脉息左软右弦。血管虚内热不足以御外寒，故觉遍身拘紧，肢体酸软，胸胁脊背串痛。谨拟行血益气之法调理。

当归二钱　生芪一钱　杭芍一钱　生姜络三分

医案2：（光绪三十三年）八月二十三日，臣**力钧**请得皇上脉息左弦右滑，重按稍软。寒热未作，心跳未作，食物尚好，大便尚润，夜寐尚好，则归芪行血、益气之剂，诚为对症之药。但身上微麻，手指发凉，时觉恶寒，以及酸痛咳嗽等症，则皆血虚寒胜之象。谨拟行血益气，稍加辛温之品调理。

当归一钱　黄芪一钱　杭芍一钱　生姜三分

按语：该二则医案疗光绪帝血虚外感，力氏仅以四味药物补益气血，固表散邪，方不可谓不精；药量多至二钱，一钱者居多，少则三分，量不可谓不轻。方以《内外伤辨惑论》当归补血汤化裁，归、芍养血和血、缓急止痛，黄芪益气固卫，生姜温中散寒，组方严谨，方药平和。

### （五）善用经方、时方

经方、时方在力钧治案中亦为常见，如以四逆散疏肝和胃，理中汤、四君子汤甘温益气，桂枝汤调和营卫，桂枝甘草汤温通阳气，等等。

**四逆散加味，疗慈禧太后肝胃不和**

（光绪三十二年）五月十七日，臣**力钧**请得皇太后脉息左关弦急，右关濡滑。肝旺由于胆热，胃实由于脾湿，胃气稍开。拟用疏肝和胃之法调理。

杭白芍一钱（生杵） 生枳壳一钱 南柴胡八分 粉甘草八分 百沸汤煎数沸，公丁香末二分（冲），去渣服。

按语：该医案方以《伤寒论》四逆散增丁香二分，疏肝散郁，理气和胃。

**桂枝汤加味，疗光绪帝手凉恶寒、肢体酸软串痛**

（光绪三十四年）八月二十五日，臣**力钧**请得皇上脉息左软右弦滑。食物好，头晕轻，心跳未作，小便照常，大便稍润。此由昨日稀泻后停积稍净也。至于头疼手凉恶寒，以及酸软串痛等症，则皆虚寒之象。口渴不喜饮，且天热则不渴，亦因真阳不足所致。谨拟和中通络之法调理。

当归一钱 生杭芍一钱 桂枝二分 生姜络三分 甘草二分 引用红枣一枚。

按语：该医案方以《伤寒论》桂枝汤调和营卫、调理气血，归、芍养血和血，生姜络温中通络。

**四物汤加味，疗光绪帝血虚阳浮**

（光绪三十三年）七月二十三日，臣**力钧**请得皇上脉息左弦滑，右滑缓。心跳渐少，此系饮食补养之效。但血管初通，阳气未足，转觉虚热上浮。谨拟补中寓泻之法调理。

当归二钱 生地黄二钱 川芎七分 杭白芍一钱 引用锦纹大黄一分。

按语：该医案方以《局方》四物汤养血和血，佐用大黄一分，取其消食、清热、活血之功，正如《日华子本草》所言："（大黄）通宣一切气，调血脉，利关节，泄塑滞、水气，四肢冷热不调……"

**六味地黄丸加味，疗慈禧太后阴分未充**

（光绪三十二年）八月初九日，臣**力钧**、**张仲元**、**姚宝生**请得皇太后脉息左关弦软，右关滑缓。阴分未充，谨拟养阴之剂调理。

制熟地二钱 丹皮六分 泽泻六分 山萸肉一钱五分 茯苓一钱五分 山药一钱五分 引用桂枝六分。

按语：该医案治以《小儿药证直诀》六味地黄丸养阴，增桂枝六分温通血脉，防凉遏壅滞。

## （六）饮食调摄

采用药物调治疾病的同时，力钧亦善参以饮食调摄，采用药、食结合之法补虚培元、补益气血，调和脏腑，促使病愈。《崇陵病案》载有其"补养之法在饮食"、

"滋补周身之液全藉胃肠，盖气弱则消化难，不能提滋补之液以供血"、"必藉饮食补养以为生血之源"等论，常于医案中附以饮食调理之方[1]。

力钧为光绪帝、慈禧太后诊疗，尤其是调治光绪帝久虚之体，反复强调虚不受补，食物补养乃为上策，指出"补养仍借饮食"，"生血全借饮食补养"，"补养之法，仍在饮食"等。其常为光绪帝拟饮食补养之法，诸如鸡汤、牛奶、葡萄酒、清淡蔬菜等养胃健脾之品，均为光绪帝食物调补之物。

**补气和血，辅以饮食补养，调光绪帝虚寒之体**

（光绪三十三年）八月初三日，臣力钧请得皇上脉息左弦滑，右滑濡。外感解，故咳嗽见轻，串痛略减。谨按人身血脉管尽处即回血管起处，中隔微丝血管。盖微丝血管紧黏肌腠，故微丝血管虚，往往遍身发抖。其有热气外侵，则皮肤发烧。所以夜间盖被须极严密，微露肩臂即能受风。举凡腠理不密，风寒易侵皆微丝血管血虚之象。微丝血管之尤小者，上则脑，下则外肾，所以头晕及遗精诸症相因而起。至于手足四末亦微丝血管之最小处，所以天气稍寒，四肢俱凉，特腿膝足踝则发凉。而手指作空胀者，因下体有衣服裹住，尚有热气自卫，而手指空无所护，血又不足以实之，徒有虚气旋转，故不免有空胀之象。总之病原只在血虚。古方药物只取草木气味以为引经之用，故治外感甚验，而内伤或不必速效。病有虚实寒热之不同，实者热者一泻一清则可以全愈。若虚寒之体，必借饮食补养，以为生血之原。前拟牛羊蒸汁一方，原冀新血渐充，血管渐通，则诸病渐愈。如以牛羊蒸汁太浓，或代以鸡汁亦可。至饮食消化迟慢，此由胃弱，多饮蒸汁亦足以助消化。现外感初解，谨拟行血益气之法调理。而补养之法，仍在饮食。盖血充则微丝血管实，通身气脉和畅。而脑气筋之病，如耳鸣脑响，眼皮发青赤，肩背酸沉诸症，自可渐愈矣。

当归二钱　生芪一钱五分　杭芍一钱　生姜五分　川芎七分

按语：该医案疗光绪帝之血虚，采用甘温益气、养血和血的同时，力氏拟牛羊蒸汁、鸡汁食疗，反复饮用蒸汁，以培补后天，健运脾胃，且曰："虚寒之体，必借饮食补养"，"补养之法，仍在饮食"。此乃力氏重视饮食调补，善用药、食结合调理机体、调治疾病之实例。

## 全顺——治病求本，标本分治

全顺，光绪、宣统年间御医，生卒、籍贯不详。

1 肖林荣，井运梅．力钧医案研究[J]．福建中医学院学报，2010，20（3）：61-63.

清宫医案中，宣统元年（1909）十一月全顺为隆裕皇后请脉，均以“臣全顺”称谓，如“十一月初六日，臣全顺、周鸣凤请得老佛爷脉息右寸关滑而稍大，左寸关弦数。肝阳有热，引湿热而上行。以致津液少，清气受滞，胁胀微疼，口干神躁，咳嗽痰黏。谨拟昨方加减调理”，可见全顺以御医身份参与为皇室诊疗的同时，当有其他行政职务。《清代官员履历档案全编》卷五亦载有一名为全顺的内务府官员：“光绪二十五年（1899）二月二十八日……全顺，正白旗汉军英麟佐领下人，年四十六岁，现任内务府武备院六品库掌，光绪十一年（1885）京察一等。”[1] 若二书所载全顺为同一人，则全顺之生平、籍贯、诊疗特点，抑或尚有其他资料可寻。

《清宫医案研究》载有全顺为慈禧太后、光绪帝、宣统帝、隆裕皇后、总管李莲英、恒春等患者诊疗的治案。观其医案，全顺临证善以肝脾肾三脏论治，又强调急则治标，具有治病求本而又标本分治的诊疗特点。

### （一）疗外感，辛散透表

全顺治疗外感，根据风寒、风热之不同，内伤兼证的有无，灵活选用辛散解表之品。疗外感风寒，善以荆、防、羌活等辛温平和之品解表散邪；兼有内热者，少佐桑、菊、薄荷、牛蒡等辛凉透散之品，寒温合用，既增解表之功，又清热透邪，防辛温之品助热化燥。疗外感风热，治以桑、菊、连翘、薄荷辛凉解表，少佐荆、防等辛温散邪，又制辛凉之品凉遏之弊。

全顺还根据内伤兼证，灵活加减用药：饮湿、痰湿内停者，增二陈汤等化湿和中；中焦不和者，增焦三仙、枳壳等理气和胃，青皮、香附、芍药等疏肝和肝，陈皮、茯苓、木香、薏苡仁等健脾祛湿；阳明热盛者，增川军、厚朴、瓜蒌清热导滞；上焦热盛，咽喉不利者，增元参、银、翘、桔梗、射干等清热宣肺、解毒利咽；肺胃痰热者，增枇杷叶、竹茹、黄芩等清热化痰；等等。

**清解调中饮寒温并用，疗李莲英微感风凉、肺胃浮热**

（光绪二十八年）二月十四日酉刻，全顺看得总管脉息左关弦而稍浮，右寸关滑而稍数。肺胃浮热，稍感风凉，以致头作微疼，身肢恶寒。今用清解调中饮调治。

荆穗一钱五分　防风二钱　桑叶三钱　菊花三钱　酒芩一钱　陈皮一钱　竹茹二钱　神曲三钱（炒）　引用鲜芦根一支切碎。

按语：该医案疗李莲英微感风凉兼肺胃浮热，方以荆、防、桑、菊疏风解表，清透内热；芩、芦、竹茹清肺胃湿热，神曲、陈皮理肺脾胃之气。

---

1　秦国经. 清代官员履历档案•卷五 [M]. 上海：华东师范大学出版社，1997：158.

**疏风和解调中化痰饮解表、和中，疗李莲英外感风凉、痰湿内蕴**

（光绪二十八年）四月二十二日戌刻，庄守和、全顺看得总管脉息左关弦而稍浮，右寸关滑而稍数。中脘蓄滞，湿痰饮热未化，郁遏气道，感受风凉，以致头晕身酸，倦欤无力，中脘有时微疼，手心发热，大便欠调。今议用疏风和解调中化痰饮调治。

荆芥一钱五分　防风一钱五分　藿梗一钱　橘红一钱五分（老树）　厚朴一钱（炙）　香附七分（炙）　石斛二钱（金）　神曲三钱（炒）　谷芽三钱（炒）　赤苓三钱　薏米三钱（炒）　甘草七分　　引用荷蒂五个。

按语：该医案治以辛温之荆、防、藿梗解表祛湿，薏米、茯苓健脾祛湿，橘、朴、香附和中祛湿，谷芽、神曲和胃健脾，甘草清热、补中，石斛清热养阴。荷蒂为引，升发脾阳以利中焦气机升降。

**川芎茶调散化裁，疗隆裕皇后湿热受风**

（宣统元年）十一月初五日申刻，臣全顺请得老佛爷（隆裕皇后）脉息右寸关滑数，左寸关沉弦。湿热受风，熏蒸上焦。以致头疼牵引颠顶。今用清热化湿之法调理。

薄荷八分　蔓荆子一钱五分（研）　荆穗二钱　白芷一钱五分　菊花三钱　川芎一钱　酒芩二钱　桑叶三钱　瓜蒌皮三钱　川贝三钱　广红二钱　甘草八分　　引用焦栀仁二钱。

按语：该医案治以川芎茶调散化裁，芎、荆、芷、菊等大队辛散之品疏风邪，止头痛；黄芩、栀子清热祛湿；瓜蒌、川贝、陈皮理肺化痰，宽胸散结，盖隆裕皇后邪留于肺而有胸满、咳嗽之症；甘草清热、补中，调和诸药。

**（二）疗内伤，治病求本，重肝脾肾**

全顺善以肝脾肾三脏论治，治病求本。如以清热调中法、祛湿化饮法疗慈禧太后膈间不舒、咳嗽、眼目不爽，以疏肝和胃、健脾祛湿法疗慈禧太后纳谷不香、腹痛、腹泻、肢倦，以疏肝和胃法、健脾祛湿法、理脾和胃法、祛湿通络法等疗李莲英胸膈嘈闷、头疼、倦怠嗜卧、筋脉不舒等症，均是从肝脾胃论治。疗光绪帝头晕、胸膈不爽、步履酸软、腰胯腿膝疼痛、遗精等症，全顺以肝脾肾论治，先后以"和肝调中化湿"、"理脾和肝化湿"、"和肝理脾育神"、"滋肾益肝"等法调治。其诊疗光绪帝治案，常以黄土八两作为引，亦为调治中焦脾胃之用。

**肝胃论治，疗慈禧太后咳痰、流涕、目皮掣动**

医案1：（光绪二十八年）四月初六日，全顺、张仲元请得老佛爷脉息左关弦数，右寸关滑数有力。肝胃滞热尚盛，肺气不清，以致咳嗽痰黏，鼻涕带有血色，目皮时或掣动。今议用清热调中饮调理。

羚羊一钱五分　生地三钱(次)　生白芍三钱　钩藤三钱　酒芩二钱　桑叶三钱(炙)　炒枳壳二钱　前胡二钱　郁金二钱(研)　苦梗二钱　　引用青果五个(研)。

医案2:(光绪二十八年)四月初七日,全顺、张仲元请得老佛爷脉息左关弦数,右寸关滑数有力。肝胃带热尚盛,肺气欠调,经络瘀滞痰湿,以致时作咳嗽,唾痰黏,鼻涕带有血色,目皮掣动,胸膈不爽。今议月清热化痰调中饮调治。

羚羊二钱　杭芍三钱(生)　僵蚕三钱(炒)　钩藤三钱　酒芩二钱　前胡二钱　橘红一钱五分(老树)　枳壳二钱(炒)　川郁金二钱(研)　杏仁三钱(研)　引用一捻金七分煎。

按语:该二则医案,全顺将慈禧太后咳嗽痰黏等症之病机,归为肝胃滞热、肺气不清,主以清肝胃、调中焦,佐以清肺化痰。医案1方中羚羊角、钩藤清热平肝,生地、白芍滋阴养肝,桑叶、郁金疏肝清热;枳壳行气消胀,青果养胃生津;黄芩清肺热,前胡、桔梗宣肺化痰。次日痰热滞而不去,增僵蚕、杏仁、一捻金等,以增清痰热、肃肺气之效。

**和胃化湿饮祛湿和中,疗李莲英湿饮浮热,气道欠和**

医案1:(光绪二十九年)九月初一日,全顺、李崇光看得总管脉息左关见弦,右寸关滑而近数。湿饮浮热熏蒸于肺,胃气不和,以致胸膈不爽,咳嗽痰黏,身肢软倦,似觉恶寒。今议用和胃化湿饮调治。

茯苓三钱　橘红一钱(老树)　半夏曲一钱五分(炒)　竹茹二钱　桑叶三钱　石斛三钱(金)　薏米三钱(炒)　神曲三钱(炒)　谷芽三钱(炒)　甘草七分　　引用枇杷叶三钱(炙,包煎)。

医案2:(光绪二十九年)九月初三日,全顺、李崇光看得总管脉息左关见弦,右寸关滑而近数。湿饮浮热,肺胃之气欠和,以致胸膈不爽,有时咳嗽,唾有痰黏,身肢较软。今议用和胃化湿饮调治。

党参一钱　茯苓三钱　橘红一钱(老树)　半夏曲一钱五分(炒)　杭芍一钱五分(炒)　桑叶三钱　石斛三钱(金)　薏米三钱(炒)　谷芽三钱(炒)　甘草七分　　引用荷梗一尺。

医案3:(光绪二十九年)九月初四日,全顺、李崇光看得总管脉息左关见弦,右寸关滑而近数。湿热渐轻,肠胃气道欠和,时或咳嗽,胸膈有时不爽,行有黏滞。今议用和胃化湿饮调治。

茯苓三钱　橘红一钱(老树)　半夏曲一钱五分(炒)　杭芍一钱五分(炒)　石斛三钱(金)　薏米三钱(炒)　煨木香五分　桑叶三钱　谷芽三钱(炒)　甘草七分　　引用荷梗七分。

按语：该三则医案均以二陈汤加味，以健脾和胃、祛湿和中，疗生痰之源而除痰饮上扰之症。此乃全顺善以中焦脾胃论治、治病求本之实例。

**黄土汤煎服膏子药，疗光绪帝眩晕、纳差等症**

医案1：（光绪三十二年）六月二十九日，**全顺、忠勋**请得皇上脉息左寸关沉弦，右寸关沉滑。肝阳尚逆，脾元未复，消化饮食尚慢，以致动作仍觉眩晕，胸膈不爽，步履酸软。今用理脾和肝化湿饮，今明各服一贴，午间仍服膏子药调理。

西洋参二钱（研） 云苓四钱 菊花三钱 金石斛三钱 化橘红二钱 竹茹二钱 旋覆花三钱（包煎） 菟丝饼三钱 鸡内金三钱 杭芍五钱 蒌仁三钱（研） 猪苓三钱 引用黄土八两，百沸汤冲融，澄清煎药。

医案2：（光绪三十二年）七月初四日，**全顺、忠勋**请得皇上脉息左寸关沉弦，右寸关沉滑。肝阳未平，脾元尚弱，饮食消化较慢，动作尚觉眩晕，胸膈不畅，步履酸软。今议用和肝调中化湿饮，今明各服一贴，午间仍服膏子药调理。

西洋参二钱（研） 云苓四钱 金石斛三钱 杭芍五钱 化橘红二钱 枳壳三钱（炒） 旋覆花三钱（包煎） 菊花三钱 菟丝饼三钱 川贝二钱（研） 鸡内金三钱 猪苓三钱 引用黄土八两，百沸汤冲融，澄清煎药。

医案3：（光绪三十二年）七月初十日，**全顺、忠勋**请得皇上脉息左寸关沉弦，右寸关沉滑。肝阳未平，脾元尚弱，饮食消化较慢，动作尚觉眩晕，胸膈不爽，步履酸软。今议用照原方，今明各服一贴，午间仍服膏子药调理。

西洋参二钱（研） 云苓四钱 元参三钱 杭芍五钱 枇杷叶三钱（炙） 枳壳三钱（炒） 旋覆花三钱（包煎） 菊花三钱 菟丝饼三钱 川贝二钱（研） 鸡内金三钱 猪苓三钱 引用黄土八两，百沸汤冲融，澄清煎药。

按语：近半月疗光绪帝眩晕、胸膈不爽、纳差等症，治以健脾益气、和肝调中之品为主，稍佐瓜蒌、竹茹、川贝等化痰止咳。黄土即灶心土，重用为引，专入脾胃而“扶阳退阴、散结除邪”（《本草便读》）。

光绪十年，御医范绍相、钟龄、全顺为光绪帝拟理脾养胃除湿膏[党参二钱、於术三钱（炒）、茯苓三钱、莲肉三钱、薏苡仁三钱（炒）、扁豆三钱（炒）、藿梗一钱五分、神曲二钱（炒）、麦芽三钱（炒）、陈皮一钱五分、广砂一钱（研）、甘草八分，共以水熬透，去渣，再熬浓汁，少加炼蜜，成膏，每服二钱，白开水冲服]；光绪十一年，御医佟文斌、全顺为光绪帝拟理脾和胃除湿膏[党参一钱五分、生於术一钱五分、茯苓三钱、薏苡仁三钱（生）、莲肉三钱、谷芽二钱（炒）、陈皮一钱、炙香附一钱、当归二钱（土炒）、枸杞子二钱、白芍一钱五分（炒）、次生地二钱，共以水煎透，去渣，再熬浓汁，少兑炼蜜，为膏，每服二钱，白开水冲服]。二方均以健脾益气为主治，理脾和胃除湿膏兼能养血。医案中所述膏子药，盖指以上二方。

### （三）疗遗精、肢体疼痛，标本分治

全顺既注重治病求本，标本兼治，又强调急则治标，标本分治。这在其诊疗光绪帝医案中体现得较为明显。疗光绪帝头晕乏力、腰膝酸痛、遗精腹泻等症，全顺先从肝脾肾论治，照顾兼症；随着光绪帝病情加重，腰胯腿膝疼痛与日俱增，遗精一症亦日益加重，其治以滋补肝肾、健运脾胃与疏肝理气、通络止痛并重；当光绪帝腰腿疼痛较甚，调补肝肾或标本兼治疗效不佳时，其又强调以行气通络、缓急止痛为先，选用续断、桑寄生、乳、没、木瓜等活血行气、通络止痛，以治其标。这种根据病证之轻重，病势之缓急，灵活采用缓则治本、标本兼顾，急则治标的用药方法，虽因光绪帝病入膏肓而疗效不佳，但从中可见全顺临证标本分治的治疗特点。

**补肾健脾和肝之法，疗光绪帝之虚疾**

（光绪，年份不详）四月初八日，庄守和、全顺请得皇上脉息左部沉弦，右寸关沉滑。禀赋不壮，肝肾不实，脾胃运化较慢，以致头觉稍晕，耳鸣目赤，项筋作疼微轻，夜间醒时口燥舌干，脊骨疼痛。早晨四肢觉凉，足膝少力。膳后多步，食方消化，若卧片刻，即觉胸满，时或嘈酸。有时精滑自遗，大便不畅。谨拟滋益肝肾，强胃健脾之法调理。

党参二钱　於术二钱（炒）　杭芍二钱（炒）　大生地三钱　芡实三钱（研）　云苓三钱　薏米三钱（炒）　溏瓜蒌五钱　桑叶三钱　菊花二钱　丹皮二钱　炙草八分　　引用核桃肉三钱。

按语：该医案光绪帝一派肝脾肾亏虚之象，因项筋、腰腿疼痛较轻，故以健脾和胃、补益肝肾为主，治病求本。方中参、术、苓、薏、甘草健脾益气，芡实健脾固肾，瓜蒌散结润肠，地、芍滋补肝肾，桑、菊疏肝明目，丹皮凉肝散瘀，核桃肉填精固肾。

**行气活血通络之法，疗光绪帝腰脊、腿膝疼痛**

（光绪，年份不详）四月十六日，全顺请得皇上脉息左部沉弦，右寸关滑缓。禀赋不壮，肝肾不实，脾胃运化较慢，以致头觉稍晕，耳鸣目赤，项筋作疼，两肋觉空，脊膂腰间串痛。口燥舌干，早晨手凉，足膝少力。膳后多步，食方消化，若卧片刻，胸满嘈酸。有时遗精，大便欠调。谨拟先治其标。议用缓肝舒络止疼之法调理。

川玉金二钱（研）　木香五分（研）　杜仲二钱（炒）　川续断一钱五分　片姜黄一钱五分　元胡一钱（炒）　木瓜一钱五分　全当归二钱　桑寄生二钱　乳香一钱五分　没药一钱五分　　引用羌活一钱。

按语：该医案光绪帝肢体疼痛明显，急则治其标，故治以一派活血行气、舒

筋通络之品。

**健脾滋肾养肝、通络止痛，疗光绪帝虚实夹杂之症**

（光绪，年份不详）四月二十日，全顺请得皇上脉息左部沉弦，右寸关沉缓。肝肾不实，脾胃运化迟慢，以致脊膂腰间串痛，倦则较甚，卧时仍重。呼吸咽唾牵掣亦疼。项筋微痛，两肋觉空，周身筋络欠和，有时腹痛，足膝少力，下元虚弱。时或梦遗自泄。谨拟滋益肝肾和络之法调理。

黄芪二钱　白术三钱（炒）　熟地四钱　山萸肉二钱　杜仲二钱（炒）　防风一钱　橘络二钱　桑寄生三钱　茯苓三钱　附子一分　五味子七粒　引用广砂五分（研）。

按语：该医案光绪帝肢体疼痛与正气不足、下元亏虚密切相关，“脊膂腰间串痛，倦则较甚”，故治以健脾滋肾养肝与舒筋通络止痛并重。

**（四）饮食调摄，方药调理**

全顺临证所用调理方药亦多，其注重于病情减轻或病势稳定后，采用饮食、成药或代茶饮等调理机体、调和脏腑。如光绪帝临终前几日，全顺、杨际和为之请脉，因光绪帝“脉息和缓，眠食俱佳”，嘱其“相宜饮食调理”。全顺为光绪帝、慈禧太后等患者拟用了较多代茶饮方，如光绪三十四年（1908）十一月光绪帝外感风瘟，先施以汤剂疏散透邪、清热解毒，三日后病情好转，唯湿邪、余热未净，转以清热代茶饮（元参一钱五分、麦冬三钱、竹茹二钱、苦梗一钱五分、橘皮一钱、生草五分，水煎随便代茶）调理。全顺先后为慈禧太后拟和胃化湿代茶饮、清热化湿代茶饮、化湿调中代茶饮等代茶饮方，调治慈禧太后脾胃虚弱、肝胃不和、饮湿或湿热内蕴之证。此外，全顺还为慈禧太后拟祛风和脉调气利湿化痰膏疗面目疾患，为光绪帝拟理脾养胃除湿膏、理脾和胃除湿膏调补中焦等。

**清肝和胃化湿代茶饮调和肝胃，疗慈禧太后肝胃不和**

光绪二十八年正月十七日，全顺谨拟老佛爷清肝和胃化湿代茶饮。

生杭芍三钱　菊花三钱　竹茹三钱　炒枳壳一钱五分　三仙九钱（共）　焦桑叶三钱　陈皮一钱　水煎温服。

按语：该代茶饮和肝胃、理中焦，与慈禧太后长期中焦失调、眼目不爽相符。方中桑、菊疏肝凉肝、清热明目，芍药养肝缓急，竹茹清热和胃化痰，陈皮理气健脾、燥湿化痰，枳壳行气消胀，焦三仙和胃健脾。

**代茶饮、膏剂合用，缓慢调理，疗慈禧太后肝胃不和、风湿阻络**

（光绪二十八年）二月十九日，李德昌、全顺、叶嗣高、张仲元、李崇光谨拟老佛爷祛风和脉调气利湿化痰膏。

羌独活各二两　僵蚕三两　威灵仙一两五钱　川乌一两五钱　片姜黄一两

五钱　橘络二两　鸡血藤三两（后入）　秦艽一两五钱　桑寄生二两　归尾二两　穿山甲二两　红花二两　川断二两　香附三两（生）　没药一两五钱（后入）乳香一两五钱　乌梢蛇二两五钱　防风二两　茅术二两　赤芍二两　豨莶草二两　台乌二两　青皮二两　半夏二两炙　麝香五钱（后兑）　香油十斤，将药炸枯，去渣，兑丹成膏，老嫩合宜。

老佛爷：

焦三仙各二钱　竹茹三钱　桑叶二钱　青果十五个　水煎代茶。

按语：该日膏剂、代茶饮合用，祛风除湿、化痰通络以治标，疏肝和胃以治本，标本兼治。

**清肝调胃代茶饮，疗光绪帝肾虚肝郁宿疾**

（光绪，年份不详）十月初六日，张仲元、全顺、忠勋请得皇上脉息左部沉弦而细，右寸关沉滑。有时眩晕耳鸣，步履无力，饮食消化较慢。谨拟清肝调胃代茶饮调理。

钩藤三钱　陈皮一钱　苍耳子二钱（炒，研）　麦冬二钱　杭芍三钱　菊花二钱　西洋参一钱（研）　熟军六分　枳壳一钱五分（炒）　焦曲三钱　水煎温服。

按语：该日所用代茶饮，功能养阴清热，调和肝胃，与光绪帝脾肾亏虚、气郁化热而长期眩晕耳鸣、乏力、纳差之症相符。

## 张仲元——肝脾论治，同病异治

张仲元，光绪、宣统年间御医，字午樵，河北乐亭人，生于同治二年（1863），卒于民国二十八年（1939）。

张仲元于光绪晚年晋升为太医院院使，是清末最重要、最著名的御医之一，也是为皇室患者诊疗次数最多的御医，这得因于慈禧太后、光绪帝医案较多、保存较为完整。

张仲元幼年因家境贫寒而废读辍学，跟随父亲张祥云行医于京城。其刻苦努力，博览医书，随着年龄的增长，医术亦逐渐提高，尤其精通于内、外两科，并于青年时期考入太医院。因太医院名医云集，加之宫廷、太医院等级制度森严，张氏初入太医院数年，医技未得发挥。一次慈禧太后病患左臂不能屈伸，数位御医医治数日后，症状仍未好转，张仲元始有机会为慈禧太后请脉，应手霍然而愈，从此其名声大噪，亦因此得以越级升迁。张仲元于光绪二十九年（1903）被授以正堂职，光绪三十四年（1908）升至太医院院使，花翎五品顶戴兼上药房值宿供奉官。据《清史稿·职官志》记载，张仲元于宣统元年(1909)曾上疏朝廷，认为当时太医院院使、院判品级与简派至刑部、军队的医官官阶仿佛，于体制不宜，请求变通太医院旧制，提高太医院医官地位，“特崇院使以次各品秩”。清廷采纳了张仲元的建议，将太医院各级医官品级擢升一级，张仲元亦因此而改加四品顶戴花翎。1920 年，张仲元迁任督办清察管理太医院事务大臣，三品顶戴花翎。1924 年宣统帝被逐出紫禁城，张仲元亦随即归退，闲居寓所“如不及斋”，于 1939 年逝世。

张仲元是位积极推动满清医学教育改革，主张培养中西医结合人才的太医院院使。清代末年，随着西方传教士的渗透和现代医学的广泛传入，越来越多的中医学者认识到了现代医药的临床价值及优越性，主张加以学习、借鉴和利用。光绪三十四年(1908)，张仲元经内务府大臣奏请开办太医院医学堂，培养中西医兼通的医学人才，以供职于内廷。其计划招收医学生 120 人，分两个班，每班 60 人。其中一班为中等班，以中医为主课，学制五年；一班为高等预科班，以洋文西医为主课，五年后升入本科，再读三年为高等毕业，毕业后均照学部奏定给予资格认定。此奏折还对中等班、预科班、高等班的具体课程设置作了粗略的设想，并得到了重病中的光绪帝的批准。但因当时满清王朝内忧外患，政局不稳，加之财政困难，统治者无暇顾及医学教育问题，只办了中医班，西医预科班未能设立。

供职于太医院期间，张仲元参与了为光绪帝、慈禧太后、宣统帝、隆裕皇太后、珍妃、恭亲王奕䜣、总管李莲英、顺承郡王福晋等多位患者的诊疗。观其脉案，张氏处方用药，方平量轻，药味精简，注重调理。其诊疗光绪帝、慈禧太后、李莲英三位患者的治案，保存完整，很好地体现出了张氏的临证诊疗特点。

### (一) 疗外感，寒温并用，方药平和

张仲元治疗外感，善寒温合用，解表兼能透散。外感风凉(风寒)者，多以荆、防、羌、苏、藿香等辛温解表为主，辅以辛凉透表之品；外感风热者，多以桑、菊、银、翘、薄荷等解表清热为主，辅以辛温疏散之品；外感暑邪者，多以香薷、藿香等解表化湿，辅以银、翘、荆、防等解表透邪。解表之品寒温并用，既能佐制方药的寒温偏性，使整体性味趋于平和，又可防辛温助热或辛寒凉遏。张氏临证还根据外感的轻重、兼症的不同、患者体质的差异，灵活选方用药。外感较轻者，方药味少量轻，或以代茶饮、成药调理；外感较重者，味多量大。兼证方面，肺胃郁热者，佐用黄芩、竹叶、麦冬等清热养阴；饮湿内停者，佐用半夏、陈皮、茯苓、扁豆等祛湿化饮；内蓄湿热者，佐用泽泻、猪苓、瞿麦等清热祛湿；等等。若患者体质较弱，张氏还多兼顾调理后天脾胃，扶正以助祛邪。

**清解化湿代茶饮，疗慈禧太后外感风凉、湿热内蕴轻证**

(光绪二十八年)六月初十日酉刻，全顺、张仲元请得老佛爷脉息左关见弦，人迎稍浮，右寸关滑数。肺胃蕴热，蓄有湿滞，稍感风凉，以致头微疼，口渴思饮，身肢酸倦，有时恶寒，手心发热，大关防欠调。今议用清解化湿代茶饮调理。

荆芥三钱 藿香一钱五分 猪苓三钱 泽泻三钱 焦三仙六钱(共) 扁豆三钱(炒) 陈皮一钱五分 厚朴一钱五分(炙) 水煎温服。

按语：该医案慈禧太后外感风凉、湿热内蕴之证较轻，加之其人年迈，脾胃素虚，故治以代茶饮解表清热、祛湿和中，缓慢调理。方中荆芥、藿香解表散邪，藿香、扁豆芳香化湿，猪苓、泽泻清利湿热，陈皮、厚朴行气祛湿，焦三仙健脾和胃。

**清解化饮之法，疗慈禧太后外感风寒、胃蓄饮热**

(光绪三十三年)十月十七日酉刻，张仲元、姚宝生请得老佛爷脉息右寸关滑数，左寸关浮弦而数。胃蓄饮热，外感风寒，以致恶寒发热，头痛口干，身肢酸痛，有时呕吐痰饮。今议用清解化饮之法调理。

防风一钱五分 荆芥一钱五分 薄荷八分 桑皮叶各一钱五分 牛蒡二钱(炒，研) 橘红一钱(老树) 厚朴一钱五分(炙) 槟榔二钱(炒) 酒芩三钱 甘菊二钱 竹茹二钱 甘草一钱 引用蔓荆子一钱(研)。

按语：该医案慈禧太后外感风寒、饮热内蕴之证较重，故解表散寒、清热祛饮、和中之味较多，量亦偏大。方中荆、防、薄、蒡、蔓荆子寒温并用，解表散邪；黄芩清热祛湿，甘菊清热养阴，兼透邪外出；竹茹清热化痰，和胃降逆；桑白皮、槟榔下气利水，橘皮理气化痰，厚朴和中下气，甘草调和诸药。

**清解暑热之法，疗隆裕皇后外感暑邪、胃蓄湿热**

光绪三十四年五月二十四日，张仲元请得皇后脉息左寸关浮数，右寸关滑数。胃蓄湿热，感受暑邪。以致头晕口渴，恶寒发热，皮肤作痒，出有疙瘩，时觉恶心。今用清解暑热之法调理。

藿香二钱 荆芥三钱 白芷二钱 大腹皮三钱 广皮二钱 连翘三钱 丹皮三钱 炒枳壳三钱 蝉蜕三钱 银花三钱 甘草一钱 引用菊花三钱。巳初十分煎药，巳初二刻十分进药。

按语：该医案疗隆裕皇后外感暑邪。方以藿香解表化湿，荆、芷、蝉蜕辛温解表、疏风止痒，银、翘、菊花辛凉透表。因隆裕皇后素有胃蓄湿热，故佐用大腹皮行气利水，陈皮理气健脾，枳壳行气和中，丹皮清热散瘀，甘草清热兼调和诸药。

### （二）治内伤，重肝肾脾胃

疗内伤疾病，张仲元根据疾病性质的不同，患者体质的差异，结合脏腑的生理特性、脏腑间生克制化特点和病理传变规律，灵活采用脏腑辨证，临证多以肝肾脾胃论治。其诊疗慈禧太后诸疾，多从肝脾胃论治，治肝之羚羊角、地、芍、桑、菊、香附、郁金，健脾和胃之四君子汤、二陈汤、焦三仙、枳壳、竹茹等，均为常用药物。这与慈禧太后情志不遂、肝气郁结，年迈体弱、正气亏虚，日久形成土木失和、郁而化热、湿热蕴结之证相符。光绪皇帝复杂、缠绵之病情，既因其禀赋不足、素体虚弱，又与其政治失意、情志抑郁有关。张仲元等御医为之请脉，化繁为简，多以补肾培元、健脾和中、疏肝柔肝等法调治肝脾肾三脏。

张仲元用药亦简，汤剂药味九至十味者居多，代茶饮方多者七至八味，少则二三味者亦有之。如光绪三十二年（1906）七月其所拟清胃代茶饮方，仅由麦冬二钱、竹茹五分组成；光绪三十三年（1907）二月所拟增液代茶饮方，仅有生地、麦冬、元参三味。

**清肝和中饮，疗慈禧太后肝胃不和、脾经湿热**

（光绪二十九年）二月初九日申刻，庄守和、张仲元请得老佛爷脉息右寸关见滑，左寸关弦数。肝胃不和，脾经湿热熏蒸，以致胸膈气道不畅，头晕目眩，偶或疲倦。今议用清肝和中饮调理。

次生地四钱　生杭芍三钱　甘菊二钱　桑叶三钱　金石斛三钱　羚羊八分　橘红钱半（老树）　竹茹一钱　　引用鲜芦根一支（切碎）。

按语：该医案张仲元等御医将慈禧太后胸闷、眩晕、身倦等症之病机，归为“肝胃不和”、脾经湿热，以治肝为主，兼顾脾胃。方中羚羊角清肝热、潜肝阳，菊、桑清肝热、疏肝气，地、芍养肝阴、敛肝体，石斛清胃热、养胃阴，竹茹清热和胃、化痰宽胸，陈皮理肺脾之气。以芦根为引，助药清热生津止渴。

**清肺和肝开胃饮，疗慈禧太后气道不和、脾胃欠调**

（光绪二十九年）三月二十七日，庄守和、张仲元请得老佛爷脉息左寸关弦数，右寸关滑数。肝肺气道不和，脾胃欠调，膈间有热，以致舌干口苦，目皮眩涩，胸闷不畅，有时咳嗽痰涎，谷食欠香。今议用清肺和肝开胃饮调理。

溏瓜蒌四钱　川贝母三钱（研）　橘红一钱五分（老树）　酒芩三钱　密蒙花一钱五分　甘菊二钱　桑叶三钱　枳壳二钱（炒）　川厚朴二钱（炙）　谷芽三钱（炒）　壳砂八分（研）　甘草八分　　引用荷蒂五个。

按语：该医案张氏将慈禧太后诸症之病机，归为“肝肺气道不和，脾胃欠调”，从肝肺脾胃论治。方中瓜蒌、贝、芩清肺化痰，菊、桑、密蒙花清热、疏肝、明目，陈皮、枳、朴、谷芽、砂仁健脾和胃、理肺脾之气，甘草补中、调和诸药。以荷蒂为引，升清阳，理气机之升降。

**平胃散加味，疗慈禧太后饮热内蕴**

（光绪三十一年）十一月初三日，**张仲元、姚宝生**请得老佛爷脉息左关弦数，右寸关洪大而数。肝经有火，肺胃蓄有饮热，气道欠舒，目皮眩涩，胸膈有时不畅。今议用清热化湿之法调理。

云茯苓四钱　厚朴一钱五分（炙）　焦茅术一钱五分（土炒）　广皮一钱五分　焦槟榔二钱　姜连一钱五分（研）　密蒙花三钱　泽泻二钱　甘菊花三钱　生地三钱　霜桑叶三钱　甘草一钱　　引用灯心一束。

按语：该医案主治脾胃，兼柔肝木。方中苓、术、泽泻健脾益气、祛饮泄热，陈皮理气健脾，厚朴、槟榔消积行滞，姜连清中焦滞热，甘草清热补中、调和诸药；生地养阴清热，菊、桑、密蒙花清肝、疏肝、明目。灯心草为引，分利饮热。

**养阴和肝之法，疗光绪帝眩晕、脊骨疼痛**

（光绪，年份不详）二月二十日，**张仲元、忠勋**请得皇上脉息左部沉弦，右寸关沉滑。肾水不足，肝阳未平，脾元不壮。有时眩晕，脊骨按之仍觉作痛，四肢微寒。谨拟养阴和肝之法调理。

生地三钱　杭芍二钱　钩藤二钱　薄荷五分　茯苓三钱　薏米四钱（炒）　秦艽一钱　独活七分　橘红一钱五分　麦芽三钱（焦）　甘菊三钱　竹茹一钱五分　　引用川断二钱。

按语：该医案张氏将光绪帝诸症之病机归为“肾水不足，肝阳未平，脾元不壮”，主以清肝柔肝，辅以健脾和胃，佐以通络止痛，标本兼治。方中地、芍养肝阴，薄荷、甘菊散肝郁、凉肝热，钩藤清肝热、潜肝阳；茯苓、薏米健脾祛湿，橘红理气健脾，麦芽和胃健脾，竹茹清热和胃；秦艽、独活祛风湿、通经络、止疼痛。川断为引，助药补肝肾、通经络、止疼痛。

1. 重视脾胃论治　张仲元重视脾胃论治，临证善以四君子汤、二陈汤、参苓白术散化裁。此得因于慈禧太后、李莲英等患者脾胃素虚、饮湿内蓄、中焦失调。如疗李莲英湿热内蓄、舌底生疮一案，张氏等御医先投以清热祛湿之剂，舌疮略减轻后，转以健脾祛湿为主，辅以清热之品。此即张氏重视调治脾胃之实例。

**理脾和胃清热化湿饮，疗李莲英心脾火郁、胃经湿热余邪**

医案1：（光绪三十三年）七月初三日，**庄守和、张仲元**看得总管脉息左关稍弦，右寸关滑而近数。中气欠调，心脾火郁，胃经湿热熏蒸，以致舌疮疼痛。今议用清热化湿饮调治。

鲜银花二钱　连翘二钱　栀子一钱五分　丹皮一钱　莲子心三分　元参三

钱 石斛三钱(金) 赤苓三钱 引用灯心一束。

总管漱口方:

金银花二钱 菊花二钱 元参二钱 食盐一钱 生蒲黄一钱 生草八分 水煎温漱。

七月初三日:

竹茹三钱 青果十五个 灯心一束 金银花二钱 水煎温服。

医案2:(光绪三十年)七月初三日,**庄守和、张仲元**看得总管脉息左关稍弦,右寸关滑而近数。中气欠调,心脾浮热。今议用理脾和胃清热化湿饮调治。

生炒於术各一钱五分 赤苓三钱 炒薏米四钱 石斛三钱(金) 炒扁豆三钱 莲子心三分 连翘一钱五分 杭芍一钱(生) 金银花二钱(鲜) 引用灯心一束。

按语:心开窍于舌,脾之经脉连舌本,散舌下,心脾浮热,湿热上蒸于舌则口舌生疮。张氏先治以清积热,散郁火,祛湿邪,症状减轻后,转以健脾祛湿为主,佐以清热散火,标本兼治。

(1)健脾祛湿,疗脾虚湿蕴之泄泻:脾主运化水谷,脾虚失运则水谷不化,精微失于输布,下行而为泻。张仲元疗脾虚湿蕴泄泻,常以益气健脾之四君子汤、健脾渗湿之参苓白术散、化痰祛湿通剂二陈汤化裁。同时,其还根据兼证的不同,灵活加减用药:脾胃不和者,增焦三仙、鸡内金等消食和胃;兼有湿热者,增灯心草、通草、泽泻等清热利湿;气郁化热者,增桑叶、菊花、香附等凉肝疏肝、和胃化滞等。

**四君子汤化裁,疗慈禧太后肺胃湿热**

(光绪三十二年)八月十六日,**张仲元、姚宝生**请得皇太后脉息左关稍弦,右关缓滑。肺胃稍蓄湿热。谨拟调中化湿之法调理。

人参五分 茯苓二钱 霜桑叶二钱 广皮八分 杭芍一钱五分(生) 麦冬二钱 甘草五分 本方减麦冬一钱,引用青果五个(研)。

按语:慈禧太后脾胃素虚,近几日湿热内蕴。该日治以健脾和胃为主。方中人参健脾培元,茯苓健脾祛湿,陈皮理脾祛湿,麦冬、青果养阴清热,甘草补气健脾、调和诸药;桑叶散热凉肝,芍药养阴敛肝,兼顾慈禧太后肝阳易亢的体质特点。

**参苓白术散化裁,疗李莲英脾虚便溏**

(光绪三十三年)七月初八日午刻,**庄守和、张仲元**看得总管脉息左关稍弦,右寸关缓滑。脾元不壮,肠胃蓄有湿滞,气不调畅,以致大便见溏,肚腹便前作痛。今用益气健脾化湿之法调治。

路党参二钱　於术二钱(土炒)　云苓三钱　扁豆三钱(炒)　炒薏米四钱　木香六分(煨)　陈皮八分　泽泻一钱五分　炒杭芍一钱五分　炙草八分　　引用生姜二片。本方加藿梗八分、广砂八分(研)。

七月初八日：

路党参一钱　云苓二钱　扁豆三钱(炒)　生姜一片　　水煎送服平安丸一丸。

按语：该医案疗李莲英脾元不壮、湿滞胃肠之便溏，先以参苓白术散化裁，继以健脾温中之汤剂送服平安丸，以奏健脾和胃、祛湿止泻之功。

平安丸由檀香、落水沉、木香、丁香、白蔻仁、肉蔻仁、红蔻、草蔻、陈皮、炙厚朴、苍术(土炒)、甘草、神曲、炒麦芽、山楂(炒焦)各二两组成。方中四香行气醒脾，四蔻除湿健脾，平胃散运脾和胃，焦三仙开胃进食。"人以胃气为本"，脾胃健运则人自安和，故名平安丸。

(2) 健脾祛湿，疗湿阻经络：脾主运化，脾虚则水湿失运，蕴阻经络，气血不畅，故张仲元疗李莲英脾虚湿阻经络一证，主以四君子汤、参苓白术散等健脾渗湿，除饮湿之源，佐以桑枝、橘络、香附、乌药、木通、青风藤、丝瓜络等理气、缓急、通络之品。

**四君子汤加味，疗李莲英脾虚湿阻，筋脉痹痛**

医案1：(光绪三十四年)三月十七日，**张仲元、戴家瑜**看得总管脉息左关沉缓，右寸关滑缓。脾元未畅，经络湿气未净。今议用理脾和营化湿之法调治。

党参一钱　生於术八分　生薏米四钱　茯神一钱五分　杭芍一钱(炒)　霜桑叶一钱五分　炙草五分　　引用炒谷芽三钱。午初煎药，午正三刻服药。

按语：李莲英近日因湿邪阻滞经络，"经脉不畅"而肢体筋脉痹痛。该日治以健脾祛湿，兼和肝缓急。方中四君子、薏米健脾祛湿，谷芽和胃健脾，芍药和肝缓急，桑叶疏肝、清热。

医案2：(光绪三十四年)三月十八日，**张仲元、戴家瑜**看得总管脉息左关弦缓，右寸关滑缓。脾元欠畅，经络湿气未净。今议用理脾和脉化湿之法调治。

党参一钱五分　生於术一钱　生薏米四钱　茯神一钱五分　杭芍一钱(炒)　炒谷芽三钱　狗脊一钱　炙草五分　　引用鲜桑枝二钱。

按语：该日方较医案1减桑叶，增桑枝、狗脊。狗脊"主腰背强，关机缓急，周痹，寒湿膝痛"(《神农本草经》)，桑枝"利关节，养津液，行水祛风"(《本草备要》)，二者助祛风湿、通经络，止筋脉痹痛。

(3) 健脾祛湿，疗小便频数：张仲元治疗李莲英小便频数一案，依据后者脾虚胃弱，水液运化失司之根本，治疗始终，均以参苓白术散化裁，以健脾祛湿，佐以补肾固摄。

**参苓白术散化裁，疗李莲英小便频数**

医案1：（光绪三十四年）四月二十八日，**张仲元、李德源、戴家瑜**看得总管脉息左右俱见缓象。疼痛减缓，惟脾弱火浮，小便觉多。今议用早服益气理脾之法，晚服八味地黄丸一钱调治。

人参一钱　生於术八分　北五味五分　炒谷芽三钱　壳砂六分（研）　生薏米三钱　石莲肉二钱（研）　龙眼肉五分　　引用鲜青果五个（研）。亥初一刻服八味地黄丸一钱。午初煎药，午正二刻服药。

总管古方八味地黄丸：

大熟地四钱　山萸肉二钱　炒山药二钱　丹皮一钱五分　云苓一钱五分　泽泻一钱五分　紫油桂五分（去粗皮）　川附子五分　　共研细面，黄酒打山药糊为丸，如绿豆大，每晚服一钱。

医案2：（光绪三十四年）六月二十九日，**李德源、戴家瑜**看得总管脉息左关弦缓，右关滑缓。胃气渐和，小水未能如常。今议用理脾和胃之法调治。

人参五分　生於术六分　扁豆三钱　莲肉三钱（研）　广皮六分　炒谷芽三钱　香附四分（醋炙）　菟丝饼二钱　　引用竹茹一钱、桑寄生一钱五分　　本方减香附，加炒山药三钱。

按语：医案1治以益气理脾丸健脾益气，八味地黄丸温补肾阳，脾土健旺则无生湿之源，肾气肾阳旺盛则气化有权，水液运行正常。益气理脾丸和医案2方，均由参苓白术散化裁而成。

(4) 益气健脾，疗湿邪犯肺之咳嗽：张仲元疗李莲英脾虚湿蕴，湿邪扰肺之咳嗽，仍治以参苓白术散化裁健脾祛湿，或增紫菀、款冬、枇杷叶等化痰止咳，既疗生湿之源，又标本兼治。

**参苓白术散化裁，疗李莲英痰湿咳嗽**

医案1：（光绪三十四年）十月十一日，**张仲元、戴家瑜**看得总管脉息左关弦缓，右寸关弦滑。中气未和，湿饮未净，有时咳嗽。今议用理脾和中之法调治。

党参一钱五分　於术一钱　炒薏米三钱　炒山药二钱　广皮八分　莲肉二钱（去心，研）　茯苓二钱　炙草五分　　引用鲜青果五个（去尖，研）、佛手柑五分。午初煎药，午正三刻服药。

医案2：（光绪三十四年）十月十三日，**张仲元、戴家瑜**看得总管脉息左关弦缓，右寸关沉滑。中气欠和，化湿较慢，有时咳嗽。今议用理脾和中化湿之法调治。

党参一钱五分　於术一钱　茯神二钱（朱砂水炙）　炒薏米三钱　广皮八分

金石斛一钱五分　谷芽一钱(炒)　保宁半夏曲八分　　引用鲜青果七个(去尖，研)。午初煎药，午正一刻服药。

医案3:(光绪三十四年)十月十四日，**张仲元、戴家瑜**看得总管脉息左关弦缓，右寸关沉滑。中气欠和，稍有湿饮，尚觉咳嗽。今议用理脾和中止嗽之法调治。

党参一钱五分　於术一钱　茯神二钱　炒薏米三钱　莲肉二钱(去心，研)　广皮八分　冬花二钱　枇杷叶一钱五分(炙)　　引用鲜青果五个(去尖，研)。午初煎药，午正三刻服药。

按语：该三则医案，李莲英咳嗽乃因中气未和，脾运欠佳，湿邪上扰，肺失宣肃，故治以参苓白术散化裁，健脾祛湿以疗咳嗽之源。医案1方以参、术、茯、薏、山药健脾祛湿，陈皮理脾祛湿，莲肉健脾固涩，炙草补中、调和诸药；引以青果润肺止咳、养阴生津，佛手疏肝和胃，防土壅木郁。医案2健脾祛湿之品中，增用半夏、谷芽等和胃降逆。医案3仍主以健脾祛湿，佐用枇杷叶、款冬花宣肺降气、化痰止咳。

(5) 建中和肝，治疗胁痛：张仲元疗垣大奶奶胁痛一症，治以建中和肝之法，选用四君子汤、黄芪等健脾益气，或增小建中汤化裁调和营卫，助中焦调和，脾胃健运，以使气旺血行，经络疏通。

**黄芪建中汤、四君子汤化裁，疗垣大奶奶胸胁串痛**

医案1:光绪三十一年十一月初二日，**张仲元**看得垣大奶奶脉息左关见弦，右寸关沉滑。中气不足，肝木未畅，胸胁时作串疼。今用建中和肝之法调治。

炙黄芪六钱　全当归三钱　炒杭芍五钱　萸连各五分(兑炒，研)　炙香附二钱　炒於术三钱　炒灵脂三钱　炙草一钱　　引用炮姜一钱、小枣肉十个

按语：垣大奶奶中虚体弱，气血未充而胸胁串痛。该医案治以健脾和胃、益气养血为主，佐以行气活血之品。方中芪、术、归、草补中气、养肝血，姜、枣和营卫、温中焦，香附、萸连和肝胃，芍药养肝缓急，五灵脂活血止痛。诸药合用，补中气、建中州、充气血而养肝木、理肝气，气血运行正常则胁痛自除，故曰“建中和肝”。

医案2:(光绪三十一年十一月)十一月十三日，**张仲元、姚宝生**看得垣大奶奶脉息左关沉弦，右寸关弦紧。肝气欠舒，气血未和，胁下时作疼痛。今议用和中理气之法调治。

党参三钱　云茯苓四钱　生於术三钱　炒茅术一钱五分　当归三钱　酒杭芍三钱　川芎一钱五分　五味子一钱　肉桂一钱(研)　吴茱萸二钱(炭)　小枳实二钱(炒)　炙甘草一钱　　引用乌梅肉三个。

按语：该医案治以四君子、茅术补中益气，归、芍、川芎养血活血；肉桂温中助阳，合白芍兼可调和营卫；吴茱萸既散厥阴之寒，合枳实又散气结，降逆气；乌梅、五味子酸敛生津，引药入肝。全方合用，补气血，温中焦，和脾胃，敛肝木，缓肝急，散厥阴之寒，盖因垣大奶奶中焦气虚，兼有肝经虚寒之象。

2. 疗消化不佳，以肝脾胃论治　张仲元诊疗慈禧太后、李莲英等患者饮食不香、消化较慢之症，先后辨证为脾胃虚弱、胃气不和、肝脾不调等诸多证型，分别采用健脾和胃、益气健脾、甘温益气、调和肝脾等不同治法及方药。具体如下。

(1) 健脾祛湿法：该治法适用于脾胃亏虚，水液运化失司，饮湿内停之证，治以健脾益气为主，增用燥湿、化湿、淡渗等祛湿之品。

**四君子汤、桂枝甘草汤化裁，疗慈禧太后脾虚湿蕴**

医案1：（光绪三十二年）六月十二日，臣**力钧、张仲元、姚宝生**请得皇太后脉息右关缓而有神。中气渐复，脾经尚有湿气。谨拟健脾化湿之品调理。

人参八分　党参三钱　生於术二钱　生茅术一钱五分　桂枝八分　生甘草五分　　引用广皮一钱。

医案2：（光绪三十二年）六月十三日，臣**力钧、张仲元、姚宝生**请得皇太后脉息右关缓而有神。中气渐复，脾经尚有湿气。谨拟健脾化湿之品调理。

人参八分　党参三钱　生於术二钱　生黄芪一钱五分　生茅术一钱五分　桂枝八分　生甘草五分　　引用广皮一钱五分。

医案3：（光绪三十二年）六月十四日，臣**力钧、张仲元、姚宝生**请得皇太后脉息右关缓而有神。气血通畅，湿气外越。谨拟建中化湿之品调理。

人参八分　党参三钱　生於术二钱　茅山术一钱五分　桂枝六分　口防风八分　生黄芪一钱　　引用广砂一钱（研）。

按语：慈禧太后年迈气虚，脾胃运化失司，湿邪内蕴。医案1治以二参补气培元，二术健脾祛湿，桂枝、甘草温通补阳，陈皮理脾除湿。次日方增生黄芪一钱五分，健脾益气兼升阳固表。医案3又增防风八分，与术、芪成玉屏风散，健脾祛湿，兼能益气固表止汗。

**二陈汤、平胃散化裁，疗慈禧太后胃蓄湿滞**

（光绪二十八年）五月十一日，**全顺、张仲元**请得老佛爷脉息左关见弦，右寸关沉滑有力。胃蓄湿滞，肠胃不和，以致身肢酸倦，谷食不香，有时腹中微疼，大关防欠调。今议用平胃化湿饮调理。

厚朴二钱（炙）　陈皮二钱　茯苓三钱　藿香二钱　三仙九钱（焦，共）　茅术二钱（炒）　法夏二钱　甘草八分　　引用炒枳壳二钱。

按语：该医案治以和胃祛湿、健脾理脾。方中二陈汤、平胃散燥湿化痰、行气和中，藿香醒脾化湿，焦三仙健脾和胃，枳壳理气宽中消胀。

（2）健脾和胃法：该治法适用于中气不足，脾胃失调，胃虚腐熟无权，脾虚运化失司。张仲元疗慈禧太后脾胃虚弱、运化较慢时，多采用该法，益气健脾与消食开胃并重，促使脾运胃纳，中气健旺。

**健脾和胃之法，疗慈禧太后胃气壅滞**

医案1：（光绪三十二年）五月二十六日，臣**力钧、张仲元、姚宝生**请得皇太后脉息右关缓滞，重按微滑。肝气渐调，中气尚未健旺。谨拟补脾开胃之剂调理。

潞党参二钱　生於术一钱　炒谷芽二钱　山楂肉二钱　老生姜一片　广皮一钱　　引用鸡内金二个（鲜，洗净）。

按语：该医案治以参、术健脾益气，陈皮理气健脾，谷芽、山楂、内金消食和胃，生姜消中焦气满；如此则脾健胃开，中气健旺，消化渐佳。

医案2：（光绪三十三年）二月初二日，**庄守和、张仲元**请得皇太后脉息左关稍弦，右寸关滑缓。胃气壅滞，运化较慢。谨拟理脾调中之法调理。

党参二钱　生於术二钱　广皮八分　厚朴一钱（炙）　广砂八分（研）　炒神曲二钱　山楂一钱五分　甘草五分　　引用佛手柑六分。

按语：该医案治以参、术、甘草健脾益气；陈皮、砂仁理脾化湿；神曲、山楂消食和胃；厚朴、佛手行气和胃，除满消胀，化中焦之气壅。

（3）甘温益气法：该治法适用于脾阳不足，消化不振而现四肢无力、畏寒肢冷等症。张仲元多以理中汤、附子理中汤、桂枝人参汤、黄芪建中汤等化裁，以获益气健脾、温中祛寒之效。

**桂枝人参汤化裁，疗慈禧太后中气不足，消化较慢**

医案1：（光绪三十二年）六月初一日，臣**力钧、张仲元、姚宝生**请得皇太后脉息右关缓而有神。中气稍振。谨拟再以甘温补中之品调理。

人参五分　党参四钱　干姜一钱　生於术二钱　茅山术二钱　桂枝八分　制附片六分　甘草五分（生）　　引用广砂一钱（研）。

按语：该医案疗慈禧太后中气不足，方以四逆汤、桂枝人参汤温阳补气，增党参益气健脾，茅术健脾祛湿。以砂仁为引，引药入脾，芳香之性兼能化湿醒脾。

医案2：（光绪三十二年）六月初三日，**张仲元**请得皇太后脉息右关缓而有神。中气稍振，惟健运较慢。谨拟甘温补中之法调理。

人参五分　党参三钱　生於术三钱　桂枝八分　防风三分　生甘草六分　引用生姜一钱、红枣肉三个。

按语：该医案治以桂枝汤、理中丸化裁，温中补虚、调和营卫。不用附子、干姜者，盖因前两日慈禧太后服用四逆汤、桂枝人参汤后，中阳得以温补；该日“惟脾运较慢”，故治以补中气、调营卫为主。防风为解表疏风之品，《本草纲目》谓之“功疗风最要”，此用之，盖不为解表，取其疏风以助祛湿、疏肝防其乘脾、通经以助散寒之意。

(4) 调和肝脾法：该治法适用于肝气郁结，肝木乘脾，或脾胃虚弱，土壅木郁，肝木趁虚而乘克，或肝阴不足，肝阳上亢，脾元亦虚，而现食欲不振、消化较慢、腹胀、胁胀、胁痛、头晕诸症。治宜肝脾兼顾，疏肝养肝、清热平肝等治肝之品与健脾理脾、和胃化湿之品合用，调和肝脾。

**和肝理脾之法，疗慈禧太后肝阴亏虚、脾胃失调**

医案1：(光绪三十二年)四月初七日，**张仲元、姚宝生**请得老佛爷脉息左关弦数，右寸关滑数。肝阴有热，中气不舒，以致谷食欠香，头目眩晕。今用清肝理脾之法调理。

细生地三钱　杭芍三钱　酒连炭一钱　橘红一钱(老树)　生於术二钱　云苓四钱　莱菔子炭一钱五分(研)　泽泻二钱　炒神曲二钱　桑叶三钱　焦枳壳一钱　甘草一钱　　引用荸荠七个(切片)、灯心一束。

按语：该医案慈禧太后肝阴虚内热，虚热上扰则头目眩晕，乘克脾胃则食谷欠香。治以滋阴清热、养肝疏肝、健脾和胃。方中地、芍养肝清热，桑叶疏肝凉肝，酒连、泽泻泄热，苓、术健脾祛湿，陈皮理气健脾，莱菔子、神曲和胃消食，荸荠和胃消积、兼清积热，枳壳理气消胀，甘草补气健脾、调和诸药。

医案2：(光绪三十二年)十一月二十九日，**庄守和、张仲元**请得皇太后脉息左关稍弦，右关沉滑。肝阴不实，脾元消化较慢。谨拟和肝理脾之法调理。

人参七分　生杭芍一钱五分　密蒙花三钱　白蒺藜三钱(研)　桑叶二钱　甘菊花二钱　广皮一钱　炒枳壳一钱五分　　引用缩砂六分(研)。

按语：该医案治以桑、菊、密蒙、白蒺藜清热疏肝，芍药养阴敛肝，人参补益脾元，陈皮理气健脾，砂仁芳香醒脾，枳壳行气消胀，如此则肝阴得养，肝木得舒，脾胃健运，消化则佳。

(5) 调和肝胃法：该治法适用于肝气不舒，胃气壅滞，肝胃不和，中焦蓄滞，现食谷欠香、口中味苦，胸腹胀满、肢体无力等症。张仲元临证根据患者肝胃不和之主症、兼症的不同，临证或以调肝为主，兼顾理气和胃，或以和胃为主，兼顾舒肝养肝，或治以肝胃并重。

**主以和胃，佐以和肝健脾，疗慈禧太后肝胃不和**

(光绪三十二年)五月十八日，**张仲元**请得老佛爷脉息左关沉弦，右寸沉滑。肝胃欠和，脾元消化尚慢，以致胸膈不爽，有时舌干，经络串凉，谷食欠香，身肢觉倦。今用调和肝胃之法调理。

生杭芍三钱　金石斛三钱　竹茹三钱　霜桑叶三钱　焦麦芽三钱　焦曲三钱　木香八分(研末)　生甘草一钱　　引用炒枳壳一钱。本方加党参二钱。

按语：慈禧太后肝胃不和，中焦气机壅滞，故胸膈不爽；阴虚内热，津液失于上承，故时有口干；气虚湿阻，故经络串凉、纳差、肢倦。治以消食和胃为主，兼顾健脾理脾、疏肝敛肝。方中金石斛清胃养阴，竹茹清热降逆，麦芽、神曲和胃消食，党参、甘草健脾益气，木香、枳壳理脾胃之气，桑叶清热疏肝，芍药养阴敛肝。

**主以和肝，兼和胃理脾，疗慈禧太后肝胃不和**

(光绪三十二年)六月初九日，臣**力钧**、**张仲元**、**姚宝生**请得皇太后脉息左右两关滑而有力。肝胃血脉已调，稍有湿热。谨拟疏肝和胃之品以清湿热。

柴胡八分　生杭芍一钱　丹皮一钱　神曲二钱　广皮一钱　　引用鸡内金一个(鲜，洗净)。

按语：该医案治以和肝为主，兼顾和胃理脾。方中柴胡疏肝理气，白芍养阴敛肝，丹皮凉肝散郁，神曲、鸡内金和胃健脾，陈皮理脾健脾。

**肝胃并重，疗隆裕皇后胃阳未和，中焦壅滞**

(宣统三年)正月初四日，臣**张仲元**请得老佛爷(隆裕皇后)脉息左关沉弦，右寸关沉滑。气道渐畅，夜寐起居如常。惟胃阳未和，稍觉壅滞。谨拟调肝和胃之法调理。

生杭芍三钱　炙香附三钱　橘红二钱(老树)　炒栀三钱　焦三仙九钱(共)　炒枳壳三钱　鸡金三钱　竹茹三钱　中生地四钱　生粉草一钱　　引用鲜青果七个(研)。

按语：该医案疗隆裕皇后中焦壅滞，滋阴养肝、疏肝清热与消食导滞、养阴和胃并重。方中香附疏肝和胃，白芍、生地养阴敛肝，栀子清肝胃滞热，橘皮理脾气，枳壳行胃气，焦三仙、鸡内金和胃健脾，竹茹清胃热、和胃气，生甘草清热、调和诸药。引用鲜青果，取其甘润脾胃，养阴生津之效。

(6) 疏通导滞法：该法适用于脾胃不调，或肝胃不和，水谷腐熟、运化无力而现食滞中焦、饮食不香、中焦胀满之症。张仲元临证多以枳实、槟榔下气消积，焦三仙、鸡内金消食化滞，一捻金、承气汤攻积导滞，以通导胃肠积滞，使清阳得升，浊阴得降，中焦调和。

**引以一捻金消积导滞，疗慈禧太后胃气壅滞**

(光绪三十二年)十月十二日，**张仲元**请得皇太后脉息右关沉滑有力。气血日充，惟胃气稍有壅滞。谨拟调气清热之法调理。

炒枳壳二钱 竹茹二钱 炒山楂二钱 广皮一钱五分 引用一捻金一钱，煎。

按语：该医案慈禧太后胃气壅滞较轻，治以枳壳行气消胀，山楂消食散瘀，竹茹清热和胃，陈皮理气健脾；引以一捻金一钱消积导滞，助消壅滞。

**大承气汤化裁，疗隆裕皇后食滞胃肠**

（宣统三年）闰六月二十二日未刻，臣张仲元请得老佛爷脉息左关沉弦，右寸关沉滑有力。系肝胃气道不调，蓄有食滞。以致中气觉短，谷食不香。谨拟调气化滞之法调理。

炒枳实三钱 槟榔三钱 白蔻仁一钱五分（研） 焦神曲五钱 溏瓜蒌四钱 鸡内金三钱 元明粉二钱（煎） 川军三钱 焦楂炭四钱 广皮三钱 炒谷芽三钱 引用鲜荷梗一尺。

按语：该医案疗隆裕皇后肝胃不和、食滞中焦之证，方以大承气汤化裁。方中硝、黄、枳实、槟榔攻积导滞，瓜蒌散结、润肠，神曲、山楂、谷芽、内金和胃健脾，蔻仁、陈支理脾祛湿。荷梗有“通气舒筋，生津止渴”之功（《随息居饮食谱》），以之为引，取其升阳之性，与大队攻积和降之品相伍，利于中焦气机升降相因。

3. 疗头目不爽，以肝脾胃论治 张仲元诊疗慈禧太后、端康皇贵妃头目不爽一症，多责之于肝脾胃三脏，临证根据兼症的不同，灵活选用升清降浊法、疏肝清热法、滋养肝液法、养阴升清法等治法。

（1）升清降浊法：该法适用于阳气郁遏，失于疏散，气机升降失宜，清阳不升，清窍失于濡养而头目不爽。张仲元采用此治法时，根据病变脏腑的不同、病情轻重的差异，灵活选用升清降浊法、升清法、降浊法。概括来说，肝郁化热，内热上扰者，治以蔓荆子、菊花、桑叶、密蒙花清热疏肝；肝阳上亢者，治以羚羊角、决明子等平肝潜阳；胃气壅滞者，治以厚朴、枳实下气导滞，焦三仙消食和胃，若气机壅遏较重，则增一捻金、硝、黄等峻下之品攻积导滞。

**升清降浊之法，疗慈禧太后肝阳郁遏，头目不爽**

医案1：（光绪三十三年）二月初四日，庄守和、张仲元请得皇太后脉息左关稍弦，右寸关滑缓。阳气郁遏，头目不爽。谨拟升清降浊之法调理。

蔓荆子八分 菊花一钱 桑叶一钱 蒙花一钱五分 白蒺藜二钱（研） 杭芍一钱（炒） 石决明二钱（煅） 枳实八分 引用厚朴八分（炙）。

按语：该医案疗慈禧太后肝郁化热，兼胃失和降，方以轻灵、升散、上行之蔓荆子、桑、菊、密蒙、白蒺藜疏肝清热、清利头目，收敛之芍药养肝阴、敛肝体，沉降之石决明平肝潜阳明目，枳实、厚朴和降胃气。整方散敛相因，升潜互用，共奏清利头目之效。

医案 2:(光绪三十三年)二月初六日,庄守和、张仲元请得皇太后脉息左关稍弦,右寸关滑缓。阳气郁遏,头目不爽。谨拟轻扬之法调理。

霜桑叶二钱　菊花二钱　生杭芍一钱五分　炒枳壳一钱五分　次生地二钱　甘草五分　　引用荷叶一钱。

按语:该医案慈禧太后肝热内郁、胃失和降之证较轻,兼有肝阴亏虚之候,故治以桑、菊、荷叶清轻上行、清肝疏肝,地、芍滋阴养肝,枳壳降气消胀,甘草清热、调和诸药。

**大承气汤化裁,疗慈禧太后胃气壅滞,头目不爽**

(光绪三十三年)二月十三日,庄守和、张仲元请得皇太后脉息左关稍弦,右寸关沉滑。胃气壅滞,头目不爽。谨拟升清降浊之法调理。

枳实一钱五分　厚朴一钱五分(炙)　元明粉一钱(后煎)　甘草五分　引用一捻金八分,煎。

按语:该医案慈禧太后头目不爽乃胃气壅滞、清阳不升所致,故治以枳、朴下气降浊,一捻金、元明粉攻下导滞,甘草清热、调和诸药。盖浊气和降则清阳自升,亦为升清降浊之治。

(2) 滋养阴液法:该治法适用于阴液亏虚、虚热上扰而致头目不爽。采用该治法时,张仲元根据肝阴亏虚、胃阴不足、肝肾阴虚的不同,灵活采用养肝清热、滋阴养胃、滋养肝肾等治法,使阴液得养,肝阳得潜,胃热得清,头目不爽之症自除。

**六味地黄丸,疗慈禧太后肝阴不足,头目不爽**

(光绪三十三年)二月十二日,庄守和、张仲元请得皇太后脉息左关稍弦,右寸前沉滑。肝阴欠实,头目不爽。谨拟滋养肝液之法调理。

中生地四钱　山萸一钱五分　炒山药一钱五分　泽泻一钱五分　丹皮一钱五分　茯苓二钱　　水煎温服。

按语:该医案慈禧太后肝阴不足,头目失于濡养,故治以六味地黄丸原方(重用生地),滋阴养肝,除头目不爽。

**养肝益胃之法,疗慈禧太后肝胃阴虚,头目不爽**

(光绪三十三年)二月十四日,庄守和、张仲元请得皇太后脉息左关稍弦,右寸关沉滑。胃经郁热未清,口干,头目不爽。谨拟益阴清轻之法调理。

生地三钱　麦冬二钱　酒杭芍一钱　甘草五分　　引用鲜青果七个(研)。

按语:该医案慈禧太后头目不爽、口干之症,乃肝胃阴虚所致,故治以地、芍滋阴养肝,麦冬、生地养胃生津,甘草清热、调药。以鲜青果为引,酸甘性凉,助药养阴生津。

**益阴清化之法，疗慈禧太后肝胃阴虚郁热，头目不爽**

（光绪三十三年）二月十六日，庄守和、张仲元请得皇太后脉息左关稍弦，右寸关沉滑。胃经郁热未清，口干，头目不爽。谨拟益阴清化之法调理。

酒杭芍一钱五分　甘菊二钱　丹皮一钱　麦冬一钱五分　炒枳壳一钱

引用一捻金六分，煎。

按语：该医案张氏等将慈禧太后头目不爽之病机，归为肝胃阴虚兼有滞热，治以清肝疏肝、养阴清热、和胃行滞并重。方中甘菊凉肝疏肝，芍药养阴敛肝，丹皮凉血散瘀，麦冬养胃阴、清胃热，枳壳行胃气，一捻金通导滞热。

（3）调和肝脾法：该治法适用于肝脾不调，肝热上扰，清窍不利，或清阳不升，清窍失养，头目不爽。肝脾郁热不得宣发者，治以地、芍滋养肝阴，桑、菊、密蒙花凉肝散热，佐用陈皮、枳壳等健脾和中之品；肝气郁结、脾胃虚弱者，治以香附、菊花、地、芍、羚羊等疏肝理气、清肝凉肝，参、苓、术、草、焦三仙等健脾和胃。

**宣郁清热之法，疗慈禧太后肝脾郁热，头目不清**

（光绪三十三年）二月二十日，庄守和、张仲元、姚宝生请得皇太后脉息左关稍弦，右寸关缓滑。肝脾郁热，头目不清。谨拟宣郁清热之法调理。

生杭芍二钱　丹皮一钱五分　甘菊三钱　花粉二钱　生枳壳一钱　麦冬三钱　生甘草六分　霜桑叶二钱　　引用鲜芦根二支（切碎）、鲜青果五个（研）。

按语：该医案慈禧太后头目不爽之病机为肝脾内热、郁而不散，治以清热养阴、疏肝散郁。方中菊、桑凉肝疏肝，丹皮清散郁热，白芍养阴敛肝，花粉、麦冬、芦根、鲜青果清热养阴，枳壳行气消胀，甘草清热、调和诸药。

**四君子汤加味，疗慈禧太后肝阳上扰，眼目不爽**

（光绪三十三年）三月二十六日，张仲元、戴家瑜请得皇太后脉息左关沉弦，右寸关沉滑。肝脾欠和，消化较慢，食后嘈杂，眼目不爽。谨拟理脾清肝之法调理。

党参八分　焦於术六分　茯苓一钱五分　甘草五分　羚羊八分　炒谷芽四钱　　引用桑叶一钱五分。

按语：该医案慈禧太后脾胃虚弱，兼有肝阳上扰之象，方以四君子、炒谷芽健脾和胃，佐以羚羊角平肝潜阳，桑叶凉肝疏肝。

**调肝和中之法，疗慈禧太后肝脾不调，眼目不爽**

医案1：（光绪三十四年）五月初二日，张仲元、戴家瑜请得皇太后脉息左关稍弦，右寸关沉滑。肝气欠调，运化迟滞，食后嘈杂，头目不爽，谨拟调肝和中之法调理。

人参五分　茯神二钱　香附一钱五分(醋炙)　瓜蒌三钱(研)　东楂二钱(肉)　谷芽三钱(炒)　　引用广皮六分。

医案2:(光绪三十四年)五月初三日，**张仲元、戴家瑜**请得皇太后脉息左关稍弦，右寸关沉滑。肝气欠调，运化迟滞，食后嘈杂，头目不爽。谨拟调肝和中之法调理。

人参五分　茯神二钱　香附一钱五分(醋炙)　瓜蒌三钱(研)　东楂二钱(肉)　谷芽三钱(炒)　羚羊六分　　引用广皮六分。

按语：该二则医案疗慈禧太后肝脾不调，方以人参、茯神健脾安神，香附疏肝和胃，瓜蒌理气散结，兼清热润肠，山楂、谷芽和胃健脾，陈皮理气健脾。医案2增羚羊角潜肝阳、定心神、清郁热，盖有肝阳上扰之象。

(4) 健脾和胃法：该治法适用于脾胃虚弱，中焦失调，脾之升清无力，胃气失于和降，清窍失充则头目不爽。张仲元临证多选用四君子汤益气健脾，焦三仙和胃消食，石斛、枳壳养胃降气等，使脾健胃和，气血得充，清窍得养。

**四君子汤加味，疗慈禧太后运化迟滞，头目不爽**

医案1:(光绪三十三年)六月二十日，**张仲元、李德源、戴家瑜**请得皇太后脉息左关弦缓，右寸关滑缓。肠胃渐和，运化迟滞，食后嘈杂，头目不爽。谨拟调脾和胃之法调理。

人参六分　生於术八分　茯苓二钱　石斛二钱(金)　谷芽三钱(炒)　甘草五分　　引用鲜荷叶半张。

医案2:(光绪三十三年)六月二十二日，**张仲元、李德源、戴家瑜**请得皇太后脉息左关弦缓，右寸关滑缓。中气欠和，运化迟滞，食后嘈杂，头目不爽。谨拟调脾和中之法调理。

人参五分(须三分)　生於术八分　茯苓二钱　石斛二钱(金)　谷芽三钱(炒)　五味子五分　甘草五分　　引用鲜桑枝二钱。

按语：该二则医案，慈禧太后头目不爽，因于脾胃运化迟滞、清窍失养，故治以四君子健脾益气，谷芽消食，石斛养胃阴、清胃燥。医案1引以鲜荷叶升发脾阳。次日方减鲜荷叶，增五味子、鲜桑枝。五味子可消食下气，养阴止渴(《日华子本草》)。以桑枝为引，盖因慈禧太后常有肝脉不和、筋脉不舒之症，取其疏肝通络之用。

(5) 清热理气法：该治法适用于肝郁内热较盛，阳热上亢，扰动清窍，现头目不爽，伴头晕耳鸣、胁痛腹胀等症。张仲元临证多以清热凉肝、重镇潜阳、理气散结之品合用。

**清热调中饮，疗慈禧太后肝胃滞热余邪，头目不爽**

（光绪二十八年）七月二十八日，张仲元请得老佛爷脉息左寸关弦数，右寸关沉滑而数。肝热未清，肺气欠调，胃蓄饮滞不净，以致头目不爽，膈间滞闷，有时咳嗽，夜卧躁急，谷食欠香。今用清热调中饮调理。

生杭芍三钱　次生地四钱　羚羊一钱五分　焦栀子二钱　炒枳壳二钱　焦三仙九钱（共）　前胡二钱　橘红一钱五分（老树）　　引甘菊三钱、竹茹三钱。

按语：肝热上扰清窍，故头目不爽；肺气宣肃失调，故胸膈滞闷、咳嗽；夜间阳热入阴，故夜卧躁急；饮湿停胃，故谷食欠香。该日主以治肝和胃，佐以理肺止咳。方中地、芍养阴清热、和肝缓急，羚羊角平肝潜阳，甘菊疏肝凉肝，栀子清散郁热；枳壳行气除胀，竹茹和胃清热，焦三仙和胃健脾；前胡、陈皮理肺化痰。

**调气清热之法，疗端康皇贵妃肝经滞热，头目不爽**

（宣统十三年）三月十九日，张仲元、佟成海请得端康皇贵妃脉息左关弦数，右寸关滑数。气道未畅，蓄热尚盛。以致头目不爽，喉间微肿而红，身肢酸倦。今议用调气清热之法调理。

小青皮四钱　枳壳三钱（炒）　溏瓜蒌八钱（捣）　花粉四钱　大生地六钱　赤芍四钱　粉丹皮四钱　羚羊一钱五分（先煎）　南薄荷三钱　菊花四钱　条黄芩四钱　酒军三钱　　引用冬桑叶二两（熬汤煎药）。

按语：肝经滞热上扰则头目不爽、咽喉红肿，气滞不疏、壮火食气则身肢酸倦，故治以疏肝清热为主。方中青皮破气散结，菊、桑、薄荷疏肝清热、清利头目，生地滋阴凉血，赤芍、丹皮凉血散瘀，羚羊平肝潜阳，黄芩清热祛湿，酒军苦寒泄热，枳壳行气消胀，瓜蒌、花粉清热散结、疗咽喉肿痛，瓜蒌兼能润燥滑肠，助大黄攻积泄热。诸药合用，养肝体，疏肝郁，清肝热，潜肝阳，凉肝血，以除头目不爽、咽喉肿痛。

4. 疗胃蓄湿热，治法多样　张仲元治疗慈禧太后肝脾不和，胃蓄湿热，根据病证演变的特点、证候表现的不同，灵活采用养阴清胃法、调中化湿（饮）法、升清降浊法、益气理脾法、醒脾化湿法等治法。

（1）养阴化滞法：该治法为疗慈禧太后胃蓄湿热兼阴津亏虚之证，清热养阴、祛湿化滞并用的一种治法，也是张仲元等御医治疗慈禧太后肝脾不和、胃蓄湿热最早施用的治法。采用该治法时，张氏还根据主症的不同，灵活选用方药：阴虚为主者，以增液汤为基础养阴增液，佐以知母、栀子等清热泻火，黄芩、泽泻等清热祛湿；兼有积滞者，增用大黄、枳实等消积导滞；湿热积滞较重者，以一捻金、承气汤为基础清热导滞，佐以生地、麦冬等养阴生津。经治疗，阴虚、滞热等症俱减后，复以平和之品养阴、清热、祛湿。

**主以养阴清热，辅以和胃导滞，疗慈禧太后湿热伤阴**

医案1：（光绪三十二年）闰四月初八日，**张仲元**请得老佛爷脉息左寸关弦缓，右寸关滑而近数。湿热伤阴，胃蓄饮热未净。今谨拟益阴清胃之法调理。

细生地四钱　生杭芍三钱　玉竹三钱　麦冬三钱　西洋参一钱（研）　朱茯神四钱　火麻仁三钱　地骨皮三钱　瓜蒌仁二钱（研）　焦曲三钱　炒谷芽三钱　甘草一钱　　引用甘菊三钱。

按语：慈禧太后长期饮热内停，近日胃蓄湿热、阴伤并存。该医案治以养阴清热为主，佐以和胃导滞之品。方中地、芍、玉竹、麦冬养阴津、清虚热，地骨皮清虚热，西洋参养阴生津，茯神健脾安神，神曲、谷芽和胃消食，麻仁、瓜蒌润肠，甘草益气、调和诸药。甘菊，《本草新编》载："甘菊……可以大用之者，全在退阳明之胃火。盖阳明内热，必宜阴寒之药以泻之，如石膏、知母之类，然石膏过于大峻，未免大寒以损胃气，不若用甘菊至一二两，同元参、麦冬共剂之，既能平胃中之火，而不伤胃之气也。"《本草经疏》谓其"苦可泄热，甘能益血，甘可解毒，平则兼辛"，故亦散结。以之为引，助药清热，轻灵之性亦可散滞。

医案2：（光绪三十二年）闰四月初九日，**庄守和**、**张仲元**请得老佛爷脉息左寸关弦而近数，右寸关沉滑而数。胃阳有热，肝脾不和，蓄有饮滞未化，湿热伤阴，以致口苦作渴，头晕身倦，有时发热，食不知味。今谨拟清胃益阴化滞之法调理。

次生地四钱　元参三钱　麦冬三钱　花粉三钱　银柴胡一钱五分　酒芩三钱　胡连一钱五分　丹皮二钱　东楂肉三钱　知母三钱（炒）　神曲三钱（炒）　枳壳二钱（炒）　　引用一捻金一钱五分，煎。

按语：胃热熏蒸，阴液不足则口苦作渴、时有发热；热久耗气则头晕身倦，脾气亏虚则食不知味。该医案治以养胃阴、清虚热为主，佐以清热导滞之品。方中增液汤、花粉养阴增液，银柴胡、胡连、丹皮清虚热，黄芩清热燥湿，知母清阳明胃热，山楂、神曲和胃健脾，枳壳、一捻金下气导滞。

**增液承气汤化裁，疗慈禧太后肝胃滞热**

（光绪三十二年）闰四月十四日，**庄守和**、**张仲元**、**姚宝生**请得皇太后脉息左关弦而稍数，右寸关滑数，沉按有力。诸证渐轻，唯肠胃宿滞未清，肝热尚盛，中气欠畅，有时头晕口渴，谷食不香，大关防郁滞未畅，小关防色赤而短，今谨拟益阴清热化滞之法调理。

细生地四钱　元参三钱　知母二钱　枳实二钱（炒）　莱菔子一钱五分（炒，研）　山楂三钱（炒）　麦芽三钱（炒）　酒军二钱　元明粉一钱　酒芩二钱　泽泻一钱五分　甘草一钱　　引用竹叶一钱。

按语：该医案慈禧太后肝胃滞热较重，故治以增液承气汤化裁，清热导滞、养阴祛湿。方中生地、元参养阴增液，知母、酒军、元明粉清阳明实热，枳实、莱菔子消积导滞，山楂、麦芽消食和胃，黄芩、泽泻、竹叶清泻湿热，甘草清热、调和诸药。

(2) 调中化饮法：该治法为疗慈禧太后肝脾不和、湿热内蓄轻证的常用治法。采用该治法时，张仲元多以香附、青皮等疏肝理气，陈皮、白蔻仁、砂仁等健脾理脾、祛湿化饮，黄芩、栀子、泽泻等清热祛湿，共奏调理气机、祛湿导滞之效。

**调中化饮之法，疗慈禧太后肝脾不和、胃热饮滞未清**

医案1：(光绪三十二年)闰四月十九日，**庄守和、张仲元、姚宝生**请得皇太后脉息左关沉弦，右寸关滑而近数。肝脾欠和，胃热饮滞未清，中气郁遏，消化较慢。今谨拟调中化饮之法调理。

紫厚朴一钱五分(炙)　广皮一钱五分　焦枳壳一钱五分　蔻仁一钱(研)　炙香附二钱　山楂三钱(炒)　炒神曲三钱　泽泻一钱五分　酒芩二钱　甘草一钱　　引用一捻金八分，后煎。本方加合欢花五朵。

医案2：(光绪三十二年)闰四月二十日，**庄守和、张仲元、姚宝生**请得皇太后脉息左关沉弦，右寸关滑而近数。肝脾欠和，胃热饮滞未清，中气未畅，消化较慢。今谨拟调中化饮之法调理。

紫厚朴一钱五分(炙)　广皮一钱五分　炒枳实一钱五分　蔻仁一钱(研)　炙香附二钱　山楂三钱(炒)　炒神曲三钱　炒栀子二钱　元明粉一钱(后煎)　酒军二钱(后煎)　泽泻一钱五分　甘草一钱　　引用合欢花五朵。

按语：该二则医案慈禧太后肝脾不和、胃热饮湿之证较轻，均以香附、合欢花疏肝理气，蔻仁化湿醒脾，陈皮理脾祛湿，厚朴化湿下气，枳壳行气和胃，山楂、神曲和胃健脾，泽泻泄热利水，甘草调和诸药。医案1增黄芩清热祛湿，一捻金为引，下积导滞；医案2增栀子泻热，硝、黄攻积导滞，增清热通滞之力。

(3) 降浊升清法：该治法为疗慈禧太后肝胃不和(或肝脾不调)、滞热未清的又一治法，适用于清阳不升、浊阴不降，以致湿热滞而不化。张仲元采用该治法时，常于清热祛湿、理气导滞之品中，佐以竹叶、金银花、连翘等轻灵之味宣畅气机、祛湿热、除积滞。

**降浊升清之法，疗慈禧太后肝脾欠和、胃热饮滞**

(光绪三十二年)闰四月二十一日，**庄守和、张仲元、姚宝生**请得皇太后脉息左关沉弦，右寸关滑而近数。肝脾欠和，胃热饮滞未清，清阳不升，系浊阴不降所致。今谨拟降浊升清之法调理。

炒枳实一钱五分　广皮一钱五分　莱菔子二钱(炒，研)　神曲三钱(炒)

炒东楂三钱　炒栀子二钱　酒芩一钱五分　银花三钱　赤苓三钱　泽泻一钱五分　合欢花五朵　甘草一钱　　引用一捻金八分，后煎。

按语：肝脾不调，治以陈皮理气健脾，合欢花疏肝理气；浊阴不降，治以莱菔子、神曲、山楂和胃消食，枳实、一捻金降气导滞；滞热未清，治以栀子、黄芩清热祛湿，茯苓、泽泻利水泄热；清阳不升，治以银花清宣郁热，引药上行；甘草调和诸药。

**降浊之法，疗慈禧太后肝脾欠和、肠胃滞热未净**

（光绪三十二年）闰四月二十三日，**庄守和、张仲元、姚宝生**请得皇太后脉息左关沉弦，右寸关滑而近数。肝脾欠和，肠胃滞热未净，欲升清阳，先用降浊之法。今谨拟清热化滞饮调理。

炒枳实二钱　紫朴一钱五分（炙）　酒芩二钱　炒栀子二钱　东楂肉三钱（炒）　神曲三钱（炒）　莱菔子二钱（炒，研）　泽泻二钱　元明粉一钱五分（后煎）　酒军二钱（后煎）　酒知母二钱　甘草一钱　　引用竹叶一钱，空心温服。

按语：该医案治以大承气汤攻积导滞，山楂、神曲、莱菔子和胃健脾，知母清热泻火，酒芩、栀子、泽泻、竹叶清热祛湿。全方合用，和胃导滞、清热祛湿，降浊以利升清，亦为升清降浊之用。

(4) 益气理脾法：慈禧太后肝脾不和，湿热蓄胃之证迁延日久，正气未复，余邪留恋，脾胃虚弱与饮湿余邪并存。张仲元临证治以健脾理脾，佐用祛湿之品，以扶助正气，温化饮湿。

**益气健脾化湿之法，疗慈禧太后中焦未和，饮湿尚蓄**

医案 1：（光绪三十二年）五月初四日，**庄守和、张仲元**请得老佛爷脉息左关沉弦，右寸关滑缓。蓄湿见化，惟肝脾欠和，胃气尚未舒畅。今议用益气理脾化湿之法调理。

党参三钱　云茯苓四钱　於术三钱（土炒）　扁豆三钱（炒）　薏米四钱（炒）　炒山药三钱　广皮一钱五分　广砂八分（研）　猪苓二钱　石莲肉二钱（研）　泽泻一钱五分　甘草八分　　引用生姜二片、红枣肉三个。

医案 2：（光绪三十二年）五月初八日，**庄守和、张仲元**请得老佛爷脉息左关沉弦，右寸关缓滑。脾胃欠和，化湿较慢。今议用益气健脾化湿之法调理。

人参三分　党参一钱五分（土炒）　於术二钱（土炒）　云茯苓三钱　藿梗五分　广皮七分　炙甘草一钱　　引用生姜二片、红枣肉三个。

按语：医案 1 方以参苓白术散增渗湿利水之猪苓、泽泻而成，医案 2 方以异功散增补气培元之人参、化湿醒脾之藿梗而成。二方均能益气健脾、行气化湿，疗脾胃虚弱，除饮湿余邪。

（5）醒脾化湿法：该治法为疗慈禧太后中焦滞热后期，肝脾不调、湿热留恋而设。张仲元临证多以参苓白术散化裁健脾祛湿，增化湿醒脾之蔻仁、藿香，清热利湿之泽泻、车前草等，助湿祛脾醒，故谓醒脾化湿法。

**参苓白术散化裁，疗慈禧太后肝胃欠和、脾元化湿不畅**

医案1：（光绪三十二年）五月十七日，**张仲元、姚宝生**请得皇太后脉息左关沉弦，右寸关滑而稍数。肝胃欠和，脾元化湿不畅。今谨拟醒脾化湿之法调理。

云茯苓三钱　生於术八分　藿梗三分　扁豆三钱（炒）　紫厚朴八分（炙）　炒神曲二钱　广砂八分（研）　泽泻八分（盐水炒）　车前子二钱（包煎）　引用薏米三钱。

医案2：（光绪三十二年）五月十八日，**张仲元、姚宝生**请得皇太后脉息左关沉弦，右寸关缓滑。肝胃欠和，脾元化湿不畅。今谨拟醒脾化湿之法调理。

云茯苓三钱　生於术八分　藿梗三分　扁豆三钱（炒）　紫厚朴八分（炙）　车前子二钱（包煎）　广砂八分（研）　泽泻八分（盐水炒）　引用薏米三钱。

按语：慈禧太后滞热渐轻，惟脾元虚弱、湿邪留恋，故近二日治以术、苓、薏米、扁豆健脾祛湿，砂仁醒脾化湿，藿梗、厚朴理气化湿，车前子、泽泻清热利湿。医案1增神曲一味，增和胃健脾之功。

### （三）重视调理

张仲元诊疗治案中，有较多调理内容。或强调节劳静养、修身养性，以使精神内守，脏腑安和；或采用代茶饮、丸剂、膏剂等成药，顺应时令，预防时邪；或以药、食结合，调理脾胃、补肾健脾、补益气血，扶正祛邪；或进食补益、调理之剂，美容养颜、强身健体，延年益寿。

1. 成药预防保健　张仲元为慈禧太后、光绪帝等患者拟有较多功具预防保健的成药。仅《慈禧光绪医方选议》所收录的美容养颜、预防保健类成药中，张氏参与拟定者即近40张之多，如具有美容养颜功效的发不落方、正容膏，具有延年益寿作用的集灵膏、五味子膏、启脾益寿膏、明目延龄膏（丸）、菊花延龄膏，等等。通过服用成药长期调理，可达美容养颜、强身健体，甚至延年益寿之效。

**正容膏通络散邪，美容养颜**

（光绪三十一年）八月初五日，**庄守和、张仲元**谨拟老佛爷正容膏。

蓖麻子五钱（去皮）　冰片六分　　共捣成泥，敷于患处，左敷右，右敷左。

按语：慈禧太后患有头面风一疾，时有面部肌肉痉挛，即"目皮时作瞤动"。方中蓖麻子通窍活络，《医林纂要》谓之"通关窍，正经络，调上下"，《本草经疏》亦曰："蓖麻，其力长于收吸，故能拔病气出外，其性善收，故能追脓取毒，能出有形之滞物……"冰片芳香走窜开窍，倪朱谟谓之"启发壅闭，开达诸窍，无往不通，然芳香之气能辟一切邪恶，辛烈之性能散一切风热”。二者合用，味少力专，避秽散邪、疏风通络之力犹大，疗慈禧太后面肌痉挛，当有良效，从而达美容养颜之用。

**启脾丸和胃健脾，疗慈禧太后脾胃虚弱**

（光绪三十四年）三月初七日，张仲元请得皇太后脉息左关沉弦，右寸关沉滑有力。气道欠畅，消化较慢，眼目发眩，时作嘈杂。谨拟启脾丸调理。

焦三仙各一两　鸡内金六钱（雄、焙存性）　白蔻二钱　　共研细面，炼蜜为丸，如绿豆大，每服一钱，空心白开水送服。

按语：是年慈禧太后年迈气虚，脾胃运化、腐熟失司，启脾丸可健胃消食，助脾胃运化。

**启脾益寿膏调肝理脾和胃，延年益寿**

（光绪三十四年）九月二十九日，张仲元、李德源、戴家瑜谨拟皇太后启脾益寿膏。

炙香附六钱　川郁金五钱（研）　炒枳壳五钱　於术六钱　焦曲八钱（研）　鸡内金一两二钱（雄）　东楂肉一两　茯苓八钱　川厚朴五钱　广皮六钱　柴胡四钱（醋炒）　升麻三钱　粉葛根四钱　潞党参五钱　抚芎三钱　杭芍五钱　生甘草三钱　　用香油五斤，将药炸枯去渣，兑黄丹二斤八两收膏，倾入水内，以去火气。本方减升麻，加黄连三钱、木通三钱。

按语：该医案方中一派调肝、健脾、和胃之品，既与慈禧太后肝郁脾虚、中焦失和之体质相符，又可调理脏腑、强身健体，以臻延年益寿之效。

2．成药调理机体　张仲元等御医在疾病后期、正虚邪恋之时，拟有诸多丸剂、散剂、膏剂等成药，缓慢调理脏腑，助邪去正复。如疗慈禧太后筋脉不舒、手指肩臂疼痛的祛风和脉利湿化痰膏、祛风活络贴，疗慈禧太后目皮颊旁时作瞤动的神效活络丹、牵正丸，疗光绪皇帝耳鸣头晕、腰胯作痛的葆真固本丸，疗外感暑湿的金衣祛暑丸，疗阴虚咳嗽的加味二冬膏，调和脏腑的调肝和胃膏、和肝润肺膏、除湿化痰膏、养阴化湿利节丸、益肾固精丸、化痰清化丸、化痰清眩丸等，都是张氏在疾病后期，根据病证的不同，施用成药调理机体之实例。

**调肝和胃膏调理肝胃，疗慈禧太后土木失和**

（光绪二十九年）五月十九日，张仲元谨拟老佛爷调肝和胃膏。

党参三钱　生杭芍四钱　金石斛四钱　桑叶四钱　竹茹三钱　焦三仙九钱（共）　广木香八分（研）　枳壳二钱（炒）　橘红一钱五分（老树）　生甘草一钱　生於术二钱　　共以水煎熬透，去渣再熬，浓汁兑炼蜜收膏，每服五钱，白开水冲服。

按语：慈禧太后久病肝郁脾虚、肝胃不和，该日治以调肝和胃膏疏肝理气、健脾和胃，缓慢调理。

**养血柔肝丸补血养肝，疗慈禧太后血虚肝郁**

（光绪三十一年）十一月十三日，**张仲元**谨拟老佛爷养血柔肝丸。

当归二钱　川芎一钱　次生地三钱　酒杭芍二钱　　共研极细面，炼蜜为丸，如绿豆大，每服二钱，白开水送服。

按语：慈禧太后近几月反复肝经内热、肝阴亏虚，该日治以四物汤化裁，养肝阴、补肝血、敛肝体、散瘀滞，以图缓效。

**明目延龄膏和肝明目，疗慈禧太后眼目不爽**

（年份不详）七月十七日，**张仲元**谨拟：老佛爷明目延龄膏。

霜桑叶一两　菊花一两　　共以水熬透，去渣，再熬浓汁，少兑炼蜜收膏，每服三钱，白开水冲服。

按语：慈禧太后长期患有目疾，晚年反复出现“眼目不爽”一症。该日治以桑叶、菊花炼蜜成膏，可疏肝散郁、清热凉肝，助目窍得养，缓慢获效。

**益肾固精丸补肾固精，调光绪帝之虚疾**

（年份不详）七月初三日午刻，**庄守和、杨际和、张仲元**请得皇上脉息左寸关弦软细数，右寸关沉缓力弱，两尺细软。昨夜今早大便四次，先溏后稀，夜寐欠实，面色黄瘦，白睛红丝尚未退净，面上小疙瘩亦不全消。偶有呛嗽，谷食尚可，消化过慢，食后嘈杂，中州气怯。手仍发胀，久坐久立腰腿酸疼，步履稍多足踝软痛，腹胁有时胀闷串疼。今议用益气健脾汤，另拟益肾固精丸，午服汤剂，晚服丸药调理。

潞党参二钱　生芪三钱　於术三钱（土炒）　陈皮二钱　云茯神四钱　龙骨三钱（炙）　粟壳三钱　扁豆四钱（炒）　炒杜仲四钱　莲肉四钱　广砂一钱（研）生草一钱　　引用焦麦芽三钱、红枣肉五个、防风一钱、生姜五片。

七月初三日，**庄守和、杨际和、张仲元**谨拟：皇上益肾固精丸。

炙龟板六钱　生牡蛎四钱　鹿角胶三钱（蛤蚧炒）　蛤蚧尾一对　大熟地三钱　炒杭芍二钱　益智仁二钱（盐水炒）　菟丝子四钱　云茯苓三钱　炒山药二钱　山茱萸二钱　牡丹皮三钱　五味子一钱　金樱肉二钱　石莲肉三钱　建泽泻二钱　　共研细末，饴糖为丸，如绿豆大。每晚服二钱，白开水送服。

按语：光绪帝禀赋不足，肾元亏虚，既有头晕、耳鸣、遗精、腰酸等肾虚之症，又有不寐、乏力、手胀、呛咳、恶寒、自汗、盗汗等他脏见症。御医采用益肾、健脾、养心、和肝、清肺等诸多治法，疗效甚微。该日张仲元等御医治以汤剂健脾益气、补益后天的同时，另服益肾固精丸补肾固精，缓慢调理，希冀肾旺而五脏皆充。该方由龟鹿二仙胶、茯菟丹、七味都气丸化裁而成，肾阴肾阳双补，兼具调肝理脾之效。

3．代茶饮调理　张仲元还为光绪皇帝、慈禧太后、李莲英等患者拟有诸如除湿代茶饮、和解清胃代茶饮、清胃利湿代茶饮、三仙代茶饮、清热化湿代茶饮、缓中代茶饮、和胃代茶饮等较多代茶饮方，既能调治较轻病证，又可强身健体、预防疾病。

**清热代茶饮，疗光绪帝肝经余热未净**

（光绪四年）八月初四日，臣**张仲元、佟文斌**请得皇上脉息左关弦缓，右寸关滑缓。精神清爽，夜寐安适，谷食亦香。惟肝热稍有未净，谨拟清热代茶饮调理。

焦三仙六钱（共）　小生地三钱　麦冬三钱　竹茹二钱　白菊花二钱　甘草梢一钱　　水煎代茶。

按语：光绪帝近日肝肠郁热、肝胃不和，先后治以清肠化滞、清阳化热、清肝和胃等法。该日症状减轻，治以代茶饮清肝养阴和胃，助清余热、和肝胃，甚为对症。

**清肝聪耳代茶饮，疗光绪帝耳鸣、眩晕**

（光绪，年份不详）四月十五日，**张仲元**谨拟：皇上清肝聪耳代茶饮。

菊花二钱　石菖蒲一钱五分　远志八分　生杭芍三钱　　水煎代茶。

按语：光绪帝因素体亏虚、情志不遂，反复耳鸣、眩晕。该日代茶饮中菊花疏肝凉肝，芍药养阴敛肝，菖蒲祛湿和中、开窍，远志祛痰、安神。药味虽少，然心肝脾肾四脏兼顾。

**加味三仙饮和胃健脾，疗慈禧太后中气不和**

（光绪二十九年）十二月二十三日，**庄守和、张仲元、姚宝生**谨拟老佛爷加味三仙饮。

焦三仙六钱（共）　陈皮一钱五分　大腹皮三钱　厚朴一钱（炙）　炒枳壳二钱　竹茹二钱　　水煎，温服。

按语：慈禧太后反复气道郁遏，脾胃失调。该日代茶饮方中，焦三仙和胃健脾，大腹皮、厚朴、枳壳行气和胃，陈皮理气健脾，竹茹和胃降逆，兼防诸药温燥助热。诸药合用，共助中焦脾胃运化。

**缓中代茶饮健脾和胃、敛肺止咳，疗李莲英气虚咳嗽**

（光绪三十四年）十月初四日酉刻，**张仲元、李德源**拟总管缓中代茶饮。

党参一钱　五味子四分　枣肉二个　鲜青果三个（去尖，研）　　水煎，温服。酉正一刻煎药，无服药。

按语：李莲英因于光绪末年年迈气虚，加之过于劳累，近几月现中气不足之症，或痰饮咳嗽，或身软乏力，或大便较勤。该日代茶饮方中，党参、红枣健脾补中，鲜青果生津和胃，五味子敛肺止咳，全方共奏调理脾胃、敛肺止咳之效。

4．修身养性、节劳静养　明代张居正《给假治疾疏》有“须静养半月二十日，(病)乃得除根”之语，盖此因节劳则避气血耗伤，静养则精神内守。张仲元疗光绪帝之疾，除药、食调理外，亦强调“节劳静养”，以助药、食补气生血、调和脏腑，促使病愈。

**调补脏腑，调节情志，疗光绪帝之诸疾**

(光绪二十五年)三月初一日，**朱焜、门定鳌、庄守和、张仲元**请得皇上脉息左寸关弦软虚数，右寸关滑数无力，两尺细弱，沉取尤甚。面色青黄而滞。左鼻孔内有时燥痛，觉有气味，或见涕有黑丝。头觉眩晕，坐久则疼。眉间额下起有小疡，左边颊颐发木，耳后项筋酸疼。腭间偏左粟泡呛破，漱口时或带血丝，咽喉觉挡，左边时或起泡，右边微疼，咽物似觉不利，味仍发咸。舌苔中灰边黄。左牙疼痛，唇焦起皮，口渴思饮，喉痒呛咳，气不舒畅。心烦而悸，不耐事扰，时作太息。目中白睛红丝未净，视物眯矇、左眼尤甚，眼胞时觉发胀。耳内觉聋，时作烘声。心虚血燥，见有发落。胸中发堵，不时打嗝，有生食味，嗳气嘈杂。呼吸言语丹田气觉不足。腹中窄狭，少腹时觉气厥，中州气怯，下部觉空，推揉按摩稍觉舒畅。气短懒言，两肩坠痛。夜寐不实，心烦躁汗，梦魇多怖，醒后筋惕肉瞤肢体觉僵，难以转侧。梦闻金声偶或滑精，坐立稍久则腰膝酸疼。劳累稍多则心神迷惑，心中无因自觉发笑，有时言语自不知觉。进膳不香，食谷不化。腹中发胀，牵引少腹抽痛，精神欠佳，肢体倦怠，行动微喘，手足发胀，两手较重甚，或执笔觉不得力。若加劳累，腰酸腿疼愈甚，腿筋作抽。下部潮湿寒凉。大便糟粕时或燥结。小水频数偶有艰涩不利。谨按诸症本由禀赋素弱，心脾久虚，肝阴不足，虚火炎金，湿热熏蒸，灼其津液，气血两亏，元真不能畅和使然。法宜以甘温之剂培补阴阳，惟水亏火旺不受补剂，是以用药掣肘。今谨议用养心扶脾、润肺生津、滋益肝肾之剂，而寓以壮水镇火之品。仍宜节劳静养调理。

云茯神苓各二钱　细生地三钱　怀山药三钱　芡实三钱　朱麦冬三钱　焦枣仁二钱　杭白芍二钱　桔梗二钱　霜桑叶二钱　甘菊二钱　广皮一钱　生草八分　　引用建莲子三钱。

按语：光绪帝病情复杂，症状繁多，张仲元等御医治用“养心扶脾、润肺生津、滋益肝肾之剂，而寓以壮水镇火之品”的同时，嘱其“仍宜节劳静养调理”，希冀养神培元，充养气血，扶助正气。

# 姚宝生——调肝有度，变化多端

姚宝生，光绪年间御医，生卒不详，字铁臣，直隶任邱县（今河北任丘市）人。

据《光绪朝实录》卷五百六十一载，光绪帝于光绪三十二年（1906）手谕："以圣躬大安。赏工部尚书陆润庠蟒袍大缎，商部主事力钧、太医院院判姚宝生食四品俸，张仲元花翎。"由此可知，姚宝生曾官至太医院院判。

关于姚宝生成为御医的故事，野史所载颇具神秘的传奇色彩。《清慈禧太后御笔代书人姚宝生》一文载："（姚宝生）美丰姿，工书通医。乡试不第，流寓京师，闲无聊赖，日至茶馆遣闷，因得结识一马姓内监，时相过从。马监为内殿值更者。每晚太后入寝时，马监即于帏幔外为太后说笑话，直至太后入睡始罢。因此马监每日到茶馆搜集材料。一日，姚宝生向马监讲一极为鄙俚之笑话。当晚，马监即为太后述之。太后当即追问此笑话从何处来，马如实以对。太后又追问此人人品如何，对以是读书人，风度甚好。太后欲见之而无词可藉，乃又问姚某人都会些什么，答以会医。太后因示马监，令姚宝生至太医院投效……嗣是日常进宫请脉，宠眷极隆……"

姚宝生所参与诊疗的700多则医案中，仅为慈禧太后请脉者即达400余则，占到了其诊疗治案的一半以上，姚氏其人几乎成了慈禧太后的"专用御医"。然而，姚宝生除为慈禧太后请脉外，《清宫医案研究》还载有其为光绪帝、瑾妃、总管李莲英、顺承郡王福晋、垣大奶奶及多位格格诊疗的医案，且姚宝生还参与了恭亲王奕䜣的临终救治。由此推断，姚宝生绝非仅因"美丰姿"得宠于慈禧太后而成为御医的。能够升至太医院院判，为帝后、权臣诊疗，定为能医妙手，绝非仅因得宠而可为。

### （一）治外感，辛凉透散，佐以辛温之品

因患者多有脏腑热盛或饮热内停、湿热内蕴宿疾，即便偶感风寒（风凉），恶寒症状亦轻，且外感易与伏邪相合，迅速化热，现发热、咽痛、口干、口渴等热盛之象。外感风热更是如此。故姚宝生治疗外感，多以辛凉解表为主，辅以辛温散邪之品，既增解表疏邪之力，又奏清透内热之效。姚氏临证善用桑、菊、薄荷、牛蒡等辛凉宣散，少佐苏、荆、藿香等辛温之味。这种用药特点，在其诊疗慈禧太后肝经热盛、复感外邪治案中尤为明显。盖因桑、菊、薄荷等辛凉之味兼能疏肝凉肝，与慈禧太后素有肝郁之体契合。

**清热化饮之法，疗慈禧太后肝胃热盛、外感风热**

医案1：（光绪三十一年）二月初二日，姚宝生请得老佛爷脉息左关弦数，右

寸关浮滑而数。肝胃有火，肺经感有风热，以到（致）上膊咽喉作痛，身肢有时冷热。今用清解化饮之法调理。

霜桑叶三钱　牛蒡子三钱（研）　苏梗叶各六分（各）　苦梗二钱　甘菊花三钱　酒芩二钱　藿梗八分　橘红一钱五分（老树）　炒枳壳一钱五分　知母二钱　川贝母二钱（研）　甘草一钱　　引用鲜芦根二支（切碎）。

医案 2：（光绪三十一年）二月初三日，**姚宝生**请得老佛爷脉息左关弦数，右寸关浮滑而数。肝经有火，肺胃感有风热，以到（致）上膊咽喉作痛，身肢有时冷热。今用清解化饮之法调理。

霜桑叶三钱　橘红一钱五分（老树）　苏梗叶各八分　苦梗二钱　牛蒡子三钱（研）　川贝母二钱（研）　酒芩二钱　前胡一钱五分　炒枳壳二钱　甘菊三钱　藿梗八分　甘草一钱　　引用鲜芦根二支（切碎）。

医案 3：（光绪三十一年）二月初四日，**姚宝生**请得老佛爷脉息左关弦而稍数，右寸关沉滑近数。风热渐解，咽疼见轻，惟肺胃饮热未清，咳嗽痰饮。今用清热化饮之法调理。

霜桑叶三钱　桑皮二钱（炙）　牛蒡子三钱（研）　川贝母二钱（研）　酒芩二钱　橘红一钱五分（老树）　甘菊花三钱　苦梗二钱　炒枳壳一钱五分　藿梗八分　茯苓三钱　甘草一钱　　引用鲜芦根二支（切碎）。

按语：慈禧太后平素肝经热盛，近日外感风热，热蕴肺卫则咽喉作痛，邪正交争则时有冷热。医案 1 治以辛凉之桑、菊、牛蒡，辛温之苏叶、藿梗，寒温并用，解表散邪；且桑、菊可助芩、芦、知母清肝经、肺胃内热，苏叶、藿梗可助陈皮、枳壳理气和中。次日方减知母，增用前胡，增疏散风热、化痰止咳之力。医案 3 因“外感渐解”，故方减苏梗；增桑皮、茯苓，增健脾泻肺祛湿之功。

**清解化饮之法，疗三格格内蓄饮热、外感风寒**

医案 1：光绪三十二年三月十八日申刻，**姚宝生**看得三格格脉息左关浮弦，右寸关滑而有力。内蓄饮热，气道欠畅。外感风寒，寒热往来，头疼身痛。今用清解化饮之法调治。

冬桑叶三钱　荆芥二钱　薄橘红一钱五分　建曲三钱　苏梗叶一钱五分（各）　酒芩一钱五分　炙厚朴一钱五分　香附三钱（炙）　炒麦芽三钱　甘菊三钱　淡竹叶一钱五分　甘草一钱　　引用薄荷四分。

医案 2：（光绪三十二年）三月十九日，**姚宝生**看得三格格脉息左关稍弦，右寸关滑而近数。外感渐解。惟内热未清，气道欠畅。今用清热化饮之法调治。

酒黄芩三钱　知母三钱　霜桑叶三钱　元参四钱　瓜蒌泥四钱　甘菊三钱　化橘红一钱五分　建曲三钱（炒）　焦枳实一钱五分　厚朴一钱五分（炙）

薄荷梗四分　甘草一钱　　引用牛蒡子三钱(研)。

按语：医案1疗三格格外感风寒，姚氏仍以辛凉之桑、菊、薄荷与辛温之荆、苏合用，既解表散邪，又助黄芩、竹叶透散内热。次日外感减轻，故减荆芥；增牛蒡子为引，助辛凉透散。

**(二)疗内伤，重五行制化，标本兼顾**

姚宝生治疗内伤杂病，善于结合脏腑间生克制化的特点和疾病传变规律，在辨证论治、治病求本的同时，照顾兼症，这在其诊疗慈禧太后肝胃热盛一证治案中尤为明显。

慈禧太后素有肝胃郁热、饮热内停，虽"证"相同，然证候、主症时有变化，时以肝经热盛为主证，时以胃热炽盛为主证，时以脾胃不和为主证，时以饮热内停为主证。姚宝生等御医临证根据病机之不同，灵活选方用药：肝经热盛为主证者，选用桑、菊、地、芍、佛手、香附、黄连、羚羊角等清肝、敛肝、疏肝、平肝之品，主以治肝；饮热内停为主证者，选用黄芩、知母、泽泻、通草等，主以清热祛湿化饮；胃热炽盛、中焦不和为主证者，选用竹茹、青果、焦三仙、枳、朴等，主以清热和胃；脾胃虚弱为主证者，选用术、苓、陈皮、焦三仙等，主以健脾和胃；等等。

**主以治肝，兼顾调胃，疗慈禧太后头面串疼、鼻息不爽**

医案1：(光绪二十九年)十一月初十日，**庄守和**、**姚宝生**请得老佛爷脉息右寸关滑数，左关弦数。肝胃有火，蓄有滞热，熏蒸上焦，风热未净，以致头面有时串疼，鼻息不爽。今议用清肝胃热、化滞之法调治。

细生地四钱　甘菊三钱　薄荷一钱五分　桑叶三钱　酒芩三钱　羚羊一钱五分　橘红二钱(老树)　枳壳二钱(炒)　焦三仙九钱(共)　甘草八分(生)

引用鲜青果九个(研)。

医案2：(光绪二十九年)十一月十一日，**庄守和**、**姚宝生**请得老佛爷脉息右寸关滑数，左关弦数。上焦火热见轻，肝胃滞热不净，以致膈间气道不畅，有时鼻息不爽，谷食欠香。今议用清热理气之法调理。

细生地四钱　甘菊三钱　知母二钱　桑叶三钱　酒芩三钱　羚羊一钱五分　橘红二钱(老树)　枳壳二钱(炒)　焦三仙九钱(共)　生甘草八分　　引用佛手柑一钱五分、鲜青果九个(研)。

按语：该二则医案，慈禧太后肝经热盛为主证，故主以治肝，兼顾和胃清热。医案1方中生地养阴清热，羚羊角平肝潜阳，桑、菊、薄荷凉肝散热，橘、枳、焦三仙调理脾胃，黄芩清热祛湿，甘草清热、调和诸药。次日上焦火热减轻，故减清散之薄荷，增知母、佛手柑调肝胃、清滞热。

**治肝调胃并重，疗慈禧太后头晕、腭干**

医案1：(光绪三十年)二月十一日申刻，**姚宝生**请看老佛爷脉息右寸关滑而近数，左关弦数。肝经有热，肺胃饮热熏蒸，以致时作头晕，上腭发干，喉中时觉不清。今议用清热化饮平肝之法调治。

酒芩二钱　川贝母二钱(研)　霜桑叶三钱　甘菊二钱　青竹茹二钱　橘红一钱(老树)　枳壳二钱(炒)　厚朴一钱五分(炙)　次生地三钱　羚羊一钱五分　泽泻一钱五分　甘草八分　　引用焦三仙各二钱。

医案2：(光绪三十年)二月十二日，**姚宝生**请得老佛爷脉息右寸关滑而近数，左关稍数。肝经有热，肺胃饮热稍清，头晕见好，惟喉中尚不清爽。今仍用清热化饮平肝之法调理。

酒芩二钱　川贝母二钱(研)　菊花二钱　竹茹二钱　霜桑叶三钱　橘红一钱(老树)　枳壳二钱(炒)　茯苓三钱　次生地三钱　羚羊一钱　泽泻一钱五分　生甘草八分　　引用焦三仙各二钱。

医案3：(光绪三十年)二月十三日，**姚宝生**请得老佛爷脉息右寸关滑而近数，左关稍数。眩晕渐好，惟肝热未清，肺胃饮热不净。今用清热平肝之法调理。

酒芩二钱　川贝母二钱(研)　菊花二钱　竹茹二钱　霜桑叶三钱　橘红一钱(老树)　枳壳二钱(炒)　茯苓三钱　生杭芍三钱　羚羊一钱　泽泻一钱五分　生甘草八分　　引用炒建曲三钱。

按语：该三则医案，慈禧太后肝经热盛、肺胃湿热，治以肝胃并重，兼清上焦湿热。医案1方中桑、菊透散内热、凉肝疏肝，生地养肝清热，羚羊角潜肝阳、清痰热，泽泻利湿热、泻肝热，枳、朴和降胃气，焦三仙和胃健脾，竹茹清热、止呕，黄芩清上焦湿热，贝母润肺化痰，陈皮理肺脾之气，甘草清热解毒、调和诸药。医案2减厚朴，增茯苓健脾渗湿。医案3再增芍药养肝敛肝。

**健脾和胃，辅以治肝，疗慈禧太后肝经郁热、中焦湿滞**

医案1：(光绪三十年)三月二十一日未刻，**姚宝生**请得老佛爷脉息左关弦而近数，右寸关滑而稍数。肝经郁热，脾胃不和，稍蓄湿饮。今用调中化湿之法调理。

云茯苓四钱　广皮一钱五分　焦茅术二钱(土炒)　壳砂一钱五分(研)　煨木香一钱　藿梗一钱　姜连炭一钱五分(研)　泽泻一钱五分　香附炭二钱　扁豆三钱(炒)　槟榔炭三钱　甘草一钱　　引用炙厚朴四分。

医案2：(光绪三十年)三月二十二日，**姚宝生**请得老佛爷脉息左关弦而近数，右寸关滑而稍数。肝经有热，脾胃湿饮见好，稍有未和。今用和中化湿之法调治。

云苓四钱 广皮一钱五分 焦茅术一钱五分(土炒) 壳砂一钱五分(研) 扁豆三钱(炒) 藿梗八分 姜连炭一钱 泽泻一钱五分 香附二钱(炙) 槟榔二钱(炭) 煨木香八分 甘草一钱 引用酒芍二钱。

按语:该二则医案治以健脾和胃祛湿为主,辅以疏肝清热。医案1方中一派健脾和胃祛湿之品,辅以姜连清肝胃郁热,香附疏肝和胃。医案2增酒芍药二钱,敛养肝木而无壅滞之虞。

**清肝热、祛湿热并重,疗慈禧太后肝胃郁热、湿热上蒸**

医案1:(光绪三十年)六月二十五日,**张仲元、姚宝生**请得老佛爷脉息左关弦数,右寸关滑数。肝胃有火,湿热上蒸。今议用清热化湿之法调理。

霜桑叶三钱 羚羊一钱 云茯苓四钱 橘红一钱(老树) 酒知母二钱 酒连一钱二分 泽泻一钱五分 莲心一钱 淡竹叶一钱五分 生地三钱(次) 炒扁豆三钱 生甘草一钱 引用木通六分。

医案2:(光绪三十年)六月二十六日,**张仲元、姚宝生**请得老佛爷脉息左关弦数,右寸关滑数。肝胃有火,湿热未清。今议用清热化湿之法调理。

霜桑叶三钱 羚羊一钱 云茯苓四钱 橘红一钱五分(老树) 次生地三钱 元参三钱 金银花三钱 酒连一钱二分(研) 淡竹叶一钱五分 泽泻一钱五分 炒扁豆三钱 甘草一钱 引用木通六分。

按语:该二则医案治以清肝热、祛湿热并重。二方均以霜桑叶疏肝凉肝,羚羊角平肝潜阳,生地养阴清热,黄连清肝热、祛湿热,元参清热解毒,泽泻、木通渗利湿热,淡竹叶清热祛湿,茯苓、扁豆祛湿健脾,橘红理气健脾,甘草调和诸药。医案1增用知母、莲子心,以清泻肝胃实热;医案2增用金银花,增清热解毒之效。

### (三)以肝论治,用药灵活

肝为风木之脏,阴体阳用,性喜条达,肝木易郁,肝阳易亢,肝风易动,肝木宜疏宜滋,肝阳宜潜宜敛,肝血宜养宜藏,故治疗肝脏肝经病变,治法多样,用药灵活:肝郁者宜以柴胡、香附等疏肝理气,阴虚者宜以生地、归、芍等滋阴养血,热盛者宜以桑、菊、黄连等清热疏肝,阳亢者宜以羚羊、决明子等平肝潜阳,等等。诸多治法,在姚宝生疗慈禧太后肝经热盛一案中均有体现。姚氏临证,或以其中一种治肝之法独用,或不同治法合用,灵活而多变。

值得一提的是,姚氏治疗肝脏肝经郁热,善以薄荷、桑、菊等清轻疏散、辛凉入肝之品疏肝郁、清肝热,此乃姚氏治疗肝病的一大特点。

**滋阴凉肝、清热疏肝法**

(光绪三十一年)七月初五日,**张仲元、姚宝生**请得老佛爷脉息左关沉弦近数，右寸关滑而稍数。肝胃有火，湿热未清。今议用清热化湿之法调理。

甘菊二钱 密蒙花一钱五分 生地三钱（次） 霜桑叶三钱 酒芩二钱 淡竹叶一钱五分 枳壳二钱（炒） 金银花三钱 泽泻一钱五分 益元散三钱（煎） 连翘二钱 炒扁豆三钱 引用鲜荷梗一尺。

按语：该医案疗慈禧太后肝胃湿热，方以桑、菊、密蒙花疏肝郁、凉肝热，生地养肝阴，泽泻利湿热、泻肝热。

**滋阴疏肝、清肝潜阳法**

医案1：（光绪三十一年）九月初二日，**姚宝生**请得老佛爷脉息左关弦数，右寸关滑数有力。肝经有火，肺胃饮热，上蒸气道，稍欠舒畅。今用养阴宣郁，引热下行之法调理。

细生地三钱 甘菊二钱 羚羊尖一钱五分 泽泻二钱 云茯苓四钱 广皮一钱五分 酒芩二钱 川贝母二钱（研） 焦枳壳二钱 谷芽三钱（炒） 朱麦冬三钱 甘草一钱 引用酒炒知母二钱。

按语：该医案治以生地养肝阴、清肝热，甘菊疏肝郁、凉肝热，羚羊角清肝热、潜肝阳，泽泻利湿热、泻肝热。

医案2：（光绪三十一年）十一月初九日，**张仲元、姚宝生**请得老佛爷脉息左关弦数，右寸关滑数。肝经有火，肺胃饮热未清。今议用清热化饮之法调理。

霜桑叶三钱 甘菊二钱 密蒙花三钱 酒连八分（研） 云茯苓四钱 橘红一钱（老树） 焦枳壳一钱五分 泽泻一钱五分 石决明三钱 杭芍二钱（生） 粉甘草一钱 引用灯心一束。

按语：该医案治以桑、菊、密蒙花清肝热、疏肝郁，黄连清肝热、祛湿热，石决明平肝潜阳，芍药养肝阴、敛肝木。

**疏肝养肝法**

（光绪三十四年）正月二十日，**庄守和、张仲元、姚宝生**请得皇太后脉息左关稍弦，右关滑而近数。肝胃郁热未清，脾元健运未畅，眼目发眩，脊背作热。谨拟和肝调中之法调理。

茯苓五分 生於术三分 当归五分 杭芍五分 醋柴胡三分 丹皮五分 炒栀子五分 甘草五分 引用薄荷一分。

按语：该医案治以柴胡、薄荷疏肝郁、散肝热，归、芍养肝阴、和肝血。

### （四）治疗目疾，方法多样

慈禧太后因脏腑失调，内热炽盛，或肝经、肝胃郁热，或肺胃热蒸，或湿热上扰，常患眼目发眩之症。姚宝生等御医为之诊疗，先后使用汤剂、膏剂、洗方、敷药等多种剂型，方法灵活，手段多样。如光绪三十一年（1905）六月二十四日，张仲元、姚宝生为慈禧太后拟清热明目洗眼方[甘菊三钱、霜桑叶三钱、银花三钱、薄荷三分、黄连八方(研)、夏枯草三钱],水煎熏洗;十一月初四日,张仲元、姚宝生为慈禧太后拟菊花延龄膏(鲜菊花瓣,用水熬透,去渣,再熬,浓汁少兑炼蜜收膏);十一月初九日,姚宝生为慈禧太后拟明目固齿法(海盐二斤,拣净,以百沸汤泡,将盐化开,滤取清汁,入银锅内;熬干,研面,装磁盒内,每早用一钱擦牙,以水漱口,用左右手指互取口内盐津,洗两眼大小眦内,闭目良久,再用水洗面),并谓之"能洞视千里,明目固齿,极为神妙";光绪三十二年(1906)三月二十一日,姚宝生为慈禧太后拟清目养阴洗眼方(甘菊三钱、霜桑叶三钱、薄荷一钱、羚羊尖一钱五分、生地三钱、夏枯草三钱),共用水煎,先熏后洗;四月十二日,姚宝生为慈禧太后拟清利头目敷药(鲜丁香叶二钱、鲜八宝叶二钱、鲜薄荷叶一钱、大黄二钱、荸荠三个、黄土五钱、醋酌用),共研为泥敷上,用神效活络丹一丸兑匀。

姚宝生使用汤剂疗慈禧太后眼目发眩,亦从肝脾胃三脏论治,或清肝热、疏肝郁、潜肝阳,或清胃热、祛湿热、健脾气、理中焦,或不同治法合用,以达明目之效。

**主以治胃,辅以治肝,疗慈禧太后眼目发眩**

(光绪三十四年)正月初六日,**庄守和、张仲元、姚宝生**请得皇太后脉息左关稍弦,右关滑而近数。胃有滞热,中气欠舒,以致脊背发烧,膈间有痰,眼目发眩。谨拟清胃调中之法调理。

溏瓜蒌三钱(研) 花粉二钱 炒谷芽三钱 通草八分 一捻金一钱(后煎) 羚羊五分 鲜芦根二支(切碎) 引用橙子半个(切碎)、鲜青果五个(研)。

按语:该医案主以治胃,佐以治肝。方中瓜蒌清热润肠,一捻金攻积导滞,花粉、芦根清热生津,谷芽和胃健脾,橙子、鲜青果和胃生津,通草导热下行,羚羊角清热潜阳、平肝明目。

**肝脾肾三脏并重,疗慈禧太后眼目发眩**

(光绪三十四年)正月初十日,**庄守和、张仲元、姚宝生**请得皇太后脉息左关稍弦,右关滑而稍数。肝胃郁热见轻,惟中气欠畅,以致眼目发眩,腹中有时作痛。谨拟调和肝胃之法调理。

炒杭芍一钱五分 香附八分(炙) 茯苓二钱 广皮八分 炒谷芽二钱 甘草六分 引用灯心二束。

按语:该医案肝脾胃三脏同治。方中香附疏肝和胃,芍药敛肝缓急止痛,茯苓健脾,陈皮理气,谷芽和胃,甘草培中健脾、调和诸药,灯心草导热下行。

**肝脾同治，疗慈禧太后眼目发眩**

（光绪三十四年）正月十一日，庄守和、张仲元、姚宝生请得皇太后脉息左关稍弦，右寸关滑而近数。肝胃郁热见轻，惟中气欠和，脊背觉热，眼目发眩。谨拟清肝和中之法调理。

羚羊六分　制香附一钱　茯苓二钱　毛橘红五分　　引用霜桑叶二钱。

按语：该医案肝脾同治。方中羚羊清热平肝，香附疏肝和胃，桑叶疏肝凉肝、清利头目，茯苓健脾，橘红理气健脾。

**主以治脾，辅以治肝，疗慈禧太后眼目发眩**

（光绪三十四年）正月十九日，庄守和、姚宝生请得皇太后脉息左关稍弦，右寸关缓滑。肝胃郁热见好，惟脾元健运未畅，眼目发眩，脊背作热。谨拟调中和胃之法调理。

茯苓一钱五分　生於术五分　党参五分　广皮五分　白蔻四分（仁，研）甘草五分　　引用灯心一束。本方加羚羊五分。

按语：该医案治以异功散、白蔻仁健脾理气，佐用灯心草清热，羚羊角清肝热、潜肝阳。

**（五）善用代茶饮**

姚宝生注重使用代茶饮调理，其所参与的慈禧太后诊疗治案中，共拟代茶饮方近30个，尤其在光绪三十一年（1905）二月十二日至二月二十九日，姚氏连续半月余为慈禧太后拟代茶饮方调理脏腑，更是凸显了其对代茶饮方的重视。姚氏所立代茶饮方，具有养阴清热、祛湿化痰、和胃健脾、疏肝理气等多种功效，其中清热化湿代茶饮和加味三仙代茶饮二方应用最多，这与慈禧太后素有肝经郁热、脾胃虚弱，土木不和、中焦失调之证相符。

**清热化湿代茶饮，疗慈禧太后肝胃滞热、饮热内停**

（光绪三十一年）二月十九日，姚宝生谨拟老佛爷清热化湿代茶饮。

甘菊三钱　桑皮叶各一钱　酒芩一钱五分　云茯苓四钱　羚羊五分　炒建曲三钱　泽泻一钱五分　老树橘红一钱五分　　水煎，温服。

按语：慈禧太后近日肝胃湿热未清，故该日治以清热化湿代茶饮疏肝清热，化湿和胃。方中桑、菊疏肝凉肝，羚羊角清热潜阳，黄芩、泽泻清热祛湿，橘、苓、神曲健脾和胃。

**加味三仙饮，疗慈禧太后肝胃郁热**

（光绪三十一年）六月二十一日，姚宝生谨拟老佛爷加味三仙饮。

焦三仙各一钱　橘红一钱（老树）　霜桑叶三钱　甘菊二钱　淡竹叶一钱　羚羊六分　　水煎代茶。

按语：该日治以代茶饮和胃清肝。方中焦三仙、橘皮和胃健脾，桑、菊、羚羊角疏肝凉肝潜阳，淡竹叶清利湿热。

## 施焕——疏理气机，燮理阴阳

施焕，光绪年间御医，生卒、籍贯不详。

光绪三十四年（1908）光绪帝病重，施焕以“江苏候补知府”身份入宫为光绪帝、慈禧太后请脉。《清代官员履历档案》卷七亦载有施焕一人：“施焕，现年三十六岁，四川井研县人，又监生投效甘肃军营，奏保以知县，分省补用，并加同知衔，旋遵例捐升同知，分发试用，因南阳劝办顺直赈出力奏保，免补本班，以知府仍分省补用，捐指江苏，光绪二十九年（1903）十月二十八日经钦派大臣验看，十一月初十日经礼部带领引见。奉旨沧州堰守尉，著松鹤补授，钦此。”[1]由此推测，为光绪、慈禧请脉之施焕，与《清代官员履历档案》所载之施焕，当为同一人。施焕之生平、籍贯，或因此而可考寻。

《清宫医案研究》载有施焕为慈禧太后、光绪皇帝和总管李莲英诊疗的记录。观其脉案，诊疗特点如下。

### （一）详述病机，阐明治法

施焕临证，善于结合脏腑生理特性、病邪致病特点，穷究医理，阐述病机，从而引出治法、方药。其论述病机，详细而又精当，医案所载证候、机理、治法、方药，顺序井然，条理清晰，层次分明，具有“起、承、转、合”的特点，犹如作文，这和青浦御医陈秉钧脉案书写特点极为相似。

**疗慈禧鼻塞，起以脉象，承以病机，转以治法，合以方药**

（光绪三十四年）七月十九日，臣施焕请得皇太后脉左关弦滑，右关浮中沉去来不匀，脾为湿困，肝有微风，胃与脾为表里，脾困则胃气亦不和，脾又为肺母，脾困则肺气亦欠舒，所以鼻息有通有阻。欲化肝风，当先理肺气，欲益肺气，仍当先调脾胃，欲调脾胃，则仍当醒脾利水；惟凤兰清香不散，利水除陈气醒脾，治消渴不寒不燥，能舒能和；古人取兰为王者，香之义，即所解为国为民之思郁也。谨请燕居处各置多盆，使气相感，气尤易舒，水尤易分，兼用梗和药味，更祛湿以息风。

生於术二钱　杭白芍二钱　鲜佩兰梗六分　葳蕤仁五钱　云茯苓三钱　广皮一钱　茅术炭一钱　厚朴花六分　炒神曲一钱　生甘草一钱　猪苓一钱

1 秦国经. 清代官员履历档案·卷七 [M]. 上海：华东师范大学出版社，1997：158.

引用扁豆花十朵。

按语：该医案疗慈禧太后肺气不舒，时有鼻塞之症，施焕先述脉象，继而阐释脾病致鼻塞之机理，转以治脾以助调肝理肺之治法，合以清香醒脾、祛湿息风之方药，条理清晰，层次分明。

施焕嘱光绪帝居处多置佩兰，取该药芳香化湿、理气醒脾之功，亦体现了其善于调理，注重调、治结合的用药特点。

**疗光绪帝腰胯酸痛，先述脉象，详述病机，合以治法、方药**

（光绪三十四年）七月二十八日，臣施焕请得皇上脉左部弦滞而软，右现脾胃少力，至数或多或少。脾肾寒湿着腰膂、串筋络，气血往来相搏击，所以跳痛。寒湿郁则化热，所以腰胯多酸疼。偏右较重者，右肾为命门。三焦相系，气机不宣，所以不能俯仰。上下阶与咳嗽嚏喷均牵震痛，间日或作大痛，且两胁及腹内上下俱闷胀，呼吸欲阻，此均当从气化想法也。昨前半夜睡不安，亥刻甫睡熟，即遗泄。丑刻后疼痛略轻。寅初起来未大便，右又重。阴阳进退，病情变幻，均从阴出阳之象。仍当调气舒筋，兼祛化脾肾之湿为治，谨拟上呈。

怀山药三钱（木香水炒） 杭白芍一钱五分（桂枝水炒） 川楝子一枚（柴胡水炒） 当归身二钱（黄芪水炒） 半夏曲一钱五分（黄芩水炒） 山萸炭八分（盐水炒） 炙甘草八分 鸡血藤一钱五分 缩砂仁六分（茵陈水炒） 引用川续断五分（盐水炒）、云茯苓二钱。

按语：该医案施焕先述光绪帝之脉证，后根据脏腑生理特性、病邪致病特点，详述病机，指出诸症乃“从阴出阳之象”，提出“调气舒筋，兼祛化脾肾之湿”之治法，具有作文之“起、承、转、合”的特点。方中山药、茯苓健脾祛湿，半夏祛湿化痰；砂仁理脾化湿，以茵陈水炒，制其温燥之性，助其祛湿之功；山茱萸、归身（黄芪水炒）、芍药（桂枝水炒），补益肝肾而调和阴阳；川断补益肝肾、通络止痛，鸡血藤养血活血、通络止痛，川楝子行气疏肝止痛。全方合用，肝脾肾同补，祛湿化痰，理气通络，调和阴阳。

### （二）善“遵经旨”，知常达变

为清廷帝后请脉，自然深谙经典、广读医书，临床经验丰富，施焕亦是如此，其为光绪帝、慈禧太后请脉论病，善“遵经旨”，常引《内经》、《伤寒》、东垣之论，阐述病因病机，指导治法用药。如疗慈禧太后胃肠留饮，其引用《金匮要略》“水走肠间，沥沥有声，谓之痰饮”之论，遵仲景、东垣化饮祛湿之法；疗光绪帝肾虚一证，遵《内经》补母泻子之法，采用“泄肝之气以治其实，益肺之阴以调其虚”之治，等等。

施焕师古而不泥于古，临证灵活化裁经方、古方，或取其方义而弃其方药。

如疗慈禧太后肝胃不和，其参《内经》半夏秫米汤、《百一选方》萸连丸化裁；疗慈禧太后脾胃虚弱，其多次强调“采东垣论脾胃之意，而不用其方”，“仿东垣补中益气之法，而不尽用其方”，等等。

**仿东垣脾胃之论，寓燥于润，和中理湿，疗慈禧太后中焦湿蕴**

（光绪三十四年）八月初四日，臣施焕请得皇太后脉右关弦滑，左关与两尺均略弦，寸平。嘈逆酸辣，此水流湿火就燥之象，但润则水湿不化，不润则秋燥频现。宜寓燥于润，和中理湿，采东垣论脾胃之意，而不用其方，正欲脾胃阴阳之适当耳。谨拟上呈。

玉竹三钱　怀山药二钱（砂仁炒）　当归二钱　合欢皮二钱　竹茹一钱　广皮一钱　泽泻八分（木香水炒）　生甘草八分　　引用佩兰梗五分。

按语：慈禧太后湿蕴中焦，然初秋气燥，水湿易与燥邪合而化热，即“流水湿火就燥”之论，温补、温化之品更易助燥化热，故施焕合用平补中焦、温化水湿、甘寒渗湿、甘凉润燥之法，调和脾阴胃阳，理中焦、祛湿邪、清燥热。方中玉竹、当归滋阴养血，以润燥邪；山药平补脾胃，以砂仁拌炒，防壅滞中气；陈皮理气健脾祛湿，合欢皮理气解郁，竹茹清热和胃；泽泻淡渗利湿，以木香水炒，佐其甘寒之性，助消中焦之壅；生甘草培中、清热；引以少量佩兰，助理中气、化脾湿。诸药相合，祛湿而不助燥化热，润燥而无凉遏、壅滞之弊，仿东垣立方之法，而弃用其方，乃知常达变也。

**活用经方苓桂术甘汤、附子粳米汤，疗慈禧太后水饮内停**

（光绪三十四年）十月初五日，臣施焕请得皇太后脉左关弦缓，右关外弦内软，寸尺略带迟象。夜间尚有水泄，胸旁两胁亦尚有水气作鸣。夜本阴胜，凡饮动阳衰，必扶阳以济之。又治饮先取辛甘，欲其动也。后用温和，乃可平复。苓桂术甘汤乃治饮之正方，惟夜泄胁响未愈，胸膺微觉现空，但取其方，尤恐不能助阳镇逆，拟参用附片粳米，使太阳寒水司令，得与离照相和煦，庶可望饮邪平服，水不再逆矣。谨拟上呈。

云苓五钱　炙甘草二钱　肉桂三分（去皮，白蜜蒸）　川厚附片五分（盐水制）　於术三钱（佩兰梗叶二钱蒸糯米炒）　　先煎附片、炙甘草，待附片熟后加药同煎，熟时加白粳米一把，滚二三沸即取汁用。

按语：该医案疗慈禧太后水饮内停，方以苓桂术甘汤、附子粳米汤化裁，既温化水饮，又助阳镇纳上逆之水饮，守经方而灵活化裁，循经典而知达变。

**引“治风先治血”之论，补血活血，疗光绪帝风木之症**

（光绪三十四年）九月初三日，臣施焕请得皇上脉左部弦长，右关弦滞，寸滑尺软。腰脊两边中间酸跳痛甚。膝上腿胯木痛酸疼。熟睡醒来又觉较重，且周身牵强不灵，少腹两旁亦疼，咳嚏行动均牵震痛，痛重则饮食无味。多属风木现症。病久不能俯腰，肾气怯滞，干咳鼻涕带血，肺气不宣，金少制木，肾不涵肝。加以五运轮属，厥阴在泉，风从内伏，所以风症偏多。耳响、口渴、微晕、恶风，大便不调，前数日脾肾症多，当调阳以治湿，今见症多滛肝肾，贵行血以驱风。经云：治风先治血，血行风自息。应从血管以求法，谨拟上呈。

当归三钱（黄芪泡酒炒） 五灵脂六分（顷过煅烟净研） 蒲黄四分（炒） 桃仁泥八分（去皮尖，捣） 制乳没六分 川牛膝一钱五分（酒炒） 秦艽五分 白芍药二钱（酒炒） 羌活四分 香附子六分（酒炒） 甘草八分 引用干地龙五分（酒泡）。

按语：该医案施焕将光绪帝腰脊、腿膝、肢重等症之病机，归为肝肾亏虚、肝风内动，依据李中梓“治风先治血，血行风自灭”之论，投以大队养血活血之品助疏风和肝。方中当归以泡酒黄芪拌炒、白芍酒炒，与川牛膝合用补益肝肾、活血止痛；桃仁、五灵脂、蒲黄、乳香、没药活血行气止痛，秦艽、羌活祛风除湿通络，香附疏肝理气，地龙息风通络，甘草补中、调药。

### （三）疏理气机，调和脏腑

气乃人体生命活动的动力，《难经·八难》曰：“气者，人之根本也”，脾气宜升，胃气宜降，肾气宜藏，肝气宜疏泄，肺气宜宣肃，三焦宜通调。气机不调则百病犹生，《类经》有“气之在人，和则为正气，不合则为邪气”之论，《素问》有“百病皆生于气”之语，可见疏理气机对调和脏腑、治疗疾病具有重要的意义。施焕亦注重疏调脏腑气机，临证结合脏腑的生理特性，灵活选用入经、培补或调理之品，以顺脏腑之性，疏调脏腑之气。肺气失宣者，宣肃肺气之出入；脾胃不调者，调理脾胃气机之升降；肝气郁滞者，舒肝解郁、伸展气机；三焦壅塞者，通调三焦、调理周身之气；一脏受病，累及他脏者，又兼调他脏之气机，以获调和脏腑、调治疾病之效。因脾胃为气机升降之枢纽，施焕临证尤重调理中焦脾胃，以助疏调全身之气。

#### 健脾和胃、升清降浊，疗慈禧太后脾胃不调

（光绪三十四年）七月二十日，臣施焕请得皇太后脉左关较昨略平，右关滞象未减。脾困不舒，胃气不和，食后逾时发燥，夜寐不安，间有伸气带酸，此胃当降而少降也，待气伸后，又发饿与眼皮重并泄，此脾当升而少升也，调和之法，宜从升降中兼（用）消（导、补）益（之）品，分选配方，谨拟药味上呈。

生沙参二钱 云茯苓三钱 生小於术一钱五分（连皮用） 佩兰梗八分 炒白芍一钱五分 建泽泻八分 半夏曲一钱五分 生甘草八分 茅术炭一钱 葳蕤仁二钱（去尖） 苡仁米五钱 广皮五分 麦冬一钱（连心） 引用厚朴

花四分。

按语：该医案施焕将慈禧太后食后逾时发燥、饥饿则眼皮重、腹泻等症之病机，归为脾气少升、胃气少降，治以健脾和胃、升清降浊之法。方中云苓、二术、苡仁米健脾祛湿，佩兰、厚朴芳香化湿，泽泻渗利水湿，陈皮理气健脾、祛湿止泻，白芍酸敛止泻；诸药健脾、理脾、收敛止泻以助清阳得升。沙参、葳蕤、麦冬养胃阴、清胃热，半夏燥湿和胃，厚朴降逆下气；生甘草补中、清热，调药；诸药养胃阴、降胃气，以顺胃喜阴、主和降之性。全方培补中土，健运脾胃，升清降浊，以达调理中焦气机之功。

**理气和中祛湿之法，疗慈禧太后肺脾胃气机“不甚宣畅”**

（光绪三十四年）九月初七日，臣施焕请得皇太后脉右寸关弦滑，左关但弦，寸尺平。肺胃略感风凉，额闷鼻涕清流干结，欲嚏不嚏。额属阳明，清涕系肺凉，涕干为阳明燥气所致，嚏本寒，欲出不嚏，则风凉未去，皆脘中有饮，脾湿少化，以致眼睑启视不舒，与大便不调等恙，均属肺脾胃三经气机不甚宣畅之征。仍应治饮理湿、调气和中以去风凉为治。谨拟上呈。

沙参三钱　苏梗六分（去叶）　云苓一钱　连壳砂仁六分（佩兰叶水炒）　玉竹一钱五分　陈皮一钱　甘草一钱　法夏曲一钱五分（黄芩水炒）　引用鲜姜粗皮五分（不用姜）、葱白二枚。

按语：该医案施焕将慈禧太后流涕、喷嚏、眼睑不舒、大便不调等症之病机，归为肺脾胃气机“不甚宣畅”，治以二陈汤、砂仁、苏梗理气和中祛湿为主，佐以苏叶辛散宣肺，沙参养阴益气，玉竹养胃清热。砂仁以佩兰水炒，增芳香理气之功；半夏以黄芩水炒，佐其温燥之性。引用生姜、葱白，助药宣通气机。

**理气通络之法，疗光绪帝肢体关节疼痛**

（光绪三十四年）九月二十八日，臣张彭年、施焕请得皇上脉两寸无力，两关左弦右滞，两尺细数腰胯酸疼，中边均重，偏左尤甚，牵掣足跟亦微痛，俯仰不利，行动稍见松活，睡多愈觉板滞。风湿化气，阻遏于经络之间。阴气虚于内，阳气虚于外，主气之运用既差，客气之缠绵日甚，表里诸气皆不流利，凑于关节，幻为串麻板痛。气机亟宜调畅，惟肺气之清肃，肾气之收藏，并求无碍，乃为合度。谨拟上呈。

杭白芍三钱　黑豆皮三钱（橘核泡酒炒）　青木香五分（川楝子水炒）　青风藤一钱五分　云茯苓三钱　麦冬一钱五分（去心，法夏面一钱同包）　鸡血藤一钱五分（香附水炒）　黄郁金一钱（酒炒）　元胡索五分（西洋参水炒）　引用鲜佛手一钱五分、玫瑰花一钱五分

按语：该医案疗光绪帝肢体关节疼痛、经络不舒，施焕亦强调调畅气机，治

以理气通络为主，辅用培补之品。

药物炮制甚是讲究：黑豆皮以橘核泡酒拌炒，健脾益肾润肺，兼具行气通络之功；青木香以川楝子拌炒，增行气止痛之功；麦冬以法夏面同包，防其滋腻之性，兼具和胃之效；鸡血藤以香附拌炒，增活血行气、通络止痛之力；郁金酒炒，增行气活血之力；元胡索以西洋参水炒，微制其走窜之性。

### （四）调理气血，燮理阴阳

气血是人体生命活动重要的物质基础，“气主煦之”，“血主濡之”，气属阳，血属阴，气血调和，阴平阳秘，则百病不生，正如《丹溪心法》所言“气血冲和，万病不生，一有怫逆，诸病生焉”。气血不调，阴阳失衡，则诸病由生，《素问·调经论》亦有“血气不和，百病乃变化而生”之论。施焕诊疗光绪帝、慈禧太后医案，多处强调调理气血、平衡阴阳，认为诸病皆需理气血、和阴阳，临证“应以调理气血为要”，“调气应从阳分想法”，“理血应从阴分推求”。然因气血互用，阴阳互根，故施焕往往气血兼顾，阴阳双调，善于补气调气之中少佐养血和血之品，补血活血之中稍增益气理气之味，温阳化气亦增甘凉化阴之品，清热养阴兼用辛甘温化之味。

值得一提的是，施焕调和阴阳的一大特点是，根据病证之不同，灵活采用药物炮制之法，制药之偏性，使方药性味、功效归于平和，以达调和之效。以白芍为例，酒洗可佐其酸敛之性，桂枝水炒兼具调和营卫之功，柴胡水炒使得敛中有散。诸炮制之法，均为调理阴阳之用。其他如半夏水炒麦冬、细辛水炒地骨皮、砂仁水炒山药，石斛水炒半夏等，均为制性存用、调理阴阳之例。

**补脾益胃、燮理阴阳，疗慈禧太后脾胃未和**

（光绪三十四年）七月二十六日，臣施焕请得皇太后脉左部较昨平顺，右关前后去来参差。仍系脾胃未和，扶脾阳、益胃阴固属正治，前屡用之不和，昨兼脾阴并理，已觉稍安。是胃土为阳，属气恶燥，须脾阴以为养；脾土为阴，属血多湿，赖胃阳以为运。欲求脾胃冲和，仍不外阴阳调变之法。谨拟调理脾胃中兼化肝风之品上呈。

沙参一钱五分　怀山药三钱（砂仁末炒）　建莲肉三钱　全当归二钱五分　鲜生地一钱五分　杭白芍一钱（桂枝水炒）　麦门冬一钱五分（去心）　云茯神二钱　半夏曲一钱五分（布包，全福花泡水炒）　广皮八分　炙甘草八分　引用藿香梗四分。

按语：该医案施焕详述脾胃之生理，强调脾阴胃阳互根互用，调理脾胃须调和阴阳，阴中求阳，阳中求阴。方中山药、莲肉、甘草补益脾气脾阳，归、芍补血助养胃阴；沙参、地、冬滋养胃阴，藿梗、二陈汤和中祛湿以助健脾。

**调和阴阳，疗光绪帝腰胯酸痛**

（光绪三十四年）九月二十七日，臣施焕、张彭年请得皇上脉沉细带数，两尺无力，左关弦，右关不调。腰胯酸痛，昨夜少睡，今晨转似轻减。查湿流关节、气阻经络，二者皆喜松活，一经熟睡，反觉增剧，惟夜寐太少，则阴不能养，肺燥肾虚两无裨益。是痛之标虽稍舒，而痛之本仍未缓。按法仍宜阴阳双和，调达气化。谨拟上呈。

归身二钱　杭白芍二钱（桂枝水炒）　云茯神三钱（朱拌）　怀山药三钱（青皮水炒）　银柴胡四分（人参水炒）　薄荷四分　生甘草四分　麦冬一钱五分（法夏水炒）　粉丹皮八分　　引用鳖甲二钱（炙酥）。

按语：该医案疗光绪帝关节疼痛，施焕仍强调"阴阳双和，调达气化"为治。方中归、芍养血，芍药以桂枝水炒，具调和营卫之用；茯神、山药健脾，山药以青皮水炒，补脾而无壅滞之虞；银柴胡、薄荷、丹皮疏肝清热，银柴胡以人参水炒，散瘀而无伤血之弊；麦冬清热养阴，以半夏水炒，养阴而无碍胃之嫌；生草清热补中，调和诸药。引用鳖甲，可引阳入阴，助调和阴阳。

**（五）方药平和，功效稳妥**

施焕处方用药，力求功效平和稳妥。其诊疗治案中，多处强调：使用辛温之品须防化燥助热、伤及阴分，使用寒凉之剂须防伤及阳气、阻遏气机，力求"益阴而不寒"、"扶阳而不燥"，通过使用"平正"之品，使方药之性"归于中和"。如光绪三十四年（1908）八月十五日疗慈禧太后中焦湿蕴而泄泻一证，施焕指出，治疗泄泻，"总当平水火以清其源"，主张"崇堤土以塞其流，不呆补，不攻伐，不涩不利，无偏无倚，庶可望归于中和"，治以山药、云苓、陈皮、沙参、泽泻、扁豆、白芍、玉竹等平和之品平补平泻。这充分体现了其追求方药平和、功效稳妥的用药特点。

**药性互制，方药平和，疗慈禧太后水饮内停**

医案1：（光绪三十四年）八月十八日，臣施焕请得皇太后脉左关弦象渐平，右关缓大里滞，寸尚平。胁下如有水气，虽属脾湿，而亦太阳经之气化未克宣布。桂本太阳要药，理气治水，平逆逐痛，均有所长，但恐其燥，应设法化其燥气，归于中和，化强悍为纯良，并用平正之品以监督，使无水逆，乃庆安澜。谨拟上呈。

肥玉竹二钱　真云苓三钱　半夏曲一钱（金石斛水炒）　合欢皮三钱　杭白芍一钱（柴胡水炒）　生甘草一钱　建泽泻八分　厚朴花五分　肉桂心三分（以白蜜二钱蒸过，用麦冬肉扎好入煎）　野於术一钱（以糯米五钱、佩兰叶五页，饭甑上蒸至熟透用之）　　引用扁豆花十朵。

按语：该医案疗慈禧太后胁下水气，方以二陈汤、苓桂术甘汤化裁，温化水气而又“化强悍为纯良”，佐用“平正之品”，使药性归于平和，稍有温燥、滋腻，则参他药炮制以制性存用。如半夏苦温，以石斛水炒既制其性，又助其和胃之功；肉桂温阳，大辛大热，白蜜蒸之可缓其功，麦冬与之同煎可制其性；白术其性温燥，糯米、佩兰与之同蒸，可缓其燥兼助其化湿；白芍酸敛，以柴胡水炒，敛养肝木兼有和解之意。

医案2：（光绪三十四年）十月初三日，臣施焕请得皇太后脉两关弦象较前小，左寸尺平，右尺寸略带迟象。饮动水泄，中气受伤，饮之原在脾，关脉既小，寸尺又迟，气分已见寒象，前人治饮多以温药和之，如真武汤本镇水之要剂，附子粳米汤系治肠中有水作鸣，附子理中汤乃温中散寒止泄，三方均温脾益气、除饮止泄。今周时已水泄四次之多，而胸傍两胁尚有水气激动之声。嘈逆口渴，无非清阳为饮所格，浊阴未得自降，应采古方温和之意，俾温药不至化热，寒气不再逆行，庶可望饮邪水泄、饮逆口渴一切平服矣。谨拟上呈。

於术三钱　佩兰梗叶二钱（蒸糯米炒）　人参一钱五分（陈皮一钱蒸）　云苓三钱　川厚附片八分（盐水制）　炙甘草一钱　白芍一钱五分（佛手炒）　引用保宁半夏曲三钱（研末，冲服）。先熬附片、炙甘草，待附片熟，再入各药同熬。

按语：该医案疗慈禧太后腹泻、胁下水气，方以附子汤化裁。甚是注重药物之炮制，以缓燥烈之性，或防滋腻碍胃，力求性味之平和，功效之稳妥。

### （六）辨证施治，治病求本

施焕辨证立方，具有治病求本的特点。如疗慈禧太后、李莲英外感风凉兼内伤宿疾一案，其临证并未先解表邪，或解表兼疗宿疾，而以调治宿疾为主，稍佐解表散邪之品。疗慈禧太后脾胃素虚、中焦不调之证，其常强调调理中焦脾胃为治疗之根本。光绪帝病情复杂，施焕认为，其病机种种，“皆属肾病”、“肝脾肾三经气化不调所致”，多治以益肾健脾、养肝疏肝之法；众多御医采用不同治法、方药而均不能获取时，其又强调肾为先天之本，脾为后天之本，“先天既亏，惟赖后天之滋养”，主张以调补脾胃为主。以上均为施焕治病求本之实例。

#### 主以调和脏腑，辅以解表散邪，疗慈禧太后内外合邪

（光绪三十四年）七月二十三日，臣施焕请得皇太后脉仍系两关违和，右寸浮弦。新秋感凉头晕，周身发软，食后运迟，决渎失令。宜宣肺平胃以解感冒，调和肝胃以化风，兼理脾气以健运。谨拟药味上呈。

杏仁泥八分（去皮、尖，捣）　川贝母一钱五分（去心）　炒扁豆四钱　炒白芍一钱五分　香薷一钱　沙参一钱五分　生甘草五分　焦白术一钱　柴胡五分　当归一钱　　引用藿香梗六分（去叶）、薄荷梗三分（去叶）、蜜炙桑叶一钱。

按语：该医案疗慈禧太后宿疾兼新感风凉，主以调治宿疾，辅以解表散邪。方中扁豆、白术健脾祛湿，杏仁、贝母理肺化痰，归、芍、柴胡养肝疏肝，沙参、甘草清热益气；香薷、藿香、荷梗、桑叶解表散邪，兼化湿和中、疏肝清热。

**脾肾论治，疗光绪帝诸疾**

医案1：（光绪三十四年）九月初五日，臣施焕请得皇上脉两尺弦数，左关亦弦，右关不匀。昨晚腰胯腿膝足跟皆酸痛。肾脉绕足跟上行，外为太阳，相循至背侠脊两旁，与脐相当，谓之腰。水火相济，九窍百骸皆和。阴阳是偏，四时六淫难御，木痛则湿多于风，酸疼乃风湿之郁，寐愈熟而酸痛愈重者，寐则阳气入，寤则阳气出，是阴阳枢转不利也。在脏则精关或固或滑，在腑则大便忽燥忽溏。质之耳响、口干、运慢、微晕等症，总属肾气不充。前从脾肾肝肾兼治，均不中肯，应即专从肾经以求法。谨拟上呈。

潼蒺藜二钱（去刺，盐水炒） 桑寄生八钱 地骨皮一钱五分（酒炒） 桑螵蛸四钱 粉丹皮一钱五分（酒炒） 肉桂心四分（去皮） 引用苡仁米二两、粉葛根五分。

按语：该医案施焕将光绪帝肢体酸痛、遗精、腹泻、耳响等症之病机，归为“肾气不充”，专从肾脏、肾经论治，补肾固肾为主，虽属无奈之举，实乃治本之治。

医案2：（光绪三十四年）十月初五日，臣施焕、张彭年请得皇上脉沉细无力，两尺尤甚，左关弦，右关不调。腰胯酸痛昨晚有轻有重，今晨比昨略甚，偏左较剧。大便虽见不畅，并不燥结。小便数而不多，均属肾气不足。津液少升则口渴，虚阳上浮则耳响，坎离不交则夜寐不实，阳虚则麻冷，气上则干咳而动作似喘。先天既亏，纯赖后天为培养，五脏不和，当先调胃。谨拟方法上呈。

雪梨半斤 细生地二两 杏铺四两 生姜二钱 苏子二钱 共捣取汁，熬浓煎熟，加白蜜四两再熬成膏。每次用二三钱，每早另服燕窝三钱（咸食）。

按语：该医案施焕将光绪帝腰胯酸痛、耳鸣、咳嗽、不寐等症之病机，归为先天肾气不足，强调培补后天以培养先天、调和五脏，采用益胃阴、和胃气、散郁结、培中气之品制膏，合用补中益气、养阴润燥之燕窝食疗，方药甚是平和，亦为治本之治。

**（七）注重调摄**

施焕选用汤剂、膏剂、代茶饮等方药调治光绪帝疾病的同时，常嘱其增服血肉有情之品、注重情志调节，以助培补真元、补益气血，增方药疗效。如光绪三十四年（1908）七月初三日诊疗治案载：“伏祈皇上怡情开爽”，“若专以草木药品，恐难奏效”；次日其强调“轻清草木药品不过驱邪扶正之义，培养真气仍以血肉品为贵也”。此乃施焕注重饮食、情志调摄之实例。

**饮食调补、情志调摄，增方药功效疗光绪帝诸疾**

（光绪三十四年）七月初三日，臣施焕请得皇上脉两尺无力，左关弦滞，右关弦滑，左寸细，右寸弱。症应腰胯酸痛，右更重，牵掣腰腿俱酸疼，耳响嗌酸便溏等症。查滞为郁，滑为痰，无力为虚，皆由思虑伤神，以致心气不足，脑为之不满，耳为之苦鸣，头为之苦晕。脾气不足，溲便为之变，运化为之迟，四肢为之倦。肾气不足，腰为之酸痛，胯腿为之牵掣，阴津为之不固。盖奇邪走空窍，津液少升，必多思饮，饮多恐有留饮在膈，现将秋令，肺金不肃，故发咳。肝郁故嗌酸。种种不足之象，若专以草木药品，恐难奏效，伏祈皇上怡情开爽，再加以血肉有情之品，量为调摄，或可徐见功效耳。谨拟药治并调摄品上呈。

桑寄生三钱　桑螵蛸四钱　石莲肉三钱　合欢皮四钱　萱草二钱　西洋参一钱（细）　熟地炭二钱（用砂仁末以酒炒炭，略存性）　炒郁金子五分　　清晨取仰荷叶内露水，煎药为引。调摄之品，宜多进白木耳，肃肺金以益大肠。多用莲子羹并牛肉汁，培脾土以养胃气。多用浈浈葡萄、并鱼翅，补肾气以利膀胱。盖鱼翅补阳不燥，葡萄滋水不凝，莲子羹补脾固肾，牛肉汁崇土祛邪，白木耳益气最清，久服可以止泄，又古书云：久病宜食韭，每膳略带此小菜些须，尤佳。如葡萄酒多年者，亦可服。

按语：该医案施焕为光绪帝采用汤剂调补脏腑的同时，嘱其“怡情开爽”；拟白木耳、莲子羹并牛肉汁、葡萄、鱼翅等血肉有情之品调补，堪称调摄之方。通过情志调节、饮食调补，守真固元，补益气血，增方药疗效。

**（八）处方细致，用药谨慎**

施焕选方用药，极为谨慎，这从其诊疗慈禧太后、光绪帝治案可以窥见。光绪帝晚年病入膏肓，羸弱之体无力承药运药，药物亦无法调运脏腑气机，纵然众多宫廷、地方名家为之请脉，治法用尽，妙方集萃，然疗效甚微。施焕从补益肝肾、健脾益气入手，治病求本，收效亦微。须试用他药时，其指出：“未用过之药”仅应小试，而“不宜过服”。疗慈禧太后脾胃不和，将散剂易为膏剂一案，施焕强调散剂和膏剂有别，药量应有所增减。诊疗用药，如此谨小慎微，在清太医院众多医家中，唯其一人。

**注重汤剂、膏剂之别，强调“戥分增改”**

（光绪三十四年）八月初七日，臣施焕请得皇太后脉右关较昨虽大，而确无刚象，左关两尺俱弦缓，仍系水湿困脾，脾少输津于四肢，则身软发倦，水气化慢，积饮凝痰，难免眩冒，昨嘈不甚，睡亦未安，仍水未归源之现象。前治嘈小方改为熬膏，膏性与散性略别，应将戥分增改。谨照今日脉象拟方并增改膏方上呈。

玉竹三钱　半夏曲二钱(金石斛水炒)　陈皮一钱　云茯神三钱　白芍三钱(酒炒)　合欢皮三钱　当归二钱　怀山药三钱(砂仁末炒)　参须五分　生甘草五分　　引用佩兰梗六分。

八月初七日，附拟制膏方法上呈。

云茯苓一两(连皮用)　生於术三钱(连梗用)　上肉桂一钱三分(去皮)　生甘草二钱　　右药共用河甜水熬浓取汁，另加水熬，连取汁三次，一并熬收成膏，临用时酌兑白蜜开水服之，若便溏时不用白蜜，改用冰糖开水兑服。

按语：该医案疗慈禧太后嘈杂、呃逆之症，施焕将散剂方药制为膏剂，指出散剂、膏剂功性之差异，强调“将戥分增改”。其临证用药之谨小慎微，可见一斑。

## 佟文斌——调理气机，以肝论治

佟文斌，光绪、宣统年间御医，满族，北京人，生卒不详，光绪年间晋升为太医院右院判。

佟文斌之子佟阔泉(字成海)为宣统年间御医，亦是清末参与为帝后诊疗的主要御医之一。虽然佟阔泉的生平简历、诊疗思想有较多的文献报道，然其父佟文斌的诊疗特点、学术思想，尚未有人总结。中医讲求父子相传或私塾相授，故依据佟文斌诊疗医案，参以佟阔泉的学术思想，可略窥佟文斌诊疗思想之一二。

《清宫医案研究》载有佟文斌为慈禧太后、光绪皇帝、宣统皇帝、隆裕皇后、端康皇贵妃、婉容皇后等多位患者诊疗的医案，其中佟氏在宣统年间的诊疗活动，较多作为首诊御医出现。

**(一) 疗外感风寒，清宣解表**

佟文斌外感治案，以疗外感风寒(风凉)为主。其根据外感风寒(风凉)和脏腑内热之轻重，灵活选用辛温解表、辛凉宣透，或寒温并用。外感较轻、内热较盛者，治以辛凉之薄荷、桑、菊、葛根等清宣透邪；外感偏重、内热较轻或无内热者，治以荆、防、羌活等辛温解表；外感不甚轻微，内热亦重，或二者均轻者，多以羌、防、薄荷、葛根等寒温合用，解表散邪兼清透内热。因宫廷患者多有脏腑滞热、饮热内停、湿热内蕴宿疾，故佟氏治疗外感，方药寒温并用者居多。

**辛凉解表兼清热化饮，疗隆裕皇后肝肺饮热、稍感风凉**

光绪三十四年十月二十三日，张仲元、佟文斌请得皇太后脉息左寸关浮弦而数，右寸关沉滑。肝肺饮热，稍感风凉，夹以过劳伤神，致头疼咳嗽，口黏无味，夜寐不实。今议用清解育神之法调理。

南薄荷一钱　前胡三钱　炒杏仁三钱(研)　炒牛蒡二钱　次生地四钱　元参三钱　朱麦冬四钱　浙贝母三钱(研)　生桑皮二钱　竹茹二钱　炒枳壳二钱　生甘草八分　　引用鲜青果五个(去尖,研)。

按语:该医案隆裕皇后外感较轻、饮热较重,治以养阴润燥、清热化饮,辅以辛凉之薄荷、前胡宣肺解表。

**辛温、辛凉并用,疗端康皇贵妃外感风凉**

(宣统十二年)五月二十日,**佟文斌、赵文魁**请得端康皇贵妃脉息左寸关浮数,右部沉滑。浮风欠解,肺胃湿热未清。今议用化风清热除湿之法调理。

川羌活三钱　荆穗三钱　防风三钱　薄荷三钱　粉葛根三钱　秦艽六钱　赤芍四钱　双花四钱　生石膏八钱(研)　川柏六钱　苦参四钱　酒军三钱　引用枳壳四钱、条芩六钱。

按语:该医案端康皇贵妃外感风凉、内伤湿热之证均轻,治以辛温之荆、防、羌活与辛凉之薄荷、葛根合用,既疏风解表,又清透内热。

**(二)疏达气机,调理脏腑**

《类经》有"气之在人,和则为正气,不合则为邪气"之论。佟文斌临证用药,同样重视条达气机。肺气不清者,多以桔梗、杏仁、瓜蒌、前胡、陈皮等宣肃肺气,宽畅胸膈;胃纳不佳、脾运较慢者,多以党参、白术、薏苡仁健脾益气,陈皮、扁豆等理脾化湿,谷芽、神曲、半夏等和胃降逆,以"理脾开胃"、"理脾和中";肝气郁滞者,多以香附、青皮、乌药等疏肝理气。

佟文斌还常使用防风、菊花、薄荷等宣发升散之品宣散壅滞,条达气机。如佟文斌等御医于光绪四年(1878)八月疗光绪帝发热口渴、腹痛便黏之症,将其病机归为"火郁滞结",强调"木郁发之,土郁夺之",采用清阳化滞之法,在清肝健脾和胃之品中,增用荆、防、薄荷清宣散滞,开结达郁。宣统十四年(1922)疗端康皇贵妃胸膈满闷、头晕软倦等症,佟氏采用"清上调中"、"清肝和肝"等治法,以清宣之菊、薄、防风宣发肝肺滞气,青皮、栀子疏肝散滞,沉香、厚朴、枳壳等和降肺胃逆气等。通过施用宣通调畅之品,使气机升降相因,疏敛相宜,助脏腑调和,疾病自除。

**理肺清肝之法,疗端康皇贵妃肝肺余热、湿饮欠化**

医案1:(宣统十四年)二月初四日,**佟文斌、赵文魁**请得端康皇贵妃脉息左关弦数,右寸关沉滑。肝肺结热未清,湿饮欠化。今议用清上调中化湿之法调理。

甘菊花三钱　薄荷二钱　辛夷三钱(仁)　防风三钱　溏瓜蒌六钱　姜朴三钱　黄芩四钱　枳壳三钱　腹皮子各二钱　姜连二钱(研)　酒军一钱五分　橘

红三钱　　引用冬桑叶一两（熬汤煎药）。

医案2：（宣统十四年）二月初五日，佟文斌、赵文魁请得端康皇贵妃脉息左关弦而近数，右寸关尚滑。诸证轻减。惟上焦浮热未清，今议用清上理肺化饮之法调理。

甘菊花三钱　薄荷二钱　防风三钱　辛夷二钱（仁）　溏瓜蒌六钱　杏仁三钱（炒）　桑皮三钱（炙）　枳壳四钱　橘红络各三钱　藤钩三钱　黄芩四钱　酒军一钱五分　　引用生栀仁三钱（研）。

按语：肝肺余热、湿邪上扰则头闷胸满；久病伤气，湿邪困阻则乏力肢倦。医案1治以宣肺降气、清热祛湿，方中桑、菊、薄、防、辛夷宣肺透热，陈皮、瓜蒌宽胸膈之气，厚朴三物汤下气导滞以助肃降肺气，腹皮子行中气、利水湿，黄连清热燥湿。医案2减腹皮子、厚朴、姜连、桑叶，增杏仁、桑白皮、钩藤、栀子，减宣散、通导之力，增泻肺、清肝之效。

**舒肝醒脾和胃之法，疗端康皇太妃肝郁脾壅**

（宣统十四年）十二月初十日，佟文斌、赵文魁请得端康皇贵太妃脉息左关沉弦，右关沉滑。肝气郁遏，脾土不醒。以致胸堵微痛，食后身倦。今议用舒肝醒脾拈痛之法调理。

炙香附三钱　青皮三钱（研）　瓜蒌六钱　沉香六分（研）　炒枳壳三钱　於术二钱（切）　元胡四钱（炙）　陈皮三钱　生枣仁三钱（研）　杭芍四钱（生）　萸连二钱（研）　熟军一钱五分　　引用焦三仙各三钱。

按语：该医案疗端康皇贵妃胸堵微痛、食后身倦之症，采用疏肝理脾和胃之法。方中香附、青皮疏理肝气，酸枣仁、芍药敛养肝气，元胡、瓜蒌、陈皮、沉香宽胸、理肺脾之气，熟军、枳壳、焦三仙和降胃气，白术健脾，萸连清肝胃郁热。

### （三）脏腑辨证，以肝论治

佟文斌临证善从肝阐释病机，采用“舒肝”、“和肝”、“清肝”、“平肝”等法调治疾病。其治肝用药，甚为灵活，概括起来，多以柴胡、青皮、香附疏肝理气，桑、菊、薄荷清肝散郁，龙胆草、茵陈、黄芩、栀子、羚羊角清肝胆、肝经湿热，生地、归、芍养肝和肝。因宫廷患者肝经郁热者居多，故佟氏尤善用桑、菊、薄荷等辛凉（甘凉）、轻灵入肝之品清散肝脏、肝经郁热。

**主以治肝，兼调肺胃，疗隆裕皇后偏右头痛**

医案1：（宣统元年）三月初三日戌刻，臣佟文斌、忠勋请得皇太后脉息右寸关滑数，左关见弦。证系肺胃湿热熏蒸，肝阳上乘。以致睡醒后偏右头痛，日晡较甚。谨拟清热化湿平肝之法调理。

甘菊三钱　杭芍三钱（生）　薄荷一钱五分　元参三钱　酒芩三钱　桑叶二

钱 川芎一钱五分 枳实一钱五分(研) 茵陈三钱 厚朴一钱五分 焦曲四钱 引用竹叶二钱。

医案 2:(宣统元年)三月初五日,臣佟文斌、忠勋请得皇太后脉息右寸关滑数渐减,左关弦象亦轻。湿饮较化,肝热欠清,头痛已止。仍觉作闷,有时胸中发热。谨拟清肝调胃之法调理。

甘菊三钱 桑叶二钱 薄荷二钱 酒芩三钱 茵陈三钱 瓜蒌四钱(溏) 枳实三钱(研) 川柏二钱 元参三钱 生地三钱 焦三仙各二钱 鸡金三钱(研) 引用胡连一钱(研)。

按语:隆裕皇后近一月肝经郁热、肺胃湿热上乘而头晕头痛,先后治以清热养阴、宣郁散滞、调和肝胃等法,病证减轻。医案 1 以治肝为主,兼调肺胃。方中桑、菊、薄荷、竹叶清散肝经郁热,川芎行肝之气血,白芍养阴敛肝,茵陈、黄芩清肝肺湿热,元参清热解毒,枳、朴、神曲和胃降气。医案 2 诸症减轻,佟氏仍治以散肝郁、清肝热、养肝阴,辅以宽胸理气、健脾和胃。此乃佟氏以肝论治之实例。

**主以治肝,兼调肺脾,疗端康皇贵妃胸膈堵闷、身肢酸倦**

(宣统十三年)正月初四日,佟文斌、赵文魁请得端康皇贵妃脉息左关弦数,右部沉滑。湿热较轻。惟肝气尚滞,以致胸膈堵闷,身肢酸倦。今议用和肝调气化饮之法调理。

大生地八钱 全归六钱 赤芍四钱 川芎三钱 炙香附四钱 青皮三钱(研) 枳壳四钱 瓜蒌六钱(捣) 怀牛膝三钱 茅术四钱 川柏二钱 酒军三钱 引用橘红四钱(老树)、郁李仁四钱。

按语:该医案佟文斌将端康皇贵妃胸膈堵闷、身肢酸倦之病机,归为肝气郁滞,主以治肝,兼理肺脾。方中生地、归、芍、川芎养肝阴、和肝血,香附、青皮疏肝解郁,怀牛膝补益肝肾;瓜蒌、枳壳宽胸降气,橘红、白术健脾理气,川柏清热燥湿,疗湿热余邪,酒军、郁李仁通腑润肠。

佟文斌还常根据脏腑生克制化和病理传变的特点,治疗他脏疾病时,佐用疏肝、清肝、养肝之品。如宣统十四年(1922)十月疗端康皇贵妃外感风凉兼有内热,声音闷哑、咳嗽一案,佟氏先治以解表宣肺、清热化痰等法,诸症减轻后,其于清热化痰之品中,佐用龙胆、薄荷等药,散肝经郁火,清肝经湿热,以防肝阳上扰,木火刑金。

**健脾和中,辅以舒肝养肝,疗李莲英脾胃虚弱**

医案 1:(光绪三十四年)十月二十四日,张仲元、佟文斌看得总管脉息左关稍弦,右关滑缓。劳累伤神,气分较软。今议用益气和肝理脾之法调治。

党参二钱　生於术一钱　朱茯神二钱　莲肉三钱(研)　薏米三钱(炒)　生杭芍一钱五分　炒谷芽三钱　甘草五分　　引用半夏曲八分。本方减朱茯神,加金石斛一钱。午初煎药,午正二刻服药。

医案2:(光绪三十四年)十月二十九日,**张仲元、佟文斌**看得总管脉息左关弦缓,右关沉滑。中气欠和,化湿较慢。今议用理脾化湿之法调治。

党参一钱五分　生於术一钱　炒薏米三钱　扁豆三钱(炒)　广皮八分　法半夏八分　炒谷芽二钱　石斛一钱五分(金)　　引用佛手柑五分、竹茹八分。午初煎药,午正一刻服药。

按语:该二则医案疗李莲英脾胃虚弱、中焦失调,佟文斌治以健脾益气、和中化湿之品中,辅用白芍养肝缓急,佛手柑疏肝和胃,防土壅木郁。

**清肺化痰,辅以清肝凉肝,疗端康皇贵妃肺热痰饮欠化**

(宣统十四年)二月初十日,**佟文斌、赵文魁**请得端康皇贵妃脉息左关弦而近数,右寸关沉滑。肝气较舒。惟肺热痰饮欠化,今议用理肺调中化痰之法调理。

溏瓜蒌六钱(捣)　杏仁四钱(炒)　辛夷二钱(仁)　苏子三钱(炒)　苏薄荷二钱　姜朴三钱　枳壳三钱　橘红三钱　羚羊面六分(煎)　枯芩三钱　生栀四钱(仁,研)　甘菊三钱　　引用炙桑皮三钱。

按语:端康皇贵妃因痰热内蕴而反复咳嗽、肩臂疼痛。佟文斌先后治以清肝理肺、清热化痰之法,诸症渐减。该日疗肺热痰饮欠化,大队清热理气化痰之品中,佐用羚羊角、菊花清肝热、潜肝阳、散肝郁,防肝郁助热扰肺,为佟氏治肝以助疗肺疾之实例。

### (四)膏剂、代茶饮调理

佟文斌常于患者病证较轻,或体质较弱时,拟用代茶饮方调理机体,调治疾病。其为慈禧太后、端康皇贵妃、宣统皇帝、婉容皇后等患者,尤其是为婉容皇后拟用了较多代茶饮方。宣统初年因宣统帝年幼,属稚阴稚阳之体,每遇感邪,佟氏多先为之拟代茶饮方,缓慢调理,而无耗伤正气之虞。此外,佟氏还为端康皇贵妃拟清热和肝化痰膏、清肝滋脾化痰膏等成药调服。

**清热代茶饮清热和胃,疗宣统帝肝热稍有未净**

宣统三年八月初四日,臣**张仲元、佟文斌**请得皇上脉息左关弦缓,右寸关滑缓。精神清爽,夜寐安适,谷食亦香。惟肝热稍有未净,谨拟清热代茶饮调理。

焦三仙六钱(共)　小生地三钱　麦冬三钱　竹茹二钱　白菊花二钱　甘草梢一钱　　水煎代茶。

按语:是时宣统帝年仅六岁,体属稚阴稚阳,且肝经滞热较轻,故佟文斌拟以清热代茶饮缓慢调理。方中地、冬养阴清热,菊花疏肝凉肝,焦三仙和胃健脾，竹茹清热和胃，甘草梢清热和中。全方养阴清热，疏肝和胃，与宣统帝肝胃郁热轻证相符。

**代茶饮清热祛湿，疗婉容皇后肝郁湿热**

（宣统十五年）五月二十二日申刻，佟文斌、范一梅谨拟皇后代茶饮。

大生地四钱　杭芍四钱（生）　归身四钱（酒）　丹参四钱　生栀仁三钱（研）　萸连二钱（研）　丹皮三钱　骨皮三钱　酒黄芩三钱　盐柏三钱　知母三钱（生）　陈皮三钱　　水煎代茶。

按语：婉容皇后素有肝经郁热、湿热内停，该日治以代茶饮清肝热、养肝阴、祛湿热，疗"宿疾"，甚为对症。

**清热和肝化痰膏、清肝滋脾化痰膏，疗端康皇贵妃肝经郁热、饮湿内蕴**

医案 1:（宣统十二年）二月十八日，张仲元、佟文斌请得端康皇贵妃脉息左关弦而近数，右寸关略滑。耳鸣胸堵，均见轻减。惟有时咳嗽口渴，今议用清热和肝化痰膏调理。

大生地一两　麦冬一两　鲜石斛一两（研）　花粉一两　生白芍一两　当归一两　溏瓜蒌二两（捣）　芦荟八钱　炙香附一两　橘红八钱　法半夏八钱　杏仁一两　白菊花一两　鲜青果十枚（研）　　共以水熬透去渣，再熬浓汁，兑梨膏十二两收膏，每服一匙，开水送下。

医案：2:（宣统十四年）正月十九日，佟文斌、赵文魁谨拟端康皇贵妃清肝滋脾化痰膏。

小生地六钱　胆草四钱　生栀四钱（仁）　黄芩四钱　羚羊面三钱　石斛四钱　瓜蒌六钱　杏仁六钱　郁李仁六钱　姜朴三钱　枳壳四钱　杭芍六钱（生）　火麻仁六钱　归身六钱　锦纹四钱　橘红六钱　　共以水煎透去渣，再熬浓汁，兑蜜六两收膏，每服一匙，白开水冲服。

按语：端康皇贵妃长期肝经滞热，热邪上扰清窍而头晕耳鸣，上侮肺金而咳嗽、胸膈不爽，横犯脾胃而胁腹满闷、饮食失运。清热和肝化痰膏和清肝滋脾化痰膏均可清肝热、养肝阴、祛湿热、降胃气，与其肝经滞热、脏腑失调之证相符。前方兼可散郁化痰宽胸，后方通腑之力略强。

## 赵文魁——精通脉学，首论"饮热"

赵文魁，光绪、宣统年间御医，字友琴，浙江绍兴人，生于同治十二年（1873），卒于民国二十三年（1934）。

赵文魁于宣统年间晋升为太医院院使，也是满清最后一位太医院院使。

《太医院志》载："癸亥八月院使赵文魁奉旨赏给头品花翎顶戴，总管太医院，监管御药房、御药库事物。"

赵文魁出身于中医世家，至赵文魁时赵氏家族已九代行医，且其祖父、父亲均为太医院御医。据其子赵绍琴介绍，赵氏幼承庭训，少而好学，17岁时因父亲赵永宽病故，遂承家学，继父业而进入太医院。因其学习刻苦，很快由恩粮晋升医士，继而升为吏目。赵氏先后从诊于10余位御医，博采众长，受益颇深，加之自己临床验证、摸索，逐渐形成了独特的理论和诊疗经验。据记载，光绪晚年某年春，慈禧太后去东陵打围，突发高烧，值班御医朱元臣因故未在，只有赵文魁随侍左右，应召进宫诊治，不日而获良效，赵氏亦因此而晋升为御医。次年，赵氏又破格晋升为太医院院使，主管太医院事务[1]。宣统年间，赵氏又被擢升为花翎头品顶戴太医院院使，监管御药房、药库[2]。太医院解散后，赵文魁悬壶济世于北京，家居北池子，堂号"鹤伴吾庐"。除前清王公旧臣、王府遗老遗少时常邀诊外，赵氏还为一般市民诊疗，每日患者盈门，疗效颇佳。20世纪30年代初，京都猩红热流行，赵氏日夜应诊，出入于病家之中，不幸身染疫疾，于1934年逝世。

赵文魁一生广采各家，学验识广，对《内经》、《难经》、《伤寒》、温病学皆有很深的造诣，其子赵绍琴谓其"深酣岐黄，学验俱丰，深遂于仲景之学，兼通百家，于疑难之症，每多灼见而应手取效"[3]。赵氏临证，师古而不泥古，对外感、温病和脉学的研究造诣尤深，其子赵绍琴将其治疗验案整理成《赵文魁医案选》、《文魁脉学》二书。

供职于太医院期间，赵文魁曾为慈禧太后、宣统皇帝、端康皇贵妃、淑妃及多位格格请脉诊病。

### （一）疗外感，清透疏解，方药轻灵

赵文魁擅疗外感伤寒及温病，对伤寒、温病的感邪途径、治疗方法，均有明确的论述："凡遇发热，宜先究内伤、外感，外感也需分伤寒与温病。伤寒纯是外邪袭表，故当解表而透其汗；温病是热邪从口鼻吸受而来，只可清疏，不需解表。并有新感伏邪之说，一为外而内，一为内而外。外而内者，宣疏为主；内而外者，只宜清之，且不可见温即凉，恐邪无出路反而阻遏。"赵氏临证尤重清宣透散之品的应用，疗外感风寒，多以辛凉清轻之银、翘、菊花、葛根、淡豆豉与辛温疏散之荆、防、苏叶合用，疏解透表，兼清透内热，而忌用解表发汗之峻剂。

---

1　赵绍琴．京都名医赵文魁 [J]．北京中医杂志，1985（4）：8-10.

2　李广均．北京卫生史料·中医篇 [M]．北京：北京科学技术出版社，1999：238-239.

3　赵绍琴．著名老中医赵文魁医案选 [J]．上海中医药杂志，1983（7）：11-12.

**温凉合用，清宣疏表，疗端康皇贵妃外感风凉**

医案1:(宣统十一年)正月十六日亥刻，**赵文魁**请得端康皇贵妃脉息左寸关浮数，右寸关浮滑。阴分不足，外受风凉。以致头疼肢倦，恶寒发热，今拟益阴清解化湿之法调理。

荆芥穗三钱 薄荷三钱(后煎) 白芷三钱 全归六钱 淡豆豉二钱 川芎二钱 陈皮三钱 香附三钱(炙) 干寸冬四钱 连翘四钱 枳壳二钱 军炭一钱五分 引用大生地一两。

医案2:(宣统十一年)正月十七日，**赵文魁、佟成海**请得端康皇贵妃脉息左关沉弦，右关沉软。表感已解，阴分尚亏。以致头晕肢倦，中气欠调。今议用益阴清热调中之法调理。

大生地八钱 归身四钱 抚芎二钱 甘菊三钱 大瓜蒌六钱 羚羊六分(先煎) 玉竹三钱 姜朴三钱 引用荆芥穗三钱、薄荷二钱(后煎)。

按语：端康皇贵妃素有肝郁化热、饮湿内停之证，近日先后采用清热、和肝、化湿、和胃等法治疗后，诸证减轻。医案1因新感风凉而现恶寒发热、头痛肢倦之症，治以解表、养阴、祛湿和中。方中荆芥穗、白芷、淡豆豉、薄荷、连翘寒温并用，疏散表邪；川芎、香附疏肝活血；地、冬、当归滋阴养血；陈皮、枳壳、军炭理中化滞。次日外感即解，惟阴分尚亏，治以养阴和肝为主。引以解表之荆芥、薄荷，既疏表以防外邪留恋，又助药透散内热，有“郁则发之”之意。

**清热宣透，疗三格格稍感风凉、肺胃有热**

医案1:宣统十四年十月十二日，**赵文魁**诊得三格格脉息左关微弦，右部浮滑。肺胃有热，稍感风凉。今用清解调中之法调治。

南薄荷八分 连翘二钱 双花二钱 防风一钱五分 焦三仙各二钱 酒芩一钱五分 炒栀二钱 姜连八分(研) 引用淡豆豉二钱、槟榔一钱五分。

医案2:(宣统十四年)十月十三日，**赵文魁**诊得三格格脉息左关微弦，右部滑而近数。表感已解。惟蕴热尚欠清除，今以清胃调中之法调治。

焦槟榔二钱 连翘二钱 薄荷六分 枯芩二钱 三仙炭各二钱 陈皮二钱 枳壳二钱 熟军一钱五分 引用竹叶一钱、青皮二钱。

按语：三格格外感较轻，内热宿疾较重，故治以清热和中为主，佐用清热宣散之品。医案1方中银、翘、淡豆豉清热散滞，兼助薄荷、防风解表散邪。次日外感已解，仍以辛凉清轻之连翘、薄荷清宣肺胃内热。

擅长治疗温热病是赵文魁一个重要的诊疗特点。赵氏认为，凡温热之病，莫不由内热久郁，复感温邪，内外合邪，而发为高热甚至神昏。透热转气一法，可贯穿于邪留卫、气、营、血的各个阶段。虽然高热如炙，切不可因之而专进寒凉，因寒则涩而不流，温则消而去之，过用寒凉，每致冰伏其邪，增重其郁，愈使热邪难出，而有遏邪深入营血之虞。凡初起高热 邪在卫分者，必用银、翘、葛、薄、菊花等辛凉疏卫之品辛凉清宣，宣调肺气，使三焦通畅，营卫调和，自然微汗而愈。若邪热内传，尚未完全入气者，当以疏卫为主，略加石膏、天花粉、鲜芦根、栀子等辛凉清气之品，仍使邪由卫分宣散而出。若温热之邪全入气分，须以石膏、知母、天花粉等清气分热邪，同时少佐银、翘等疏卫之品，以使邪有外透之机。邪热入营，切勿纯用凉营清热之品，当以透热转气之法，且视其兼症之所在灵活用药，食滞者消其食，痰结者化其痰，瘀阻者行其瘀，湿郁者化其湿，必使体内分毫无滞，以使气机畅达，旦热自可逐出气分而解。对于血分证治，当以清热凉血散血为主，佐以清宣透散之品，且忌一味寒凉清热，以防凉遏之弊伤阴恋邪。赵文魁这一治疗温热病的学术思想，创造性地揭示了卫气营血辨证的理论内涵，符合临床实际，对当今临床仍具有重要的指导意义。

**清热透邪，疗端康皇贵妃肺胃饮热、外感浮风**

医案 1:（宣统十四年）十月二十五日戌刻，**赵文魁**请得端康皇贵太妃脉息左寸关浮滑，右寸关滑数。肺胃蓄有饮热，复感浮风。以致风热搏结，停于中脘。是以头晕身热，胸满欲呕。今拟清解理肺化饮之法调理。

南薄荷二钱　苏叶二钱　荆芥二钱　防风二钱　生石膏六钱　花粉三钱　姜连二钱（研）　陈皮三钱　炒枳壳三钱　焦楂四钱　酒军二钱　　引用酒芩三钱、竹茹二钱。

医案 2:（宣统十四年）十月二十六日，**赵文魁**请得端康皇贵太妃脉息左关稍弦，右寸关滑而近数。浮风已解，蕴热较轻。惟头晕肢倦，胸闷腿疼。今拟清上调中活络之法调理。

南薄荷二钱　苏梗二钱　甘菊三钱　桑叶三钱　大瓜蒌六钱　萸连一钱五分（研）　杏仁三钱（研）　酒芩三钱　橘红络各三钱　牛膝三钱　槟榔三钱（焦）　炒栀三钱　　引用焦三仙各三钱。

按语：医案 1 端康皇太妃肺胃饮热、外感浮风，风热搏结，现卫分、气分热盛之象。方中芩、连、大黄、枳壳、山楂等清热祛湿、理肺和胃，石膏、花粉清气分之热，荆、防、苏叶、薄荷寒温并用，清宣疏卫，透热外出。次日外感虽解，仍治以桑、菊、薄荷清宣透散肺卫邪热，体现了赵氏善以清透之法治疗温热病的用药特点。

赵文魁强调清轻透散的诊疗思想，在其治疗外感暑邪、燥邪治案中亦有体现。

**清暑疏解化饮之法，疗宣统帝心肺有热、外感阴暑**

宣统八年七月初九日，石国庆、赵文魁请得皇上脉息两寸浮数，右关滑数。系心肺有热，停蓄暑饮，兼受风凉。以致头晕肢倦，有时作呕，腹满口干，舌苔微黑。今议用清暑疏解化饮之法调理。

藿梗叶二钱　薄荷一钱　姜连一钱五分（研）　槟榔二钱（炭）　粉葛根二钱　陈皮三钱　竹茹一钱　益元散三钱（煎）　姜厚朴一钱五分　香薷一钱五分　枳壳二钱（炒）　泽泻二钱　　引用焦三仙六钱（共）、条芩二钱。

按语：该医案疗宣统帝心肺有热、外感阴暑，方以藿叶、香薷、薄荷、葛根清宣透散、解表消暑，姜连、条芩清热祛湿，益元散、泽泻渗利湿热，藿梗、厚朴化湿和中，槟榔、枳壳行气和中，陈皮理气健脾，竹茹清热和胃，焦三仙和胃健脾。

**内外清解之法，疗婉容皇后肝热血滞、外感凉燥**

（宣统十四年）十二月二十一日，皇后脉息两寸浮数，左关微弦，右关亦带数象。肝热血滞，外感冬燥之气，宜内外清解兼调血分为治。

粉葛一钱五分　丹皮一钱五分　丹参二钱　白芍二钱　薄荷叶八分　麦冬二钱　酒芩一钱五分　炒山栀一钱五分　甘草五分　小生地三钱　连翘一钱五分　　引用冬桑叶一钱五分。

按语：该医案疗婉容皇后肝热血滞兼外感燥邪，方以地、冬养阴清热，丹皮、丹参凉血活血，白芍养阴敛肝，黄芩、栀子清热散滞，薄荷辛凉疏肝、透散，葛根、连翘、桑叶辛凉清热、清宣透邪，甘草调和诸药。

## （二）疗杂病，以肝脾胃论治

皇室患者及家眷多有情志抑郁，肝郁不达，郁而化热，郁热可上扰心肺，下扰相火，横逆脾胃；宫廷患者平素多食膏粱厚味，劳逸失调，日久脾胃失运，聚湿生痰，痰湿蕴而化热。因此，气滞化热、饮湿（饮热）内停乃皇室患者之“通病”。赵文魁临证多以肝脾胃三脏论治，灵活采用疏肝理气、清热平肝、滋阴养肝，或清肝和胃、疏肝健脾，或益气健脾、理脾和胃、清热祛湿化饮等治法，以调理脏腑，调治疾病。

**肝脾胃三脏同治，疗端康皇贵妃胸膈满闷、食后肢倦**

医案1：（宣统九年）四月十四日，赵文魁请得端康皇贵妃脉息左寸关弦而近数，右寸关沉滑。肝脾不和，中气欠畅。以致胸膈满闷，食后肢倦，时作嘈杂，夜寐欠适。今拟清肝快脾育神之法调理。

杭白芍四钱　青皮三钱（研）　焦楂四钱　姜朴三钱　腹皮子四钱　陈皮三钱　瓜蒌六钱　枳壳三钱　牡丹皮三钱　稻芽三钱（炒）　酒军一钱五分　甘草五分　　引用羚羊面六分（先煎）。

按语：该医案赵氏将端康皇贵妃之胸膈满闷、食后肢倦、嘈杂等症之病机，归为“肝脾不和，中气欠畅”。肝郁气机疏泄失常则胸膈胀满，肝郁乘脾犯胃则食后嘈杂、肢倦。方中青皮疏肝理气，白芍养阴敛肝，丹皮凉血散瘀，羚羊角平肝潜阳；酒军、枳、朴、腹皮理气导滞，陈皮理气健脾，山楂、稻芽和胃健脾；瓜蒌宽胸散结，甘草调和诸药。诸药相合，肝脾胃三脏同治。

医案2：宣统十年四月二十六日，**赵文魁**请得端康皇贵妃脉息左关沉弦，右寸关沉滑肝阳结热，气滞欠调。以致胸膈堵满，午后腹胀。今拟和肝调气消胀之法调理。

炙香附三钱　青皮三钱　姜朴三钱　台乌一钱五分　杭白芍四钱　茅术三钱（炒）　橘红三钱（老树）　赤苓六钱（皮）　小枳实三钱（研）　酒军三钱　木通二钱　川柏三钱　　引用腹皮子四钱、郁李仁二钱（研）。

按语：该医案赵氏将端康皇贵妃之胸膈堵满、午后腹胀之病机，归为“肝阳结热，气滞欠调”，治以香附疏肝和胃，白芍养肝缓急，陈皮、苓、术等健脾理脾，枳实、酒军等行气导滞。肝脾胃三脏同治，共奏和肝调气消胀之功。

**主以治肝，兼调脾胃，疗淑妃腹胀作痛、腰酸腿疼**

宣统十四年十一月二十四日申刻，**赵文魁**请得淑妃脉息右寸关滑数，左寸关弦而近数。肝经有热，气道欠调。以致腹胀作痛，腰酸腿疼。今拟和肝养荣拈痛之法调理。

炙香附二钱　青皮二钱　赤芍二钱　全归三钱　泽兰叶二钱　川断二钱　牛膝二钱　丹参一钱五分　煨木香一钱五分　艾炭三分　抚芎一钱五分　　引用炒阿胶六分。

按语：该医案疗淑妃腹胀作痛、腰酸腿疼之症，赵氏主以治肝，兼调脾胃。方中香附、青皮疏肝行气散结，当归、丹参养血调经，川芎、赤芍、泽兰活血调经，川断、牛膝益肝肾、散瘀血，兼能止血，艾叶温经止血，阿胶补血、止血，木香理气醒脾。

再，方中调经、止血药物较多，盖淑妃因肝经热盛而有月经不调、痛经之症。

**清肝调胃泄热之法，疗六太太牙龈肿痛**

医案1：宣统十四年九月初六日，**赵文魁**诊得六太太脉息左关弦数，右寸关滑而近数。肝胃有热，以致牙龈肿痛。今以清肝调胃泄热之法调治。

大元参六钱　赤芍三钱　胆草三钱　枯芩三钱　生石膏六钱　炒栀三钱　薄荷二钱　连翘三钱　炒枳壳三钱　大黄三钱　木通二钱　　引用焦楂六钱、丹皮三钱。

医案2：（宣统十四年）九月初七日，**赵文魁**诊得六太太脉息左关弦数，右部滑数。肝胃蕴热未清，所以牙龈仍痛。今以清肝抑火舒化之法调治。

香白芷三钱 防风二钱 薄荷二钱 赤芍三钱 生石膏六钱 连翘四钱 丹皮三钱 枯芩三钱 郁李仁三钱(研) 大黄三钱 枳壳三钱 引用炒僵蚕三钱、生栀三钱。

医案3:(宣统十四年)九月初八日，赵文魁诊得六太太脉息左关沉弦，右部滑而近数。蕴热较轻，只牙痛尚未清除。今用清肝调中之法调治。

大元参四钱 生地四钱 丹皮三钱 胆草三钱 杭白芍四钱 连翘三钱 枳壳三钱 炒栀三钱 生石膏四钱 酒军一钱五分 引用大瓜蒌六钱。

按语：该三则医案疗六太太牙龈肿痛，赵氏从肝胃论治。医案1方中重用元参，苦寒清热，咸寒养阴，是为主药；苦寒之胆草、栀、芩，甘寒之石膏，清泻肝胃实火；赤芍、丹皮凉血散瘀，大黄、枳壳、木通导滞泄热，山楂和胃消食；薄荷、连翘既助药清热解毒，又可透散滞热。医案2仍治以清、散、攻下兼施，白芷、防风、连翘、薄荷寒温并用，清散热邪；黄芩清肝热，赤芍、丹皮凉血散瘀，石膏清胃热，郁李仁、大黄、枳壳导热下行，栀子清三焦实热，僵蚕疏散热邪，兼能散结消肿。医案3方减清透之品，增生地、元参养阴生津，顾护阴液。

### （三）精通脉学，以脉论病

因禁宫之中，法度森严，帝皇、后妃之病，多有隐晦难言之词，请脉之御医亦不便或不能详问病情，望诊更需经患者恩准，故凭脉诊病尤为重要。以脉论病的诊疗环境，使得赵文魁对脉理研究颇深，其认为，“凡病皆根于内而形诸外，症或有假不可凭者，而脉必无假而诊知其本”，“症有真假必求之于脉”，“临证之要，务求其本，审证求因，察舌观色，重在脉象，病状万千，终当以脉定夺”[1]，“寒凉外袭，温邪上犯，伏热内发，关键与脉舌有关”，若能在脉诊上痛下功夫，则临证诊治，必能切中病机而无误诊误治之虞。赵氏精研《难经》、《濒湖脉学》，在长期的清宫医疗中，逐步形成了辨脉求本的独特的学术思想，总结出了以脉论病、以脉定法的成功经验，提出表、里、虚、实、寒、热、气、血辨脉八纲，并以此八纲统领27脉，即：浮为表脉，沉、劳为里脉，迟、缓、结、紧为寒脉，数、动、疾、促为热脉，虚、微、弱、散、革、短、代为虚脉，实、长、滑为实脉，洪、濡为气脉，细、涩、弦、芤为血脉等。赵氏还创造性地提出了浮、中、沉、按四部脉诊法。浮即轻手持脉，主表病、卫分、皮毛之疾；稍用力为中部，主半表半里而偏于表者、气分证、杂病中的肌肉部位疾病；再稍用力按之为沉部，主半表半里偏于里者、营分证、血脉之病；亘按为沉部，主里病、血分证、筋骨之病。此与温病卫、气、营、

1 郑建功. 赵文魁用药特色探析 [J]. 山东中医药大学学报，1998，22（5）：335-336.

血辨证，伤寒六经辨证，以及内伤杂病由轻到重的病程进展和病理演变一致。赵氏遗著《文魁脉学》，内容丰富，是一部珍贵的脉学专著。清宫医案中，赵文魁以脉论病、以脉定法之案例，随处可见。

**以脉论病、凭脉用药，疗端康皇贵妃胸胁满闷、有时腹痛**

医案：宣统九年正月十七日，赵文魁、佟成海请得端康皇贵妃脉息左关弦数，右寸关沉滑。肝阳有热，气滞停饮。以致胸胁满闷，有时腹痛。今议用清肝调中化饮之法调理。

炙香附三钱　青皮二钱　姜朴三钱　木香二钱　全当归四钱　赤芍三钱　黑栀二钱　川芎一钱五分　腹皮子四钱　枳壳三钱（炒）　酒军二钱　木通一钱

引用川郁金三钱（研）、橘红二钱（老树）。

按语：依《难经》理论，左脉寸、关、尺三部分别为心、肝胆、肾之脉位，右寸、关、尺三部分别为肺、脾胃、命门之脉位。端康皇贵妃素有肝郁之证，该日左关弦数则肝经郁热，右寸关沉滑则饮湿内停。气滞饮停，气机升降失司，故胸胁满闷、时有腹痛。方中香附、青皮疏肝理气，栀子清肝热，当归养肝血，赤芍凉散血分瘀热，川芎、郁金活血行气；厚朴、枳壳、酒军和胃导滞，腹皮、木通清利湿热，木香、陈皮理脾气。诸药合用，疏肝清热、理气调中，肝脾胃三脏同治。

**（四）创饮热学说**

赵文魁根据皇室患者多有脾胃虚弱、饮湿内停、郁而化热的疾病特点，提出饮热理论。其指出："水饮久蓄，多与热合，其热或为内生，或为外来，或源于肝，或源于肺，而成饮热之证"，"饮属有形，热乃无形，两者搏结，为病更广，此虽为饮邪，治疗却不可拘泥用温药和之，而当化饮泄热并施"[1]。《赵文魁医案选》、《清宫医案研究》中，赵氏以饮热论治的医案随处可见。其常强调"胃蓄饮滞"、"胃蓄湿饮"、"肝胃饮热"致病，并多责之于肝胃二脏，这在其诊疗端康皇贵妃脉案中尤为明显。

**清肝调胃之法，疗慈禧太后有时头晕、食后作呕**

（年份不详）九月十三日戌刻，佟文斌、赵文魁请得老佛爷脉息左关弦数，右关沉滑。此系胃蓄饮滞，肝热上乘，以至有时头晕，食后作呕，谨拟清肝调胃之法调理。

菊花三钱　薄荷三钱　天麻二钱　羚羊角二钱（另煎兑）　陈皮三钱　法半夏二钱　竹茹二钱　姜朴三钱　枳实三钱（炒）　槟榔三钱　焦三仙六钱（共）

引用一捻金一钱（冲服）。

1　郑建功. 赵文魁辨治饮热证的学术经验探讨 [J]. 浙江中医杂志，1991（1）：6-7.

按语：该医案赵氏将慈禧太后头晕、作呕之病机，归为“胃蓄饮滞，肝热上乘”，主治肝胃，兼以理脾。方中羚羊角清热镇肝，天麻平肝息风，菊花、薄荷疏肝散热；半夏燥湿和胃降逆，竹茹清热化痰止呕，焦三仙消食和胃，枳、朴、槟榔、一捻金下气利水导滞；陈皮理气健脾，燥湿化痰。

**调气清热之法，疗端康皇贵太妃胸次作堵、口干而渴**

（宣统十四年）九月二十七日，张仲元、赵文魁请得端康皇贵太妃脉息左关弦数，右寸关滑而近数。肝阳气浮，胃蓄饮热，以致胸次作堵，口干而渴，今议用调气清热之法调理。

龙胆草三钱　炒栀三钱　酒黄芩三钱　花粉六钱　炒枳壳三钱　青皮三钱（研）　生知母三钱　沉香八分（面，煎）　溏瓜蒌四钱　酒军二钱　鲜青果七个（研）　　引用焦三仙各三钱、羚羊面八分（煎）。

按语：该医案赵氏将端康皇贵妃胸满作堵、口干而渴之病机，归为“肝阳气浮，胃蓄饮热”，仍以肝胃论治，所用方药，亦一派清热祛湿、调肝和胃之品，体现了其重视饮热、善治肝胃的诊疗特点。

**（五）重视调理**

赵文魁亦注重汤剂、饮剂或成药调理机体，增强体质，祛除余邪。其为光绪帝拟外洗方、沐浴方，为端康皇贵妃拟膏剂、擦洗方，为宣统帝、婉容皇后拟代茶饮方等，均为调理之用。

**清肝和胃化饮之法，疗端康皇贵妃肝胃余邪未净**

（宣统十年）十二月十九日，赵文魁、佟成海请得端康皇贵妃脉息左关沉弦，右关沉滑。诸证均愈。惟胃气尚欠和畅，今议清肝和胃化饮之法调理。

全当归四钱　白芍四钱　元胡三钱（炙）　青皮四钱　川郁金三钱（研）　瓜蒌六钱　陈皮三钱（白）　壳砂一钱五分　三仙炭各三钱　槟榔三钱（焦）　枳壳三钱（炒）　　引用煨木香八分、朱茯神四钱。

按语：端康皇贵妃近几日“肝阳结热，胃蓄湿饮”，现胸胁满闷、肢倦呕恶等症，先后采用清肝止呕化饮、益阴和肝调气、和肝调气定痛、和肝活络调气等法调治后，诸症全解。该日“胃气尚欠和畅”，采用清肝和胃化饮之法调治，体现了赵氏注重病后调理，防余邪留恋的治疗特点。

**洗手荣筋方，疗光绪帝筋脉不舒**

（光绪，年份不详）赵文魁谨拟：皇上洗手荣筋方。

桂枝尖二钱　赤芍二钱　乳香一钱五分　没药一钱五分　宣木瓜三钱　秦艽二钱　丝瓜一钱　甲珠二钱　天仙藤三钱　　水煎，洗之。

按语：光绪帝筋脉不舒，反复胸胁、腰胯、腿膝疼痛。该医案治以洗手荣筋方舒筋通络、活血止痛，甚为对症。方中桂枝温通经络，赤芍、甲珠、乳、没活血定痛，木瓜舒筋缓急，秦艽、丝瓜络、天仙藤祛风除湿、活血通络。

**化湿清上沐方，疗光绪帝湿热上扰**

（光绪，年份不详）十一月十八日，**赵文魁**谨拟皇上化湿清上沐方。

南薄荷二钱 防风一钱五分 白芷二钱 蔓荆子二钱 川芎二钱 桑叶一钱 水煎沐之。

按语："风能胜湿"，方中一派疏风、清热之品，可疗光绪帝湿热上扰之轻证。

**清上抑火沐方，疗光绪帝肝阳上扰**

（光绪，年份不详）正月十三日，**赵文魁**谨拟：清上抑火沐方。

甘菊花二钱 薄荷二钱 桑叶二钱 明天麻二钱 僵蚕（炒）三钱 赤芍三钱 藁本二钱 全当归三钱 水煎，沐之。

按语：方中一派清肝疏风、活血通络之品，盖取"火郁发之"之意，疗光绪帝肝经郁热、肝阳上扰之证。

赵文魁还为多位患者拟不同代茶饮方。尤其在宣统初年，因宣统帝、婉容皇后、淑妃文秀年龄尚幼，属稚阴稚阳之体，为之诊疗，用药更需味轻性平，故赵氏为以上三位患者拟用了较多代茶饮方。以代茶饮少量频服，既能治病除疾，又无耗伤正气之弊。《清宫医案研究》所载治案中，赵氏为宣统帝诊疗 31 次，其中拟代茶饮方达 12 张之多；为皇后婉容诊疗 14 次，拟代茶饮方 6 张；为淑妃文秀诊疗 14 次，拟代茶饮方 4 张。赵氏对代茶饮的重视，可见一斑。

**和胃代茶饮，疗宣统帝胃失和降**

（宣统七年）六月二十二日，**赵文魁**请得皇上脉息两部平缓。诸证均愈。惟胃气稍欠调畅，今拟和胃代茶饮调理。

焦槟榔二钱 橘红一钱（老树） 竹茹一钱 石斛一钱 焦山楂二钱 甘草五分 水煎随时代茶。

按语：是时宣统帝年仅 10 岁。近几日外感暑邪，经治以清暑止呕、和胃止呕化饮之法，暑邪已解，惟中焦胃失和降，故该日治以和胃代茶饮频服，清热祛湿、理气和胃。方中槟榔导滞利水，陈皮理气健脾，竹茹清热止呕，石斛养阴清热，山楂和胃健脾，甘草补脾益气、调和诸药。

**疏风清肺代茶饮，疗宣统帝肺经有热、外薄浮风**

（宣统十三年）六月十五日，**赵文魁**谨拟皇上脉息两关滑而近数，右寸较缓。肺经有热，外薄浮风。以致皮肤晕红，有时作痒。今拟疏风清肺代茶饮调理。

粉葛根二钱 防风一钱五分 薄荷一钱五分 忍冬二钱 白鲜皮一钱五分 赤芍二钱 丹皮二钱 连翘二钱 水煎代茶。

按语：该日疗宣统帝肺经蕴热兼微感风邪，方以代茶饮清热凉血、透疹止痒。方中葛根、防风祛风解表、透疹止痒，薄荷、连翘、忍冬藤清热透邪，白鲜皮清热止痒，丹皮、赤芍凉血散瘀。

**代茶饮清热利咽，疗婉容皇后外感风凉、肝肺内热余邪**

（宣统十五年）正月初六日，**赵文魁**谨拟皇后代茶饮。

大青叶一钱五分　元参二钱　连翘二钱　薄荷一钱　干寸冬二钱　黄芩二钱　炒栀二钱　花粉一钱五分　鲜青果五个（打）　杏仁八分（炒）　赤芍一钱五分　　水煎代茶。

按语：婉容皇后一日前肝肺结热、外感风凉，现头闷肢倦、咽堵作疼之症。经治以和肝理肺、清热解表后，外感渐解，症状渐轻。该日所用代茶饮，功具清热解毒、生津利咽，兼解表透邪，缓慢调治。

赵文魁治案中亦有使用膏剂、丸剂等成药之例，如为端康皇贵妃拟清肝化饮膏、清肝滋脾化痰膏、化核膏、加味清麟丸、犀角地黄丸，为宣统帝拟太乙紫金锭、栀子金花丸等。诸多成药，既可在疾病后期调理脏腑、调治疾病，亦可在疾病早期或病情较重时，与汤剂、饮剂合用以增强疗效。

**清肝化饮膏和肝祛湿，疗端康皇贵妃肝郁、湿热余邪**

（宣统十三年）正月初九日，**佟文斌、赵文魁**谨拟端康皇贵妃清肝化饮膏。

大生地二两　杭芍二两　归身一两　萸连八钱（研）　酒胆草一两　生栀一两　黄芩一两　川柏一两　溏瓜蒌四两　橘红八钱（老树）　法夏一两　木香八钱　青皮子八钱　香附一两（炙）　锦纹一两　枳壳一两　元明粉四钱（兑）　杏仁一两（研）　　共以水煎透去渣，再熬浓汁，兑蜂蜜梨膏各六两收膏，每服一匙，开水化服。

按语：端康皇贵妃素有肝郁化热、饮湿内停而胸胁胀满、肢倦腿疼，近日先后施用和肝调气化饮、疏肝清热开郁、清肝调气养荣、清热育神化饮等治法后，诸症减轻。该日治用清肝化饮膏，和肝清热祛湿，缓慢调理。

**太乙紫金锭为引，助汤剂和中化饮，疗宣统帝胃蓄饮滞**

（宣统十三年）八月十二日寅刻，赵文魁请得皇上脉息左寸关弦数，右寸关滑而近数。胃蓄饮滞，过服寒凉。以致头闷肢倦，呕吐恶心，寒饮下注，泄泻腹疼。今拟调中和胃化饮之法调理。

藿香梗二钱　姜连一钱五分（研）　竹茹一钱　泽泻三钱　赤苓块四钱　木通一钱五分　新会二钱　猪苓二钱　宣木瓜二钱　鲜姜三片　　引用太乙紫金锭一粒（另服）。

按语：太乙紫金锭又名玉枢丹，功能辟秽解毒、开窍化痰、消肿止痛，凡痰塞气闭，咽痛喉痹，霍乱转筋，一切四时不正之气，皆并治之。该日宣统帝寒饮停于中焦，阻遏阳气，脾失运化，气机升降失常，现头闷肢倦、呕吐、腹疼、泄泻诸症，治以汤剂调中和胃、化饮祛湿。引以太乙紫金锭一粒，可增和中化饮之效。

## 韩一斋——重视肝郁，善疗虚损

韩一斋（1874—1953），清末御医，名善长，子一斋，晚号梦新，北京人。

韩一斋少年考入太医院医学馆学习，毕业后供职于太医院，任恩粮兼寿药房“值宿供奉官”，并拜太医院院使赵文魁、院判李子余为师。辛亥革命后，韩一斋悬壶于府右街石板房胡同寓所，在京城行医 50 余年，每日患者盈门，颇负盛名[1]。

韩一斋治学严谨，博览群书，通晓甚至熟背多部中医经典。其尝云：“熟讯经典，博览群集，贵精善悟，于无文处求文，无字处求字，得其弦外之音，旨外之旨，阴阳在握，玄妙在心，庶几寡过。”韩氏又博学强记，对《临证指南医案》、《叶案存真》、《本事方释义》等著作，均深有研究，临证亦常用之。《京城国医谱》评价韩一斋的治学特点曰：“先生治学严谨，诲人不倦。他认为凡志于医者，必须在中医经典著作上打好基础，对《内经》、《难经》、《金匮要略》、《伤寒论》、《神农本草经》等书，皆须熟读精通后，博览历代医学著述，勤学必须多思，既要领会其意，又要举一反三……在临证中，应权衡病情，立法选药，要合乎规矩，且要灵活善变，师古而不泥古，才能出奇制胜。他说：‘事无定体，治有定理，制方必求权衡规矩，不离于古，不泥于古，以病为务。’”韩氏门人、弟子甚众，著名中医家赵绍琴、刘奉五、梁仪韵、郗霈龄、吴静芳等，皆为其门生。

韩一斋临证，强调全面分析，详审病情，细分标本，治疗强调务实稳妥，切忌急速求功，顾此失彼，常升降补泻并用。如标本皆虚者则当补，标本皆实者宜当泻；标实本虚，或本实标虚者，随证之主次舍本从标，或舍标从本；对于久病重病、邪实正虚，攻补两难者，须审察标本虚实，采用兼顾并筹之法，灵活运用。

韩一斋重视调节气机之升降，指出治病欲降必先升，升法宜当求其适合，不可升之太过。久病或虚弱者，使用通降之法时，尤宜缓和稳妥，不可过急过猛，恐其病去正伤。“凡降者必先升，但升者不使过高，降者宜求其缓。降其蕴邪，驱其滞热，升其不足，以补其正，斯为得之。”韩氏临证擅治内、妇、儿科疾病，对

1 赵绍琴. 韩一斋先生学术经验介绍 [J]. 中医杂志，1962，9（3）：34-39.

于肝病、虚损、血证、呕吐等证，皆有独到认识，可概括为“治病重视肝郁，虚分阴阳五脏，血证降逆化瘀，呕吐重升降补泻”。

### （一）重视肝郁

因肝主疏泄，主藏血，体阴而用阳，在志为怒，怒易伤肝。故情志不遂，多导致肝郁。郁久或从阳化，或从阴化，两者不同，治宜区别。在从阳化或从热化的具体治法方面，赵绍琴将其总结为治肝八法[1]。表现为肝用方面，有肝气、肝火、肝阳之不同。肝气不舒，横逆乘克脾胃者，治宜疏肝理气，症见胸胁胀满、嗳气吞酸、不欲饮食、脉象弦急等，可选用柴胡、香附、苏梗、青皮、陈皮、郁金等药。肝气郁结，脾土受克，又有夹湿、夹食、夹痰之别，夹湿则宜宣郁化湿，夹食则宜开郁消食，夹痰则宜行气化痰。肝郁日久化火，火热上炎，症见面红而热、头晕耳鸣、口干口苦、恶心泛呕、脉弦实有力等，治宜苦寒泄肝折热，可选用龙胆草、黄芩、夏枯草、芦荟、青黛、知母、山栀、连翘等药。肝阳上亢，冲犯清窍，症见头晕耳鸣，甚则脉络失和、四肢麻木、胸腹胀满呕逆、急烦不宁、脉多弦劲有力等，治宜平肝镇逆，可选用紫贝齿、瓦楞子、代赭石、生牡蛎、旋覆花、白蒺藜、羚羊角、钩藤、炒蚕沙、炒僵蚕、灵磁石、茯神等。若从阴化，则表现为肝体方面，又有阴虚肝热和热火伤阴、血虚风动之分。阴虚肝热则心烦失眠、急躁口渴、舌红而干、脉弦而细数，治宜清肝育阴，可选用生地、杭芍、女贞子、墨旱莲、丹皮、阿胶珠等。若郁热化火伤阴，血虚脉络失养，四肢瘛疭、脉弦小细数，则宜养血柔肝、息风宁络，可选用阿胶、沙苑子、钩藤、木瓜、白木耳、枸杞子、生牡蛎、炙鳖甲等药。

### （二）疗虚损，分阴阳、别五脏、论气血、重脾肾

韩一斋认为，治疗虚损，必须依五脏阴阳气血理论，根据五脏间母子相生的关系，兼顾脾肾二脏。其指出，阳虚多见外寒，总从维护阳气入手；阴虚每见内热，必用益水制火之法。

阳虚方面，心阳不足者，药用人参、黄芪、当归、桂枝、茯苓、菖蒲等温补心阳；肝阳不足者，药用山萸肉、枸杞子、楮实子等补肝益阳；脾阳不足，药用人参、茯苓、苍术、於术、藿香、陈皮等补土扶阳；肺阳不足者，药用人参、黄芪、升麻、蛤蚧、益智仁等补气培阳；肾阳不足者，药用熟附子、肉桂、巴戟天、锁阳、山萸肉等补肾助阳。

阴虚方面，心阴不足者，药用丹参、元参、麦冬、阿胶等养心安神；肝阴不足者，药用杭芍、生地、茺蔚子、女贞子、阿胶等滋阴养肝；脾阴不足者，药用生山

1 赵绍琴. 勤奋读书 不断实践——兼忆瞿文楼、韩一斋、汪逢春先生 [J]. 山东中医药大学学报，1982，4（7）：4-11.

药、生杭芍、生薏苡仁、白扁豆、莲子肉等补脾养阴；肺阴不足者，药用百合、阿胶、北沙参、麦冬、天冬等养阴润肺；肾阴不足者，药用熟地、潼蒺藜、枸杞子、杜仲、桑寄生、金樱子、补骨脂、黑桑椹等滋阴补肾。

### （三）治疗血证，主张降逆化瘀

血证常由血热妄行、脾失统摄、肝肾不足、阴虚热灼等证引起。韩一斋主张治疗血证宜降逆以缓其急，化瘀以防留邪。凡血证暴吐势猛、稠黏结块者多属热，血色紫、光滑者多属热，面唇红赤、舌绛且干、脉细数者属热；清稀零星、过劳即发者多属虚，黑暗浊晦或夹淡稀者多属虚，面黄唇淡、肢冷不温、脉迟缓虚软者为虚。血随气行，若气虚则血无以固，热郁气迫则血妄行。

血证大实大热者甚少，苟若属实，当釜底抽薪，先折其热，俟热祛势缓，则其血自止。吐血日久，多伤及气血，虚证较多，故韩氏曰："治血证以降逆为本，不可独恃苦寒泄热，恐其邪热不尽，留阴为瘀，此乃寒则涩而不流、温则消而祛之之理。"其临证常选用苏子、降香、沉香、旋覆花、生代赭石、生牡蛎、杏仁、川贝母等性温潜降之品。由于离经之血留而不去，阻于络脉，发为疼痛，甚则影响营卫调和，时发寒热，久则成为骨蒸，故韩氏治疗血证，最重化瘀，临证常选用醋制花蕊石、三七、桃仁、红花、牛膝、醋炒大黄、姜黄、蒲黄、炒五灵脂等活血化瘀之品。

### （四）治疗呕吐，重升降补泻

韩一斋指出，呕吐乃气机升降不能平衡所致，"胃主受纳，脾主运化，胃降脾升，是其常也。若降力不及，或升之有余，皆能导致呕吐发作"；"所以呕吐发作，皆属升降不能平衡，一为升力有余，一为降力不及，不论属虚、属寒、属火、属痰，以及气、血、食、滞等而致呕吐发作，皆不外升降不平之理。呕吐本于胃气不和，胃者水谷之海，三焦为水谷之道路，上焦如雾，中焦如沤，下焦如渎，若因客邪留恋，影响三焦通路，升降失和，故发呕吐。"

"临证时先审病因，若感六淫外邪，以解外邪为主，表闭者疏表，内热者清热，湿郁阻中者分化其湿郁，暑邪秽浊者芳香定呕以开其窍，皆以解除六淫之邪以利升降调和故也。"肝胃郁热，胃失和降者，可选用竹茹、川连、陈皮、黄芩、法半夏、吴萸、砂仁等肝胃同调；命门火衰，脾胃气虚者，可选用附子、肉桂、干姜、硫黄、吴萸、荜茇温补脾肾，等等。

## 袁鹤侪——重视阴阳，调理气机

袁鹤侪（1879—1958），清末御医，名琴舫，字其铭，河北雄县人。

袁鹤侪出生于书香门第，其父名琥，为前清昌平正官。袁氏幼受庭训，6 岁时开始随父亲学习经史诗文。14 岁时，父母相继染伤寒去世，袁鹤侪自己也身患重病，幸得亲邻资助，始得康复，遂以不知医为恨事，故立志学医以济世活人。因其家境贫寒，学无门径，自学之初，茫然不知从何学起，只好将父母生前所用之药方随身携带，四处求人，以明究竟。此后，听人说父母所患之热病，属伤寒之类，遂四处奔走，寻求伤寒医书，并用蝇头小楷抄录于粗面纸上。为了维持生计，袁氏曾于富有人家教馆，一边任教，一边习医。1903 年，袁氏考入京师大学堂医学馆，开始系统学习中医，借此机会潜心研究经典，博览群书，对中医学理论的渊源、沿革、发展及各家学说的形成，均有深刻的认识；同时袁氏还受到现代医学及其他自然科学的影响，开阔了思路，增长了见识，为自己以后在医学方面的造诣奠定了良好的基础。1906 年，袁氏以优异的成绩考入清末太医院，并曾任太医院御医兼医学馆教习、慈禧随侍御医。《太医院晋秩纪实碑》碑文记载："除蒙恩特赏御医之员不计外，其挨次递升至御医者，非年过五十不克到班。"袁氏年未三十即已晋升为御医，可见其品学兼优之程度。袁氏于辛亥革命后曾任内城官医院内科医长；1933 年，应施今墨之邀，任华北国医学院教授；1935 年至 1949 年悬壶于京门。解放后，袁氏历任全国政协委员、北京市政协委员、中苏友好协会理事、中华医学会常务理事、中国科学普及协会理事、北京中医学会耆宿顾问、北京中医进修学校教授以及协和医院、北京医院中医顾问等。[1]

袁鹤侪医德高尚，人品端正，两袖清风。因其幼年时期历尽坎坷，甚知病者、贫穷人之疾苦，学医问世之后，虽然求诊者盈门，但其不自恃骄矜，依然虚怀若谷，对自己严格要求，身体力行，每日粗茶淡饭；对病人一视同仁，以济世活人为宗旨，对贫苦患者或送之以诊，或资之以药，有的还资助吃住路费；对后学循循善诱，诲人不倦，其书斋亦命名为"知不足轩"。其深为后生敬仰，享有"医技精良，品端术正"之美誉。民国期间抗争"废止中医案"时，他毅然联名请愿，振臂高呼，奋力抗争。抗日战争期间，其隐居寓所，不为日寇服务，每当无米就炊之时，即静坐吟诵古人诗词歌赋，用于振奋精神，抒发爱国情怀。由于袁氏素享盛誉，解放后曾多次受到毛泽东、周恩来等党和国家领导的亲切接见。1957 年，袁氏积劳成疾，卧病在床，周恩来总理曾派专人往视，林伯渠、李德全等亲临床榻慰问。

袁鹤侪治学，强调溯本求源，兼收并蓄，精益求精，其常说：初学入门，可以选读诸如陈修园的《伤寒论浅注》、《金匮浅注》、《医学从众录》、《医学实在易》，

---

1 袁立人. 中国百年百名中医临床家——袁鹤侪 [M]. 北京：中国中医药出版社，2001：148-150.

吴鞠通的《温病条辨》，以及《濒湖脉学》、《本草备要》等书，如此在医理上虽未深通，而在临床上苟能灵活运用，亦颇小道可观；然欲达到精通医理，则相去尚远，仍须溯本求源，从根本做起，要认真研讨《内经》、《难经》、《脉经》等经典；此后宜进一步学习《伤寒》、《金匮》、《千金》、《外台》、《本草经》、《本草纲目》等著作，参以金元四大家及各种医籍。这样才能较全面、系统地掌握中医理论，此需假以时日，方能得其精髓，明其灵活变通之妙。

袁鹤侪善汲取各家之长，将各家精华融会贯通，参以己见，使之更加完备。其虽精研伤寒，对温病亦颇有见地，曾以“善治伤寒，长于温病”著称；剖析伤寒时，其将诸流派之长皆收纳其中；论述温病时，其将仲景立法之意及诸家之说均融注于内；见解不同之处，还两存其说，以启后学深究其理；偶遇创新之见，则附录于后，以博其识。袁氏立论持平，不以偏见取舍，足见其实事求是的治学态度。袁氏读书时，要求自己“眼到、心到、手到”，至要之处，则录于《先哲格言》内，且反复回味，上口成诵，领悟之处，则将心得体会记于《管窥小语》中。在其约 50 年的行医生涯中，袁氏对《内经》、《难经》、《伤寒》、温病学，均有深刻的认识，在理论、实践方面，皆颇有建树。其一生著有《太医院伤寒论讲草》、《伤寒方义辑粹》、《温病概要》、《痨瘵概要》、《温病条辨选注》、《中医诊疗原则》、《医术经谈》、《袁氏医案》等著作，并与北京中医学社同仁集资，修订、重刊了《医统正脉》等古典医籍。

在中医建设方面，袁鹤侪主张需抓好三个环节：一是整编古典医籍，二是搜集中医人才，三是筹办高等中医院校及医院。中西医结合应分两步：在医术上，可谋速成结合，以收速效；在学术上，需从根本理论上做起，方可融会贯通，是长期艰巨的工作。二者结合，方可奏效。袁氏的建议均被政府采纳并得以贯彻实施。

袁鹤侪临证，善察病情，一丝不苟，制方严谨，用药精当，师古而有创新，药味平淡而有出奇制胜之妙，对诸多疑难杂症，建树颇多。及至晚年，德高望重，工作甚忙，求诊者众多，依然审慎为之，不论患者地位高低，亲疏远近，一视同仁，其常因药物的取舍、用量的增减而斟酌再三。凡遇疑难重症，诊病之余，必沉思良久，甚至深夜查阅文献者，亦为常事，足见其审慎求实的诊疗和治学态度。

### （一）精研伤寒，深入浅出，观点独特客观

袁鹤侪精研《伤寒论》，临证善用经方。其自述：“余潜心研讨者，伤寒也……自习医以来，每于医籍中涉及伤寒者，则必加以研究。及读《伤寒论》，更详参各家学说，以期明析。故自问世以来，经诊此病最高，而治愈者亦最多，惟经诊即

愈，不待其剧而后救之，以所谓‘曲突徙薪’也。”袁氏将伤寒方分为桂枝汤类、麻黄汤类、小柴胡汤类、白虎汤类、苓桂术甘汤类、五苓散类、栀子豉汤类、泻心汤类、承气汤类、四逆汤类、真武汤类、理中汤类等十三大类，对每一类方中不同方剂的遣方用药、主治病机，都有详细的阐述。如其对桂枝汤类方剂的论述中，分别详细论述了桂枝汤、桂枝去芍药汤、桂枝加葛根汤、桂枝厚朴杏仁汤、小建中汤、桂枝甘草龙骨牡蛎汤、芍药甘草汤、桂枝甘草汤等。

在《伤寒方义辑萃》一书中，袁氏对桂枝汤一方的注解曰：“此方之所以解肌，实益卫之本气而祛风邪。则邪之强者不强，荣之弱者不弱，而荣卫和矣。故君以桂枝，桂枝者助太阳化气者也。夫风之中，因卫之虚；而卫之虚，实源于下焦火弱，太阳之化气少，经曰卫出下焦是也。”观于论中治下焦寒水，多苓桂并用者，可知矣。其云桂枝散卫中之风者，以其味辛能散，益卫而不顾表，卫充则风散而表自固也。夫肌肉为阳明胃土之所合，故方中用甘草、大枣。甘、枣多脂液而味甘，所以培中土而为荣也。生姜味辛能散，佐桂之辛，以助其散邪之力。尤妙在芍药一味，夫荣之弱，实未受邪。若不以芍药固护阴液，则卫本邪强，加以辛甘化阳之药，则阴益不敌，能保其邪之不内陷乎？以芍药之苦酸微寒固护之，则荣可保无虞矣。观于伤寒荣者之不用芍，则此方用药之义跃然矣。以姜佐桂，直走太阳之表，以散卫分之风。枣甘能和，以益荣而行脾之津液，复以芍药固荣，以防其陷。饮粥以助胃而和阴阳，中州得和，阳明之气能充达于其外合，则肌表之邪可解矣。”[1]。袁氏以上论述，清晰地阐释了桂枝汤组方用药及其主治病机，使世人对桂枝汤调和营卫的认识更为深刻。

袁鹤侪论述伤寒，观点独特、客观，如其对麻黄桂枝各半汤的理解，与众不同：“此节经文前贤多作三段解，愚谓非也。”“此荣中寒邪外达于卫之治法也。盖寒邪凝固而伤于荣，若寒邪久郁，其凝滞之性减，而将外达，则荣气亦随之出于卫分而为汗，则邪解矣。表气虚不能作汗，则其邪出入于荣卫之间而不得去，故作面痒、身痒、恶寒、发热各证。推其原，则由荣卫阴阳之气虚，故脉微不得小汗也。”“阴阳既虚，发散不可过峻，故合两方而取其半，以通表气而祛微邪也……”

### （二）重阴阳、气化和天人相应理论

袁鹤侪重视阴阳理论，指出燮理阴阳为治病之首要；重视气化学说，指出气化是中医最原始、最根本的核心思想，对中医临床实践也起到根本的指导作用：“中医着重在气化，一切理论都是用气化来说明，用气化来联系。”[2] 袁氏对“天人

1 袁立人. 中国百年百名中医临床家——袁鹤侪 [M]. 北京：中国中医药出版社，2001：7.

2 单同. 论气化 [J]. 山东医药，1958（2）：3.

相应”学说亦有独到的见解，认为：“人生于气交之中，得天地之气以生，故其阴阳之气与天地之阴阳相合”，“在天地，天为阳，地为阴；在人身，则气为阳，血为阴”，故“必明于阴阳之理，然后方能调其阴阳，使其归于阴平阳秘也”。袁氏强调，欲明阴阳之理，必须涉及广博，只有了解了天地、四时的阴阳变化规律，方可谈及“燮理阴阳”的意义和作用，在临证实践中才有可能把握疾病的发生、发展变化规律，方能调其阴阳，俾其归于阴平阳秘。

### （三）方药平和，味少力专，专注细微

在长期的医疗实践中，袁鹤侪认识到御医临证，既要理、法、方、药妥帖，又要药性平和，疗效显著，并逐渐摸索出一套用药平和、法度严谨、药少力宏、出奇制胜的诊疗经验。其对药物的配伍、加减用量，颇为重视，指出遣方用药“尤为第一要者，则只求中病，力戒庞杂”，因而对方药之间配伍的细微差别，用量多少之作用异同，都有精辟而独到的见解。诸如参附、术附、芪附三方配伍主治之异同；小承气汤、厚朴大黄汤、厚朴三物汤，药同而量异，主治之殊别；柴胡、升麻、葛根在配伍应用中的差异；健脾益气祛湿药白术、薏苡仁、山药的主治及临证选用；芩、连、柏、大黄应用的微妙之处；芳香化湿药物砂仁、草肉蔻、白豆蔻、肉豆蔻的区别等等，都是袁氏善于从细微处下功夫的具体体现。

在对升麻、柴胡、葛根的认识方面，袁氏指出：三者皆“以升为用”，然而“柴胡之用，专在少阳。凡病在半表半里，用柴胡引其邪，不复陷于入里，而出之半表以解散之，则此柴胡之功，非升葛之所宜。葛根则解阳明肌腠之风热，又能鼓舞胃气之上行。与升麻并用，则升清阳，解肌表之热，以合用而成功。升麻则升清阳气于至阴之下，凡阳气下陷者，可举而升之。但升柴并用，可引温补之药上行。葛根、升麻虽均可升阳，然若升药并用，则升散之力著，解肌表之热有余，故举下陷之阳气，为补中益气则未能也。此升葛柴各异而用也。”

关于健脾益气祛湿之品功用主治的异同，袁氏指出：术祛湿以健脾，薏米祛湿之力逊於白术，而随风药则通行经络而祛风湿，又为术所不逮。山药则益肾脾之阴，以补益中土，脾肾虚而作泻者，则宜用山药，而不宜用术，若用术则转伤脾肾之阴。亦不宜用薏米，若用薏米其流弊同于用术。莲实益中气而清心神，同山药治虚泻，甚为相宜；同扁豆用治暑泻，亦善。白扁豆则利中枢升降之机，俾升清降浊，吐泻可止，是治湿热吐泻之病，为其专长，而非他药之所比拟也。

### （四）脏腑辨证，善调气机

袁鹤侪临证，注重脏腑之间的生克制化关系。如治疗胆结石，其指出，胆结石虽病位在胆，然肝胆互为表里，故治宜疏肝；治疗闭经，其指出，脾胃为后天之本，调和脾胃为治疗之基。以上均是袁氏将脏腑理论和五行理论相结合以指

导临床之实例，亦每每收到良效。

袁鹤侪还重视调理气机，通过宣肺、疏肝、和胃、调脾等法，达到疏理气机、疏通经络、通畅三焦、调和气血的目的。虽其用药清淡平和、味少量轻，然辨证准确，治病求本，疗效较好。

1. 善治结石，重调气和荣　袁鹤侪指出，结石一症，“皆因湿热阻络”，湿蕴热生，煎熬津液，而成结石；“热之生乃因为湿，湿之成乃水不运，水不运乃气不化”。结石部位有胆肾之别，然成因相同，故以清热、化湿、消石为正治，“气行则水散，气滞则水停，故助气化、疏三焦乃利湿化水之关键。湿得化而自消，结石不复生矣。余治结石，或散于上以宣肺，或调于中以开郁，或通于下以畅达，通气之法在所必用”。袁氏创立了开郁清肺、甘缓和中、养血清热、温通止痛诸法，提出了“欲降先升”、“欲利先清”、“欲排石先疏通”、“欲祛邪先扶正”等治则。据其子袁立人整理的《中国百年百名中医临床家——袁鹤侪》所载，袁氏对胆结石、肾结石的病因病机、治则治法，均有详尽而独特的论述。

气不通则筋不温，血不荣则筋不润，筋脉失养，故挛急而痛，治宜辛甘化阳以调气，酸甘化阴以和荣，筋脉得养，疼痛自除。气道通则石可下。此调气和荣以治结石之理。兹对肾结石、胆结石之治而分述之：

治肾结石，多用温通止痛，开郁清肺法，以通三焦而利水气。

温通止痛法，多用于结石在膀胱者，以五苓散为主方，取仲景治膀胱蓄水之法，专利膀胱之水结。所变化者，乃甘草为草梢，以增其通淋止痛之效。此外，加车前以利尿，佐大葱以通阳化气。此为助下焦化水之用。同时，加桔梗一味。桔梗为升提肺胃之气所用，用于此者，意在正肺气而升清，通水道而调气，使上焦通，中焦行，下焦利，三焦得通则石可渐下。若中气虚者，可少佐益气升清之品，诸如黄芪、升麻、柴胡之类，或合用补中益气丸，效果尤佳。

开郁清肺法，多用于肾结石而致肾绞痛者。以莪术开郁结而通气。厚朴、乌药理中下焦而行气，赤芍凉血敛阴以和荣，茯苓利湿行水而益气。川贝清宣肺气而开郁，用于此者，以启水之上源，乃有“提壶揭盖”之意。其与厚朴、乌药相伍而通利三焦，与莪术合用，意在开郁结而下石。莪术虽为行气破血之味，然于此法用量清轻，与川贝皆不过 3 克，仅取其开郁而不用其破气也。临证应用，应手而效者甚多。现举一例如下：

30 年代初，一中年妇人，忽腰痛如折，痛楚难忍，遂往法国医院就诊，越日，痛未减，又转诊德国医院，诊察约一时许，诊断为肾结石，病告患者，若服药不效，即续施以手术。患者惧怕手术，拒其治而延诊于余。诊其脉，左关弦大而滑，此肝气郁结过甚之象，当与以开郁利气清肺之法。投以莪术、乌药、赤芍、川贝、厚朴、云苓等药。令其服，至半夜，痛大减，继服两剂，并令其静养六七日后，石下而愈，遂以调肝法以善其后。

治胆结石，多用甘缓和中，养血清热之法。此二法往往相兼并用。甘缓和中，乃遵经旨而立。《素问•脏气法时论》云："肝苦急，急食甘以缓之。'"《难经》第 14 难亦云："损其肝者，缓其中。"肝胆互为表里，关系甚密，虽结石在胆，其治亦同，故以甘缓和中法为治。以甘草为君药，甘草有生、有炙，症候有虚有实，亦须据证选用。偏虚者，用炙草补元气而止痛；偏热者，以生草泻火而益脾；虚而热者，则生、炙同用，亦补亦清，既有缓肝之用，以奏补脾之功。辅以酸苦微寒的白芍，柔肝养血，安脾止痛。与甘草配伍，酸甘化阴，以缓肝和脾，解挛急而止痛。热重者，加银花清热解毒。此法中引动全局者，乃调气之品。虽每方选用不多，用量亦轻，但在止痛、下石方面，往往起到画龙点睛的作用。常用者，有白蔻、郁金、元胡、莪术、壳砂之类。虽每次选用仅 1～2 味，用量也在 3 克以内，却可收到满意的效果……

病例 1：鲁××娃，女性，44 岁。

初诊：1954 年 9 月 27 日。

食后胁下作痛，时发时止，左侧尤甚。纳差，每进刺激性食物痛辄发。经西医检查为：①胆囊炎；②胆结石。延诊中医。

舌有裂纹，苔黄，脉两关均弦。以甘缓和中止痛法为治。

处方：生炙甘草各 10g　乌药 6g　银花 10g　炒杭芍 10g　蔻仁 1.5g

生草泻火而补脾，炙草补元气而止痛，生、炙同用，亦补亦清，以其性甘缓为君。《经》所谓"肝苦急，急食甘以缓之"，炒杭芍泻肝安脾而止痛，其与甘草相伍，酸甘化阴，共奏缓肝和脾止痛之功。乌药、蔻仁利气止痛，银花清热解毒。

二诊：1954 年 9 月 30 日。服上药一剂，痛稍减，二剂而痛止。症、脉均见好转。仍进前法。

处方：炙甘草 10g　乌药 6g　炒於术 4.5g　炒杭芍 10g　蔻仁 2g

热象减轻，故去银花、(生)甘草除热之品。加於术以实脾而不受肝邪。蔻仁增至 2g，以加强调中利气之力。

三诊：1954 年 10 月 7 日。

服上药后，诸症及脉均明显好转，胁痛一直未发。仍宗前法化裁。

处方：生炙甘草各 10g　炒於术 4.5g　蔻仁 2g　炒杭芍 12g　延胡索 6g　陈皮 10g

甘草、於术健脾，陈皮、白蔻仁理气和中，元胡疏肝，白芍敛阴液而柔肝，培土而抑木，肝脾同治。

四诊：1954年10月18日。

服药后，患者曾于大便中先后排出七粒结石。此后胁痛未发，惟睡眠欠佳。于前方中加入安神之品。

处方：生炙甘草各10g　桂圆肉10g　乌药6g　炒於术4.5g　蔻仁1.5g　云茯神12g　远志肉12g

肉桂补肾，远志强心，茯神安神，乃因睡眠差而用。服此药后，诸症均安。

按语（原按）：患者胁痛，食后尤甚，每食刺激物辄发，且不欲食。说明肝胆气机不畅而影响胃之受纳，此为木乘土也，肝胆之经循行两胁，其左胁痛甚，恰为少阳生发之气机不畅之故，故此胁痛，实为胆病及胃，脉均弦即为明证。舌红苔黄，舌有裂纹，均属热象。《难经》云："损其肝者，缓其中。"《素问·脏气法时论》云："肝苦急，急食甘以缓之。"故治以甘缓和中之法兼以清热。夫木盛乘土，当先培土而抑木。脾胃和而正气充，中州得和，斡旋之力得复，复以疏理肝胆之法，使少阳生发之气得行而病可除矣。

本案凡四诊，药不过数味，然加减变通之间，补中有泻，散中有收，实脾与疏肝各有侧重，行气与敛阴柔刚相济。虽未用利胆排石之重剂，但阴阳合，气机通，排石乃成为必然。可见其治病求本，燮理阴阳之一斑。方中生炙甘草同用，白蔻仁用量的微妙递增，以及白芍、元胡的运用，乃本案治法画龙点睛之处。

——摘自袁立人《中国百年百名中医临床家——袁鹤侪》

由上可以看出，袁鹤侪强调，结石之痛，乃因气机郁滞、血不荣筋，治宜酸甘化阴，辛甘化阳，通畅气机。肾结石治宜温通止痛、开郁肺气、通畅三焦以利水气；其善用经方调畅气机，通畅三焦。疗胆结石之痛，其遵《内经》、《难经》之旨，强调肝胆表里相关、肝胆脾胃生克制化。所用方药，味少量轻，功效平和稳妥，然组方严谨，配伍精当，又具效专力宏之特点。

2. 疗胃脘痛，强调疏肝、调脾胃、通腑三法　首先，调和脾胃为其本。由于脾胃相和，表里相因，升降交错，化纳相助，则能食而化生气血，养脏腑而荣百脉。袁鹤侪引用《中藏经》"胃者人之根本也"之论，强调恢复胃气，调和升降，使纳运相宜，以助止痛。其次，醒胃必先治肝。袁氏引用叶天士"肝为起病之源，胃为传病之所"之说，强调木郁土位，制肝扶脾，升阳散郁，以利脾升胃降，气机调和。再次，治痛之要在于通。袁氏依据"六腑者传化物而不藏"、腑以通为用的生理特点，强调胃痛者，无论气郁、食滞、湿阻、瘀血等，均以通为要。袁氏还指出，通具有广泛的含义，调气以和血，调血以和气，上逆者使之下行，中结者使之旁达，寒者热之，热者寒之，虚则补之等，均属于通的范畴。

**益胃止痛之法，疗胃脘部疼痛**

杨某，男性，40岁。胃部作痛，每发于饥时，夜卧不安，时发惊恐，大便多，脉象弦紧，宜用益胃止痛之法为治。

处方：生炙甘草各10g 当归10g 炒杭芍10g 广藿香10g 延胡6g 云苓10g 广皮10g 肥玉竹4.5g 水煎服，二剂。

二诊：服前方大便较多，余略同前，脉弦紧之象较缓和，拟照前方化裁。

处方：生炙甘草各6g 当归10g 泽泻10g 藿香10g 延胡6g 姜川朴4.5g 沉香曲10g 云苓12g 肥玉竹6g 莱菔子10g 生姜2片 水煎服，二剂。

三诊：服前方诸症略减轻，大便略多，仍宗前法。

处方：生炙甘草各6g 当归10g 泽泻10g 玉竹6g 云苓12g 五味子3g 延胡6g 沉香曲10g 生姜3片 水煎服，三剂。

此后胃痛渐止，余症渐安。

按语：胃主纳腐，脾胃不调，故饥时胃痛；肝主魂，肝胆不和则时发惊恐；脾主运化、升清，脾虚则大便较多。弦为肝脉，脉弦紧亦为土木不和之象。一诊治以云苓健脾；陈皮理气；玉竹养胃；藿香芳香疏散，条达脾胃；甘草生、炙同用，补清兼施；延胡索活血行气，顺应胃腑之性，通肝经之郁；当归、芍药养肝血，柔肝以制肝。诸药相合，肝脾胃同治，和肝调中，通畅气机，以止疼痛。二诊时，大便较多，故减酸敛之白芍；减甘草用量，防中焦虚痞；减陈皮，增厚朴、沉香、莱菔子，以增和胃通腑之力；增泽泻，利水以助健脾；增生姜，其辛散之性与和降之品升降相因，助调畅中焦气机之升降；增玉竹、云苓之用量，以求健脾养胃之效。三诊所用方药之加减，盖因诸症减轻，脾胃渐调。可以看出袁氏治疗胃痛，遵治肝、和脾、调胃之法，又具灵活变通的特点。

3．治疗闭经，强调开源、固本、变通三法 首先，通经之要在于开源。闭经者，月水不通也，必以通经为治。然通经之法，绝非破气、破血之属所能囊括。气血虚者，养正为通；寒湿滞者，温化为通；气血郁者，行气血为通；心肾不交者，水火既济为通……总之，要针对致病之因进行治疗，使气血充和，升降得宜，通即寓于其中，即所谓开其源也。其次，通经之基础在于固护脾胃。脾为后天之本、生化之源、气机升降之枢。闭经患者，无论虚实，伤及脾胃者居多，故救护脾胃，养气血生化之源，为通经之基础。再次，通经之用，妙在变通。同是闭经，其证各有不同，故临证论治宜随证变通，方能应效。如气郁血滞者，虽有血病亦先调气，气不调则血不行，法当开郁气、行滞血；其治在肝脾，先调其气，次治其血，以无损脾胃为要。脾肾久虚，形体羸弱者，宜先治其虚，养其正，病去则经水自调；法宜培中土、补脾肾，以复正气为要。寒湿凝滞者，法当行气化湿，气通湿去，而经水自调。以上乃袁氏治疗闭经之大法。由于病情复杂，其临证遵法而又灵活变通，以审证为准而不拘泥于固有方药[1]。

**温中化湿利气之法，治疗闭经**

路某，女性，43岁。经水三月余未行，腹部作胀，四肢各部作痛，脉象左三部现结象，右关、尺均无力。系寒湿凝滞，气道不利所致。拟用温中化湿利气之法调治。

处方：焦茅术10g 云苓12g 青皮10g 姜半夏10g 桂枝6g 陈皮10g 泽泻10g 姜川朴4.5g 生甘草4.5g 生姜3片

二诊：服药两剂后，经水已通，腹胀减轻，拟照前方加减。

处方：焦茅术10g 姜川朴4.5g 泽泻10g 姜半夏10g 肉桂4.5g 炒杭芍6g 茯神12g 陈皮10g 生甘草4.5g 生姜3片

服上药后，腹胀除，遂告痊愈。

按语（原按）：本案虽为经闭，然患者腹胀、四肢疼痛。胀为气滞，痛为壅塞不通所致。说明其病在气，左脉结象，乃气壅湿滞，阴盛气结之候。况患者年已四十有余，虽未至七七之数，然脾肾已近趋衰之时。观其脉证，知病在气在湿，而非在血也。故先生治此，用温中化湿利气之法。全方用药十味，寓三法于其中。君茅术以健脾，以苓、桂、术、甘通阳化气；合二陈以健脾利湿；加朴、姜以利气，佐青皮以舒肝，伍泽泻以化湿。共奏温中、化湿、利气之功。如此脾胃得和，气道得顺，水湿得化，荣气足而血不得生，经水自然而通。此乃治本之法也。虽未治血，但一剂而应，二诊而愈。先生临证用药之妙，于此可略见一斑。

4. 治疗肝病，注重用阴和阳、健脾实脾 因肝为刚脏，体阴而用阳，肝主藏血，主疏泄，性喜条达而恶抑郁，且临床中木气盛者居多，阳胜则阴病，治阴则可和阳，故袁鹤侪常于柔肝之品中，佐以清热凉血活血之味，气血并治。其临证常以归、芍为基础，辅以小蓟、石见穿等凉血活血，佐以元胡、青皮等理气行滞，共奏养血柔肝、清热理气之功；更以冬小麦为引，取其滋水涵木，清肝升阳之用。因肝脾生理相克，病理相乘，"见肝之病，知肝传脾，当先实脾"，故袁氏治肝，善健脾实脾，临证多用甘草健脾益气、缓肝和中，并随证加减，脾虚者增白术、童参，便溏者增山药，湿重者增茯苓、薏苡仁，腹胀者增木香、藿梗，等等。

**清肝健脾保胎之法，疗无黄疸型肝炎**

魏某，女，27岁，1972年11月10日初诊。妊娠7个月余，自觉乏力、纳差，

1 袁立人. 袁鹤侪治疗经闭的经验[J]. 中医杂志，1982(9): 5.

腹胀月余，近日尤甚。经西医化验检查，GPT：810u，TTT：7u，诊为无黄疸型肝炎，并嘱患者绝对卧床休息，否则有发生急性肝萎缩的风险，欲与以静脉点滴及其他保肝治疗。家属恐生他变，遂延诊中医，查：面色萎黄，舌淡苔白，脉弦而滑，拟用清肝健脾保胎之法治之。

处方：当归10g　赤芍10g　元胡6g　生炙甘草各6g　川断10g　小蓟15g　酒芩10g　阿胶15g（烊化）　荷梗6g　菟丝子15g　鲜麦苗30g　煎水煮上药。

患者连服5剂，腹胀、乏力诸症均觉减轻。遂继服6剂，感觉良好。1个月之后，复查肝功能，GPT：100u，TTT：3u。越月，顺产一女婴，母女均安然无恙，追访至今，母女健康[1]。

按语：四诊合参，结合舌脉，可知患者系肝郁脾虚，中焦不和之证。方中归、芍、阿胶补血和肝；菟丝子、川断补益肝肾，通利血脉；元胡活血行气；小蓟凉肝以清郁热；甘草生、炙并用，健脾兼清郁热　荷梗、麦苗升发清阳，疏肝理脾；黄芩、阿胶兼能保胎。全方相合，养肝血，利血脉，补脾气，调中焦，又兼顾患者妊娠之体质，可谓辨证准确，立法明确，方药精炼，考虑全面，故有良效。

### （五）其他

治疗疟疾，袁鹤侪亦遵经旨而灵活变通。其指出，临证辨治，须视患者寒热之多少，以为遣方用药之依据。寒热之多少相等，左脉弦，右关脉虚，用小柴胡汤最为有效。若寒多者，加柴胡10～12g、青皮10～12g、酒黄芩6～10g，余同前。唯柴胡加多，其服法可参照西药服法。一剂分3次服，服于疟发之前。如下午5点发病，则早上8点服第1次，11点服第2次，下午2点或3点服第3次。余依此类推。热多寒少者，重用黄芩而减柴胡用量。又有不头痛而腹胀者，则于方内加炒白术10～12g、草果6g、茯苓10g。盖腹胀因于湿，故加茯苓、白术等药，祛湿而愈病。

治疗痨瘵，袁鹤侪于20世纪30年代编著《痨瘵概要》一书，阐明痨瘵的病因病机，归纳出清心养肺、益肺补心、养血疏肝、滋补肝肾、益阴清热、温补肾阳、健脾除湿、培土生金、清胃滋脾、益气补肺等治法，列举临证验方、药物化裁等，并强调空气疗养的重要作用。其遣方用药，变化灵活，独具匠心，据此而治愈者众多，至今仍有重要的实用价值。在抗痨药未问世的当时，对于痨瘵的预防、治疗，都起到了积极的作用。

1　袁立人. 袁鹤侪先生临床经验二则[J]. 北京中医，1982（1）：6-7.

## 佟阔泉——“万病由肝”，治肝灵活

佟阔泉（1890—1962），清末御医，字成海，北京人。

佟阔泉出身于中医世家，其父佟文斌为清末花翎三品顶戴、协办清查管理太医院事务、太医院右院判。佟阔泉幼承庭训，18 岁考入太医院医学馆，而后成为医士。宣统帝退位后，其仍侍医于宫中，并于宣统六年（1914）晋升为御医，成为逊清皇室诊疗的主要御医之一。太医院解散后，佟阔泉悬壶于京门 20 余载。新中国成立后，佟阔泉先后工作于北京第三医院、北京市积水潭医院，并被聘为北京中医学会顾问，是新中国成立后较长时间从事中医工作的为数不多的御医之一。

佟阔泉精通医理，以擅疗妇科、内科杂病著称。其尤善调肝，临证每以肝述病、以肝论治，有“万病不离于郁，诸郁皆属于肝”之论，提出疏肝、平肝、和肝、清肝、镇肝、化肝等诸多治肝诸法。《清宫医案研究》载有其为光绪帝、宣统帝、端康皇贵妃、瑜妃等患者诊疗的医案。观其脉案，诊疗特点如下。

### （一）疗风寒，温凉并用，辛散透表

佟阔泉疗端康皇贵妃、宣统帝外感风寒（风凉），常以辛温之荆、防、辛夷，辛凉（甘凉）之菊、薄、葛根，寒温并用，方药平和。此与患者外感多兼脏腑郁热、饮热内停等宿疾相符。解表之品寒温并用，既增解表散邪之力，又可清透内热，而无助热、凉遏之弊。

#### 清解和肝化饮之法，疗端康皇贵妃肝阳有热、外感风凉

（宣统九年）正月二十四日，**佟成海**请得端康皇贵妃脉息左寸关浮数，右寸关滑数。肝阳有热，外感风凉。以致头晕肢倦，左臂串痛。今拟清解和肝化饮之法调理。

荆芥穗三钱　薄荷二钱　葛根三钱　甘菊三钱　川郁金三钱（研）　青皮三钱　钩藤三钱　炒栀三钱　酒胆草三钱　豆豉三钱　橘红三钱　　引用松节一钱五分、川革薢三钱。

按语：该医案疗端康皇贵妃肝胃滞热、饮热内停，复感风凉，方以荆、薄、葛根、甘菊温凉并用，透散表邪；龙胆草清肝胆湿热，青皮疏肝理气，栀子、豆豉清热宽胸，橘红理气化痰，郁金活血行气止痛，松节、革薢祛风胜湿、通络止痛。

#### 化风清热理肺之法，疗端康皇贵妃肺胃蓄热、微感浮风

（宣统九年）四月二十九日，**赵文魁、佟成海**请得端康皇贵妃脉息左关弦缓，右寸关浮滑。肝热轻减。惟肺胃蓄热，微感浮风，今议用化风清热理肺之法调理。

木笔花二钱(研) 薄荷二钱 白芷三钱 荆穗三钱 溏瓜蒌六钱 羚羊一钱五分(先煎) 黑栀四钱 条芩三钱 杏仁泥四钱 青皮四钱 枳壳三钱(炒) 酒军二钱 引用炙桑皮四钱、川郁金三钱(研)。

按语:该医案仍以荆芥穗、辛夷、薄荷、白芷寒温并用,疏散表邪兼清透肺胃郁热,而无助热伤阴或凉遏之弊。

### (二)疗内伤,从肝论治,方药平和

佟阔泉以擅治妇科、内科杂病著称,临证尤善治肝,注重调理肝之气血。佟氏在实践中注意到,诸多病证皆伴有肝气郁滞,气滞则血瘀,气血不畅则百病由生,故其认为肝有余则气之余也,气余则气机横溢,指出:“肝为内科万病之贼,肝和则其气生发为诸脏生化,若肝失疏泄就会导致气机紊乱,脏腑功能失调,故有万病不离于郁,诸郁皆属于肝之说。然不独本经自病,并能累及他脏……因肝赖肾阴以滋养,依脾土以培养,依肺金以制其太过,反之肝亢久延反伤肾阴,横逆反克脾土,过剩而侮于肺金……而且易乘浮游相火之威上冲以致心肾不交。又肝主调血……可妨扰经期,出现经期不准、闭经、崩漏等症。”

佟阔泉治肝之法灵活多样,提出疏肝、平肝、和肝、调肝、清肝、镇肝、柔肝、养肝等治肝八法。其认为,治肝诸法,首推疏肝理气,使气机调畅而肝气自驯,多选用香附、元胡、乌药、郁金、川芎、陈皮等药。其中以元胡、乌药为主药,因二药气味皆薄,质亦不重,不刚不燥,为行气解郁之轻灵之品。调肝法即调理肝之气机,其注重选用平和速效而无刚猛燥烈之品,推崇白芍、白术同用,并加用砂仁、莱菔子等,以调理肝脾郁结。清肝法适用于治疗肝热较轻,仅有头晕、烦躁诸症,其多选用钩藤、菊、栀、丹皮等清火而不伤正气之品。平肝法即泻肝法,其认为,气之冲激,火之精灼,皆属有余之火;临证宜选用龙胆草、栀子、黄芩、黄连、青黛等清泻之。镇肝法适用于治疗肝阳上亢,其多选用石决明、龙胆草、紫石英、珍珠母等重镇之品镇肝潜阳。和肝法适用于治疗邪在少阳之温热病、肝胆病,其推崇白芍、柴胡合用,和解少阳宜重用白芍,柴胡可作引经之用。柔肝法适用于治疗肝经郁滞、胸胁胀满,在上则头痛、耳痛,在中则胃脘胀痛,在下则少腹疝痛,治以川楝子、羚羊角等清润柔肝之药以驯之。补肝法适用于治疗肝阳旺盛、肝肾阴亏,其多选用沙苑子、菟丝子、黑芝麻、女贞子等滋养肝肾,以助潜阴敛阳[1]。需要指出的是,佟氏每则医案之中,常纳不同治肝之法,其尤善以平肝、调肝之法恢复肝之疏泄,再结合病证特点灵活用药,每见速效[2,3]。

1 索延昌. 京城国医谱•第一卷 [M]. 北京:中国医药科技出版社,2000:15-16

2 谢阳谷. 百年北京中医 [M]. 北京:化学工业出版社,2006:23.

3 林珠. 佟阔泉老医生治肝经验点滴 [J]. 北京中医杂志,1983(4):20-22.

清宫医案中，佟阔泉为端康皇贵妃诊疗治案较多，较能体现其善以肝论治、治肝之法灵活多样的诊疗特点。如诊疗端康皇贵妃素有胸膈满闷，时或伴有精神不爽、腹胁胀痛、头晕耳堵、咳嗽心悸、肢体软倦、疼痛甚至抽搐等症，佟氏或辨证为肝阴不足、土木失和，或辨证为肝气郁结、阳热内盛，或辨证为肝经郁滞、经络不舒，或辩证为肝经热盛、湿热痹阻等，灵活选用养肝和肝、疏肝理气、清肝潜阳等治肝之品，同时佐用清热、化湿、健脾、和胃、宣肺、滋肾、通络之药，兼疗他脏。

**疏肝、和肝、清肝、养肝并用，疗端康皇贵妃阴分素亏、脾元欠畅**

（宣统九年）正月十八日，**赵文魁**、**佟成海**请得端康皇贵妃脉息左关沉弦，右寸关沉滑。肝热轻减。惟阴分素亏，脾元欠畅。以致胸满肢倦，精神不爽。今议用养阴调中益脾之法调理。

制香附三钱　青皮三钱　醋柴一钱五分　姜朴三钱　赤白芍各三钱　全归三钱　抚芎一钱五分　黑栀三钱　土於术三分（切）　枳壳三钱（炒）　扁豆三钱（炒）　　引用朱茯神四钱、腹皮子四钱。

按语：该医案疗端康皇贵妃胸满肢倦，主以治肝，疏肝、和肝、清肝、养肝并用，兼顾健脾和胃。方中柴胡疏肝理气，归、芍养血和肝，赤芍、栀子清热散滞，川芎行气活血，香附、青皮疏肝和胃，枳、厚、腹皮子行气和胃，白术、扁豆健脾益气，茯神健脾安神。

**疏肝、清肝、和肝并用，疗端康皇贵妃肝阳结热、胃蓄湿饮**

（宣统九年）二月十七日，**赵文魁**、**佟成海**请得端康皇贵妃脉息左关弦数，右寸关滑数。肝阳结热，胃蓄湿饮。以致胸满作呕，有时头晕。今议用清肝止呕化饮之法调理。

川郁金三钱（研）　青皮三钱　姜朴三钱　木香二钱（研）　酒赤芍四钱　归尾三钱　条芩三钱　丹皮三钱　腹皮子四钱　枳壳三钱　酒军二钱　木通二钱　　引用盐柏三钱、橘红一钱五分（老树）。

按语：该医案治以疏肝、清肝、和肝与祛湿热、调脾胃并重。方中郁金行气散郁、兼清郁热，青皮疏肝散结，丹皮、赤芍凉肝散瘀，归尾和肝活血；黄芩、黄柏清热燥湿，枳、朴、陈皮、木香理脾和胃，大腹皮行气利湿，酒军导滞散瘀，木通清利湿热。

**清肝、疏肝、镇肝并用，疗端康皇贵妃肝经滞热**

（宣统十四年）四月初二日酉刻，**赵文魁**、**佟成海**请得端康皇贵妃脉息左寸关弦数，右寸关滑而近数。肝经有热，气滞欠舒。以致胸膈满痛，肢节抽疼。今议用清肝调气活络之法调理。

青皮子三钱（研）　姜朴三钱　沉香六分（研）　香附三钱（炙）　溏瓜蒌六钱　元胡四钱（炙）　藤钩三钱　胆草三钱　橘红络各三钱　丹皮三钱　枳壳三钱　酒军二钱　　引用羚羊面八分（先煎）、竺黄三钱。

按语：该医案治以清肝、疏肝、镇肝之法，佐以理脾和胃、化痰通络。方中青皮、香附疏肝理气，钩藤、羚羊角清热镇肝，胆草清肝热、祛湿热，丹皮清肝热、散瘀血，瓜蒌清热化痰宽胸，元胡活血行气止痛，橘红、枳、厚、沉香降逆气，酒军散瘀导滞，橘络、天竺黄化痰通络。

因脏腑之间病理相传，他脏疾病亦可累及肝脏，引发肝脏、肝经病变，故佟阔泉疗他脏疾病，亦常佐用疏肝理气、和肝缓急、清热镇肝等治肝之品，以助调治他脏疾病。此既是佟氏对脏腑辨证的灵活应用，也体现了其善以肝论治的诊疗特点。

**清肺止咳，佐以疏肝清热，疗端康皇贵妃痰饮咳嗽**

医案1：（宣统十一年）正月初六日，**赵文魁、佟成海**请得端康皇贵妃脉息左关沉弦，右关滑而有力。肝阳有热，肺蓄痰饮。以致有时咳嗽，中气欠调。今议用清热理肺化饮之法调理。

莱菔子三钱（炒）　杏仁三钱（研）　前胡三钱　羚羊一钱五分（先煎）　炙桑皮四钱　枯芩四钱　黑栀三钱　法夏三钱　溏瓜蒌六钱　薄荷二钱　姜朴三钱　酒军二钱　　引用鹅枳实三钱（研）、橘红三钱（老树）。

医案2：（宣统十一年）正月初七日，**赵文魁、佟成海**请得端康皇贵妃脉息左关沉弦，右关沉滑。肺热轻减。惟湿饮欠调，今议用清肺止嗽化痰之法调理。

莱菔子三钱（炒）　杏仁三钱（研）　前胡三钱　羚羊一钱五分（先煎）　苏子叶四钱（共）　薄荷二钱　麻黄二分（炙）　黄芩四钱　大瓜蒌六钱　橘红三钱（老树）　法夏三钱　青皮四钱　　引用姜朴三钱、炙桑皮四钱。

按语：该二则医案，佟阔泉将端康皇贵妃咳嗽之病机，归为“肝阳有热，肺蓄痰饮”。治以清热理肺、化痰止咳之品中，增用薄荷清宣肺热、疏肝凉肝，羚羊角清热化痰、平潜肝阳，青皮疏肝理气、散结消积，助清化饮热、理气止咳。

**清热祛湿、调治脾胃，辅以疏肝和肝，疗端康皇贵妃脾阳郁遏、谷食欠香**

（宣统十四年）六月二十七日，**张仲元、佟成海**请得端康皇贵妃脉息左关弦数，右寸关滑而近数。头疼已好，蓄热渐轻。惟脾阳郁遏，谷食欠香，有时身倦。今议用醒脾化湿清热之法调理。

炙香附三钱　青皮三钱（研）　木香三钱　焦楂四钱　焦神曲四钱　壳砂一钱五分（研）　谷芽三钱（炒）　黄芩三钱　姜黄连一钱五分（研）　杭芍四钱（生）　竹茹三钱　酒军一钱五分　　引用灯心竹叶水煎药。

按语：该医案治以大队清热祛湿、理脾和胃之品中，佐用香附、青皮疏肝和胃，芍药养肝和肝，以防土壅木郁，木乘土位。

### （三）注重调理

佟阔泉为宣统皇帝、婉容皇后、淑妃文秀等患者拟用了较多代茶饮方。其所拟代茶饮方，多有养阴清热、疏肝理气、清热祛湿、调理脾胃之效。佟氏还先后为端康皇贵妃拟有润燥清热化痰膏、清燥调肝化痰膏，调治其肝胃郁热、痰湿阻滞之症。此为佟氏注重调理之体现。

**代茶饮健脾和胃，疗宣统帝饮食积滞**

（宣统十三年）六月十三日，**佟成海**谨拟皇上代茶饮。

炒薏仁二钱　麦芽一钱五分（炒）　砂仁一钱（研）　石斛二钱　淡竹叶一钱　寸冬三钱　银花二钱　枳壳二钱　青皮二钱　　水煎代茶。

按语：宣统帝近日胃中食积，二日前又因伤于生冷而腹泻。经治以温中健脾、和胃分利之品，症状减轻，故该日治以代茶饮健脾和胃、消积清热。方中薏仁、麦芽、砂仁、枳壳健脾和胃，青皮疏肝消积，石斛养胃阴、和胃气，竹叶、麦冬养阴清热，银花清散滞热。除脾胃失调外，肝胃不和、肝脾不调之轻证，或兼有微感风热者，皆可服之。

**代茶饮清肝和胃，疗婉容皇后肝胃郁热、气阴不足**

（宣统十四年）十二月十七日酉刻，**佟成海**谨拟皇后代茶饮。

炒白芍二钱　归身一钱　青皮一钱五分　香附一钱（炙）　广陈皮一钱五分　茅术一钱（炒）　花粉二钱　生地三钱　金石斛二钱　条芩八分　　水煎代茶。

按语：婉容皇后反复肝胃郁热，耗气伤阴。该日治以代茶饮清肝热、养肝阴，调脾胃，是为缓慢调理之用。方中归、芍养血和肝，生地、花粉养阴清热，黄芩清肝热、祛湿热，青皮、香附疏肝和胃，石斛养阴和胃，陈皮理气健脾，白术健脾益气。

**润燥清热化痰膏、清燥调肝化痰膏疗端康皇贵妃肝胃郁热、痰湿内蕴**

医案1：（宣统十二年）二月十一日，**张仲元、佟成海**谨拟端康皇贵妃润燥清热化痰膏。

大生地一两　归身一两　炒杏仁一两五钱（研）　一捻金八钱（煎）　生白芍一两五钱　芦荟一两五钱（研）　瀍瓜蒌二两（捣成泥）　生栀仁六钱　法半夏一两（研）　橘红一两　炙香附一两　炒青皮六钱　鲜石斛一两五钱（研碎）　花粉一两　　共以水熬透去渣，再熬浓汁，兑梨膏十二两收膏，每服一匙，开水送下。

医案2：（宣统十二年）八月初五日，**张仲元、佟成海**谨拟端康皇贵妃清燥调肝化痰膏。

炙香附六钱　青皮八钱（研）　溏瓜蒌二两（捣）　木香五钱（研）　中生地一两　杭芍一两生　法半夏六钱（研）　橘红八钱　生栀仁八钱　菊花六钱　枯黄芩八钱　壳砂四钱（研）　一捻金四钱　胆草六钱　元明粉六钱　芦荟八钱（研）　共以水熬透去渣，再熬浓汁，兑梨膏十二两收膏，每服一匙开水送。

按语：端康皇贵妃因肝胃热盛，痰湿内蕴，素有胸膈胀满、腹胁胀痛等症，所拟润燥清热化痰膏、清燥调肝化痰膏，均有舒肝养肝、清热润燥、化痰通腑之功，然前方养阴润燥之力略强，后方清热祛湿通滞之力略大。

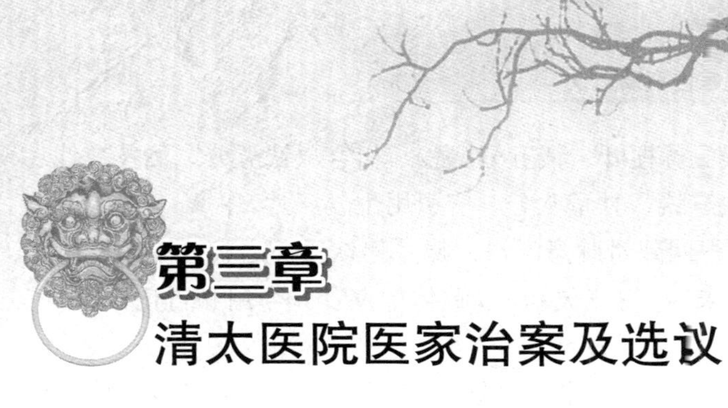

# 第三章 清太医院医家治案及选议

## 罗衡、姜晟等治疗循嫔外感风凉兼饮热内停治案

（乾隆四十八年正月）正月二十一日，**罗衡、姜晟**请得嫔脉息浮紧。系内停饮热，外受风凉，以致头疼恶寒，胸胁满闷。今议用疏解化饮汤调理。

藿香一钱五分　苏叶二钱　大腹皮一钱五分　苍术一钱五分　厚朴一钱五分（炒）　半夏一钱五分（制）　桔梗一钱五分　陈皮一钱五分　枳壳一钱五分（炒）　羌活一钱五分　防风一钱　甘草八分（生）　引用生姜三片，午服。

按语：风寒外袭，正邪交争则头疼恶寒，饮热内停，气机不畅则胸胁满闷。所用疏解化饮汤，由藿香正气散化裁而成。

二十二日，**张肇基、牛永泰**请得嫔脉息滑数。系内停饮热，外受风凉。服疏解化饮汤，表凉稍解，惟饮热尚盛。今议用清热化饮汤调理。

竹茹二钱　赤苓二钱　半夏一钱五分（制）　苏梗一钱五分　厚朴一钱五分　炒栀一钱五分　陈皮二钱　枳壳一钱五分（炒）　酒芩一钱五分　神曲二钱（炒）　甘草六分　引生姜一片、灯心五十寸，午服。

二十三日，**张肇基、李德宣**请得嫔脉息滑数。系内停饮热，外受风凉。服疏解化饮等汤，表凉已解，饮热渐清，惟胃气未和。今议用清热调中汤调理。

生地二钱　木通一钱五分　滑石三钱　赤苓二钱　竹茹一钱五分　厚朴一钱五分　黑栀一钱　酒军三钱　枳实二钱　甘草五分　引用生姜一片，一贴。

按语：用药一贴外感即解，惟饮热内停，故近二日治以清热化饮和中为主。

## 张世良、曹宗岱治疗道光朝四阿哥外感风凉兼饮湿内停治案

道光二十九年十一月二十三日，**张世良**请得四阿哥脉息浮紧。系内停饮滞，外受风凉之症。以致头眩恶寒，周身酸懒。今用疏解化饮汤，午服一贴调理。

羌活二钱　防风二钱　苏梗叶一钱五分（各）　川芎一钱五分　酒芩二钱　焦三仙六钱（共）　赤苓块三钱　甘草八分　　引用生姜三片。

二十四日，**曹宗岱**请得四阿哥脉息浮滑。原系停饮受凉之症。昨服疏解化饮汤，表凉已解。惟饮滞未净，胃气欠和，以致体倦懒食。今用和胃化饮汤，午服一贴调理。

白术二钱（土炒）　陈皮二钱　半夏三钱　赤苓四钱　谷芽三钱（炒）　山楂炭三钱　焦曲二钱　　引用生姜一片。

二十五日，**张世良**请得四阿哥和胃代茶饮一贴。

焦三仙六钱（共）　赤苓块二钱　陈皮一钱五分　　煎汤代茶。

按语：先治以羌、防、苏叶、生姜辛温解表，川芎活血行气，黄芩清热祛湿，苏梗、茯苓、生姜、焦三仙化湿和中、调和营卫，甘草调和诸药。次日外感便解，故治以二陈汤加味，和胃健脾、祛湿和中。诸症减轻后，易为代茶饮调和脾胃，缓慢调理。

## 鲁维淳、吕廷瑞等治疗嘉庆朝四阿哥外感风凉兼肺胃热盛治案

（嘉庆十年）十一月二十七日，**鲁维淳、吕廷瑞**请得四阿哥脉息浮数。系肺胃有热，外受风凉之症。以致头面上出碎小疙瘩，身热烦躁。今议用荆防败毒饮调理。

荆芥一钱　防风八分　薄荷七分　牛蒡一钱五分（炒，研）　桔梗一钱　赤芍一钱　连翘一钱（去心）　栀子八分（研碎）　陈皮一钱　甘草三分　　引用生姜一片，一贴不拘时服。

按语：寒热相搏，内热郁结则身热烦躁，热邪循经上扰而头面出碎小疙瘩。方中辛温之荆、防、生姜与辛凉之薄、蒡、连翘合用，解表散邪兼透散内热；桔梗、陈皮理肺气，赤芍散瘀血、凉血热，栀子清滞热，甘草清热、培土、调和诸药。

二十八日，**刘钟、罗应甲、吕廷瑞**请得四阿哥脉息滑数。原系肺胃有热，外受风凉之症。以致头面上出碎小疙瘩，身热烦躁，用过荆防败毒饮，已得微汗。惟里热未清，今议用疏解清热饮调理。

柴胡一钱　酒芩一钱　赤芍一钱　薄荷八分　牛蒡一钱五分　连翘一钱　桔梗一钱　木通一钱　赤苓一钱五分　前胡一钱　花粉一钱　甘草三分　　引用姜皮一片、淡竹叶一钱，一贴不拘时服。

按语：该日较前日方减荆、防、栀子、陈皮，增柴胡、黄芩、木通、茯苓、前胡、花粉、淡竹叶，既因外感已解、里热未清，又表明四阿哥有饮热内蕴之象；且

外感二日，外邪易入少阳，增用柴胡、黄芩之属，有和解少阳之意。

二十九日，**花映墀、刘钟、高文溥、吕廷瑞**请得四阿哥脉息弦滑。原系肺胃有热，外受风凉之症。以致头面上出碎小疙瘩，身热烦躁，用过荆防败毒、疏解清热饮，已得微汗。惟里热未清，二便不调，今议用柴苓饮调理。

柴胡八分　泽泻八分　厚朴八分（姜炙）　猪苓一钱五分　陈皮一钱　苍术一钱（炒）　赤苓一钱五分　藿香一钱　白芍一钱（炒）　车前子一钱（炒）　扁豆二钱（炒，研）　甘草三分　　引用生姜一片、红枣三枚，一贴，不拘时服。

十二月初二日，**刘钟、吕廷瑞**请得四阿哥正气胃苓丸二钱，姜一片，红枣二枚，煎服。

按语：二十九日治以《景岳全书》柴苓汤、《局方》藿香正气散化裁，化湿解表兼清热祛湿、分利二便；十二月初二日以正气胃苓丸调和脾胃。

## 张铎、舒岱治疗嘉庆朝三阿哥停饮受热治案

（嘉庆十六年五月）十三日，**张铎、舒岱**请得三阿哥脉息浮数。系停饮受热之症。以致呕恶胸满，两胁作痛，烦热口渴，今议用疏解正气汤调理。

藿香二钱　苏叶一钱　葛根一钱　桔梗一钱五分　厚朴一钱五分　陈皮一钱五分　花粉二钱　栀仁一钱五分（炒）　苍术一钱　缩砂七分　赤苓一钱五分　甘草六分（生）　　引用灯心一束。

按语："疏解正气汤"为清太医院医家治疗外感风寒、饮湿内停之常用方剂，无固定方药组成，多以藿香正气散化裁。该治案三阿哥素有停饮，复受热邪，故治以该方解表散邪、清热祛饮。

十四日，**张铎、舒岱**请得三阿哥脉息浮缓。系停饮受热之症。昨服疏解正气，呕恶胸满俱减，惟口渴胁腹微痛，今议用二香饮，晚服一贴调理。

藿香一钱五分　香薷一钱　桔梗一钱五分　枳壳一钱五分（炒）　厚朴一钱五分（姜炒）　青皮一钱五分　云连八分（炒）　花粉二钱　苍术一钱　山楂二钱（炒）　赤苓二钱　缩砂八分（仁，研）　　引用灯心一束。

按语：该日三阿哥有饮热互结、中焦不和之象，故方减辛温解表之药味、药量，增用青皮、香薷、黄连等清热消暑、调和肝胃之品。

十五日，**王文彬、赵汝梅**请得三阿哥脉息渐缓。系停饮受热之症。用过正气、二香等汤，胸满已好，腹痛渐减。惟湿热不净，今议用除湿胃苓汤，晚服一贴调理。

苍术一钱　陈皮二钱　厚朴二钱　赤苓三钱　泽泻二钱　木通二钱　萸连

八分　焦曲三钱　焦楂三钱　猪苓二钱　甘草五分　　引用六一散三钱。

香茹丸二十丸，益元散二钱一服，二十服，灯心一两。

按语：外感渐解，湿热未净，故方减解表之品，转以清热祛湿。

十六日，**王文彬**、**薛载华**请得三阿哥脉息和缓。系停饮受热之症。用药调治，诸症俱好，宜止汤药，议用加味保和丸二服调理。

按语：该日诸症俱好，故以丸药缓慢调理，健脾和胃。

## 曹宗岱治疗道光朝四阿哥福晋外感暑湿兼寒饮内停治案

（道光二十九年）七月十三日，**曹宗岱**请得四福晋脉息浮弦。系内有寒饮，外受暑湿之症。以致肢体酸痛，发热头眩，腹中疠痛。此由寒暑郁结，湿饮凝滞所致。今用清暑化饮汤，晚服一贴调理。

藿叶一钱五分　香薷一钱五分　扁豆三钱（炒）　姜连一钱　腹皮二钱　赤苓四钱　香附三钱（炙）　元胡二钱（炒）　枳壳三钱（炒）　益元散三钱（煎）

引用生姜三片。

十四日，**曹宗岱**请得四福晋脉息弦滑。原系寒暑郁结，腹胁作痛之症。昨服清暑化饮汤，暑气渐清。惟饮滞过盛，胁肋尚觉胀痛。今用调中化饮汤，午服一贴调理。

姜厚朴二钱　腹皮二钱　青皮三钱（炒）　元胡二钱（炒）　制香附三钱　赤苓块五钱　枳壳三钱（炒）　山楂炭三钱　　引用一捻金一钱五分（冲服）。

按语：先治以二香汤、益元散化裁解表消暑，待暑邪渐消，再温中导滞，体现了急则治其标、先疗新病的治疗原则。

## 赵文魁治疗宣统帝外感暑邪兼肺胃热盛治案

宣统七年六月二十日，**赵文魁**请得皇上脉息左关弦数，右关滑数。肺胃有热，外受暑邪，以致胸满作呕，身肢疲倦。今拟清暑调中化饮之法调理。

藿香叶二钱　粉葛二钱　条芩二钱　姜连一钱（研）　炒枳壳二钱　槟榔二钱（焦）　木通二钱　滑石三钱（煎）　　引用焦三仙六钱（共）。

六月二十日申刻，**赵文魁**请得皇上脉息左关弦数，右关滑数。暑邪未清，蓄饮尚盛，以致身肢仍倦，时作呕吐。今拟清暑止呕化饮之法调理。

藿香叶二钱　薄荷一钱五分　粉葛二钱　条芩二钱　腹皮子三钱　枳壳二钱（炒）　酒军一钱五分　木通一钱　　引用益元散三钱（煎）。

六月二十一日，**赵文魁**请得皇上脉息左关弦缓 右关滑数。暑热已清，湿饮亦减，惟中州尚欠协和，以致微作恶心，身肢微倦。今拟和胃止呕化饮之法调理。

藿香梗一钱五分　粉葛二钱　橘红一钱五分（老树）　竹茹二钱　焦三仙六钱（共）　胡连二钱　条芩三钱　酒军八分　　引用益元散三钱（煎）。

六月二十二日，**赵文魁**请得皇上脉息两部平缓。诸证均愈。惟胃气稍欠调畅，今拟和胃代茶饮调理。

焦槟榔二钱　橘红一钱（老树）　竹茹一钱　石斛一钱　焦山楂二钱　甘草五分　　水煎随时代茶。

按语：暑热耗气伤阴则身肢疲倦，肺胃气机失和则胸满呕吐。首日二方均解表消暑、和中祛饮，前方和中之力略强，后方清热导滞之力略大。次日暑邪减轻，内热较盛，故治以小量解表消暑、清热和中之品祛除余邪。二十二日诸症俱好，转以代茶饮调理脾胃，扶助正气。

## 张鹤琴治疗佳贵人外感风温兼肺胃热盛治案

道光二十二年十二月初六日，**张鹤琴**请得佳贵人脉息浮数。系内停滞热，外受风温之症。以致头痛身疼，憎寒壮热，口渴咽肿。此由肺胃有热，风温外束所致。今用清热疏解饮，早晚二贴调理。

杏仁三钱　羌活三钱　荆穗二钱　牛蒡三钱　苏叶一钱五分　葛根二钱　柴胡一钱五分　酒制黄芩三钱　元参三钱　犀角一钱　人中黄一钱五分　　引用苇根五把。

按语：佳贵人内有滞热，外感风温，现一派实热之象。方中羌、荆、蒡、苏、葛根、柴胡透散外邪，黄芩、元参清热解毒，犀角、人中黄清热凉血。以苇根为引，清泻肺热、生津止渴。杏仁，《神农本草经》谓之“主咳逆上气雷鸣，喉痹”，《药性论》谓之“发汗，主温病”，此用之，可助药散风温之邪，又利咽消肿。全方合用，虽非双解汤，却有双解之意。

初七日，**张鹤琴**请得佳贵人脉息弦数。原系风温内热之症。昨服清热疏解饮，风温渐解。惟肺胃湿热熏蒸过盛，以致周身酸重，发热口渴，头闷咽痛，此由上焦不清所致。今用柴胡清热饮，早晚二贴调理。

柴胡二钱　葛根三钱　羌活三钱　元参四钱　牛蒡三钱　板蓝根三钱　酒连一钱　苦梗三钱　青皮二钱　连翘三钱　丹皮二钱　南山楂四钱　　引用苇根五把。

按语：该日外感渐解，肺胃湿热熏蒸于上，以发热、咽痛为主症，故减解表之荆、苏、杏仁，清热凉血之犀角、人中黄，清肺热之黄芩；增连翘清热解毒、透散郁热，板蓝根解毒利咽，桔梗利咽消肿，黄连、青皮、山楂清肝、疏肝和胃，丹皮凉血散瘀。可见，病位虽在肺胃，当与肝有关。

初八日，**张鹤琴**请得佳贵人脉息滑数。原系风温内热之症。服药调治，诸症渐减。惟肺胃滞热不清，尚觉手心发热，咽喉微紧，此由内热熏蒸所致。今用清热化滞汤，午服一贴调理。

柴胡二钱　酒芩三钱　地骨皮三钱　元参五钱　羌活二钱　酒连一钱　川军一钱　南山楂四钱　苏梗二钱　花粉二钱　　引用竹叶二十片。

按语：该日佳贵人风温渐解，湿热留恋，故重用清散之品，佐以解表、祛湿之味。方中柴、芩转枢气机、清热散邪，芩、连、大黄乃《金匮要略》三黄泻心汤，专清湿热毒邪；元参解毒利咽，花粉清热泻火，地骨皮清金调气，山楂和胃消食，羌活、苏梗解表散邪、和中祛湿，竹叶清热分利。

初九日，**张鹤琴**请得佳贵人脉息微数。诸症俱减。惟上焦蕴热不清，咽喉微痛，左腮稍有浮肿。此由浮热未净所致。今用清热消毒饮，午服一贴调理。

犀角一钱五分（镑）　元参五钱　牛蒡三钱　山根二钱　酒连一钱　炒栀子二钱　酒川军一钱　大青叶三钱　僵蚕一钱五分　柴胡一钱五分　楂肉四钱　连翘三钱　　引用锦灯笼五枝。

初十日，**张鹤琴**请得佳贵人脉息弦数。原系风温内热之症。服药调治，风温俱减，腮咽渐消。惟肝肺热盛，口渴咽燥，手心烦热，夜不得寐。此由郁热熏蒸所致。今用清热调气饮，午服一贴调理。

丹皮三钱　地骨皮四钱　青皮三钱　酒胆草一钱五分　杏仁四钱（研）　木香八分（研）　陈皮二钱　郁李仁五钱（研）　　引用荷梗一尺。

十一日，**张鹤琴**请得佳贵人脉息缓数。服药调治，诸症渐减，烦热已退。惟胸胁气道不畅，有时胀闷作痛。今用调气化滞汤，午服一贴调理。

苏梗二钱　小枳实二钱（研）　槟榔二钱　瓜蒌五钱（溏）　青皮三钱　萸连八分　南山楂四钱　酒川军一钱五分　元参四钱　知母三钱　麦冬四钱（朱砂拌）　酒芩二钱　　引用竹叶二十片。

十二日，**张鹤琴**请得佳贵人脉息微缓。诸症俱减，里滞已行。惟胸胁气道未畅，胃气欠和。今用调气和中饮，午服一贴调理。

橘皮二钱　厚朴三钱　丹皮三钱　青皮三钱　南山楂四钱　地骨四钱　焦麦芽三钱（研）　焦曲三钱　胡连一钱五分（研）　川郁金一钱五分（研）　　引用荷梗一尺。

十三日，**张鹤琴**请得佳贵人脉息和缓。诸症俱好。惟身体软怯，胃气稍有欠和。今用和胃饮一贴调理。

陈皮二钱　竹茹二钱　南山楂三钱　焦麦芽三钱（研）　枳壳二钱　荷梗一尺　　水煎代茶。

按语：从初九日开始，佳贵人外感风温已解，惟湿热毒邪不去，御医张鹤琴仍根据每日病证之变化灵活用药。初九日主以清热解毒、利咽消肿为治，初十日治以清热、理气、散瘀为主，十一日治以清热理气、攻积导滞为主，十二日治以理气和中为主。十三日邪气已解，正气未复，故易为代茶饮和胃健脾，缓慢调理。

总结：观以上外感治案，无论是外感风凉（寒）、外感暑湿（热），还是外感风温邪气，多与内伤疾病夹杂而患。如循嫔外感风凉与饮湿或湿热相兼，道光朝四阿哥外感风凉与饮湿内停相兼，嘉庆朝四阿哥外感风凉兼肺胃热盛，三阿哥外感风热兼水饮内停，宣统帝外感暑邪兼肺胃热盛，等等。患者均宿疾未去，复感外邪，内外邪气兼杂，相互引动，致使病势愈加缠绵。其中，外感兼饮湿、湿热、饮热之证居多，这为末代院使赵文魁创立“饮热”学说，奠定了良好的基础。

清太医院医家治疗外感，多用疏解之法。疗外感风凉，常用疏解正气汤、疏解化饮汤、疏解分清饮、荆防败毒散等化裁；疗外感暑热（湿），常用二香汤、清暑化饮汤、益元散化裁；疗外感风温，选用清热疏解饮、柴胡清热饮等方，有双解之意。御医们还根据兼症之不同，灵活加减用药：湿热较盛者，增用芩、连、栀子清热祛湿；饮热内停者，增用滑石、木通、二陈汤清热利水；热盛伤阴者，增用生地、天花粉等清热养阴；中焦不和者，增用焦三仙、枳、朴和中降逆等。多治以解表为先，兼疗内伤宿疾，体现了御医急则治其标、先解其外的辨证用药特点。

清太医院医家外感治案，尤其是疗风凉、风热、暑湿之邪，疗效较好。如循嫔、嘉庆朝四阿哥外感风凉，嘉庆朝三阿哥外感风热，二日即解；道光朝四阿哥外感风凉，服药一贴即愈；赵文魁疗宣统帝外感暑邪兼肺胃热盛，服药二日，外感即愈。以上均表明，疗外感疾病乃中医药之优势，亦为当今临床治疗外感疾病提供了较好的指导和借鉴。

用药方面，疗外感风凉兼有内热者，或外感暑热兼饮湿内停者，御医们多以辛温解表与辛凉透散之品合用，既增解表散邪之力，又无温燥或凉遏之弊，且辛凉之品兼能透散内热宿疾。如鲁维淳、吕廷瑞等疗嘉庆朝四阿哥肺胃有热、外受风凉治案，选以辛温之荆、防，辛凉之薄、蒡、连翘合用；张铎、舒岱疗嘉庆朝三阿哥饮停受热治案，选以芳香之藿香、辛温之苏叶、辛凉之葛根同用；赵文魁疗宣统帝外感暑邪兼肺胃热盛，治以藿香、葛根、薄荷同用；张鹤琴疗佳贵人风温兼肺胃热盛一案，虽患者一派热盛之象，亦治以辛温之苏叶、羌活、荆穗与辛凉之柴胡、葛根、牛蒡同用。以上均体现了清太医院医家寒温合用以治疗外感的处方用药特点。

注重顾护脾胃乃清太医院医家治疗外感的又一特点。随着外感渐解，宿疾渐祛，御医们多易用成药或代茶饮方调理后天，调补脾胃。如嘉庆朝四阿哥诸症减轻，刘钟、吕廷瑞拟以正气胃苓丸调理脾胃；道光朝四阿哥外感解后，张世良拟以和胃代茶饮健脾和胃、和中祛湿；嘉庆朝三阿哥饮停受热“诸症俱好”，王文彬、薛载华拟以加味饱和丸和胃健脾；佳贵人风温、内热之证愈后，张鹤琴为之拟和胃饮代茶调服；宣统帝外感暑邪“诸证均愈”，赵文魁拟以和胃代茶饮调理中焦脾胃。以上均为清太医院医家注重调理脾胃之实例。

## 崔良玉治疗嘉庆朝三阿哥侧福晋风疹兼肺胃内热治案

（嘉庆十七年）四月初五日，崔良玉请得三阿哥侧福晋脉息浮数。系肺胃有热，兼受风凉发疹之症。以致面目浮肿，身肢酸软，风疹不透，今用荆防败毒汤，晚服一贴调理。

荆穗三钱　柴胡一钱生　薄荷一钱　防风二钱　前胡二钱　干葛二钱　羌活二钱　赤苓三钱　独活一钱五分　蝉蜕一钱　川芎一钱　　引用苇根三钱、生姜二片。

初六日，崔良玉请得三阿哥侧福晋脉息渐缓。系脾肺有热，风凉发疹之症。以致面目浮肿，身酸软。服药以来，表凉已解，诸症渐减。惟疹热不净，胃气欠和。今议用芩连和胃汤，晚服一贴调理。

黄芩一钱五分（生）　黄连六分（生）　赤苓四钱　竹茹一钱五分　元参二钱　木通二钱　生地二钱（次）　蝉蜕八分　陈皮二钱　花粉一钱五分　枳实一钱五分　甘草八分（生）　　引用灯心五十寸。

初七日，崔良玉请得三阿哥侧福晋脉息和缓。系脾肺有热、风凉发疹之症。用药以来，诸症俱好，胃气稍和。宜止汤药，今用加味保和丸，晚服二钱调理。

加味保和丸二钱一服，十服，每晚淡姜汤送下。

按语：《痘疹会通》所载荆防败毒散，由荆、防、薄荷、连翘、甘草、桔梗、蝉蜕、前胡、天花粉、灯心、竹叶组成，专疗麻疹初起。初五日所用方药，以之化裁而成。方中辛温之荆、防、羌、独、生姜与辛凉之柴、葛、薄荷、蝉蜕、前胡合用，解表透疹；辅以赤苓利湿，川芎行气活血，芦根清热生津。次日外感即解，惟疹热内蕴，故治以清热、和中为主，佐以蝉蜕透散内热，疗风疹余邪。初三日余邪已解，惟胃气不和，故以加味保和丸缓慢调理。

## 郝进喜治疗道光朝曼常在风疹兼内热治案

道光十一年十二月初三日，**郝进喜**请得曼常在脉息浮数。系内热受凉，咳嗽风疹之症。以致周身痛痒，咳嗽胸满，发热恶寒。今用荆防杏苏饮，午晚二贴调理。

荆芥一钱五分　苏叶二钱　桔梗二钱（苦）　前胡二钱　防风一钱五分　葛根二钱　杏仁三钱（炒，研）　知母二钱（炒）　元参三钱　浙贝母二钱（研）　牛蒡三钱（研）　甘草八分（生）　　引用芦根四把。

十二月初四日，**郝进喜**请得曼常在脉息滑数。系内热受凉，咳嗽风疹之症。以致头闷周身痛痒，咳嗽胸满，发热恶寒。昨服荆防杏苏饮，表凉已解，瘾疹出透，诸症渐减。惟余热不净，今用清热化饮汤，午服一贴调理。

柴胡八分　赤苓三钱　生地三钱　元参三钱　枳壳一钱五分（炒）　苦梗一钱五分　牛蒡二钱（研）　花粉二钱　炒栀子一钱五分　甘草八分（生）　　引用灯心一束、淡竹叶一钱。

初五日，**郝进喜**请得曼常在照方加酒芩二钱、酒连八分、薄荷八分。

按语：该治案所用荆防杏苏饮，以《医宗金鉴》杏苏饮化裁而成，方中辛温之荆、防、苏叶与辛凉之前胡、牛蒡子，寒温并用，解表透疹；辅以桔梗、杏仁宣降肺气以止咳除满，知母、元参、芦根、甘草清热，浙贝化痰止咳。次日外感已解，瘾疹出透，转以清热、养阴为主治。初五日增芩、连、薄荷，增方药清热祛湿解毒之力。

总结：嘉庆朝三阿哥侧福晋和道光朝曼常在之风疹，均由内热与外感风凉之邪相搏而成，治疗均以解表为先，辅以清解内热，待外邪减轻或解后，转以清泄内热为主。崔良玉疗三阿哥侧福晋风疹治案，先治以大队解表之品寒温并用，解表透疹，仅用芦根一味清热。随着风凉渐解，转以黄连、元参、天花粉、生地、木通等清热泻火。郝进喜疗曼常在治案亦是如此。首日治以荆、防、苏叶与葛、蒡、前胡解表透疹，佐以知母、元参、芦根清热；次日外感已解，瘾疹出透，转以生地、玄参、栀子、天花粉、赤苓等清热祛饮。此外，三阿哥侧福晋诸症减轻后，以加味保和丸调服，亦为调理脾胃之用。

## 陈嘉善、商景霨治疗嘉庆朝二阿哥下二格格午后潮热、懒食治案

（嘉庆）二十一年五月初五日，**陈嘉善**看得二阿哥下二格格脉息弦缓。系肝木乘脾、肝脾两亏之症。以致午后潮热，形瘦懒食。今用和肝理脾汤调治，晚服一贴。

醋柴胡八分　白芍一钱五分（炒）　归身三钱　茯苓三钱　白术三钱　橘皮一钱五分　半夏曲二钱（炒）　缩砂八分（研）　丹皮三钱　次生地三钱　甘草八分（生）　引煨姜二片、薄荷四分。

初六日，**商景霨、陈嘉善**看得二阿哥下二格格脉息弦缓。系肝脾两亏之症。以致午后潮热，形瘦懒食，服过和肝理脾汤，寝寐稍安。今议仍用原方加减调理，晚服一贴。

醋柴胡八分　白芍一钱五分（炒）　当归三钱　生术三钱　茯苓三钱　半夏曲三钱（炒）　厚朴一钱五分（炙）　苏梗五分　青皮一钱五分（炒）　萸连八分（研）　炒栀一钱五分（研）　丹皮二钱　甘草八分（生）　引薄荷四分。

初七日，**陈嘉善**看得二阿哥下二格格照方加减和肝理脾汤，一贴晚服。

初八日，**陈嘉善**看得二阿哥下二格格仍照前方加减和肝理脾汤，一贴晚服。

按语：肝血不足，肝体失养则郁而化热，脾虚则肝木易乘、饮湿内聚，阴虚、湿热相合则午后潮热，运化无力则形瘦懒食。初五日方以逍遥散、二陈汤增砂仁、丹皮、生地，疏肝健脾、养阴清热、和中祛湿。初六日方以丹栀逍遥散增半夏、厚朴、苏梗、青皮、萸连，清热疏肝和胃之力增强，而无滋养肝阴之功。

初九日，**商景霨、陈嘉善**看得二阿哥下二格格脉息弦缓。原系肝脾两亏之症，以致饮食懒思，胸闷胁胀，午后潮热，服药调治，诸症俱减。胃气尚弱，今议用缓肝和胃饮调治，今晚、明晚每晚一贴。

醋柴胡八分　白芍一钱五分（炒）　当归二钱（酒洗）　丹皮三钱　炒山栀二钱（研）　焦术二钱　茯苓三钱　橘皮一钱五分　半夏曲二钱（炒）　姜连六分（研）　谷芽二钱（炒，研）　甘草八分（生）　引生姜二片。

按语：该日方以丹栀逍遥散、二陈汤增姜连、谷芽而成，疏肝清热、和中健脾。

十二日，**陈嘉善**看得二阿哥下二格格脉息和缓，原系肝脾两亏之症。以致午后潮热，胁痛懒食。服药以来，诸症俱好，宜止汤药，常服大健脾丸缓缓调理。

石斛五钱　白术一两　茯苓一两　陈皮五钱　山药一两　半夏曲一钱　枳实五钱（炒）　黄连三钱（姜炒）　麦芽一两　青皮五钱（炒）　木香二钱　山楂

五钱 白豆蔻三钱 共为细末，炼蜜为丸。重三钱，每服一丸，白水送下。

按语：二格格诸症俱好，故易为丸剂健脾和胃、疏肝理气，缓慢调理。

总结：二格格午后潮热、胁痛、懒食之症，病机为肝脾亏虚、肝木乘脾。御医陈嘉善、商景霨均治以逍遥散为基础方剂，并根据饮湿内停、肝郁化热等证之有无灵活加减用药。初五日肝脾亏虚、肝阴不足、中焦湿蕴，治以逍遥散、二陈汤、生地、丹皮、砂仁养肝清热、祛湿和中。初六日至初八日阴虚减轻，有肝郁化热、肝胃不和之象，故增青皮、萸连、栀子清肝和胃。初九日肝胃郁热、饮湿内蕴之象减轻，所用药味、药量均亦减少。十二日“诸症俱好”，易为丸药调理肝脾胃三脏，亦为御医注重调理之实例。

## 郝进喜、曹进升治疗道光朝珍嫔痛风治案

（道光七年十月）十二日，**郝进喜、曹进升**请得珍嫔脉息浮数，系湿热下注，痛风之症。以致腿膝肿痛，发热恶寒，夜不得寐。今议用除湿拈痛汤，一贴调理。

当归三钱 羌活二钱 独活二钱 防风二钱 牛膝二钱 木瓜三钱 苦参三钱 川芎一钱五分 赤苓三钱 茵陈三钱 猪苓二钱 泽泻二钱 甘草（生）五分 引用木瓜酒一盅。

按语：湿热下注，筋脉痹阻，故腿膝肿痛；外感风凉（从二十日医案可知），正邪交争则发热恶寒；经络痹阻，下肢疼痛而夜不得寐。方中羌、防、独活解表散邪、祛风胜湿、通络止痛，当归、川芎和血止痛，木瓜祛湿、舒筋止痛，苦参清热燥湿解毒，茯苓、茵陈、猪苓、泽泻清热祛湿，生甘草清热解毒、调和诸药。以木瓜酒调服，增方药祛湿活络之功。

十三日，**郝进喜、曹进升**请得珍嫔脉息浮数。系湿热下注，痛风之症。以致腿膝肿痛，发热恶寒，夜不得寐。今仍用原方除湿拈痛汤减去牛膝，加葛根二钱。

十四日，**郝进喜、曹进升**请得珍嫔脉息浮数。系湿热下注，痛风之症。以致两腿肿痛，发热恶寒，夜不得寐。今仍用原方除湿拈痛汤，加益智仁三钱、花粉二钱、酒芩一钱五分，一贴调理。

十五日，**郝进喜、曹进升**请得珍嫔脉息浮数。系湿热下注，痛风之症。以致两腿肿痛，发热恶寒，夜不得寐。今仍用原方除湿拈痛汤，减去益智仁，加山楂三钱，晚服一贴调理。

按语：牛膝活血通经、导热利水；《药性论》谓之“补肾填精，逐恶血流结，助十二经脉”；朱丹溪亦曰：“牛膝，能引诸药下行，筋骨痛风在下者，宜加用之”；

疗珍嫔下焦湿热之痛风，甚为对证。然《得配本草》曰：“（牛膝）中气不足，小便自利，俱禁用。”《药品化义》曰：“若泻痢脾虚而腿膝酸痛不宜用。”十三日方药弃牛膝而增透热、生津、升阳、通经之葛根，十四日方药再增温脾止泻之益智仁、清热祛湿之黄芩、清热生津之天花粉，十五日方药减益智仁，增和胃健脾消食之山楂，表明珍嫔有脾虚胃失和降、湿热伤阴之证。

十六日，**郝进喜、曹进升**请得珍嫔脉息浮数。系湿热下注，痛风之症。以致两腿肿痛，发热恶寒，夜不得寐。连服除湿拈痛汤，症势稍减。今议用除湿和血汤晚服一贴调理。

羌活一钱五分　归身三钱（酒洗）　生地二钱（大）　抚芎一钱五分　赤苓三钱　木通二钱　茵陈三钱　苦参二钱　炒栀子二钱　焦楂三钱　酒芩二钱　柴胡一钱五分　独活一钱五分　　引用桑枝五钱。

十七日，**郝进喜、曹进升**请得珍嫔脉息浮数。系湿热下注，痛风之症。以致两腿肿痛，发热恶寒，夜不得寐。用药调治，症势渐减。今议仍用原方除湿和血汤，加秦艽二钱、防己二钱，晚服一贴调理。

十八日，**郝进喜、曹进升**请得珍嫔脉息浮数。系湿热下注，痛风之症。以致两腿周身流痛不定，发热恶寒，夜不得寐。用药调治，症势渐减。今议仍用原方除湿和血汤加滑石三钱，午服一贴调理。

十九日，**郝进喜、曹进升**请得珍嫔脉息浮数。系湿热下注，痛风之症。两腿周身流痛不定，夜不得寐，用药调治，症势渐减。今议仍照原方除湿和血汤加防风一钱五分，午服一贴调理。

按语：珍嫔湿热减轻，十六日治以羌、独、桑枝解表祛湿，通络止痛；生地清热养阴；归身、川芎活血行气止痛；木通、茵陈、赤苓清利湿热；苦参、黄芩清热燥湿解毒；栀子、柴胡寒热合用，清散郁热；山楂和胃健脾。柴胡、黄芩合用，有小柴汤之意，或因珍嫔外感，邪郁不去，以柴、芩转枢气机。十七日增用秦艽、防己，十八日增用滑石，增方药清热利湿之功。十九日增防风，助药解表散邪、祛风胜湿。

二十日，**郝进喜、曹进升**请得珍嫔脉息浮数。系湿热下注，痛风之症。以致两腿周身流痛不定，发热恶寒，夜不得寐。用药调治，表凉已解，疼痛稍轻，惟湿热过盛。今议用清热除湿汤，午服一贴调理。

酒芩二钱　柴胡一钱五分　青皮二钱（醋炒）　木通二钱　次生地三钱　赤苓三钱　半夏二钱（炙）　枳壳二钱（炒）　苏梗三钱　甘草五分（梢）　　引用灯心一束。

二十一日，**郝进喜、曹进升**请得珍嫔脉息浮数。系湿热下注，痛风之症。以致两腿周身流痛不定，发热恶寒，夜不得寐。用药调治，表凉已解，疼痛稍轻。今议仍用原方清热除湿汤，加山楂三钱、神曲三钱、麦芽三钱，午服一贴调理。

按语：流痛不定乃气滞之性，故治以柴胡、青皮疏肝胆之气，苏梗、枳壳理脾胃之气，气行又助除湿通络；痛风乃湿热下注而成，故治以木通、灯心草清热利水，甘草梢泻火利湿；湿热日久伤及阴分，故治以生地清热养阴；黄芩清泄湿热，法夏、茯苓和中祛湿。二十一日增焦三仙，助药消食化积、健脾和胃。近二日方以小柴胡汤化裁疗中焦为主，盖因珍嫔肝胆郁热、中焦饮湿之象明显。

二十二日，**郝进喜、曹进昇**请得珍嫔脉息浮数。系湿热下注，痛风之症。以致两腿周身流痛不定，发热恶寒，夜不得寐。用药调治以来，时缓时复。此由风湿袭于经络所致。今议用保安万灵丹调理。

二十三日，**郝进喜、曹进昇**请得珍嫔脉息浮数。系湿热下注，痛风之症。以致两腿周身流痛不定，发热恶寒，夜不得寐。用药调治已来，症势时缓时复。此由风湿袭于经络所致。今议用保安万灵丹二丸，宣木瓜三钱煎汤送下调理。

按语：近二日珍嫔服用保安万灵丹，盖湿热减轻，以之祛风除湿、通络止痛。木瓜，《名医别录》谓之"主湿痹邪气"、"转筋不止"；二十三日以之为引，增方药祛湿舒筋、通络止痛之功。

保安万灵丹

方一：苍术一两　全蝎一两　天麻一两　当归一两　雄黄一两　川乌一两　草乌一两　川芎一两　羌活一两　独活一两　防风一两　麻黄一两　细辛一两　白芷一两　首乌一两　　蜜丸，重三钱，朱砂为衣。

方二：苍术八钱（米泔水浸，炒）　全蝎（洗去盐性，晒干）　石斛　天麻　当归　川芎　荆芥　防风　羌活　细辛　麻黄　何首乌　川乌（汤泡，去皮尖）　草乌（汤泡，去皮尖）　甘草　朱砂各一钱　雄黄六分　　共为极细末。

专治痈疽、疔毒、对口，一切无名肿毒，疼痛红肿无头，恶寒恶心，风湿流痰流注，及偏正头疼，破伤风肿，牙关紧闭，不省人事，抽搐如风；并治四时瘟疫传染，伤风伤寒头疼，憎寒壮热等证。每服一丸，甚者服二丸，姜汤送下，疮毒并破伤风，用老酒化服。以上俱要发汗为度。

二十四日，**郝进喜、曹进昇**请得珍嫔脉息浮数。系湿热下注，痛风之症。两腿周身流痛不定，发热恶寒，夜不得寐。用药调治以来，症势时缓时复。服万灵丹，肿势微消，惟滞热过盛。今议用清热润燥汤，午、晚二贴调理。

油当归三钱　酒芩二钱　火麻仁三钱　郁李仁三钱（炒，研）　焦楂三钱（研）　神曲三钱（炒）　槟榔二钱　枳实一钱五分　厚朴二钱　酒军三钱　青皮一钱五分　甘草八分（生）　　引用红蜜一茶匙。

二十五日，**郝进喜、曹进昇**请得珍嫔脉息浮数。系湿热下注，痛风之症。以致两腿周身流痛不定，发热恶寒，夜不得寐。服药以来，症势时缓时复。昨服清热润燥汤，大便虽行，究属不净。今议仍照原方，午服一贴调理。

按语：保安万灵丹祛风除湿、通络止痛，然温燥之品更易助热，故珍嫔服后，滞热较重。近二日所用清热润燥汤，以清热导滞为主治。方中油当归、麻仁、郁李仁润肠通便，小承气汤清热导滞，槟榔行气导滞，青皮破气散结，山楂、神曲和胃健脾，黄芩清热祛湿，生甘草清热解毒、调和诸药。以红蜜为引，助药润肠，兼能调药和中。

二十六日，**郝进喜、曹进昇**请得珍嫔清热化滞汤，午服一贴。

酒芩二钱　火麻仁三钱　郁李仁三钱（炒研）　焦楂三钱（研）　神曲三钱（炒）　槟榔二钱　枳实一钱五分　厚朴二钱　青皮一钱五分　麦冬三钱　花粉三钱　甘草八分（生）　引用红蜜一茶匙。

二十七日，**郝进喜、曹进昇**请得珍嫔仍照原方清热化滞汤，加柴胡一钱五分，午服一贴。

二十八日，**郝进喜、曹进昇**请得珍嫔仍照原方清热化滞汤，午服一贴。

二十九日，**郝进喜、曹进昇**请得珍嫔脉息浮数。系湿热下注，痛风之症。以致两腿周身流痛不定，发热恶寒，夜不得寐。用药调治以来，时缓时复，连服清热、润燥、化滞等汤，症势渐减。惟湿热过盛所致，今议仍照原方清热化滞汤加姜连八分，午服一贴调理。

本日，**郝进喜、曹进昇**请得珍嫔三黄散。

黄芩三钱　黄柏三钱　大黄三钱　共为极细末，用醋调敷患处。

十一月初一日，**郝进喜、曹进昇**请得珍嫔脉息渐缓。原系湿热下注，痛风之症。用药调治以来，诸症渐减，肿势微消，疼痛稍轻。今议仍照原方清热化滞汤，午服一贴调理。

初二日，**郝进喜、曹进昇**请得珍嫔照原方清热化滞汤，午服一贴。

初三日，**郝进喜、曹进昇**请得珍嫔照原方清热化滞汤，减去枳实、槟榔，加半夏一钱五分、陈皮一钱五分，午服一贴。

本日，珍嫔灯心一两、竹叶五钱。

按语：近几日所用清热化滞汤，导滞之力略逊于清热润燥汤。

二十六日方较清热润燥汤减油当归、酒大黄，增麦冬、天花粉，清热兼具养阴生津之功。二十七日增柴胡，理气机、散郁火。二十九日增姜连，清中焦湿热、和肝胃；三黄散外敷，清热解毒，消肿止痛。十一月初三日再减枳实、槟榔，增半夏、陈皮、灯心、竹叶，盖因滞热减轻，湿热之邪复又加重。

初四日，**郝进喜、曹进昇**请得珍嫔脉息渐缓。原系湿热下注，痛风之症。用药调治以来，诸症渐减，肿势微消，疼痛稍轻。今议用柴胡温胆汤，午服一贴调理。

柴胡一钱五分　赤苓三钱　陈皮二钱　青皮一钱五分（醋炒）　竹茹二钱　枳壳二钱（炒）　姜连六分　谷芽三钱（炒，研）　生甘草五分　　引用灯心一束。

初五日至初七日，**郝进喜、曹进昇**请得珍嫔照原方柴胡温胆汤，午服一贴。

按语：柴胡温胆汤出自《医宗金鉴》，原治小儿感冒夹惊，病退仍觉心惊不寐者。近几日以该方减半夏，增青皮、姜连、谷芽、灯心草，调和肝胃，清热祛湿，治病求本。

初八日，**郝进喜、曹进昇**请得珍嫔脉息渐缓。原系湿热下注、痛风之症。用药调治以来，诸症渐减。惟里热过盛，今议用清热调中汤，午服一贴。

生地三钱（小）　炒栀子一钱五分　连翘二钱　赤苓三钱　酒芩一钱五分　花粉三钱　桔梗一钱五分　陈皮一钱五分　薄荷一钱　元参二钱　酒军二钱　葛根一钱五分　甘草八分（生）　　引用灯心一束。

初九日，**郝进喜、曹进昇**请得珍嫔照原方清热调中汤，减去酒军一钱，午服一贴。

按语：珍嫔痛风之症渐减，近二日治以清热和中，兼顾祛湿。初八日方以生地、元参、天花粉清热养阴；栀子、连翘、薄荷、葛根清热透邪，葛根兼能通痹，薄荷兼能疏肝；茯苓、黄芩、灯心草清热祛湿；酒军清热导滞；桔梗、陈皮调理气机；甘草调和诸药，清热解毒。初九日减酒军，盖湿热减轻。

十七日，**郝进喜、曹进昇**请得珍嫔脉息渐缓。原系湿热下注，痛风之症。用药调治以来，诸症渐好，惟里热过盛。今议用除湿和胃饮，午服一贴调理。

赤苓三钱　木通二钱　焦楂三钱　麦芽三钱（炒）　花粉二钱　酒芩一钱五分　焦曲三钱　炒栀子一钱五分　麦冬二钱（去心）　　引用灯心一束。

十八日，**郝进喜、曹进昇**请得珍嫔照原方除湿和胃饮，午服一贴。

本日，珍嫔灯心一两、竹叶五钱。

按语：近二日治以清湿热、和中焦。

十九日，**郝进喜、曹进昇**请得珍嫔脉息和缓。原系湿热下注，痛风之症。用药调治以来，诸症俱好。惟身软气怯，宜止汤药。今议用除湿和胃丸，常服，缓缓调理。

赤苓八钱　小生地四钱　麦芽八钱（炒）　花粉六钱　炒栀子三钱　神曲八钱　酒芩四钱　焦楂八钱　枳壳四钱（炒）　青皮四钱　姜连二钱　甘草一钱五分（生）　　共为细末，水法为丸，如绿豆大，每服三钱，白开水送下。

按语：诸症渐减，故以丸剂调服，除湿热余邪，调理中焦。

总结："痛风"一词最早出现于《名医别录》。《名医别录·上品》曰："独活……治诸风，百节痛风无久新者。"然自宋代以后，始有文献对"痛风"之症进行描述。《太平圣惠方》认为"痛风"即为"白虎风病"："痛风，或在四肢，肉色不变，其疾昼静而夜发，夜发即彻骨髓酸疼，其痛如虎之啮，故名白虎风病也。"《格致余论·痛风论》认为"热血得寒，汗浊凝涩"是"痛风"发病的重要病因病机："痛风者，大率因血受热，已自沸腾，其后或涉冷水，或立湿地，或扇风取凉，或卧当风，寒凉外搏，热血得寒，汗浊凝涩，所以作痛，夜则痛甚，行于阴也。"这和"痹证"之病因病机甚为相似。《万病回春》指出饮食失宜是"痛风"形成的重要病因："一切痛风肢体痛者。痛属火，肿属湿，所以膏粱之人多食煎炒、炙、酒肉，热物蒸脏腑……"这和现代医学之"痛风"病因极为吻合。《张氏医通·痛风》对"痛风"之名的沿革、病机进行了高度概括："痛风一症，《灵枢》谓之贼风，《素问》谓之痹，《金匮》名曰历节，后世更名曰白虎历节，多由风寒湿气乘虚袭于经络，气血凝滞所致。"从上可见，中医所论之"痛风"，涉及现代医学病名较多，当包括现代医学的痛风、风湿性关节炎、类风湿关节炎等多种代谢、风湿免疫系统疾病。

纵观御医郝进喜、曹进昇治疗珍嫔痛风一案，在清热祛湿通络的基础上，注重调治肝脾胃三脏为其辨证用药特点。

首先，清热祛湿、通络止痛是治疗珍嫔痛风之主要治法。珍嫔痛风一症乃湿热蕴结下焦、经络阻滞所致，故清热祛湿、通络止痛乃贯穿于整个治疗过程的主要治法。御医郝进喜、曹进昇每日均使用了大队清热祛湿通络之品。如十月十二至十五日所用除湿拈痛汤，方中羌、独、防、膝祛风湿、通经络、止疼痛，茵陈、茯苓、猪苓、泽泻、黄芩清利湿热。十六至十九日所用除湿和血汤，方以羌活、茯苓、木通、茵陈、苦参、黄芩等清热祛湿、通络止痛。二十、二十一日所用清热除湿汤，仍以黄芩、木通、茯苓、半夏、灯心草等清热祛湿、通经活络。二十二、二十三日因湿热减轻，现"风湿袭于经络"之证，故治以保安万灵丹祛风除湿、通经活络。二十四日以后，因珍嫔湿热减轻，滞热较重，故主以清热散滞，佐以清热祛湿。如二十四至二十八日以黄芩、槟榔清热祛湿，二十九日至十一月初八日先后增三黄散、灯心、竹叶、温胆汤等清热祛湿。十一月十七日，"诸症渐好"，转以清热祛湿和中为治。以上均表明了诊疗珍嫔痛风，不离清湿热、通经络的治法特点。

其次，注重养肝和肝是治疗珍嫔痛风的重要特点。如除湿拈痛汤中，当归补血和血，川芎行气活血，牛膝补肝肾、益精血；除湿和血汤中，当归、生地补血养阴，川芎活血理气，柴胡疏肝理气；除湿拈痛汤中，柴胡、青皮疏肝理气，生地滋阴养肝；清热化滞汤和黄连温胆汤中，青皮、柴胡疏肝理气；清热调中汤中，生地滋阴养肝；除湿和胃丸中，生地、青皮养肝疏肝。以上诸药，均为调肝之用。

再次，兼顾调理脾胃是治疗珍嫔痛风的又一特点。如十月十五日方增用山楂三钱，二十一日方增用焦三仙各三钱，以和胃健脾。二十四日，珍嫔证势反复，滞热较盛，郝进喜、曹进昇更是增用了山楂、神曲、厚朴等和胃降气之品，并引以红蜜和中缓急，小承气汤攻积导滞。十一月方先后使用陈皮和中理气，谷芽和胃健脾，枳壳理气消胀等。尤其十一月十九日诸症减轻以后，易为除湿和胃丸缓慢调理，更是体现了御医注重调理中焦脾胃的用药特点。

## 杨际和、范绍相治疗光绪帝乳核治案

（光绪，年份不详）二月十七日，**杨际和、范绍相**请得皇上脉息左关弦而近数，右寸关滑数。乳之筋核活动重按疼痛。肝脾二经湿郁未清，以致脉络欠于舒通。今议用照原方外，仍敷消肿定痛散调理。

炙香附三钱　生地四钱（次）　当归尾二钱　赤芍二钱（炒）　醋青皮二钱　川芎一钱五分　夏枯草二钱　橘络一钱　生甘草六分　　水煎代茶。

按语：此为《清宫医案研究》所载光绪帝乳核治案的最早记录。该日治以清热养阴，理气活血，通络止痛。方中香附、青皮疏肝行气，四物汤变方清热和血，夏枯草清肝火、散郁结，橘络通络止痛，生甘草清热解毒、调和诸药。

消肿定痛散由金果榄三钱、姜黄三钱、乳香一钱、没药一钱、梅花片四分（另研，后兑）组成，共研极细面，过重罗后兑梅花片，用青茶卤调匀，温上患处，如干时，即用稀药水温温担之。方中一派行气解郁、活血化瘀之品，与汤剂内外合用，可增行气散瘀、通络止痛之效。

二月十九日，**杨际和**请得皇上脉息左关沉弦，右寸关滑而稍数。乳之筋核虽然渐小，而肿势尚未消平，重按微痛。总缘湿郁不净，脉络未舒所致。今用代茶饮照原方加减，外敷之药照方调理。

香附一钱五分（炙）　熟地一钱五分（砂仁拌）　归尾一钱五分　赤芍一钱五分（炒）　抚芎五分　桔梗八分　橘络八分　生草五分　　水煎代茶。

二月二十二日，**杨际和**请得皇上脉息左关弦而近缓，右寸关沉滑。乳之筋核疼痛渐止，有时重按尚觉微疼。今用代茶饮照原方，外敷之药仍照原法调理。

香附一钱五分（炙）　当归一钱五分　赤芍一钱五分　抚芎五分　橘络八分　苏梗五分　桔梗八分　生草五分　　水煎代茶。

二月二十三日，杨际和请得皇上脉息左关弦而近数，右寸关滑数。乳之筋核虽然活软，亘按尚疼，乳头之旁起有小粟，微觉僵痛。良由郁热不清，筋脉未舒所致。今用清肝和脉代茶饮调理。

次生地二钱　归尾一钱五分　赤芍一钱五分（炒）　炒栀一钱五分　炙香附一钱五分　橘络八分　桔梗八分　甘菊一钱五分　苏梗叶五分（各）　生草五分　水煎代茶。

按语：近几日治以香附四物汤化裁。十九日治以四物汤养血和肝，香附、橘络理气通络，桔梗载药上行，生甘草清热解毒、调和诸药。二十二日方减熟地，增苏梗，助理腕中之气；二十三日方复增生地、栀子、甘菊，增清散郁热、凉血疏肝之功。

二月二十四日，杨际和请得皇上脉息左关弦数，右寸关滑数。乳之筋核重按仍痛，乳头之上肉皮裂有小口，乳头之旁尚有小粟，微觉僵疼。总缘肝脾二经湿热血燥，气道未舒所致。今用清热调肝代茶饮，外敷白碗胭脂调理。

羚羊一钱　瓜蒌三钱　生地三钱（次）　归尾二钱　赤芍二钱（炒）　香附二钱（炙）　橘络一钱　猪苓二钱　连翘二钱　苏梗叶八分（各）　炒栀二钱　三仙各二钱（焦，研）　水煎代茶。

二月二十五日，杨际和请得皇上脉息左关弦数，右寸关滑数。乳之筋核中间较软，重按作疼。乳头之上裂口渐合，乳头之旁小粟稍退，微觉僵疼。今用代茶饮照原方外，仍敷白碗胭脂调理。

羚羊一钱　瓜蒌三钱　生地三钱（次）　归尾二钱　赤芍二钱（炒）　香附二钱（炙）　橘络一钱　猪苓二钱　连翘二钱　苏梗叶八分（各）　炒栀二钱　三仙各三钱（焦，研）　水煎代茶。

二月二十六日，杨际和请得皇上脉息左关弦而尚数，右寸滑数。乳之筋核微消，重按尚疼，乳头肉皮裂处尚未平复，乳头之旁小粟已消。今用代茶饮照原方加减外，仍敷白碗胭脂调理。

羚羊八分　元参三钱　生地三钱（次）　归尾二钱　赤芍二钱（炒）　香附二钱（炙）　橘络一钱　公英二钱　连翘二钱　荆芥一钱　炒栀二钱　三仙六钱（焦，研，共）　水煎代茶。

按语：近几日光绪帝气郁兼肝脾湿热未净。二十四、五日治以羚羊角清热平肝，瓜蒌清热化痰，生地、归尾、赤芍凉血活血，栀子、香附、苏梗叶清热理气散郁，连翘、橘络散结通络，猪苓清热利水，焦三仙和胃消食。二十六日湿热渐退，方减瓜蒌、猪苓、苏梗叶，增荆芥、元参、公英，增清热解毒散结之效。

二月二十七日，杨际和请得皇上脉息左关弦浮而数，右寸关滑数。乳之筋核见小，乳头肉皮裂处已好。惟湿热不净，气道欠舒，加以感受风寒，以致头疼微晕，身肢发热，喉内发咸，鼻息气热，有时作渴，口中微黏。今用清解调肝代茶饮调理。

薄荷一钱 荆芥三钱 防风三钱 川芎一钱五分 白芷三钱 香附二钱（炙） 元参三钱 赤芍二钱（炒） 酒芩三钱 花粉三钱 橘红一钱五分 三仙六钱（焦，研，共） 水煎代茶。

二月二十八日，**杨际和**请得皇上脉息左关弦浮而数，右寸关滑数。乳之筋核重按仍觉作痛，身热已退，头疼见轻，时而发闷，喉内仍咸，舌起口疮，口渴仍黏。总缘风邪未净，湿热不清所致。今用代茶饮照原方加减调理。

薄荷一钱 荆芥二钱 蔓荆子二钱（炒，研） 川芎一钱五分 白芷二钱 香附二钱（炙） 元参三钱 酒连一钱（研） 酒芩三钱 花粉三钱 枳壳三钱（炒） 三仙九钱（焦，研，共） 水煎代茶。

按语：近二日光绪帝乳核减轻，复感风寒，故方以川芎茶调散化裁，疏风散寒，辅以理气通络、清热祛湿和中之品。

总结：乳之筋核，乃脏器不足，气滞、血瘀、痰凝结于局部而成的硬结肿块，伴或不伴有疼痛，《外科大成》谓之“如梅如李，虽患日浅，亦乳岩之渐”。本病多为女性发病，男性发病者较少。

关于乳房与脏腑经络的关系，早在《黄帝内经》即有论述。《灵枢·经脉》曰：“胃足阳明之脉……其直者，从缺盆下乳内廉……”“肝足厥阴之脉……上贯膈，布胁肋……其支者，复从肝，别贯膈……”《诸病源候论》载有“男子乳头属肝，乳房属肾”之语，丹波元简在《素问识》一书中，称乳房为“胸中气血交凑之室”。中医认为，忧思伤脾，郁怒伤肝，冲任失调，痰瘀阻络，均可引发乳核。《外科枢要·论乳痈乳岩结核》曰：“乳房属足阳明胃经，乳头属足厥阴肝经。男子房劳恚怒，伤于肝肾；妇人胎产忧郁，损于肝。”点明了乳房之疾与肝肾关系密切。《临证指南医案》曰：“乳房为少阳脉络经行之所，此经气血皆少，由情怀失畅，而气血郁痹，有形而痛，当治在络……乳房结核，是少阳之结，此经络气血皆薄，攻之非易。”《疡科心得集》曰：“男子乳头属肝，乳房属肾，以肝虚血燥，肾虚精怯，故结肿痛。治当以六味地黄汤加归、芍、青皮主之。”表明肝肾亏虚、气血失调皆可发为本病。《外证医案汇编》曰：“乳症，皆云肝脾郁结，则为癖核；胃气壅滞，则为痈疽。”指出了肝脾土木失和是乳核发病的重要病机。

以上仅为光绪帝乳核后期治案，前期治案《清宫医案研究》一书未有载录。杨际和、范绍相采用方药内服、外敷结合为治。二月十七日至二十二日治以代茶饮与消肿定痛散合用，二十四日至二十六日治以代茶饮与白碗胭脂合用。如此则清热养阴、理气通络之力较大。纵观御医每日用药，具有从肝论治，兼调脾胃的特点。其中养肝和肝、通络止痛贯穿了治疗光绪帝乳核一疾的始终。

首先，养肝和血为御医疗光绪帝乳核的治本之治。因肝为藏血之脏，又有疏泄之性，乳房、乳头为足厥阴肝经所过之处，且光绪帝乳核一疾与长期情志不遂密不可分。故杨际和、范绍相每日治以养血和血之品最多。如二月十七日所用生地、归尾、赤芍、川芎，实乃四物汤之变方，既补血散瘀，又凉血以清肝脾二经蕴热。十九日热邪减轻，生地易为熟地，以获补益精血之效。二十二日减熟地，二十三日熟地易为生地，二十四日至二十七日减川芎，均是对四物汤的灵活化裁。

其次，疏肝通络为御医疗光绪帝乳核的治标之治，亦贯穿于治疗光绪帝乳核的始终。如二月十七日治以香附、青皮疏肝行气，夏枯草清肝火、散郁结；十九日治以香附疏肝理气；二十二日至二十六日治以香附、苏梗等疏肝和中。尤其是二十四日至二十六日，杨际和、范绍相选用地、归、香附、羚羊角等大队治肝之品，疗光绪帝“肝脾二经湿热血燥”、“气道未舒”。每日方药均用橘络，取其“通经络，舒气，化痰，和血脉”之功（《本草求原》）。

再次，佐用和胃调中之品是御医治疗光绪帝乳核的又一特点。因肝木不舒，易乘脾犯胃，致脾胃失和，故杨际和、范绍相常于治肝之品中，佐用调理中气、和胃健脾之品。如以苏梗叶理脾和中，焦三仙和胃健脾，陈皮理脾和中等，均为调理脾胃之用。

## 庄守和治疗光绪朝四格格头晕治案

光绪三十二年七月十八日，庄守和看得四格格脉息左寸关弦数，右关见滑。肝胃湿热熏蒸，时作头晕。今用清解湿热之法调治。

霜桑叶三钱　甘菊二钱　天麻一钱五分　荆芥一钱　酒黄芩二钱　川芎一钱五分　茅术一钱五分（炒）　甘草八分　　引用薄荷六分。

七月十九日，庄守和看得四格格脉息左寸关弦数，右关见滑。肝胃有热，伤湿头晕。今用清眩化湿饮调治。

桑叶三钱　菊花二钱　天麻一钱　荆芥一钱　酒芩三钱　石斛三钱　茅术二钱（炒）　甘草八分　　引用建神曲二钱（炒）。

按语：肝胃湿热上扰清窍则头晕。先治以桑、菊、薄荷疏风凉肝、辛凉透热，荆芥疏风散邪，天麻平肝息风，川芎上行而活血行气，共止头晕；黄芩清热燥湿，白术健脾燥湿，甘草助药清热、调和诸药。次日方减川芎、薄荷，增石斛、神曲清热和胃。

七月二十日，**庄守和**看得四格格脉息左寸关弦数，右关滑数。肝胃湿热未清，有时头晕口渴。今用清化湿热饮调治。

荆芥一钱 甘菊二钱 霜桑叶三钱 天麻一钱 酒芩一钱五分 花粉二钱 金石斛三钱 生草八分 引用薄荷七分。

按语：湿热耗伤津液，故减白术、增天花粉，以清热生津。

七月二十一日，**庄守和**看得四格格脉息左关弦数，右关滑数。肝胃湿郁生热，微受风凉，时作头晕。今用清眩化湿之法调治。

霜桑叶二钱 甘菊二钱 川芎一钱五分 茅术二钱(炒) 酒黄芩二钱 建曲三钱(炒) 赤苓二钱 甘草八分 引用鲜荷叶一角。

按语：四格格暑天微感风凉，故疏风凉肝、清热祛湿之品中，增茯苓祛湿，鲜荷叶清解暑热、升发清阳。

七月二十二日，**庄守和**看得四格格脉息左关弦数，右关见滑。肝胃湿热未净，上焦头晕未清。今用清眩化湿之法调治。

荆穗一钱 甘菊二钱 桑叶二钱 白芷一钱五分 茅术一钱五分(炒) 川芎一钱 石斛三钱(金) 生草八分 引用鲜荷叶一角。

七月二十三日，**庄守和**看得四格格脉息左寸关浮弦，右关滑而稍数。头晕有时觉较(好)。惟上焦风热未净。今用清解化湿饮调治。

荆穗一钱 甘菊二钱 桑叶二钱 白芷一钱五分 茅术一钱五分(炒) 建曲二钱(炒) 竹茹二钱 生草八分 引用薄荷六分。

七月二十四日，**庄守和**看得四格格脉息左寸关浮弦，右关滑缓。头晕见好。惟食后稍觉恶心。今用平胃化湿之法调治。

荆穗一钱 甘菊二钱 桑叶二钱 橘皮一钱五分 厚朴一钱五分(炙) 茅术一钱五分(炒) 广砂八分(研) 甘草八分 引用竹茹一钱五分。

按语：四格格头晕渐好，肝胃湿热渐轻，故治以大队辛散之品疏风透邪，佐用或石斛，或神曲、竹茹清热和胃。二十四日头晕已止，惟湿邪阻滞、胃失和降，故治以平胃散等和胃化湿，辅以桑、菊、荆穗疏风、凉肝。

总结：御医庄守和疗四格格头晕一案，以疏风凉肝、清热祛湿为治法。

首先，疏风透散为主要治法，贯穿于治疗四格格头晕的始终。如七月十八日至二十日治以荆芥、桑、菊、薄荷，寒温合用，清散内邪，清利头目；二十一日治以疏肝凉肝之桑、菊。湿热减轻后，仍治以桑、菊、荆芥三味疏解清利。

其次，辅以清热祛湿，是治疗四格格头晕的重要特点。四格格头晕之病机乃肝胃湿热上扰清窍，故庄守和在疏风凉肝、清利头目的同时，辅以清热祛湿之品。如七月十八至二十一日治以黄芩清热祛湿、生甘草清热解毒，十八日、十九日尚增用白术健脾祛湿。随着湿热渐清，二十二、三日治以白术、荆芥穗与桑、菊、生草等合用，微祛湿热；二十四日方以平胃散、甘草、竹茹清热祛湿。

此外，庄守和用药之灵活，从该案可窥知一斑。如十九日较十八日方药减川芎、薄荷，增石斛、神曲，因四格格胃热不减。二十日湿热伤津耗液，“有时头晕口渴”，故增天花粉二钱清热生津。二十一、二日四格格微感风凉，故引以鲜荷叶清热消暑，兼助桑、菊、荆芥穗凉肝透邪。二十三、四日湿热渐轻，头晕渐好，转以平胃散加味祛湿和中，这也与清太医院医家注重调理中焦脾胃的用药特点契合。

## 张仲元、戴家瑜等治疗李莲英腿膝疼痛治案

（光绪三十四年）三月二十一日，**张仲元、戴家瑜**看得总管脉息左关弦缓，右寸关滑缓。脾阳郁遏，蓄湿生热，经脉未和。今议用和肝理脾之法调治。

党参一钱五分　生於术一钱五分　茯苓一钱五分　薏米四钱（焦）　橘络三钱　炒谷芽三钱　木瓜一钱　甘草五分（生）　　引用鲜桑枝二钱。本方减甘草，加炙草五分，加丝瓜络五分。午初煎药，午正三刻服药。

三月二十二日，**张仲元、戴家瑜**看得总管脉息左关弦缓，右寸关滑缓。脾阳郁遏，蓄湿生热，经脉未和。今议用除湿和营之法调治。

生於术一钱　茯苓一钱五分　炒薏米四钱　防己一钱五分　川牛膝一钱　木通一钱　川芎五分　橘络三钱　　引用豆淋酒一两（后煎）。本方加谷芽（炒）三钱。午初煎药，午正二刻服药。

按语：李莲英由于年迈、久居深宫，长期脏腑失调、饮湿内蓄，日久气血不畅，经脉痹阻。张仲元等御医反复治以益气、祛湿、通络等法。

近二日疗李莲英“脾阳郁遏，蓄湿生热，筋脉未和”，健脾益气、祛湿通络止痛并重。三月二十一日方中参、术、苓、薏米健脾祛湿，炒谷芽和胃消食，橘络理气除湿通络，木瓜、桑枝祛湿通络，生甘草清热、调和诸药。次日方减党参，增牛膝、木通、防己等祛湿通络、行气止痛之品，盖因李莲英筋脉疼痛加重。

三月二十三日，**张仲元、戴家瑜**看得总管脉息左关沉弦，右寸关滑而近数。脾阳郁遏，风湿未解，筋脉痹痛。今议用祛风除湿之法调治。

防风一钱　羌活五分　威灵仙八分　川芎五分　盐柏一钱五分　防己一钱五分　粉葛一钱五分　甘草五分　　引用泽泻一钱五分、炒薏米四钱。本方减威灵仙。酉初二刻十分煎药，酉正服药。

三月二十五日，**张仲元、戴家瑜**看得总管脉息左关沉弦，右寸关滑而近数。脾阳郁遏，风湿未解，筋脉痹痛。今议用祛风除湿之法调治。

生黄芪一钱五分　羌活六分　葛根一钱五分　防己一钱五分　秦艽一钱五分　羚羊八分　薏米（炒）四钱　甘草五分　　引用橘络三钱、炒谷芽三钱。酉初一刻十分煎药，酉初三刻服药。

按语：二十三日治以防、羌、葛、防己、威灵仙祛风除湿、通经舒络，佐以黄柏、泽泻清利湿热，川芎活血行气止痛，薏米健脾祛湿、舒筋止痛，甘草健脾益气、调和诸药。二十五日方减防、芎、柏、泽泻，增生黄芪、秦艽各一钱五分，羚羊八分，橘络、炒谷芽各三钱，盖因下焦湿热减轻，现郁热上扰之象。

方中还佐用解表、利水之品。解表药祛风以胜湿，使湿从汗出而散邪，正如《医方考》所言"……以风药而治湿，如卑湿之地，风行其上，不终日而湿去矣"；利水药渗利湿热，使湿热趋下分利。

三月二十六日，**张仲元、戴家瑜**看得总管脉息左寸关弦而近数，右关沉滑。风湿未解，筋脉痹痛。良由脾气郁遏，风湿搏聚使然。今议用祛风和络除湿之法调治。

生黄芪一钱五分　羌活八分　独活八分　防己一钱五分　秦艽一钱五分　葛根一钱五分　薏米（炒）四钱　木瓜二钱　　引用川牛膝二钱、羚羊一钱。酉正煎药，酉正二刻服药。

三月二十六日，**张仲元、戴家瑜**拟总管服药方。

乳香一两　　研面，烧酒调敷患处。

按语：该日治以羌、独、葛、秦艽、防己、木瓜、川牛膝祛风除湿、通经活络，薏米、黄芪健脾祛湿，羚羊角平肝兼疗湿郁生热。以烧酒调服乳香外用，内外合治，增舒筋和络之功。

三月二十八日，**张仲元、戴家瑜**看得总管脉息左寸关弦而近缓，右关沉滑。风湿渐解，筋脉痹痛较轻。良由脾气郁遏，风湿搏聚使然。今议用祛风和脉除湿之法调治。

生黄芪一钱五分　木瓜一钱五分　葛根一钱五分　羌活八分　炒薏米四钱　谷芽（炒）三钱　防己一钱五分　羚羊八分　　引用川牛膝一钱五分。申正一刻十分煎药，申正三刻服药。

三月二十九日，**张仲元、戴家瑜**看得总管脉息左关弦而近缓，右关沉滑。风湿渐解，筋脉痹痛较轻。今议用祛风和脉除湿之法调治。

生黄芪一钱五分　秦艽一钱五分　炒薏米四钱　羌活八分　炒谷芽三钱　防己一钱五分　羚羊八分　木瓜一钱五分　　引用川牛膝一钱五分、葛根一钱五分。申正一刻五分煎药，申正二刻服药。

四月初二日，**张仲元、戴家瑜**看得总管脉息左关弦而近缓，右关沉滑。风湿渐解，余邪未净，是以痹痛时重时轻。今议用祛风和脉除湿之法调治。

桑寄生二钱　独活一钱　防风一钱　防己一钱五分　川牛膝一钱五分　秦艽一钱　党参一钱　木瓜一钱五分　　引用炒谷芽三钱、乌药一钱五分。申正煎药，申正三刻服药。

四月初三日，**戴家瑜**看得总管脉息左关弦缓，右关滑缓。今用和络祛风之法调治。

桑寄生二钱　独活一钱　木瓜一钱五分　防己一钱五分　党参一钱　牛膝一钱五分　乌药一钱五分　川芎一钱　川续断一钱五分　防风一钱　秦艽一钱　引用炒谷芽三钱。午初煎药，未服药。

按语：近几日李莲英筋脉疼痛渐轻，主以祛风湿、通经络，辅以健脾益气、补益肝肾，方以独活寄生汤化裁。虽细辛祛风除湿，温以散寒，辛以开窍，然其性辛热，宫中患者多惧其毒性，故代以乌药行气，兼温暖下元。地、芍可补益肝肾，然二者滋腻之性有碍除湿通络，故亦弃之不用。

四月初四日，**张仲元、戴家瑜**看得总管脉息左关弦缓，右关滑缓。风湿渐解，惟疼痛未止，总属脾弱未能使邪尽出。今议用益气化湿和络之法调治。

党参一钱五分　黄芪一钱五分　焦於术一钱　薏米（炒）三钱　续断一钱五分　防己一钱五分　广皮一钱　五加皮一钱五分　　引用炒谷芽三钱。本方加橘络一钱，午正煎药，未初一刻服药。

四月初五日，**张仲元、戴家瑜**看得总管脉息左关弦缓，右关滑缓。风湿渐解，疼痛稍止，系属脾弱邪出未净。今议用益气化湿和络之法调治。

党参二钱　黄芪一钱五分　焦於术一钱五分　薏米（炒）四钱　续断一钱五分　木瓜一钱五分　广皮一钱　五加皮一钱五分　　引用炒谷芽三钱。午初煎药，午正二刻服药。

四月初六日，**张仲元、戴家瑜**看得总管脉息左关弦缓，右关滑缓。风湿渐解，疼痛时重时轻。今议用益气化湿和络之法调治。

党参二钱　黄芪一钱五分　焦於术一钱五分　薏米（炒）四钱　茵陈一钱五分　海桐皮二钱　川续断一钱五分　香附（醋炙）一钱　　引用炒谷芽三钱、虎骨一钱五分（炙）。午初煎药，午正一刻服药。

四月初七日，**张仲元、戴家瑜**看得总管脉息左关弦缓，右关滑缓。风湿未能尽解，疼痛时轻时重。今议用益气和络祛风之法调治。

人参须五分　党参二钱　焦於术一钱五分　薏米（炒）四钱　海桐皮二钱

广皮一钱 怀牛膝一钱五分 独活一钱 引用炒谷芽三钱、木瓜一钱五分。午初煎药，午正二刻服药。

四月初九日，**张仲元、戴家瑜**看得总管脉息左关弦缓，右寸关滑缓。筋脉未和，风湿未净，疼痛时重时轻。今议用益气和脉祛风之法调治。

人参须五分 党参二钱 焦於术一钱五分 薏米（炒）四钱 海桐皮二钱 片姜黄一钱五分 怀牛膝一钱五分 独活一钱 引用炒谷芽三钱、川芎一钱。午初煎药，午正三刻服药。

按语：近十日李莲英筋脉痹痛虽有减轻，但仍时轻时重，故治以参、术、薏米等健脾益气，海桐皮、姜黄、防己等祛风除湿通络，标本兼治。

四月十一日，**李德源**看得总管脉息左关弦数，右寸关滑缓。筋脉未和，风湿未净，疼痛时重时轻。今议用益气和脉祛风之法调治。

党参二钱 焦於术一钱五分 茯苓二钱 归身（土炒）一钱 杭芍（炒）二钱 生熟地（砂仁拌）各一钱 木瓜二钱 山药（炒）二钱 引用川芎一钱。午初煎药，午正三刻服药。

四月十一日酉刻，**张仲元、李德源、戴家瑜**看得总管脉息左关弦而近数，右寸关滑缓。中气欠调，风湿未净。致筋脉作疼，腹中觉胀。今议用益气和脉祛风之法调治。

广皮八分 炒谷芽三钱 焦薏米四钱 广砂（研）四分 水煎代茶。酉正煎药，未服药。

四月十二日，**张仲元、李德源、戴家瑜**看得总管脉息左关弦而近数，右寸关滑缓。中气欠和，脾弱风湿筋脉作疼，小水较勤。今议用益气理脾、扶正祛邪之法调治。

人参须五分 党参二钱 焦於术一钱 焦薏米四钱 炒谷芽三钱 茅术五分 益智仁（研）八分 炒杭芍一钱五分 引用霜桑叶二钱。午初煎药，午正二刻服药。

四月十三日酉刻，**张仲元、李德源、戴家瑜**看得总管脉息左关弦缓，右寸关滑缓。中气欠和，风湿未净，致筋脉作疼，脾气尚弱。今议用养正除邪之法调治。

人参须五分 党参二钱 焦於术一钱 焦薏米四钱 炒谷芽三钱 茅术五分 益智仁（研）八分 炒杭芍一钱五分 引用橘络二钱。本方减橘络，加霜桑叶二钱。酉正煎药，酉正二刻服药。

四月十三日亥刻，**张仲元、李德源、戴家瑜**看得总管和营卫、止疼之法。

桂枝八分 杭芍三钱 甘草六分 引用生姜一片、红枣肉二个。此药无煎。

四月十四日，**张仲元、李德源、戴家瑜**看得总管脉息左关弦缓，右寸关滑缓。营卫欠和，风湿未净，脾元较弱，致筋脉作疼。今议用养正除邪之法调治。

人参须五分　党参二钱　焦於术一钱　焦薏米四钱　炒谷芽三钱　防己一钱五分　炒杭芍一钱五分　霜桑叶二钱　　引用壳砂八分（研）。本方减防己，加木瓜一钱五分。午初煎药，未初时分服药。

四月十七日，**张仲元、李德源、戴家瑜**看得总管脉息左关弦缓，右寸关滑缓。营卫欠和，脾元较弱，筋脉作疼，风湿未净。今议用益正气、通脉络之法调治。

人参须六分　党参二钱　焦於术一钱　焦薏米四钱　炒杭芍一钱五分　乌药一钱五分　炒没药二钱　霜桑叶二钱　　引用壳砂八分（研）。午初煎药，未出服药。

四月十八日，**张仲元、李德源、戴家瑜**看得总管脉息左关弦缓，右寸关滑缓。营卫欠和，筋脉作疼，风湿未净。今议用益正气、通脉络之法调治。

人参须六分　党参二钱　焦於术一钱　焦薏米四钱　炒杭芍二钱　乌药一钱五分　炒没药二钱　霜桑叶二钱　　引用香附一钱（炙）。午初煎药，午正三刻服药。

四月十九日，**张仲元、李德源、戴家瑜**看得总管脉息左关弦缓，右寸关滑缓。营卫欠和，筋脉作疼，风湿未净。今议用益正气、通脉络之法调治。

人参须六分　党参二钱　生炒於术各五分　生炒薏米各二钱　生杭芍一钱五分　谷芽三钱　霜桑叶三钱　鲜桑枝三钱　　引用乌药一钱。午初煎药，午正三刻时分服药。

四月二十日，**张仲元、李德源、戴家瑜**看得总管脉息左关弦缓，右寸关滑而稍数。湿热久郁，经络未畅，筋脉作疼。今议用木通一味汤调治。

木通一两　　长流水煎。午初煎药，午正二刻服药。

四月二十二日，**张仲元、李德源、戴家瑜**看得总管脉息左关见缓，右关仍滑。经络湿热渐通，惟胃气欠和。今议用调中和胃之法调治。

朱茯神二钱　广皮一钱　法夏一钱　炒谷芽三钱　炒杭芍一钱五分　石斛（金）二钱　木瓜一钱五分　炙草五分　　引用鲜青果七个（研）。

按语：近十日李莲英筋脉疼痛减轻，惟脾胃虚弱，风湿邪气留恋，故主以健脾和中，佐以祛风湿、通经络。

总结：《黄帝内经》对痹证的论述甚是详尽，认为风、寒、湿三气为痹证之病因，如《素问·痹论》曰："风寒湿三气杂至，合而为痹也。其风气胜者为行痹，寒气胜者为痛痹，湿气胜者为著痹也。"描述了痹证的证型、痹证和脏腑之间的关系："以冬遇此者为骨痹，以春遇此者为筋痹，以夏遇此者为脉痹，以至阴遇此者为肌痹，以秋遇此者为皮痹。”认为：“骨痹不已，复感于邪，内会于肾；筋痹不已，复感于邪，内会于肝；脉痹不已，复感于邪，内会于心；肌痹不已，复感于邪，内舍于脾；皮痹不已，复感于邪，内舍于肺。”

关于痹证和营卫不和的关系，《素问·痹论》亦有论及：“岐伯曰：荣者，水谷之精气也，和调于五脏，洒陈于六腑，乃能入于脉也……卫者，水谷之悍气也，其气慓疾滑利……循皮肤之中，分肉之间，熏于肓膜，散于胸腹，逆其气则病，从其气则愈，不与风寒湿气合，故不为痹。”表明荣卫不和，外感风湿之气，痹阻经络，发而为痹。其本质乃“痛者，寒气多也，有寒故痛”。

《金匮要略》、《诸病源候论》、《严氏济生方》、《医宗必读》等典籍都延续了《黄帝内经》有关痹证的理论。《严氏济生方·痹》曰：“（痹）皆因体虚，腠理空疏，受风寒湿气而成痹也。痹之为病，寒多则痛，风多则行，湿多则着。在骨则重而不举，在脉则血凝而不流，在筋则屈而不伸，在肉则不仁，在脾则逢寒急、逢热则纵，此皆随所受邪气而生证也……筋痹之为病，应乎肝，其状夜卧则惊，饮食多，小便数；脉痹之为病，应乎心，其状血脉不流，令人痿黄，心下鼓气，卒然逆喘不通，嗌干善噫；肌痹之为病，应乎脾，其状四肢懈怠，发咳呕吐；皮痹之为病，应乎肺，其状皮肤无所知觉，气奔喘满；骨痹之为病，应乎肾，其状骨重不可举，不遂而痛且胀……”

李莲英素有肝脾不和、中气不足、饮湿内蕴之证，张仲元等御医反复治以健脾和胃、理气祛湿之法。从李莲英较早脉案“经络不畅”、“经络未畅”，光绪三十四年（1908）五月初九日“腿膝疼痛，小便尚多”等记载，可知李莲英患有经络不舒、腿膝疼痛之痼疾。结合以上医案，可知其“筋脉痹痛”之病机，当为营卫不和，风湿外袭，阻遏脾阳，精微不得输布，肌肉、筋脉失于濡养，合而为痹。

此次李莲英筋脉痹痛经历了急性发作期和缓解期。三月二十一日发病之初，李莲英筋脉疼痛较轻，或仅有肢体筋脉不舒，故张仲元、戴家瑜治以健脾祛湿和祛风湿、通经络并重。三月二十三日至四月初三日，疼痛较重，“急则治其标”，治以祛风湿、通经络、止痹痛为主，先后采用祛风除湿法、祛风和络除湿法、祛风和脉除湿法、和络祛风法治疗，辅以健脾祛湿之品。四月初四日以后，疼痛渐轻，转以益气健脾祛湿为主，先后采用益气化湿和络法、益气和络祛风法、益气和脉祛风法、益气理脾扶正祛邪法、养正除邪法、益正气通脉络法、调中和胃法等法治疗。以上诸法均以参、术、薏米、谷芽健脾祛湿以治本，同时张仲元等御医还根据风湿余邪之轻重，气滞、脉阻之有无，灵活增用黄芪、四物汤补益气血，防己、海桐皮、木瓜等祛风湿、通经络，橘皮、香附、桑叶调理肝脾，牛膝、川芎、续断等散瘀通脉，等等。四月二十二日，李莲英经络渐通，尚有湿热中阻，治以二陈汤化裁，调中和胃，缓急止痛。

纵观张仲元、戴家瑜等御医治疗李莲英筋脉痹痛一案，祛风湿、通经络的同时，注重健脾和胃、调补肝肾是其重要的治疗特点。

首先，从脾胃论治是治疗李莲英筋脉痹痛的最大特点。如三月二十二日因"湿蓄生热、筋脉未和"，治以术、苓、薏米健脾补气、祛湿利水，以谷芽健脾消食和胃，以橘络理脾气、化痰湿。急性发作期，于祛风除湿通络之品中，佐用炒薏米健脾渗湿，并反复增谷芽和胃健脾，黄芪补气利水。随着风湿渐祛，痹痛渐轻，健脾祛湿之品亦逐渐增多，先后治以党参补气健脾，白术健脾祛湿，陈皮、橘络理脾和胃，甚至加用人参益气生津、补养脾元，以助调和营卫。疼痛减轻后，御医们更是治以人参、党参、白术、薏米、谷芽等大队补气健脾祛湿之品。以上均为御医从脾胃论治，疗李莲英筋脉痹痛之实例。究其因，盖脾主四肢，脾主运化，脾虚和水湿同气相感，互为因果；四肢经络、筋脉痹阻，调理脾胃乃治本之治也。《素问·至真要大论》曰："诸湿肿满，皆属于脾。"《素问·太阴阳明论》亦有"四肢皆禀气于胃，而不得至经，必因于脾，乃得禀也"之论。该案御医所用健脾之药，可分六类：健脾益气，党参、黄芪、山药、炙草是也；健脾燥湿，白术、苍术是也；健脾渗湿，炒薏米是也；健脾化湿，砂仁是也；健脾理气，陈皮、橘络是也；健脾和胃，谷芽是也。

其次，祛风湿、通经络贯穿于治疗李莲英筋脉痹痛的始终。急性期治以《伤寒全生集》防己汤化裁，风胜者加用防风，湿胜者加用泽泻、木通，筋脉挛急者加木瓜，风湿偏于上者加用羌活、葛根，偏于下者加用独活，生热者加用木通、秦艽，等等。随着经络渐通、痹痛渐减，转以健脾祛湿调中为主，佐以羌、独、防己、秦艽、木瓜、五加皮、海桐皮等祛风湿、通经络之品，标本兼治。再细审祛风除湿、通络止痛药物之加减，则亦有祛风、除湿、通络之偏重也。

再次，佐以活血通脉是治疗李莲英筋脉痹痛的又一重要特点。急性期先后使用川牛膝活血散瘀、分利湿邪；乳香末调服于患处助通脉止痛，川芎活血行气止痛；缓解期先后以续断通利血脉，没药散瘀止痛。佐用活血通脉之品，既通经活络，又有"祛风先活血，血行风自灭"之意。

兼顾调理肝肾是治疗李莲英筋脉痹痛的又一重要思路。如牛膝可补益肝肾，舒筋通脉；桑寄生、续断补益肝肾，兼通经活络；虎骨入肝肾而祛风通络，其健骨强筋之功位居"诸药之冠"；四月十一日方更是增用了生熟地黄、当归，以补肾养血、益精生髓。以上均为补益肝肾之治。此外，御医还根据李莲英气郁之有无，寒热之偏重，或以香附疏肝理气以止肝经疼痛，或以羚羊角平肝潜阳，或以桑叶疏肝气、清肝热，或以乌药温暖肝肾、快气宣通，此乃疏肝散滞之治也。

## 张仲元、李德源等治疗李莲英小便频数治案

（光绪三十四年）四月二十五日，**张仲元、李德源、戴家瑜**看得总管脉息左右两关俱见缓象。疼痛渐减，惟脾弱火浮，小便觉多，谷食不香。今议用益气理脾稍加附子以辅人参之功，以助命门火之力，庶便溺自少，而胃气渐开。

人参一钱 生於术八分 北五味五分 山萸肉一钱五分 广皮六分 炒谷芽三钱 生薏米三钱 炒杭芍一钱五分 引用川附子八分（炙）。巳正煎药，午初二刻服药。

四月二十六日，**张仲元、李德源、戴家瑜**看得总管脉息左右两关俱见缓象。疼痛减缓。惟脾弱火浮，小便觉多。今议用照原方调治。

人参一钱五分 生於术一钱 北五味五分 山萸肉一钱五分 广皮八分 炒谷芽三钱 生薏米三钱 炒杭芍一钱五分 引用川附子一钱（炙）。午初煎药，午正二刻服药。

按语：李莲英自光绪三十四年三月伊始，因脾胃亏虚，湿邪内阻，经络闭阻而现筋脉疼痛、口渴引饮、小便频数、腹胀泄泻等症。近日余症渐好，仍小便较多。近二日治以健脾为主，补肾固摄为辅。方中参、术、薏米健脾益气，陈皮理气健脾，谷芽和胃健脾；白芍与五味子、山茱萸酸甘收敛，既补肾固摄，又缓急止痛，疗李莲英筋脉痹痛之余邪。引用附子，可补火化气，以止便数，正如张元素所论："附子以白术为佐，乃除寒湿之圣药，湿药少加之引经。益火之原，以消阴翳，则便溺有节，乌、附是也。"

四月二十九日，**张仲元、李德源、戴家瑜**看得总管脉息左右两关俱见缓象。疼痛时作时减，小便仍多，惟胃口渐开，精神稍充。今议用益气理脾之法，晚服八味地黄丸一钱调治。

人参一钱 生於术八分 北五味五分 炒谷芽三钱 壳砂六分（研） 益智仁一钱（研） 生薏米三钱 龙眼肉五分 引用川附子二分。本方减北五味、益智仁、川附子，加鲜荷梗一尺、广红五分，午正三刻煎药，无服药。

总管益气和胃饮。

人参须八分 芡实三钱 炒谷芽三钱 壳砂六分（研） 水煎，温服，按汤药煎。未初煎药，无服药。

按语：该日汤、丸剂、代茶饮同服，健脾和胃、补肾固摄并重，兼能缓急止痛。方中参、术、薏米、龙眼肉、益智仁健脾，砂仁理脾，谷芽和胃，五味子酸收缩尿，附子、八味地黄丸、益智仁温肾缩尿。

四月三十日，**张仲元、李德源、戴家瑜**看得总管脉息左右两关俱见缓象。疼痛时作时减，小便仍勤。今议用理脾和肝之法调治。

人参六分　生於术六分　生薏米三钱　炒谷芽二钱　壳砂五分（研）　益智仁一钱（研）　台乌药六分　炒杭芍一钱　　引用龙眼肉五分。午初煎药，午正一刻服药。

五月初二日，**张仲元、李德源、戴家瑜**看得总管脉息左右两关俱见缓象。疼痛觉轻，小便仍勤。今议用理脾和肝之法调治。

人参六分　生於术六分　生薏米三钱　炒谷芽二钱　壳砂五分（研）　益智仁一钱（研）　台乌药六分　　引用龙眼肉五分。午初煎药，午正二刻服药。

五月初四日，**张仲元、戴家瑜**拟总管和胃代茶饮。

炒谷芽二钱　鲜青果十个（研）　　水煎，温服。酉初煎药，酉正三刻服药。

按语：李莲英筋脉疼痛反复，故四月三十日增白芍缓急止痛，乌药行气止痛，肝脾肾三脏同治。五月初二日“疼痛觉轻”，故减白芍。

五月初五日，**张仲元、李德源、戴家瑜**看得总管脉息左右关俱见缓象。疼痛未能尽止，小便仍勤。今议用缩泉之法调治。

芡实米三钱（研）　益智仁八分（研）　建莲肉二钱（研）　生牡蛎一钱（研）　引用白果五个（去皮，研）。巳正三刻十分煎药，无服药。

按语：该日主以治肾，兼顾健脾。方中芡实、建莲肉、益智仁补益脾肾、固涩缩尿，生牡蛎收敛固涩，白果缩尿。此因李莲英筋脉痹痛渐减、小便仍多，为急则治标之治。

五月初六日，**张仲元、李德源、戴家瑜**看得总管脉息左关见弦，右关滑缓。疼痛未能尽止，小便仍勤。今议用理脾缩泉之法调治。

人参六分　生於术八分　炒薏米三钱　壳砂五分（研）　益智八分（仁，研）　炒谷芽二钱　芡实米三钱（研）　　引用白果五个（去皮，研）。巳初二刻五分煎药，无服药。

五月初六日，**张仲元、戴家瑜**拟总管缩泉代茶饮。

益智仁六分（研）　芡实米二钱（研）　分心木二钱　白果五个（去皮，研）　水煎代茶去渣。巳正煎药，无服药。

五月初六日酉正五分，照理脾缩泉之法一剂煎药。酉正三刻服药。

按语：该日汤、饮合用，健脾益气、补肾固涩之力较大。然李莲英仅服汤剂，健脾理脾为主，补肾缩尿为辅。

五月初七日，**张仲元、李德源、戴家瑜**看得总管脉息左关见弦，右寸关滑缓。仍觉疼痛，小便尚多。今议用理脾和肝之法调治。

人参六分　生於术八分　炒薏米三钱　壳砂五分（研）　益智八分（仁，研）　杭芍一钱五分（生）　醋炙香附一钱　寄生一钱五分　　引用白果五个（去皮，研）。午初煎药，午正二刻服药。

五月初八日，总管照原方。午初煎药，午正二刻服药。

五月初八日，总管：乳香面五钱　　用烧酒调敷痛处。

按语：因李莲英"仍觉疼痛"，故近二日治以健脾理脾、补肾固摄的同时，增香附疏肝理气，芍药缓急止痛。初八日乳香面调酒外敷，取其行气止痛之效。

五月初九日，**张仲元、李德源、戴家瑜**看得总管脉息左关见弦，右寸关滑而有力。稍蓄湿热，以致腿膝疼痛，小便尚多。今议用理脾和肝之法调治。

人参六分　生於术八分　炒薏米三钱　壳砂五分　杭芍一钱五分（生）　香附一钱（醋炙）　桑寄生二钱　没药一钱（炒）　　引用青风藤二钱。午初煎药，午正二刻服药。

五月初十日，**张仲元、李德源、戴家瑜**看得总管脉息左关弦缓，右关滑缓。小便觉少，疼痛尚未尽止。今议用理脾和肝之法调治。

人参六分　生於术八分　炒薏米三钱　壳砂五分（研）　杭芍一钱五分（生）　桑寄生二钱　菟丝子一钱（煮成饼）　　引用青风藤二钱。午初煎药，午正二刻十分服药。

按语：近二日李莲英稍蓄湿热，腿膝疼痛，故健脾固肾之品中，增没药活血行气止痛，香附理气止痛，桑寄生、菟丝子补肾固摄兼通络强骨止痛，青风藤通络止痛。

五月十一日，**张仲元、李德源、戴家瑜**看得总管脉息左关弦缓，右关滑缓。疼痛见减，小便尚多。今议用理脾养阴之法调治。

人参六分　生於术八分　炒薏米三钱　壳砂五分（研）　桑寄生二钱　菟丝饼一钱　覆盆子一钱　　引用青风藤二钱。午初煎药，未初服药。

五月十二日，**张仲元、李德源、戴家瑜**看得总管脉息左关弦缓，右关滑缓。疼痛见减，小水尚多。今议用理脾养阴之法调治。

人参六分　生於术八分　建莲肉二钱（研）　壳砂五分（研）　桑寄生二钱　菟丝饼一钱五分　覆盆子一钱五分　青风藤一钱五分　　引用龙眼肉五分。午初煎药，酉初二刻服药。

五月十三日，**张仲元、李德源、戴家瑜**看得总管脉息左关弦缓，右关滑缓。疼痛见减，小水未能如常。今议用理脾养阴之法调治。

人参六分　生於术八分　建莲肉二钱（研）　壳砂五分（研）　桑寄生二钱　菟丝饼一钱五分　覆盆子一钱五分　青风藤一钱五分　　引用炒谷芽三钱。无煎药。

按语：近几日疼痛减轻，故减白芍、乌药、香附等缓急、行气止痛之品。治以健脾理脾、补肾固肾为主，佐用青风藤祛风湿、通经络、止疼痛。

五月十三日午刻，**张仲元、戴家瑜**看得总管脉息左关弦缓，右关滑缓。疼痛见减，少腹微胀。今拟用益气理脾之法调治。

人参六分　生於术八分　壳砂五分（研）　桑寄生一钱　薏米三钱（炒）　炒谷芽二钱　炙草四分　　引用鲜青果三个（研）。午初三刻煎药，午正二刻服药。

五月十四日，**张仲元、李德源、戴家瑜**看得总管脉息左关弦缓，右关滑缓。疼痛见减，谷食欠香。今议用益气理脾之法调治。

人参六钱　生於术八分　党参一钱　壳砂五分（研）　薏米三钱（炒）　炒谷芽二钱　广皮五分　炙草四分　　引用鲜青果三个（研）。本方减薏米，加炒山药二钱、莲肉二钱（研）。巳正三刻煎药，午正二刻服药。

总管：钩藤勾一钱，水煎洗目。

五月十五日，总管：钩藤勾三钱，水煎洗目。

五月十八日，**张仲元、戴家瑜**看得总管脉息左关弦缓，右关滑缓。疼痛未能尽止，小水较多。今议用益气理脾之法调治。

人参六分　生於术八分　党参一钱　广砂六分（盐水炒，研）　莲肉二钱（研）　山萸肉一钱　炒谷芽三钱　　引用鲜青果五个（去尖，研）。午初煎药，午正一刻服药。

按语：近几日治以健脾益气，兼顾补肾固涩。钩藤为平肝息风通络之品，《本草纲目》曰："钩藤，手、足厥阴药也。足厥阴主风，手厥阴主火，惊痫眩运，皆肝风相火之病，钩藤通心包于肝木，风静火熄，则诸症自除。"十四、十五日以之洗目，盖因李莲英有阳热上扰，现目赤、目眵等症。

五月十九日，**张仲元、戴家瑜**看得总管脉息左关弦缓，右关滑缓。疼痛未能尽止，小便较多。今议用理脾和中之法调治。

人参六分　生於术八分　莲肉二钱（研）　炒山药二钱　广砂六分（盐水炒，研）　炒谷芽三钱　青风藤一钱五分　　引用鲜青果五个（去尖，研）。午初煎药，午初一刻十分服药。

五月二十日，**张仲元、戴家瑜**看得总管脉息左关弦缓，右关滑缓。疼痛未能尽止，小便较多。今议用理脾和中之法调治。

人参六分　生於术八分　莲肉三钱（研）　炒山药三钱　壳砂五分（研）　炒谷芽三钱　青风藤一钱五分　　引用鲜青果五个（去尖，研）。午初煎药，午正二刻服药。

按语：近二日治以健脾理脾为主，以治水湿之源。因“疼痛未能尽止”，故以青风藤通络止痛。

五月二十一日，**张仲元、戴家瑜**看得总管脉息左关弦缓，右关滑缓。疼痛见好，小水较多。今议用益气理脾之法调治。

人参八分　生於术一钱　莲肉三钱（研）　炒山药三钱　壳砂六分（研）　菟丝饼一钱五分　五味子五分　　引用鲜青果五个（去尖，研）。午初煎药，午正服药。

五月二十二日，**张仲元、戴家瑜**看得总管脉息左关弦缓，右关滑缓。疼痛轻减，小水较多。今议用益气理脾之法调治。

人参八分　生於术一钱　莲肉三钱（研）　炒山药三钱　壳砂六分　菟丝饼一钱五分　覆盆一钱五分（子）　广皮六分　　引用鲜青果五个（去尖，研）。午初煎药，午正三刻服药。

五月二十三日，**张仲元、戴家瑜**看得总管脉息左关弦缓，右关滑缓。疼痛轻减，小水较多。今议用益气理脾之法调治。

人参八分　生於术一钱　莲肉三钱（研）　炒山药三钱　壳砂六分（研）　菟丝饼一钱　覆盆子一钱　广皮六分　　引用鲜青果五个（去尖，研）。午初煎药，午正一刻服药。

五月二十四日，**张仲元**看得总管脉息左关弦缓，右关滑缓。疼痛轻减，小水较多。今用益气理脾之法调治。

人参八分　生於术一钱　莲肉三钱（研）　炒山药三钱　壳砂六分（研）　菟丝饼一钱五分　五味子五分　广皮六分　　引用鲜青果五个（去尖，研）。午初煎药，午正二刻服药。

五月二十五日，**张仲元、李德源**看得总管脉息左关弦缓，右关滑缓。昨晚疼痛稍作，今早觉轻，小水未能如常。今议用益气理脾之法调治。

人参八分　生於术一钱　莲肉三钱（研）　炒山药三钱　壳砂六分（研）　菟丝饼一钱五分　五味子五分　炒谷芽二钱　　引用鲜青果五个（去尖，研）。午初煎药，午正服药。

五月二十六日，**张仲元、李德源**看得总管脉息左关弦缓，右关滑缓。夜间疼痛又作，早间觉轻，小水未能如常。今议用益气理脾之法调治。

人参八分　生於术一钱　莲肉三钱（研）　炒山药一钱　壳砂六分（研）　炒谷芽二钱　菟丝饼一钱五分　五味子五分　　引用青风藤一钱。午初煎药，午正二刻服药。

五月二十七日，**张仲元、李德源**看得总管脉息左关弦缓，右关滑缓。疼痛时作时止，小水未能如常。今议用益气理脾之法调治。

人参八分　生於术一钱　莲肉三钱（研）　炒山药三钱　壳砂六分（研）　广皮六分　菟丝饼一钱五分　五味子五分　　引用青风藤一钱。午初煎药，午初二刻服药。

五月二十八日，**张仲元、李德源**看得总管脉息左关弦缓，右关滑缓。疼痛见好，小水较多。今议用益气理脾之法调治。

人参八分　生於术一钱　莲肉三钱（研）　炒山药三钱　壳砂六分（研）　广皮六分　菟丝饼一钱五分　五味子五分　　引用鲜青果五个（去尖，研）。午初煎药，午正二刻服药。

五月二十九日，**张仲元、李德源**看得总管脉息左关弦缓，右关滑缓。疼痛见好，小水较多。今议用益气理脾之法调治。

人参八分　生於术一钱　莲肉三钱（研）　炒山药三钱　壳砂六分（研）　炒谷芽二钱　菟丝饼一钱五分　五味子五分　　引用鲜青果五个（去尖，研）。无煎药。

六月初二日，**张仲元、李德源**看得总管脉息左关弦缓，右关滑缓。脾元欠实，小水较多。今议用益气理脾之法调治。

人参八分　生於术一钱　莲肉三钱（研）　炒山药三钱　壳砂六分（研）　五味子五分　菟丝饼一钱五分　炒谷芽二钱　　引用鲜青果五个（去尖，研）。午初煎药，午初三刻服药。

六月初三日，**张仲元、戴家瑜**看得总管脉息左关弦缓，右关滑缓。脾元欠实，小水较多。今议用益气理脾之法调治。

人参八分　生於术一钱　莲肉三钱（研）　炒山药三钱　壳砂六分（研）　五味子五分　菟丝饼二钱　炒谷芽二钱　　引用鲜青果五个（去尖，研）。午初煎药，午正服药。

六月初四日，**张仲元、戴家瑜**看得总管脉息左关弦缓，右关滑缓。脾元欠实，小水较多。今议用益气理脾之法调治。

人参八分　生於术一钱　莲肉三钱（研）　炒山药三钱　壳砂六分（研）　五味子五分　菟丝饼二钱　益智仁一钱（研，盐炒）　　引用鲜青果五个（去尖，研）、乌药一钱。午初煎药，午正服药。

按语：近半月治以参、术、山药、砂仁等健脾理脾，辅以菟丝饼、桑寄生等补肾固摄，五味子收敛固涩。疼痛者，增青风藤通络止痛，或乌药行气止痛；胃热者，增鲜青果生津清热。

六月初四日，**陈秉钧**看得总管脉禀六阴，《太素》云：寿考之征。自春间至夏，湿热逗遛，手足掌起瘰并不破碎，疼痛甚猛，现在次第平复，渐能行动。惟小溲太多，昼夜频数，且小腹时有迸坠。显属膀胱欠约，肾失封藏。关系者又在口渴引饮，所谓饮一溲二，最宜调摄，拟清上固下。

台人参六分（另炖，冲） 抱茯神三钱 生白芍一钱五分 西绵芪三钱 花龙骨一钱五分（煅） 寸麦冬一钱五分（去心） 桑螵蛸一钱五分（蜜炙） 覆盆子一钱五分 新会络五分 菟丝子二钱 川杜仲一钱（炒） 炙甘草四分 引用湘莲肉七枚（去心）、西砂仁四分、丝瓜络二钱。酉初二刻十分煎药，酉正五分服药。

按语：从陈秉钧之论可知，李莲英除小便频数、反复肢疼外，亦有口渴引饮，即“饮一溲二”之症。张仲元等御医于方中反复加用干青果、五味子，当与此有关。

该日陈秉钧从肾失封藏、膀胱失约阐释李莲英口渴引饮、小便频数、小腹迸坠等症，并引出“清上固下”之治法。方中人参益气生津，黄芪、茯神补气健脾，陈皮、砂仁理气健脾，莲肉健脾固涩，脾健则清阳得升，腹坠、腹胀自除；桑螵蛸、覆盆子固肾缩尿，菟丝、杜仲温肾化气，白芍、龙骨收敛固涩，麦冬清上焦虚热，补肾固肾、养阴清热则小水自减。丝瓜络，《本草纲目》谓之“能通人脉络脏腑”，《本草再新》谓之“通经络，和血脉，化痰顺气”，《本草便读》亦曰：“丝瓜络，入经络，解邪热。热除则风去，络中津液不致结合而为痰，变成肿毒诸症，故云解毒耳。”此用之，盖因久病入络，以之活血通络 助津气疏布而缩小便。全方立足脾肾，标本兼治。

六月初五日，**张仲元、李德源、戴家瑜**看得总管脉息左关弦缓，右关沉滑。中气稍滞，小水未能如常。今议用益气固阴之法调治。

人参八分 五味子五分 菟丝饼二钱 覆盆子一钱五分 壳砂六分（研） 桑螵蛸一钱（盐炒） 炒山药三钱 莲肉三钱（研） 引用花龙骨一钱（煅）、杭芍一钱五分（炒）。午初煎药，午正一刻服药。

六月初六日，**张仲元、李德源、戴家瑜**看得总管脉息左关弦缓，右关沉滑。中气觉滞，谷食不香，小水未能如常。今议用益气醒脾之法调治。

人参六分 生於术六分 五味子五分 菟丝饼二钱 壳砂六分（研） 覆盆子一钱五分 龙骨一钱（煅） 炒谷芽三钱 引用桑螵蛸一钱（盐炒）。午初煎药，午正二刻服药。

六月初七日，**张仲元、李德源、戴家瑜**看得总管脉息左关弦缓，右关稍滑。中气欠和，手足有时微疼，小水未能如常。今议用益气醒脾之法调治。

人参六分　生於术六分　五味子五分　菟丝饼二钱　壳砂六分（研）　覆盆子一钱五分　桑寄生一钱五分　炒谷芽三钱　　引用桑螵蛸一钱（盐水炒）。午初煎药，午正二刻服药。

六月初八日，**张仲元、李德源、戴家瑜**看得总管脉息左关弦缓，右关稍滑。中气欠和，手足有时微疼，小水未能如常。今议用益气调中之法调治。

人参六分　生於术六分　五味子五分　菟丝饼二钱　壳砂六分（研）　覆盆子一钱五分　桑寄生一钱五分　龙骨一钱（煅）　　引用广皮八分。午初煎药，午正三刻服药。

六月初九日，**张仲元、戴家瑜**看得总管脉息左关弦缓，右关滑缓。手足有时微疼，小水渐少。今议用益气和中之法调治。

人参六分　生於术六分　五味子五分　菟丝饼二钱　壳砂六分（研）　覆盆子一钱五分　桑寄生一钱五分　煅龙骨一钱　　引用广皮六分。本方减龙骨二分。午初煎药，午正服药。

六月初十日，**李德源、戴家瑜**看得总管脉息左关弦缓，右关滑缓。手足有时微疼，小水较少。今议用益气和中之法调治。

人参八分　生於术八分　五味子五分　菟丝饼二钱　壳砂六分（研）　覆盆子一钱五分　桑寄生一钱五分　煅龙齿八分　　引用广皮六分。无煎药。

六月十二日，**李德源、戴家瑜**看得总管脉息左关弦缓，右关滑缓。小水渐少，手足微疼。今议用和中益气之法调治。

人参八分　生於术八分　五味子五分　菟丝饼二钱　壳砂六分（研）　覆盆子一钱五分　桑寄生一钱五分　煅龙骨八分　　引用炒谷芽二钱、广皮六分。午初煎药，午正服药。

六月十三日，**张仲元、李德源、戴家瑜**看得总管脉息左关弦缓，右关滑缓。小水渐少，手足未能如常。今议用益气和中之法调治。

人参六分　生於术六分　五味子五分　菟丝饼二钱　壳砂六分（研）　覆盆子一钱五分　桑寄生一钱五分　煅龙骨八分　　引用广皮六分。午初煎药，午正三刻服药。

按语：近十日治以补肾、固摄、缩尿为主，健脾理脾为辅。

六月十四日，**张仲元、李德源、戴家瑜**看得总管脉息左关弦缓，右关滑缓。小水渐少，胃气欠和。今议用理脾和胃之法调治。

生於术六分　炒扁豆三钱　广皮六分　炒谷芽二钱　菟丝饼二钱　覆盆子一钱五分　龙骨八分（煅）　菊花一钱　　引用鲜荷叶一角。本方加干青果七个（去尖，研），减龙骨。午初煎药，午初一刻服药。

按语：该日仍脾肾并治。方中白术、扁豆健脾祛湿，陈皮理气健脾，谷芽和胃健脾，菟丝饼、覆盆子补肾缩尿，煅龙骨收敛固涩，菊花疏肝凉肝。鲜荷叶化湿和中、升发脾阳，以助和胃降气，理脾胃气机之升降。

六月十六日，**张仲元、李德源、戴家瑜**看得总管脉息左关弦缓，右关滑缓。小水渐少，胃气欠和。今议用理脾和胃之法调治。

人参五分　炒生於术各三分　广皮八分　炒谷芽三钱　竹茹一钱　菟丝饼二钱　石斛二钱（金）　覆盆子一钱五分　　引用鲜青果七个（去尖，研）。本方减石斛、竹茹，加扁豆三钱。午初煎药，午初三刻服药。

六月十七日，**张仲元、李德源、戴家瑜**看得总管脉息左关弦缓，右关滑缓。小水渐少，胃气欠和。今议用理脾和胃之法调治。

人参五分　生於术六分　广皮八分　炒谷芽三钱　石斛二钱（金）　菟丝饼一钱五分　覆盆子一钱五分　　引用鲜青果七个（去尖，研）。午初煎药，午正二刻服药。

六月十八日，**张仲元、李德源、戴家瑜**看得总管脉息左关弦缓，右关滑缓。小水渐少，胃气欠和。今议用理脾和胃之法调治。

党参一钱五分　生於术六分　广皮八分　炒谷芽三钱　石斛二钱（金）　菟丝饼二钱　扁豆三钱　桑寄生一钱五分　　引用鲜青果七个（去尖，研）。午初煎药，午正二刻服药。

六月十九日，**张仲元、李德源、戴家瑜**看得总管脉息左关弦缓，右关滑缓。小水渐少，胃气欠和。今议用理脾和胃之法调治。

党参一钱五分　生於术六分　广皮八分　炒谷芽三钱　扁豆三钱　菟丝饼二钱　杭芍一钱（炒）　桑寄生一钱五分　　引用鲜青果七个（去尖，研）。午初煎药，午正二刻服药。

六月二十二日，**张仲元、李德源、戴家瑜**看得总管脉息左关弦缓，右关滑缓。时值阴雨，化湿较慢。今议用益气理脾之法调治。

党参二钱　生於术八分　扁豆三钱　炒山药三钱　莲肉三钱（研）　炒谷芽二钱　广皮六分　菟丝饼二钱　　引用茅术四分。午初煎药，午正一刻服药。

六月二十三日，**张仲元、李德源、戴家瑜**看得总管脉息左关弦缓，右关滑缓。胃气欠和，化湿较慢。今议用理脾和胃之法调治。

党参一钱五分　生於术六分　扁豆三钱　炒山药三钱　莲肉三钱（研）　炒谷芽三钱　广皮六分　菟丝饼二钱　　引用鲜青果五个（去尖，研）。午初煎药，午正二刻服药。

六月二十四日，**张仲元、李德源、戴家瑜**看得总管脉息左关弦缓，右关滑缓。

胃气欠和，稍有浮热。今议用理脾和胃之法调治。

党参一钱五分 生於术六分 扁豆三钱 炒山药二钱 莲肉三钱（研） 炒谷芽三钱 广皮六分 菟丝饼二钱 引用竹茹一钱。午初煎药，酉初二刻服药。

六月二十六日，**张仲元、李德源、戴家瑜**看得总管脉息左关弦缓，右关滑缓。胃气渐和，小水未能如常。今议用理脾和胃之法调治。

党参一钱五分 生於术六分 扁豆三钱 炒山药二钱 莲肉三钱（研） 炒谷芽三钱 广皮六分 菟丝饼二钱 引用石斛二钱（金）。午初煎药，午初三刻服药。

六月二十七日，**张仲元、李德源、戴家瑜**看得总管脉息左关弦缓，右关滑缓。胃气渐和，小水未能如常。今议用理脾和胃之法调治。

党参一钱五分 生於术六分 扁豆三钱 炒山药二钱 莲肉三钱（研） 炒谷芽三钱 广皮六分 菟丝饼二钱 引用石斛二钱（金）、桑寄生一钱五分。午初煎药，午正一刻服药。

六月二十八日，**张仲元、李德源、戴家瑜**看得总管脉息左关弦缓，右关滑缓。胃气渐和，小水未能如常。今议用理脾和胃之法调治。

党参一钱五分 生於术六分 扁豆三钱 炒山药三钱 莲肉三钱（研） 炒谷芽三钱 广皮六分 菟丝饼二钱 引用竹茹一钱、桑寄生一钱五分。午初煎药，午初二刻服药。

七月初二日，**李德源、戴家瑜**看得总管脉息左关弦缓，右关滑缓。胃气渐和，小水渐少。今议用理脾和胃之法调治。

党参二钱 生於术六分 扁豆三钱 炒山药三钱 炒谷芽三钱 菟丝饼二钱 莲肉三钱（研） 广皮六分 引用金石斛一钱。本方减金石斛，加竹茹一钱。午初煎药，午正一刻服药。

七月初三日，**李德源、戴家瑜**看得总管脉息左关弦缓，右关滑缓。胃气渐和，小水渐少。今议用理脾和胃之法调治。

党参二钱 生於术六分 扁豆三钱 炒山药三钱 谷芽三钱（炒） 菟丝饼二钱 莲肉三钱（研） 广皮六分 引用竹茹一钱五分。午初煎药，未初二刻服药。

七月初四日，**李德源、戴家瑜**看得总管脉息左关弦缓，右关滑缓。胃气渐和，小水渐少，大便微燥。今议用理脾和胃之法调治。

党参二钱 生於术六分 扁豆三钱 谷芽三钱（炒） 莲肉三钱（研） 菟丝饼二钱 广皮六分 引用竹茹一钱五分。午初煎药，午正二刻服药。

七月初五日，**李德源、戴家瑜**看得总管脉息左关弦缓，右关滑缓。胃气渐和，小水渐少，稍有浮热。今议用理脾和胃之法调治。

党参二钱 生於术六分（米蒸） 扁豆三钱 谷芽三钱（炒） 莲肉三钱（研） 菟丝饼二钱 炒山药二钱 银花一钱五分 引用竹茹一钱五分。午初煎药，午正二刻服药。

七月初七日，**李德源、戴家瑜**看得总管脉息左关弦缓，右关滑缓。胃气渐和，脾湿大便稍溏。今议用理脾益气之法调治。

党参三钱 米蒸於术八分 扁豆三钱 炒山药三钱 莲肉三钱（研） 菟丝饼二钱 谷芽二钱（炒） 引用红枣肉三个。午初煎药，午正二刻十分服药。

七月初九日，**李德源、戴家瑜**看得总管脉息左关弦缓，右关滑缓。胃气渐和，小水亦少。今议用益气理脾之法调治。

党参二钱 於术八分（荷叶包，米蒸） 扁豆三钱 炒山药三钱 莲肉三钱（研） 菟丝饼二钱 谷芽二钱（炒） 引用红枣肉三个。午初煎药，午初服药。

七月十一日，**李德源、戴家瑜**看得总管脉息左关弦缓，右关滑缓。胃气渐和，小水亦少。今议用益气理脾之法调治。

党参二钱 於术八分（荷叶包，米蒸） 扁豆三钱（微炒） 炒山药二钱 莲肉三钱（研） 谷芽二钱（炒） 菟丝饼二钱 引用竹茹八分。午初煎药，午初二刻服药。

七月十六日，**张仲元、李德源**看得总管脉息左关弦缓，右关滑缓。胃气渐和，小水亦少。今议用理脾和胃之法调治。

党参一钱五分 於术八分（荷叶包，米蒸） 炒山药二钱 莲肉三钱（研） 谷芽二钱（炒） 广皮六分 菟丝饼二钱 白菊花五朵（后入） 引用竹茹六分。午初煎药，午初二刻服药。

按语：近一月医案主以健脾益气、理脾化湿，辅以补肾固摄，此既因于李莲英脾元不足、脾胃不和，又与暑热之日阴雨天气、湿气较重相关。御医治以健脾理脾、补肾固摄为基础，胃热者，增用鲜青果或石斛清热养阴；胃纳不佳者，增用谷芽和胃消食。

总结：张仲元、李德源等御医治疗李莲英小便频数一案，所用治法包括益气理脾法、理脾和肝法、理脾缩泉法、理脾养阴法、益气固阴法、理脾和中法、益气醒脾法、益气调脾法、益气和中法、理脾和胃法等，其中健脾补肾、固肾缩尿贯穿于治疗的始终。概括起来，治疗特点如下。

首先，健脾理脾为治疗李莲英小便频数的主要治法。从四月底李莲英“小便觉多”、“小便尚多”开始，至七月“小水渐少”、“小水亦少”，健脾理脾一法贯穿于治疗的始终。每日医案所用治法，或"理脾"，或"益气"，或"醒脾"，或"调中"，其中健脾益气之品使用最多。四月二十五至五月十三日治以人参、白术、薏米健脾益气为基础，四月二十五、二十六日增陈皮理气健脾，二十九日至五月十一日增砂仁理气醒脾。五月十二日增莲肉健脾益气，十三日增炙甘草健脾益气。五月十四至十八日医案，人参与党参、白术并用，健脾益气兼能培补脾元。五月十四日尚以薏米、甘草健脾益气，砂仁、陈皮理脾气，五月十八日又增莲肉健脾益气，砂仁理胆气。五月十九日至六月初三日治以人参、白术、莲肉、山药健脾益气，砂仁，或砂仁、陈皮共用，以理气健脾。六月初四日，陈秉钧所用清上顾下之法，仍以人参、茯神、黄芪、莲肉、甘草健脾，陈皮、砂仁理脾。六月初五日则以人参、山药、莲肉健脾，砂仁理脾。六月初六至十三日以人参、白术健脾，砂仁、陈皮理脾。六月十四至十六日治以白术、扁豆健脾，陈皮理脾，且十六日增用人参五分健脾培元。六月十七日治以人参、白术健脾益气，陈皮理气健脾。十八日治以党参、白术、扁豆健脾益气，陈皮理脾。随着李莲英小水渐少，自六月十九日开始，御医每日施用诸如人参、白术、扁豆、山药、莲肉、陈皮等大队健脾益气之品，这既和当时阴雨天气有关，也是张仲元等御医注重从脾胃论治的具体体现。健脾益气的同时，御医们还根据胃腑兼症，灵活选用清胃热、生胃津、和胃气之品。如方药中常增用炒谷芽和胃消食，鲜青果养阴清热，竹茹清胃热、降胃气等。五月初四日，张仲元、戴家瑜所拟和胃代茶饮方，仅炒谷芽、鲜青果二味，更是为和胃之治。

其次，补肾固摄是治疗李莲英小便频数的又一重要思路。张仲元等御医治以健脾益气的同时，每日方药均兼用补肾固摄之味。如四月二十五、二十六日以附子、五味子、山茱萸温补肾阳、收敛固摄，四月二十八、二十九日晚用八味地黄丸补肾气、助肾阳，四月三十日增用益智仁、乌药温肾缩尿等，都是补肾固摄之用。随着李莲英筋脉疼痛渐轻，脾胃渐充，五月初五日张仲元等投用芡实、益智仁、白果、牡蛎、莲肉等一派固肾缩尿之品"急则治其标"，这也是整个治疗过程中唯一一次御医以固肾缩尿为主治之案例。此外，五月初六日以后的两个月治案中，或以芡实、益智仁、莲肉补脾兼顾固肾，或以桑寄生、菟丝饼补肾缩尿，或以覆盆子、桑螵蛸、五味子等固摄缩尿，都体现了御医兼顾补肾固摄以疗李莲英小便频数的用药特点。

再次，灵活使用缓急止痛之品，是治疗李莲英小便频数的又一特点。由于李莲英近几月筋脉痹痛反复发作，时轻时重。每次发作时，张仲元等御医总会在方药之中增用和肝缓急或通络止痛之品。如四月三十日"疼痛时作时减"，以白芍和肝缓急；五月初七日，"仍觉疼痛"，以白芍和肝缓急，香附疏肝理气；五月初九日"腿膝疼痛"，五月初十日"疼痛尚未尽止"，分别以青风藤为引，取其通络止痛之功。以上均是张仲元等御医照顾兼症之实例。

此外，御医辨证之准确在该案中亦可窥之一斑。如五月十三日方将前日方中龙眼肉易为炒谷芽三钱为引，然该日医案中并未明述李莲英脾虚腹胀。因李莲英未服药，当日午刻即现"少腹微胀"之症。再如五月初九日李莲英现湿热、腰膝疼痛之症，治以前日方减收敛之白果、性温之益智仁，增行气活血止痛之没药，通络止痛之青风藤，次日疼痛即"尚未尽止"；初十日方减温燥之香附、没药，改用温和之菟丝子补肾固涩、通络止痛，十一日则"疼痛见减"。以上均表明御医辨证之准确，用药之精当。方药随病证变化而设，用药几乎每日必调，甚至一日两次调方，表明病情变化迅速，微加温补便现中焦胀满，稍用清热又现脾虚便溏。此既因机体正气虚弱，又与方药效果较好相关。药味、药量微调即可影响机体的寒凉温热之变化。

张仲元等御医反复汤剂、丸剂同用，或汤剂兼以和胃代茶饮，是为增强疗效之用。如四月二十九日疼痛减缓，惟脾弱火浮，既以汤药益气健脾、化湿和胃，又晚服八味地黄丸补肾助阳，如此则脾肾双补、标本兼顾，甚妙。

总之，以健脾为主，补肾固摄为辅，照顾兼症，是张仲元等御医治疗李莲英小便频数之特点。盖"饮入于胃，游溢精气，上输于脾，脾气散精，上归于肺，通调水道，下输膀胱，水精四布，五经并行……"中焦脾虚，胃不能游弋精气，脾不散精，则精微直趋下行，加之膀胱失约、肾失固涩，而小便频数矣。以健脾理脾为主疗小便频数的诊疗思路，值得今人借鉴。

## 张仲元、李德源等治疗李莲英咳嗽治案

（光绪三十四年）九月二十七日，**张仲元、李德源、戴家瑜**看得总管脉息左关弦缓，右寸关滑缓。中气欠和，稍有湿饮，有时咳嗽。今议用理脾和中之法调治。

党参一钱　於术八分（江米汁炙）　炒薏米三钱　橘红七分（署内）　莲肉三钱（去心，研）　扁豆三钱（炒）　半夏曲一钱（金石斛水炒）　枇杷叶一钱五分（蜜炙）　　引用鲜青果五个（去尖，研）。本方减莲肉、扁豆。午初煎药，午初三刻服药。

按语：李莲英因年迈、操劳等因，脏腑失和，脾胃虚弱，痰湿内蕴。该日中气不足、饮湿上犯而时作咳嗽。方以参、术、橘、薏米等健脾理脾、祛湿化痰以治本，半夏曲、枇杷叶化痰止咳、和胃降逆以治标。引以鲜青果，生津、利咽、和

胃，兼防诸药温燥助热。

九月二十八日，**张仲元、李德源、戴家瑜**看得总管脉息左关弦缓，右寸关滑缓。肺气欠和，稍有痰饮日，时作咳嗽。今议用理脾化痰之法调治。

党参一钱 於术八分（江米汁炙） 炒薏米三钱 法炙半夏一钱五分（研） 橘红七分（署内） 杏仁一钱五分（去皮尖，研） 炒谷芽一钱五分 枇杷叶一钱五分（蜜炙） 引用生姜一片、红枣肉三个。本方减法炙半夏，加保宁半夏曲一钱五分（金石斛水炒）。午初煎药，未初一刻服药。

按语：该日较前日方减鲜青果，增杏仁、谷芽，以姜枣为引，增和胃健脾、化痰止咳之效。

九月二十九日，**张仲元、李德源、戴家瑜**看得总管脉息左关弦缓，右寸关滑缓。中气欠和，蓄有痰饮，时作咳嗽。今议用理脾化痰之法调治。

党参一钱 於术八分（江米汁炙） 炒薏米三钱 保宁半夏曲一钱五分（金石斛水炒） 橘红七分（署内） 茯苓二钱 杏仁一钱五分（去皮尖，研） 谷芽一钱五分（炒） 引用鲜青果五个（去尖，研）。本方加佛手柑三分。午初煎药，午正一刻服药。

九月二十九日戌刻，**张仲元、李德源**看得总管脉息左关弦缓，右关滑缓。肠胃气道欠和，食后腹中微疼。今议用和胃代茶饮调治。

广皮一钱 煨木香五分 生姜一片 炙草四分 水煎，温服。戌正煎药，无服药。本方加鲜青果七个（去尖，研）。

九月三十日，**张仲元、李德源、戴家瑜**看得总管脉息左关弦缓，右寸关滑缓。中气欠和，痰饮未清，有时咳嗽。今议用理脾和中之法调治。

党参一钱 於术八分（江米汁炙） 炒薏米三钱 半夏曲一钱五分（保宁） 橘红七分（署内） 茯苓二钱 枇杷叶二钱（炙） 壳砂五分（研） 引用生姜一小片、佛手柑三分。午初煎药，无服药。

按语：近二日方，均以四君子汤、薏米、二陈汤健脾益气、和中祛湿。二十九日增用杏仁降气化痰止咳，谷芽和胃健脾，鲜青果养胃生津，佛手柑疏肝和胃，防土壅木郁。三十日增枇杷叶清肺降气、化痰止咳，砂仁理脾化湿，生姜温化饮湿。

十月初一日，**张仲元、李德源、戴家瑜**看得总管脉息左关弦缓，右寸关弦滑。肠胃欠和，有时咳嗽，大便较多。今议用益气理脾之法调治。

党参一钱五分 於术一钱 炒薏米四钱 扁豆三钱 莲肉三钱（去心，研） 广皮八分 炒山药三钱 炙草六分 引用生姜一片、小枣肉三个。本日酉刻照原方减生姜、小枣肉，加鲜青果五个（去尖，研）。戌初煎药，无服药。

按语：该日治以参苓白术散化裁，健脾祛湿，治病求本。

十月初二日，**张仲元**、**李德源**、**戴家瑜**看得总管脉息左关弦缓，右寸关弦滑。肺胃之气欠和，痰饮未清，有时咳嗽。今议用理脾和胃之法调治。

党参一钱　於术一钱　炒扁豆三钱　薏米三钱（炒）　桑叶一钱　山药三钱（炒）　法炙半夏一钱　橘红七分（署内）　　引用鲜青果五个（去尖，研）。午初煎药，午初三刻服药。

十月初三日，**张仲元**、**李德源**、**戴家瑜**看得总管脉息左关弦缓，右寸关弦滑。肺胃之气欠和，痰饮未清，有时咳嗽。今议用理脾开胃化痰之法调治。

党参一钱　於术一钱　炒扁豆三钱　薏米三钱（炒）　山药三钱（炒）　冬花二钱　法炙半夏一钱　橘红七分（署内）　　引用鲜青果五个（去尖，研）、壳砂六分（研）。午初煎药，午正一刻服药。

按语：近二日仍治以参苓白术散、二陈汤化裁。桑叶，《本草纲目》谓之“治劳热咳嗽……止消渴”，《得配本草》谓之“清西方之燥，泻东方之实”，《本草经解》曰：“桑叶气寒，秉天冬寒之水气……得地中南火土之味，而有燥湿之性……”初二日增用之，取其清肺燥、祛湿止咳之用。初三日以冬花化痰止咳。

十月初四日，**张仲元**、**李德源**、**戴家瑜**看得总管脉息左关弦缓，右寸关弦滑。中气未和，痰饮未清，时作咳嗽。今议用理脾开胃安嗽之法调治。

党参一钱五分　於术一钱　炒扁豆三钱　薏米三钱（炒）　山药三钱（炒）　冬花二钱　五味子六分　法炙半夏一钱　　引用鲜青果五个（去尖，研）、壳砂六分（研）。午初煎药，午正一刻服药。本方党参减五分、炒扁豆减一钱、炒山药减一钱。

十月初四日酉刻，**张仲元**、**李德源**拟总管缓中代茶饮。

党参一钱　五味子四分　枣肉二个　鲜青果三个（去尖，研）　　水煎，温服。酉正一刻煎药，无服药。

十月初五日，**张仲元**、**李德源**、**戴家瑜**看得总管脉息左关弦缓，右寸关弦滑。中气未和，痰饮未清，有时咳嗽。今议用理脾开胃安嗽之法调治。

党参一钱五分　於术一钱　炒薏米三钱　炒山药二钱　苏叶一钱　壳砂六分（研）　法炙半夏一钱　广皮六分　　引用生姜一片、鲜青果五个（去尖，研）。午初煎药，无服药。

十月初六日，**张仲元**、**李德源**、**戴家瑜**看得总管脉息左关弦缓，右寸关弦滑。中气未和，湿饮未净。有时咳嗽，气息较软。今议用理脾和中之法调治。

党参一钱五分　於术一钱　炒薏米三钱　炒山药二钱　广皮八分　莲肉二钱（去心，研）　茯苓二钱　炙草五分　　引用鲜青果五个（去尖，研）。午初煎药，午正二刻服药。

十月初七日，总管照原方，加党参五分。午初煎药，午正二刻服药。

十月十一日，**张仲元、戴家瑜**看得总管脉息左关弦缓，右寸关弦滑。中气未和，湿饮未净，有时咳嗽。今议用理脾和中之法调治。

党参一钱五分　於术一钱　炒薏米三钱　炒山药二钱　广皮八分　莲肉二钱（去心，研）　茯苓二钱　炙草五分　　引用鲜青果五个（去尖，研）、佛手柑五分。午初煎药，午正三刻服药。

十月十二日，**张仲元、戴家瑜**看得总管脉息左关弦缓，右寸关滑缓。中气未和，身肢较软。今议用理脾和中之法调治。

党参二钱　於术一钱　茯神二钱（朱砂水炙）　炒薏米三钱　广皮八分　莲肉二钱（去心，研）　茯苓二钱　炙草五分　　引用鲜青果五个（去尖，研）。午初煎药，午正一刻服药。

十月十三日，**张仲元、戴家瑜**看得总管脉息左关弦缓，右寸关沉滑。中气欠和，化湿较慢，有时咳嗽。今议用理脾和中化湿之法调治。

党参一钱五分　於术一钱　茯神二钱（朱砂水炙）　炒薏米三钱　广皮八分　金石斛一钱五分　谷芽一钱（炒）　保宁半夏曲八分　　引用鲜青果七个（去尖，研）。午初煎药，午正一刻服药。

按语：近十日仍治以参苓白术散、二陈汤加减，绝饮湿之源。

十月十四日，**张仲元、戴家瑜**看得总管脉息左关弦缓，右寸关沉滑。中气欠和，稍有湿饮，尚觉咳嗽。今议用理脾和中止嗽之法调治。

党参一钱五分　於术一钱　茯神二钱　炒薏米三钱　莲肉二钱（去心，研）　广皮八分　冬花二钱　枇杷叶一钱五分（炙）　　引用鲜青果五个（去尖，研）。午初煎药，午正三刻服药。

十月十八日，**张仲元、戴家瑜**看得总管脉息左关弦缓，右寸关沉滑。中气欠和，有时咳嗽。今议用理脾和中之法调治。

党参一钱五分　於术一钱　茯神二钱　炒薏米三钱　莲肉二钱（去心，研）　广皮八分　冬花二钱　枇杷叶一钱五分（炙）　炙草五分　　引用鲜青果五个（去尖，研）。午初煎药，午正三刻服药。

十月十九日，**张仲元、戴家瑜**看得总管脉息左关弦缓，右寸关沉滑。中气欠和，咳嗽觉轻。今议用理脾和中之法调治。

党参一钱五分　於术一钱　茯神二钱　炒薏米三钱　莲肉二钱（去心，研）　广皮八分　冬花二钱　枇杷叶一钱五分（炙）　炙草五分　　引用鲜青果五个（去尖，研）、金石斛一钱五分。午初煎药，午正服药。

按语：近几日仍治以健脾祛湿为主，佐以化痰止咳之品。

总结：咳嗽之名，最早见于《黄帝内经》。《素问·宣明五气》指出咳嗽乃肺脏受病："五气所病……肺为咳。"《素问·咳论》指出了五脏六腑咳嗽的特点："五脏六腑皆令人咳，非独肺也……肺咳之状，咳而喘息有音，甚则唾血。心咳之状，咳则心痛……肝咳之状，咳则两胁下痛，甚则不可以转，转则两胠下满。脾咳之状，咳则右胁下痛……肾咳之状，咳则腰背相引而痛，甚则咳涎。"《黄帝内经》亦载有"感于寒则受病"的风寒咳嗽，"火太过，炎暑流行"所致的风热咳嗽，"秋伤于湿，上逆而咳"的痰湿咳嗽，"秋伤于湿，冬生咳嗽"的寒湿咳嗽，奠定了将咳嗽之病因分为外感、内伤，以及肺脏自病、他脏之病传变于肺的理论基础。后世医家在《黄帝内经》的基础上，对咳嗽作了进一步阐释和发挥。《金匮要略·肺痿肺痈咳嗽上气病脉证治》对咳嗽进行专篇讨论，《诸病源候论》载有"咳嗽十五候"和风咳、寒咳、支咳、肝咳、肺咳等十咳。《景岳全书》将咳嗽分为外感、内伤，并详细论述了咳嗽的病因、病机、证候、治疗等。其他如《备急千金要方》、《丹溪心法》、《医门法律》等典籍，都对咳嗽有一定的认识和阐述。《中医内科学》将咳嗽分为外感咳嗽和内伤咳嗽：外感咳嗽包括风寒袭肺、风热犯肺、风燥伤肺3型，治疗方剂分别为三拗汤合止嗽散、桑菊饮、桑杏汤；内伤咳嗽包括痰湿蕴肺、痰热郁肺、肝火犯肺、肺阴亏虚4型，分别治以二陈汤合三子养亲汤、清金化痰汤、泻白散合黛蛤散、沙参麦冬汤化裁。

综观李莲英咳嗽治案，其病机乃脾虚湿蕴中焦，上犯于肺。张仲元等御医先后使用理脾和中法、理脾化痰法、益气理脾法、理脾和胃法、理脾开胃化痰法、理脾开胃安嗽法、理脾和中化湿法、理脾和中止嗽法等法治疗，方药以参苓白术散、二陈汤化裁。概括起来，诊疗特点如下。

首先，健脾理脾是治疗李莲英痰湿咳嗽的根本治法。脾为阴中至阴，喜燥恶湿，主运化水湿，又与水湿同气相感，故痰湿内蕴中焦，理当健脾理脾以除痰湿之源。张仲元、李德源等御医疗李莲英之咳嗽，每日均以参、术、薏米、陈皮等健脾理脾、祛湿和中，间或少佐化痰止咳之味，足见其主治中焦脾胃的用药特点。如九月二十七、二十八日，方以参、术、薏、橘、扁豆等健脾祛湿，除痰湿之源；半夏燥湿化痰、降逆止咳，枇杷叶、杏仁化痰止咳。二十九日李莲英"中气欠和"，痰湿较重，仍治以参、术、薏、苓、谷芽等健脾益气、和中祛湿，佐用半夏、杏仁化痰止咳；同日戌刻增服和胃代茶饮，亦为健脾理脾之用。随着李莲英咳嗽减轻，御医治以参苓白术散化裁，偶佐或款冬花、五味子，或苏叶，或枇杷叶，以化痰止咳。此外，御医选用健脾理脾药物亦有讲究，如党参、山药益气健脾，白术健脾燥湿，薏米、茯苓渗湿健脾，砂仁、扁豆化湿醒脾，陈皮、苏叶理气健脾等。

其次，祛湿化痰是治疗李莲英痰湿咳嗽的重要治法。湿多弥散，湿聚为水，水停成饮，饮凝成痰，水湿痰饮又常夹杂存在。张仲元等御医根据水湿痰饮之不同，灵活选月祛水湿、化痰饮之品，如以薏米、茯苓渗湿，白术燥湿，半夏、陈皮和中祛湿化痰，生姜温中化饮等。

再次，虽化痰止咳之品使用较少，然御医每用之，亦甚为讲究。如款冬花、枇杷叶化痰止咳，杏仁降气化痰以止咳，五味子收敛肺气以止咳，陈皮、半夏理肺降气、和中祛痰而助止咳，青果、石斛养阴润肺以助止咳等。

## 张仲元、姚宝生治疗垣大奶奶胁痛治案

光绪三十一年十一月初二日，**张仲元**看得垣大奶奶脉息左关见弦，右寸关沉滑。中气不足，肝木未畅，胸胁时作串疼。今用建中和肝之法调治。

炙黄芪六钱 全当归三钱 炒杭芍五钱 萸连各五分（兑炒，研） 炙香附二钱 炒於术三钱 炒灵脂三钱 炙草一钱 引用炮姜一钱、小枣肉十个。

按语：垣大奶奶素有中气不足，该日胁痛初起，故御医治以温补中气，辅以疏肝气、和肝血。

十一月初三日，**张仲元、姚宝生**看得垣大奶奶脉息左关沉弦，右寸关弦而稍数。肝木欠舒，气道郁结未畅。以致胸胁串疼，有时堵闷。今议用和肝宣郁之法调治。

炙香附三钱 酒芍四钱 全当归四钱 炒栀二钱 萸连炭一钱 云苓四钱 川楝子三钱（肉） 枳实一钱五分（炒） 酒熟军各一钱 桃仁三钱（炒，研） 乌药二钱 甘草一钱 引用小枣肉三个。

十一月初四日，**张仲元、姚宝生**看得垣大奶奶脉息左关沉弦，右寸关弦滑稍数。肝木欠舒，气道郁结未畅。胸胁串疼，有时堵闷。今议用和肝宣郁化滞之法调治。

酒杭芍四钱 炒栀二钱 桃仁泥三钱 当归四钱 酒熟军各一钱五分 元胡二钱（研） 川楝子三钱（研） 乌药二钱 炒枳壳二钱 萸连一钱（研） 怀牛膝三钱 甘草一钱 引用郁李仁三钱（研）。

十一月初五日，**张仲元、姚宝生**看得垣大奶奶脉息左关沉弦，右寸关滑而近数。肝郁未和，气道欠畅。胸膈堵闷见好。胁间尚觉串疼。今议用和肝宣郁化滞之法调治。

炒栀一钱五分 全当归四钱 元胡二钱（醋炒，研） 川楝肉二钱 乌药一钱五分 怀牛膝三钱 酒芍四钱 五灵脂二钱（炒） 熟军三钱 炒枳壳一钱五

分　桃仁三钱（炒，研）　粉甘草一钱　　引用郁李仁三钱（研）。

十一月初六日，**张仲元、姚宝生**看得垣大奶奶脉息左关沉弦，右寸关滑而近数。肝郁未和，气道欠畅。胸胁串疼见好，身肢尚觉酸倦。今议用和肝宣郁之法调治。

全当归四钱　酒芍三钱　元胡二钱（醋炒，研）　川楝肉二钱（研）　五灵脂二钱（炒）　桃仁三钱（研）　熟军一钱五分　台乌药一钱五分　怀牛膝三钱　枳壳一钱五分（炒）　甘草一钱　　引用郁李仁三钱（研）。

十一月初七日，**张仲元、姚宝生**看得垣大奶奶脉息左关沉弦，右寸关滑而近数。肝郁未和，气血凝滞。今议用和肝宣郁之法调治。

全当归四钱　酒芍四钱　醋元胡二钱（炒，研）　五灵脂三钱　川楝肉二钱（研）　三棱三钱（醋炒）　白蔻仁一钱（研）　炒青皮一钱五分　醋川军一钱五分　炒栀二钱　广陈皮一钱五分　生粉草一钱　　引用郁李仁三钱（研）。

按语：近五日垣大奶奶气滞明显，兼有血瘀滞热之象，故治以行肝气、和肝血、散瘀热。

初三日方以炙香附、乌药、川楝子寒温并用，疏肝散滞；归、芍养肝和血、缓急止痛，黄连、栀子、枳实调肝胃、清郁火，桃仁、大黄清热、散瘀、导滞；茯苓健脾益气，草、枣培补中气，疗垣大奶奶“中气不足”之宿疾。次日方药较初三日减香附、云苓、枣肉，增元胡、怀牛膝，增酒军药量　引以郁李仁三钱，增行气散瘀之效。初五至初七日方药亦根据气滞、瘀热之轻重，灵活化裁。

十一月初十日，**张仲元、姚宝生**看得垣大奶奶脉息左关沉弦，右寸关弦紧。肝郁未舒，血气未和，胁下时作闷疼。今议用和中宣郁之法调治。

全当归三钱　酒芍三钱　党参三钱　生於术三钱　炙山萸一钱五分　云苓四钱　法夏二钱（研）　广砂仁八分（研）　槟榔炭二钱　甘草一钱　　引用生姜三片。

十一月十一日，**张仲元、姚宝生**看得垣大奶奶脉息左关沉弦，右寸关弦紧。肝郁未舒，血气未和，胁下时作闷疼。今议用和中宣郁之法调治。

炙黄芪四钱　党参三钱　云苓五钱　生於术三钱　全当归三钱　酒杭芍三钱　川芎一钱　山萸肉二钱　五味子一钱　官桂一钱（研）　良姜一钱五分　炙甘草一钱　　引用乌梅三个。

按语：近二日垣大奶奶胁痛减轻，治以健脾补中、养血和肝为主，均用四君子汤健脾益气，归、芍、山萸肉养血和肝。初十日增用姜、夏、砂仁和胃理脾，槟榔行气利水；十一日增用黄芪健脾益气，川芎活血行气，肉桂、良姜温中理气，乌梅酸敛止痛。

十一月十二日，**张仲元、姚宝生**看得垣大奶奶脉息左关沉弦，右寸关弦紧。肝郁欠舒，气血未和，胁下有时作疼。今议用和中调气之法调治。

党参三钱 云茯苓四钱 生於术三钱 五味子一钱 当归三钱 炒杭芍三钱 川芎一钱五分 萸连各六分（炒，研） 肉桂八分（研） 生牡蛎三钱 炙甘草一钱 引用乌梅肉三个、小枳实二钱。

垣大奶奶熥药方。

老葱白二斤 用老醋拌匀，银锅炒热，熥于患处。

十一月十四日，**张仲元、姚宝生**看得垣大奶奶脉息左关沉弦，右寸关弦紧。肝郁欠舒，气血未和，胁下有时作疼。今议用和中理气之法调治。

党参三钱 云茯苓四钱 生於术三钱 广皮一钱五分 当归三钱 炒杭芍三钱 川芎一钱五分 旋覆花三钱 肉桂一钱（研） 吴萸炭一钱五分 小枳实一钱五分 甘草一钱 引用乌梅肉三个。

十一月十六日，**姚宝生**看得垣大奶奶脉息左关沉弦，右寸关弦而稍涩。肝郁欠舒，血气未和，胁下有时作痛。今用理气和血之法调治。

党参三钱 焦於术三钱（土炒） 云苓四钱 全当归四钱 壳砂一钱五分（研） 煨木香一钱五分 祁艾三钱（炒） 厚肉桂一钱（研） 萸连各八分（研） 炒枳实一钱五分 酒芍四钱 炙甘草一钱 引用炙香附一钱。

十一月十七日，**张仲元、姚宝生**看得垣大奶奶脉息左关沉弦，右寸关弦而稍涩。肝郁欠舒，血气未和，胁下有时作疼。今用理气和血之法调治。

党参三钱 焦於术三钱 云苓四钱 全当归四钱 壳砂一钱五分（研） 煨木香一钱五分 祁艾三钱（炭） 厚肉桂一钱（研） 萸连各八分（研） 炒白芷一钱 酒芍四钱 炙甘草一钱 引用炙香附一钱。

十一月十八日，**张仲元、姚宝生**看得垣大奶奶脉息左关稍弦，右寸关沉滑。诸症均好。惟气血稍有未和。今议用理气和血之法调治。

党参三钱 焦於术三钱 云苓四钱 全当归三钱 壳砂一钱 煨木香一钱 祁艾二钱（炭） 厚肉桂八分（研） 萸连各六分（研） 炒白芷一钱 酒芍四钱 炙甘草一钱 引用炙香附一钱。

按语：近七日仍治以四君子汤健脾培中，归、芍、川芎和血行气。御医张仲元等还根据病证之变化，灵活增减和肝缓急、温中散寒、调和肝胃、理脾散结之品，如五味子、乌梅助芍药酸敛止痛，牡蛎散结止痛，肉桂、良姜温中散寒，木香理脾止痛，香附疏肝理气，等等。四物汤最善补血和血，惟不用熟地者，盖因其滋腻之性易碍脾胃之运化。

光绪三十二年正月二十七日酉刻，**姚宝生**看得垣大奶奶脉息左关沉弦，右寸关滑而稍数。肝木欠舒，肺胃饮热上蒸，气道不畅。以致胁下串疼，不时呕吐。今用舒肝和胃宣郁之法调治。

生杭芍三钱　元胡三钱（炒，研）　怀牛膝三钱　青皮二钱（炒）　云茯苓五钱　广皮三钱　焦茅术一钱五分　姜连二钱（研）　炙紫朴二钱　枳实一钱五分（炒）　炒槟榔三钱　甘草一钱　　引用姜汁少半匙（冲服）。

正月二十八日，**姚宝生**看得垣大奶奶脉息左关沉弦，右寸关滑而稍数。肝木欠舒，肺胃蓄有饮热。以致胁下作痛，不时呕吐。今用舒肝调中之法调治。

生杭芍三钱　香附三钱（炙）　怀牛膝三钱　青皮一钱五分　云茯苓四钱　广皮二钱　焦茅术一钱五分　姜连一钱五分　炙紫朴一钱五分　枳实二钱（炒）　炒槟榔三钱　甘草一钱　　引用生姜三片。

正月二十九日，**姚宝生**看得垣大奶奶脉息左关沉弦，右寸关滑而稍数。肝木未舒，肺胃蓄有饮热，荣分已行。惟胁下尚觉串痛，仍不时呕吐。今用调中舒肝之法调治。

酒杭芍三钱　香附三钱（炙）　乌药二钱　青皮一钱五分（炒）　云茯苓四钱　姜连一钱五分　厚朴二钱（炙）　槟榔三钱（炒）　焦茅术一钱五分　枳壳二钱（炒）　熟军三钱　甘草一钱　　引用藿梗八分。

按语：近三日垣大奶奶肝气郁结，饮热内蕴，肺胃失于和降，故治以理气活血、清热祛湿为主。

二月初二日，**姚宝生**看得垣大奶奶脉息左关沉弦，右寸关滑而稍数。中气稍和，呕吐见好。惟肝木未舒，胁下时作串痛。今用舒肝理气之法调治。

酒杭芍四钱　元胡二钱（炒，研）　怀牛膝三钱　川芎一钱五分　云茯苓四钱　枳实一钱五分（炒）　炙厚朴二钱　广砂一钱五分（研）　焦茅术一钱五分　姜连一钱五分　煨木香一钱五分　甘草一钱　　引用佛手柑一钱。

按语：该日垣大奶奶诸症渐减，治以理气活血、健脾和胃之法。方中元胡、川芎活血行气止痛，牛膝活血通经，佛手柑疏肝和胃，白芍和肝缓急；苓、术、木香、砂仁健脾理气，枳、朴、姜连和胃清热，甘草健脾益气，调和诸药。

二月初三日，**姚宝生**看得垣大奶奶脉息左关沉弦，右寸关缓滑。中气渐和，呕吐已止。惟胁下时有串痛，荣分欠调。今用舒肝调经之法调治。

酒杭芍四钱　香附三钱（炙）　全当归四钱　抚芎一钱五分　云茯苓四钱　广砂二钱（研）　炙厚朴二钱　乌药二钱　祁艾炭二钱　酒连一钱五分（研）　炙甘草一钱　　引用佛手柑一钱。

按语：该日垣大奶奶兼有月经不调，故治以疏肝和血调经为主，佐用健脾和胃之品。

二月初五日，**姚宝生**看得垣大奶奶脉息左关沉弦，右寸关缓滑。中气渐和。惟肝木欠舒，胸胁有时串痛。今用舒肝理脾之法调治。

焦酒芍四钱　当归四钱　炙香附三钱　丹参三钱　云茯苓四钱　於术二钱（土炒，焦）　焦枳实二钱　乌药一钱五分　祁艾炭三钱　广砂一钱五分（研）　吴萸连一钱五分　炙草一钱　　引用佛手柑一钱五分。

二月初六日，**姚宝生**看得垣大奶奶脉息左关稍弦，右寸关滑软。中气已和。惟肝木欠舒，脾土软弱。今用舒肝理脾之法调治。

焦酒芍四钱　归身四钱　炙香附三钱　祁艾二钱（炒）　酒丹参四钱　於术二钱（土炒）　云茯苓四钱　广砂二钱　萸连炭二钱（研）　乌药一钱五分　法半夏一钱五分（研）　甘草一钱（炙）　　引用乌梅肉一钱五分（研）。

二月初七日，**姚宝生**看得垣大奶奶脉息左关稍弦，右寸关滑软。中气已和。惟肝木欠舒，脾土虚弱。今用舒肝理脾之法调治。

焦酒芍四钱　归身三钱　炙香附三钱　祁艾三钱（炒）　怀牛膝三钱　丹参四钱　云茯苓四钱　於术二钱（土炒）　萸连炭二钱　广砂一钱五分（研）　台乌药二钱　炙甘草一钱　　引用乌梅肉二钱（炒）。

二月初八日，**姚宝生**看得垣大奶奶脉息左关稍弦，右寸关缓滑。中气已和。惟肝木未舒，脾土虚弱，今用舒肝理脾之法调治。

酒杭芍四钱　当归四钱　炙香附三钱　青皮一钱五分（炒）　怀牛膝三钱（酒炒）　祁艾三钱（焦）　台乌药二钱　於术一钱五分　云茯苓四钱　酒连一钱五分（研）　广木香一钱五分　甘草一钱　　引用白蔻仁八分（研）。

二月初十日，**姚宝生**看得垣大奶奶脉息左关沉弦，右寸关滑软。中气已和。惟肝木未舒，胁下时化串痛。今用舒肝理脾之法调治。

酒杭芍四钱　当归四钱　炙香附三钱　青皮一钱五分（炒）　怀牛膝三钱　木香一钱五分　祁艾炭三钱　萸连一钱五分　五灵脂二钱（炒）　茯苓四钱　炒楂肉三钱　甘草一钱　　引用白蔻仁二钱（研）。

二月十一日，**姚宝生**看得垣大奶奶脉息左关沉弦，右寸关缓滑。肝木未舒，胁下时作串痛。今用舒肝理脾之法调治。

酒杭芍四钱　当归四钱　五灵脂二钱（炒）　元胡二钱（炒，研）　怀牛膝三钱　青皮一钱五分（炒）　祁艾炭三钱　枳壳二钱（焦）　云茯苓四钱　厚朴一钱五分（炙）　炒楂肉三钱　甘草一钱　　引用壳砂二钱（研）。

二月十三日，**姚宝生**看得垣大奶奶脉息左关沉弦，右寸关缓滑。肝木未舒，胁下有时作痛。今用舒肝理脾之法调治。

酒杭芍四钱　当归四钱　五灵脂二钱（炒）　香附三钱（炙）　怀牛膝三钱

枳壳二钱(焦) 祁艾炭三钱 厚朴一钱五分(炙) 炒神曲三钱 萸连一钱五分(炒,研) 盐缩砂二钱(研) 甘草一钱 引用佛手柑一钱五分。

二月十四日,姚宝生看得垣大奶奶脉息左关沉弦,右寸关缓滑。中气渐和。惟肝木尚有未舒,胁下时或串痛。今用舒肝理脾膏调治。

酒杭芍六钱 当归八钱 制香附八钱 丹参六钱 祁艾炭五钱 抚芎四钱 杜仲炭六钱 萸连三钱(研) 炒神曲六钱 缩砂五钱(研) 焦於术六钱 木香四钱(研) 共以水煎透,去渣再熬浓汁,兑炼蜜收膏,每服一匙,白开水冲服。

按语:近十日治以疏肝理气、养血活血,兼健脾和胃。二月十四日诸症渐好,转以膏方缓慢调治。

总结:胁为肝络,《医方考•胁痛门》曰:“胁者,肝胆之区也。”《黄帝内经》最早明确指出了胁痛为肝脏、肝经疾病,《素问•脏气法时论》曰:“肝病者,两胁下痛引少腹,令人善怒……”《灵枢•五邪》曰:“邪在肝,则两胁中痛。”其病机,《素问•举痛论》曰:“寒气客于厥阴之脉……则血泣脉急,故胁肋与少腹相引痛矣。”《诸病源候论•胸胁痛候》曰:“胸胁痛者,由胆与肝及肾之支脉虚,为寒所乘故也。”《济生方•胁痛评治》曰:“夫胁痛之病……多因疲极嗔怒,悲哀烦恼,谋虑惊忧,致伤肝脏。肝脏既伤,积气攻注,攻于左,则左胁痛;攻于右,则右胁痛;移逆两胁,则两胁俱痛。”《证治汇补•胁痛》曰:“因暴怒伤触,悲哀气结饮食过度,风冷外侵,跌仆伤形……或痰积流注,或瘀血相搏,皆能为痛。至于湿热郁火,劳役房色而病者,间亦有之。”《医林绳墨•六郁》曰:“血郁者,胸胁作痛,四肢无力,能食便红,脉亦芤数。”以上表明,胁痛与肝经有寒、气机郁结密切相关,亦可因痰湿、湿热、血瘀阻络引起。其治疗,《灵枢•五邪》曰:“补三里以温胃中,取血脉以散恶血”,表明温补中焦、活血散瘀是疗胁痛的重要治法;《证治汇补•胁痛》曰:“治宜伐肝泻火为要”,点明了治疗肝脏、肝经郁火为其根本治法;《丹溪心法•胁痛》曰:“气郁而胸胁痛者,看其脉沉涩,当作郁治。痛而不得伸舒者,蜜丸龙荟丸最快。”《临证指南医案》采用辛香通络、甘缓补虚、辛泄祛瘀等治法疗胁痛之久病入络,甚为实用。《中医内科学》将胁痛分为肝气郁结、湿热蕴结、瘀血阻络、肝阴不足4型,分别选用柴胡疏肝散、龙胆泻肝汤、血府逐瘀汤、一贯煎治之。

张仲元等御医疗垣大奶奶胁痛一案,先后采用建中和肝法、和肝宣郁法、和肝宣郁化滞法、和中宣郁法、和中调气法、和中理气法、理气和血法、疏肝和胃宣郁法、疏肝调中法、调中疏肝法、疏肝理气法、疏肝调经法、疏肝理脾法等治法,然诸多治法及用药皆有相同或相似之处。胁痛初起,中气不和,脾土虚弱,伴有肝气郁滞，治用建中和肝法，以芪、术、炮姜等温补中焦之虚寒，归、芍养肝和肝，香附疏肝理气，萸连和肝胃、调寒热，五灵脂活血止痛。次日，中土得补，肝郁不解，兼有瘀滞化热之象，治以和肝宣郁法、和肝宣郁化滞法，以和肝疏肝、散瘀化滞。经治疗，垣大奶奶气滞血瘀减轻，惟“肝郁不舒，血气未和”，转用和中宣郁法、和中调气法、和中理气法、理气和血法，调理气血。光绪三十二年正月二十七至二十九日，垣大奶奶肝胃不和、中气不足，兼有饮湿化热之象，治以疏肝和胃宣郁法、疏肝调中法和调中疏肝法理气活血、健脾和胃，兼清化饮热。二月初三日以后，肝木渐舒，胁痛渐减，治以疏肝理脾法疏肝健脾、调气和血。纵观该案，治疗特点如下。

首先，和肝理气为治疗垣大奶奶胁痛之根本。因胁为肝络，“足厥阴之脉……抵小腹，挟胃，属肝，络胆，上贯膈，布胁肋……”(《灵枢·经脉》)，故治疗胁痛，当不离肝。张仲元等御医每日治以归、芍养肝缓急的同时，根据垣大奶奶肝气郁结之程度，瘀血之有无，灵活增用理肝气、散瘀血之品。如光绪三十一年十一月初二日，垣大奶奶胁痛初起，病机为中气不足、肝木不畅，主以健脾和中，辅用归、芍养肝体，香附疏肝用，五灵脂活肝血。初三至初七日肝郁较重，治以归、芍养血缓急，川楝、乌药疏肝理气，大黄、桃仁、牛膝活血散瘀，行气活血之力剧增。十一月初十日以后，垣大奶奶胁痛渐轻，治以健脾和中为主，佐用山茱萸补益肝肾，归、芍养肝敛肝，十一日增五味子、乌梅酸以收敛，甘以缓急。十一月十八日“惟气血稍有未和”，治以大队健脾和胃之品中，佐用归、芍补血和肝，香附疏肝理气。光绪三十二年正月二十七日至二月初二日，垣大奶奶胁痛之病机为肝胃不和、饮热内蕴，治以归、芍、川芎和血，青皮、香附、乌药等理气止痛，元胡、牛膝活血行气止痛，酒军等活血散瘀等。以上均为张仲元等御医治肝以疗垣大奶奶胁痛之实例。

其次，健脾和胃是治疗垣大奶奶胁痛的重要治法。垣大奶奶因脾胃素虚，“中气不足”，故张仲元等御医注重调补脾胃，临证根据脾胃虚弱之程度，痰湿、气滞之有无，灵活选用健脾理脾、温中理气、祛湿化痰之品。脾胃气虚者，以参、芪、术、苓、甘草培补中土，使气旺血行，经络得通；中阳不足者，以良姜、肉桂、艾叶温中散寒；水湿不化者，以苓、术、半夏等祛湿化痰；中焦气滞者，以陈皮、木香、砂仁等理气化滞，枳实、枳壳消痞散结等。从医案可见，垣大奶奶胁痛每有减轻，御医则转以调补脾胃。如光绪三十一年十一月初二日方以芪、术、草、枣补气健脾，炮姜温中散寒，共奏“建中和肝”之效。十一月初十日至十八日，胁痛渐好，转以四君子汤加味，以益气和中：初十日方增半夏健脾祛湿，砂仁理脾化湿；十二日方增肉桂温中散寒；十四日至十六日方增枳实行气消痞；十八日方增艾叶、肉桂温中，木香理气止痛等。光绪三一二年二月，垣大奶奶胁痛渐好，治用疏肝理脾法，大队治肝之品中，辅以苓、术、甘草健脾，艾叶温中，木香、砂仁理脾，厚朴、山楂和胃等。以上均体现了御医治疗垣大奶奶之胁痛，注重调补脾胃的用药特点。盖因肝木不舒，易乘脾犯胃，脾胃虚弱则土壅木郁，故调理脾胃亦为抑木扶土之治。

再次，活血化瘀贯穿于治疗垣大奶奶胁痛的始终。肝为藏血之脏，脾为气血生化之源，胃为多气多血之府，故活血化瘀之品的应用贯穿于治疗垣大奶奶胁痛的始终。如建中和肝法中使用当归和血、五灵脂活血，和肝宣郁法中使用元胡、五灵脂活血行气止痛，和肝宣郁化滞法中酒熟军、怀牛膝、五灵脂、郁李仁活血散瘀兼能导滞，和中理气法中使用当归、川芎，疏肝理脾法中使用丹参、酒连，等等，均是御医对活血化瘀法的灵活运用。

古人有“气行则血行，气滞则血瘀”之论，临证治疗血瘀，常佐用理气之品，以助活血散瘀。然气滞日久，亦会血行不畅，故行气之品中，佐用活血散瘀之味，活血以助行气，当为治疗肝郁胁痛的重要思路。该案中张仲元等御医反复使用活血散瘀之品，盖为活血以助行气。此外，医案中反复应用酒大黄、牛膝、郁李仁等活血导滞之品，抑或与胃肠瘀滞有关，取诸药引浊阴下行之用。

反复佐用清热之品是治疗垣大奶奶胁痛的又一特点。从建中和肝法、理气和血法中使用萸连和肝胃、清郁热，到和肝宣郁法中并用萸连、栀子清解郁火；从和肝宣郁化滞法中使用川楝子疏肝凉肝，到疏肝和胃宣郁、疏肝调中法中使用姜连散热、熟军清瘀热等，均表明辛温、芳燥之品易助内热，而致脉象“偏数”、“稍数”，临证须灵活选用黄连、栀子等品清散内热，佐制诸药温燥之性。

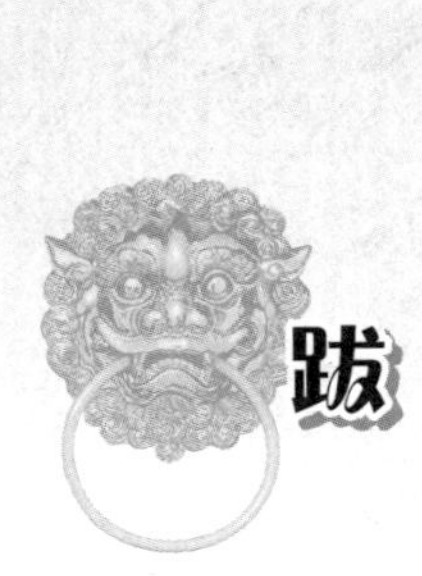

# 跋

余研习清太医院医案已历数十年，酝酿、编写此书亦已数载。是我尊敬的导师陈可冀先生给我以启发和激励，是他不嫌不弃地指导、鼓舞着我在忙碌的俗务中坚持临床、科研和教学工作，促使我不断进步。在我的办公室壁上，一直悬挂着陈老师当年写给我的条幅“难易相成”，是鞭策我知难而进的座右铭。这次陈可冀先生又亲自题写了“清太医院医家研究”书名，书法饱满苍劲，有超凡脱俗之姿。

在研习医案的岁月中，多与李学军教授交流讨论。每于诊余小聚之时，或出差旅途之中，或于异国他乡客舍之内，学军与我常常竟夜倾谈，相互辩难，每次深谈，都给我甚多启迪和激励。学军虽已成为内分泌专业的主任医师、教授、博士生导师，但他对中医亦情有独钟。我的很多收获，都得益于和学军的相互交流、探讨。

北京朝阳医院的谢元华博士在我编写本书时，给予了无私的支持和中肯的指点！

人民卫生出版社对本书的编辑、策划，从书名的确定到结构的调整，颇多指导！

余虽研读医案历年已久，但能编就此书，还得益于孙凤平博士的鼎力相助。凤平博士自2012年起参与到对医家的整理研究工作中，用功最勤，用力最殷，贡献最著，其间他遍阅相关文献，亦曾专程赴北京调研，走访多人，往清太医院旧址凭吊，数次到历史档案馆、国家图书馆查阅，搜求甚勤，颇多发现，辛苦备尝。

衷心感谢诸位师友！

杨叔禹

2014年11月

# 太医院名著书影选登

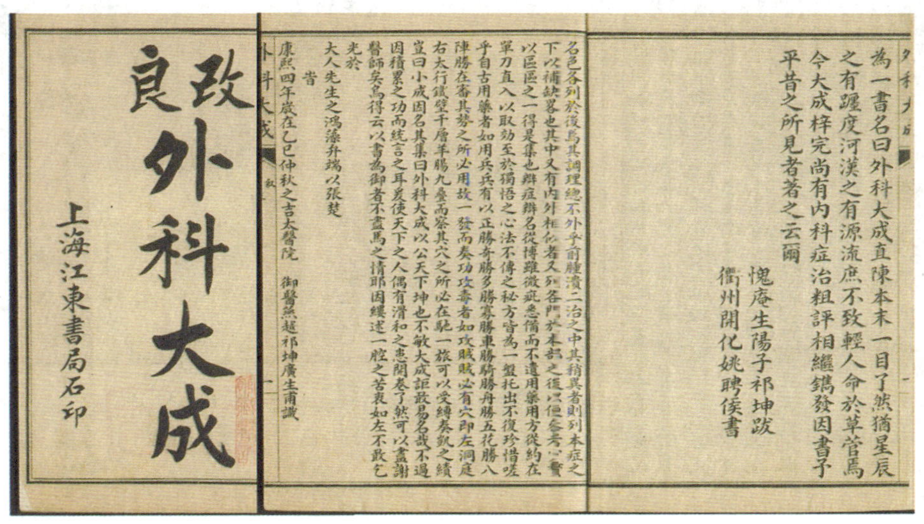

致良

外科大成

上海江東書局石印

為一書名曰外科大成直陳本末一目了然猶星辰之有躔度河漢之有源流庶不致輕人命於草菅焉令大成梓完尚有內科症治粗評相繼鐫發因書予平昔之所見者著之云爾

愧庵生陽子祁坤跋

衢州開化姚聘侯書

名色各列於後焉其調理總不外乎前腫潰二治之中其稍異者則列本症之下以補缺畧也其中又有內外相似者又列各門於本部之後以便參考心實以區區之一得是集也辨症辨名從博雖微疵悉備而不遺用藥用方從約在單刀直入以取効至於獨悟之心法不傳之秘方皆為一盤托出不復珍惜嗟乎自古用藥者如用兵兵有以正勝奇勝多勝寡勝車勝騎勝舟勝五花勝八陣勝在審其勢之所必用故一發而奏功攻毒者如攻賊賊必有穴即左洞庭右太行鐵壁千層羊腸九疊而察其穴之所必在馳一旅可以受縛奏凱之績豈曰小成因名其集曰外科大成以公天下坤也不敏大成詎敢易名哉不過因積累之功而統言之耳爰使天下之人偶有滑和之患閱卷了然可以盡謝醫師矣烏得云以書為御者不盡焉之情耶因縷述一腔之苦衷如左不敢乞

光於

大人先生之鴻藻弁端以張楚

昔

康熙四年歲在乙巳仲秋之吉太醫院　御醫兼延祁坤廣生甫識

《外科大成》书影

此书由顺治、康熙年间御医祁坤于康熙四年（1665）编撰。全书共分为四卷，详尽论述了外科疾病的辨证、治法。《医宗金鉴·外科心法要诀》即以此书为蓝本。该影印本由民国年间江东书局刊印，现藏于国家图书馆。

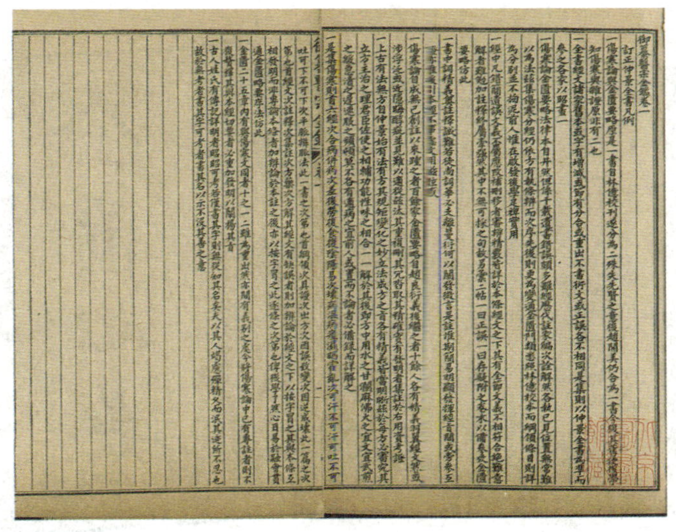

《医宗金鉴》书影

此书成书于乾隆七年（1742），总纂修官为院判吴谦、御医刘裕铎。全书分为《订正伤寒论注》《订正金匮要略注》《医方论》及“四诊”、“运气”、“伤寒”、“杂病”等心法要诀，共90卷。该乾隆年间刻本现藏于国家图书馆。

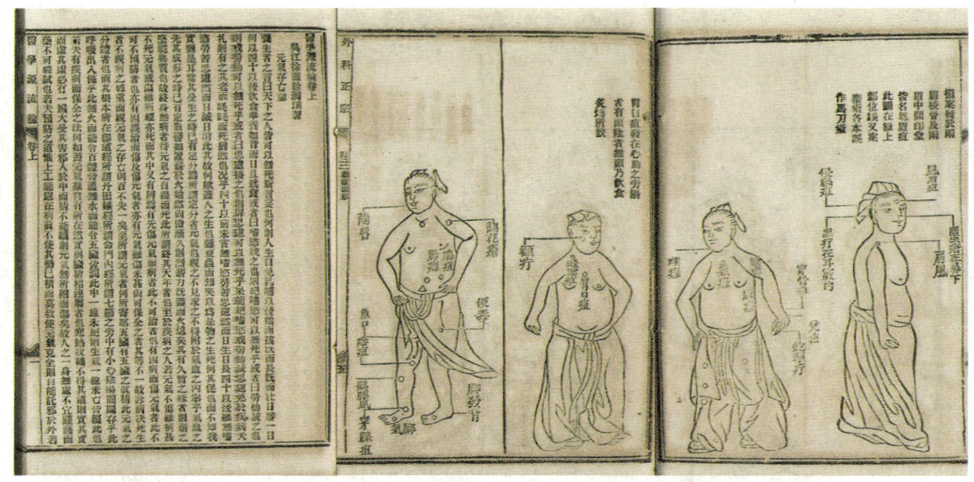

《医学源流论》和《徐评外科正宗》书影

二书由乾隆年间御医徐灵胎编撰。该铅印本由光绪年间珍艺书局所刊印，现藏于国家图书馆。

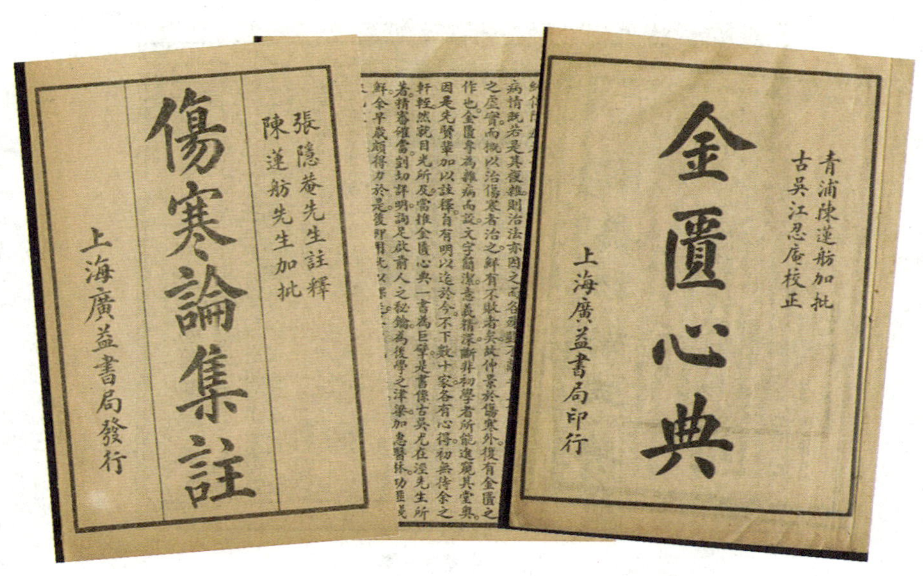


《加批校正金匮心典》和《加批伤寒论集注》书影

二书由清初医家张志聪注释，光绪年间御医、上海青浦名医陈莲舫加批而成。该石印本由民国年间上海广益书局刊印，现藏于国家图书馆。

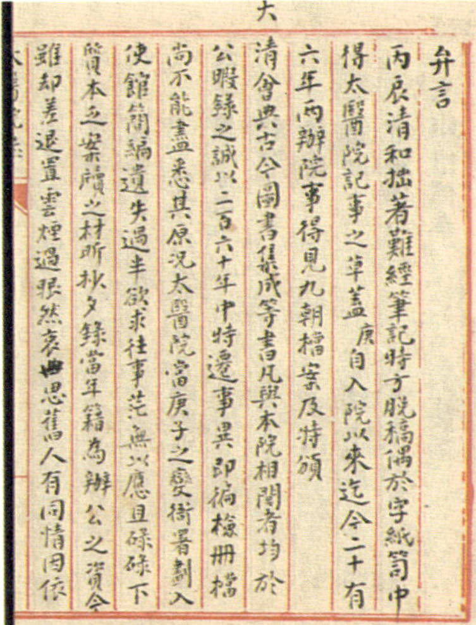
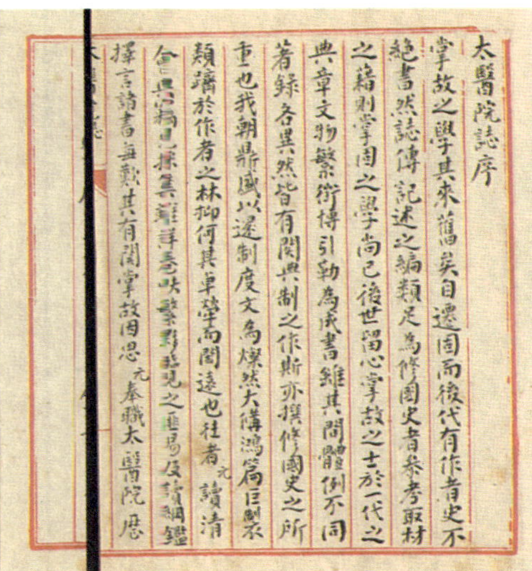

《太医院志》书影

此书由光绪、宣统年间御医任锡庚编撰，太医院院使张仲元作序。全书详细介绍了清太医院职掌、年俸、官名、学位、品级等内容。该稿本现藏于国家图书馆。

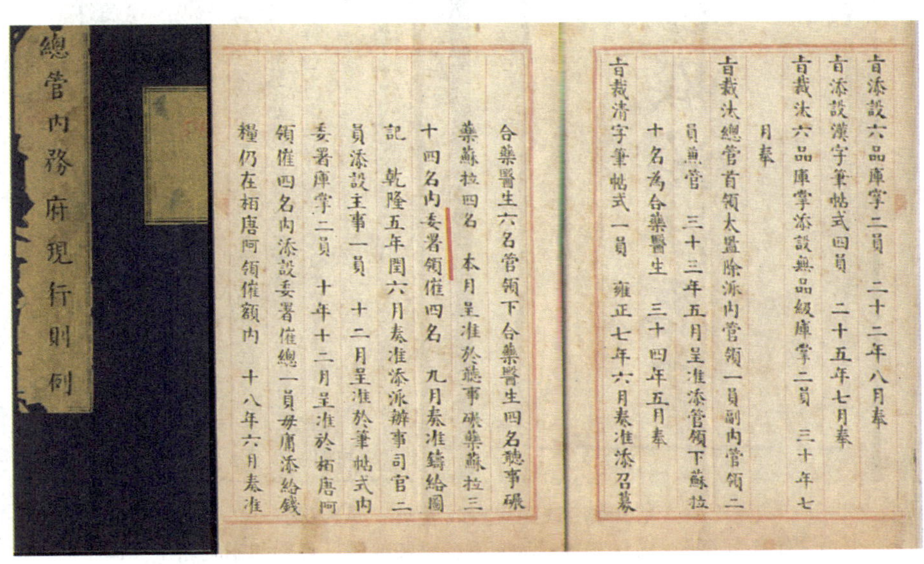

《总管内务府现行则例》书影

此书为清太医院御药房抄本，现藏于国家图书馆。

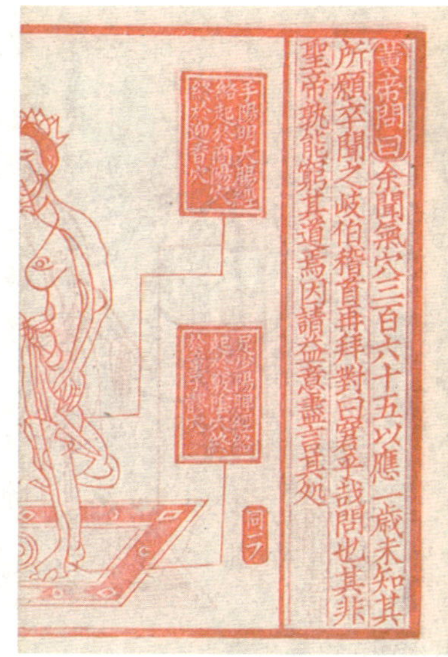

黃帝問曰余聞氣穴三百六十五以應一歲未知其
所類卒聞之岐伯稽首再拜對曰窘乎哉問也其非
聖帝孰能窮其道焉因請益意盡言其处

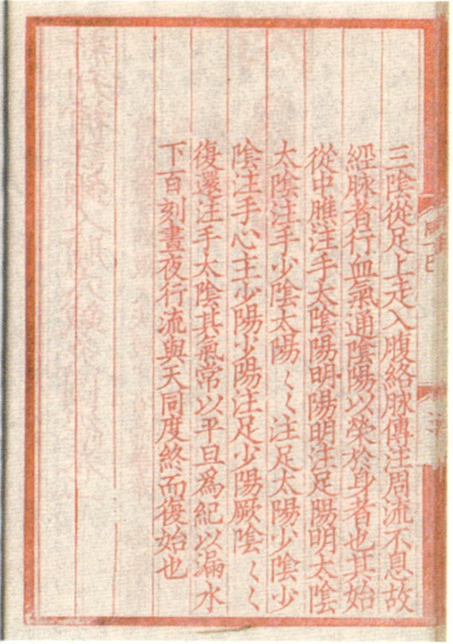

三陰從足上走入腹絡脉傳注周流不息故
經脉者行血氣通陰陽以榮於身者也其始
從中焦注手太陰陽明陽明注足陽明太陰
太陰注手少陰太陽〱注足太陽少陰少
陰注手心主少陽少陽注足少陽厥陰〱
復還注手太陰其氣常以平旦爲紀以漏水
下百刻晝夜行流與天同度終而復始也

**《新刊补注铜人腧穴针灸图经》书影**

《铜人腧穴针灸图经》由北宋医家王惟一编撰，宋医官院木板刊行，并刻于四壁石碑上，原刊本及石刻碑现已佚失。金代医家对该书改编、补注，命名为《新刊补注铜人腧穴针灸图经》。该光绪年间朱印刻本现藏于国家图书馆。

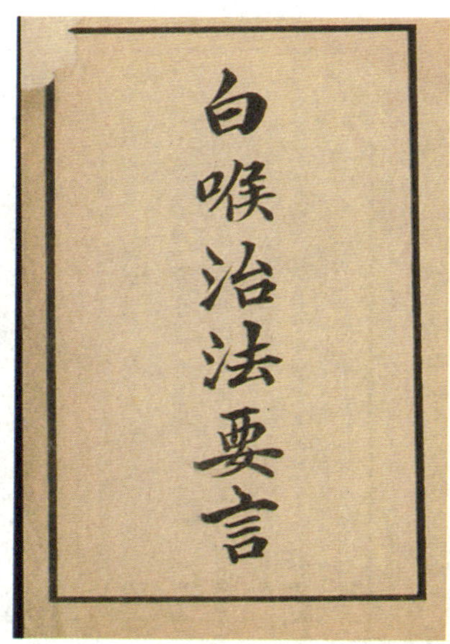

白喉治法要言

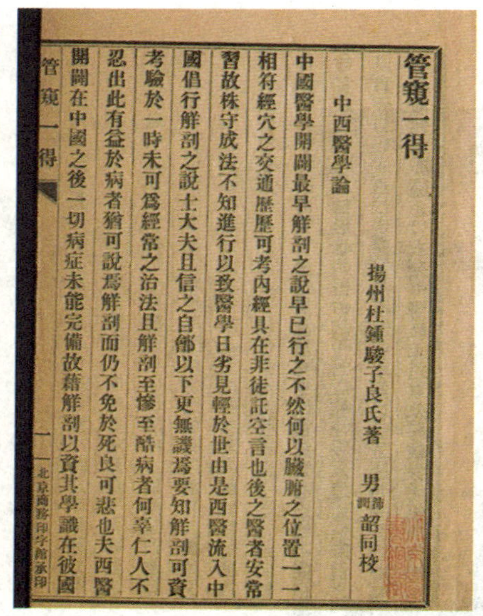

管窺一得

揚州杜鍾駿子良氏著　男𤍧韶同校

中西醫學論

中國醫學開闢最早解剖之說早已行之不然何以臟腑之位置一一
相符經穴之交通歷歷可考內經具在非徒託空言也後之醫者安常
習故株守成法不知進行以致醫學日劣見輕於世由是西醫流入中
國倡行解剖之說士大夫且信之自鄶以下更無譏焉要知解剖可資
考驗於一時未可爲經常之治法且解剖至慘至酷病者何辜仁人不
忍出此有益於病者猶可說焉解剖而仍不免於死良可悲也夫西醫
開闢在中國之後一切病症未能完備故藉解剖以資其學識在彼國

管窺一得　一　北京商務印字館承印

**《白喉治法要言》和《管窥一得》书影**

二书由光绪年间御医、浙江节署戎政文案杜钟骏编撰。该铅印本刊印于民国年间，现藏于国家图书馆。杜钟骏著有《药园医案》、《抉瘾刍言》、《白喉问答》、《德宗请脉记》、《管窥一得》五书，被合称为《杜氏医书五种》。

紀恩錄

刻乘輿先至錢伯聲太守處辭行旋赴申宜
軒明府之招
初八日酉刻抵蘇省寄寓金獅巷金養齋親
家處使家人至撫藩轅上禀知是夕與養齋
剪燭縱談養齋爲余占牙牌數云未來事黑
如漆金雞玉犬報佳音海上蟠桃初結實細
繹其詞竊喜
皇太后聖躬不日當慶大安也
初九日辰刻見諸大府及伴送委員忠心一
觀察誠吳中丞招飲叙濶且餞遣行
初十日晚吳平齋太守雲汪耕餘福安陳仲
泉翰芬雨觀察朱筱舫鎮廣文餞予於養齋
寓中
十一日巳刻登舟諸大府及崔崧甫中軍立
豫甫倚衣先後送行敬謹遜謝未刻解維用
淩雲小輪船引行水程異常迅疾
十三日辰刻抵滬至友人海防同知吳仲英
署晚飯後返舟

《纪恩录》书影

此书由光绪年间御医、江苏名医马文植编撰。记录了马文植入宫为慈禧太后、光绪帝请脉经过，首刊于光绪十四年（1888），重刊于光绪十八年（1892）。该光绪十八年刻本现藏于国家图书馆。

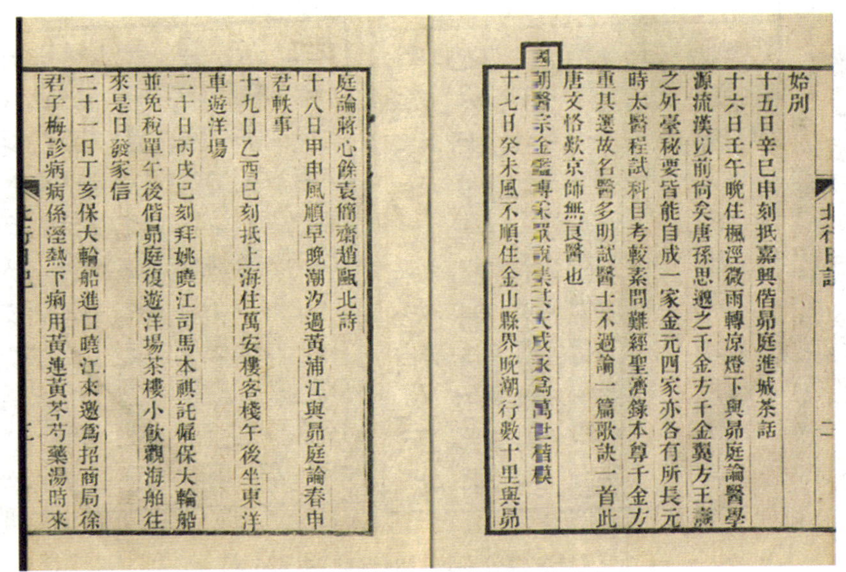

始別
十五日辛巳申刻抵嘉興偕昴庭進城茶話
十六日壬午晚住楓涇微雨轉凉燈下與昴庭論醫學
源流漢以前尚矣唐孫思邈之千金方千金翼方王燾
之外臺秘要皆能自成一家金元四家亦各有所長元
時太醫程試科目考較素問難經聖濟錄本草千金方
重其選故名醫多明試醫士不過論一篇歌訣一首此
唐文恪歎京師無良醫也
國朝醫宗金鑑專采衆說集其大成永爲萬世楷模
十七日癸未風不順住金山縣界晚潮行數十里與昴
庭論蔣心餘袁簡齋趙甌北詩
十八日甲申風順早晚潮汐過黃浦江與昴庭論春申
君軼事
十九日乙酉巳刻抵上海住萬安棧客棧午後坐東洋
車遊洋場
二十日丙戌巳刻拜姚曉江司馬本祺託僱保大輪船
並免稅單午後偕昴庭復遊洋場茶樓小飲觀海舶往
來是日發家信
二十一日丁亥保大輪船進口曉江來邀爲招商局徐
君子梅診病病係溼熱下痢用黃連黄芩芍藥湯時來

《北行日记》书影

此书由光绪年间御医、浙江名医薛宝田编撰。记录了薛宝田入宫为慈禧太后请脉的经过。该光绪年间刻本现藏于国家图书馆。

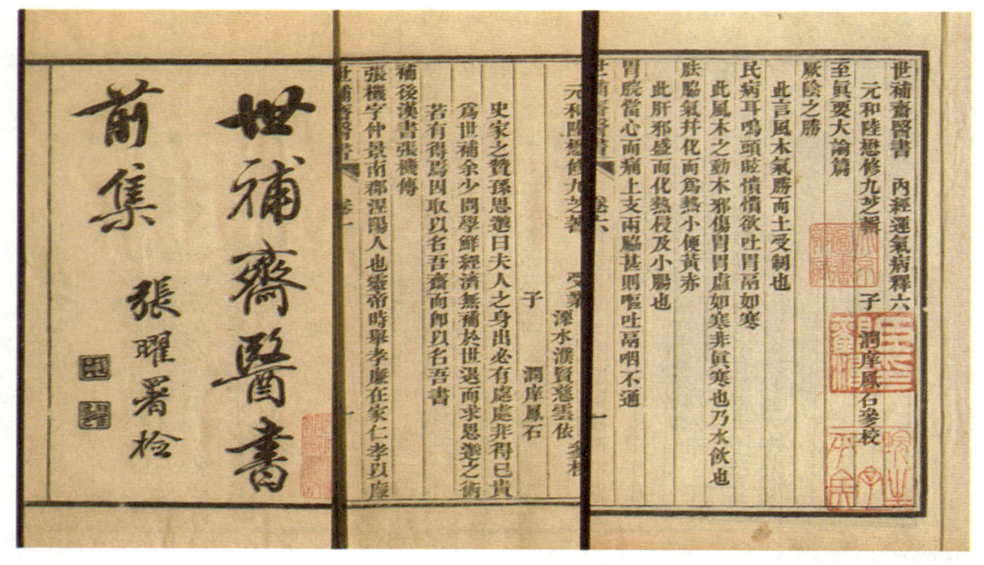

世補齋醫書
前集
張曜署檢

元和陸懋修九芝著
受業 潭水濮賢懋雲依 參校
子 潤庠鳳石

史家之贊孫思邈曰夫人之身出必有處處非得已貴爲世補余少問學鮮經濟無補於世退而求思邈之術若有得焉因取以名吾齋而仰以名吾書

補後漢書張機傳

張機字仲景南郡涅陽人也靈帝時舉孝廉在家仁孝以廉

世補齋醫書 內經運氣病釋六
元和陸懋修九芝著 子 潤庠鳳石參校
至眞要大論篇
厥陰之勝
此言風木氣勝而土受制也
民病耳鳴頭眩憒憒欲吐胃鬲如寒
此風木之勁木邪傷胃胃虛如寒非眞寒也乃水飲也
胠脇氣并化而爲熱小便黃赤
此肝邪盛而化熱侵及小腸也
胃脘當心而痛上支兩脇甚則嘔吐鬲咽不通

**《世补斋医书》书影**

此书由清代医家陆懋修编撰，陆润庠参校而成。全书分为正集和续集，正集为作者自撰，续集为陆懋修所校刊的医书。该刻本于光绪十二年（1886）刊印于山左书局，现藏于国家图书馆。

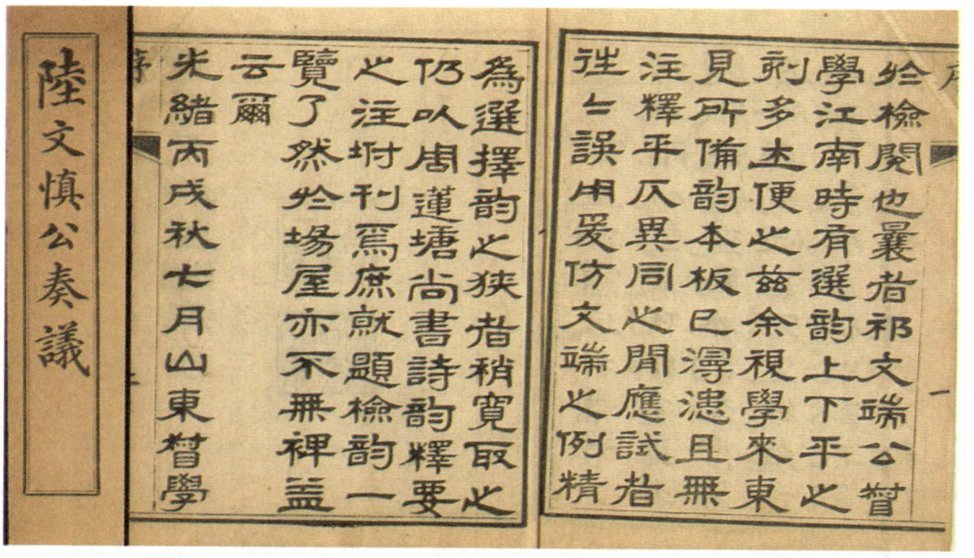

陸文慎公奏議

於檢閱也曩者祁文端公督學江南時有選韻上下平之刻多未便之茲余視學來東見所備韻本板已漫漶且無注釋平仄異同之閒應試者往往誤用爰仿文端之例精爲選擇韻之狹者稍寬取之仍以周蓮塘尚書詩韻釋要之注附刊焉庶就題檢韻一覽了然於場屋亦不無裨益云爾

光緒丙戌秋七月山東督學

**《陆文慎公奏议》和《选韵》书影**

《陆文慎公奏议》于光绪三十三年（1907）由陈宝忠汇编、陆润庠奏议而成，该铅印本刊印于宣统三年（1911），现藏于国家图书馆。《选韵》由陆润庠于光绪十二年（1886）编撰，该光绪年间刻本现藏于国家图书馆。

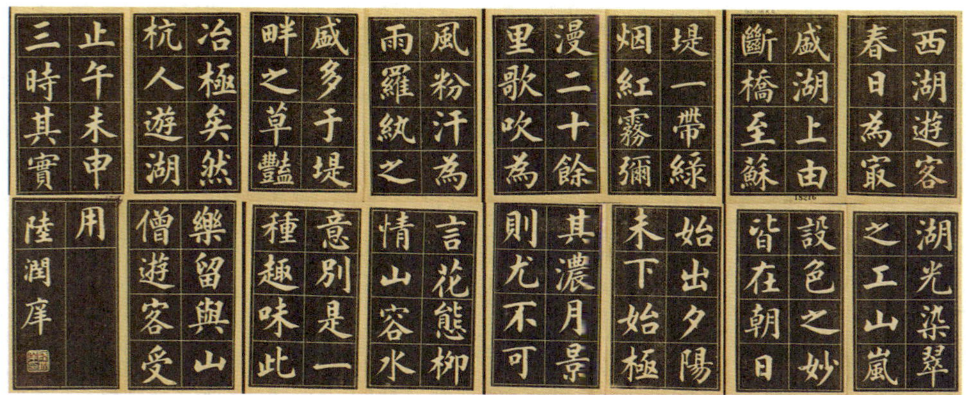
西湖遊客春日為冣盛湖上由斷橋至蘇堤一帶綠烟紅霧彌漫二十餘里歌吹為風粉汗為雨羅紈之盛多于堤畔之草豔冶極矣然杭人遊湖止午未申三時其實湖光染翠之工山嵐設色之妙皆在朝日始出夕陽未下始極其濃月景則尤不可言花態柳情山容水意別是一種趣味此樂留與山僧遊客受用

陸潤庠

**《西湖风景记》帖**

“状元御医”陆润庠亦为书法大家，其书法被誉为“铁笔银钩”。该影印本《西湖风景记》帖由民国年间尚古山房出版，现藏于国家图书馆。

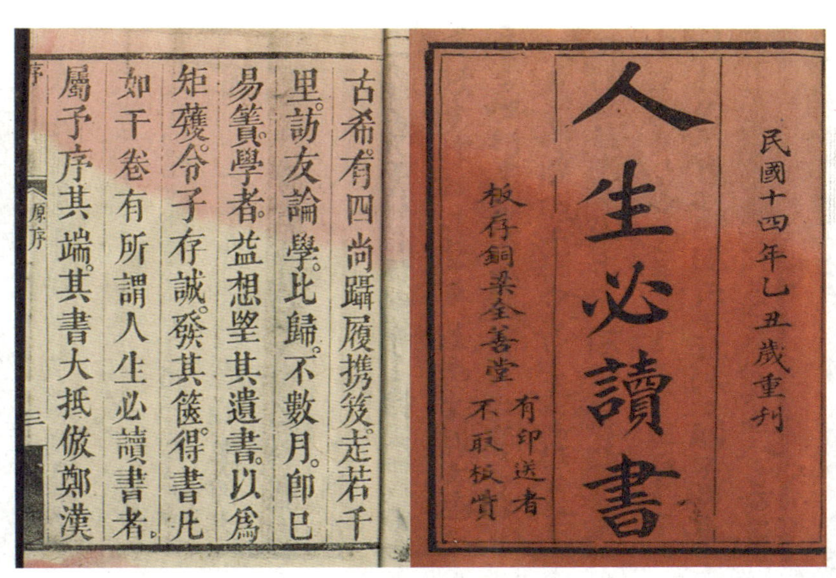
民國十四年乙丑歲重刊

人生必讀書

板存銅梁全善堂

有印送者不取板貲

古希有四尚躡屐携笈走若千里訪友論學此歸不數月即已易簀學者盍想望其遺書以爲矩矱令子存誠發其篋得書凡如干卷有所謂人生必讀書者屬予序其端其書大抵倣鄭漢

原序 三

**《人生必读书》书影**

此书由清代唐彪编撰，清太医院亦藏有此书。该民国年间刻本现藏于国家图书馆。

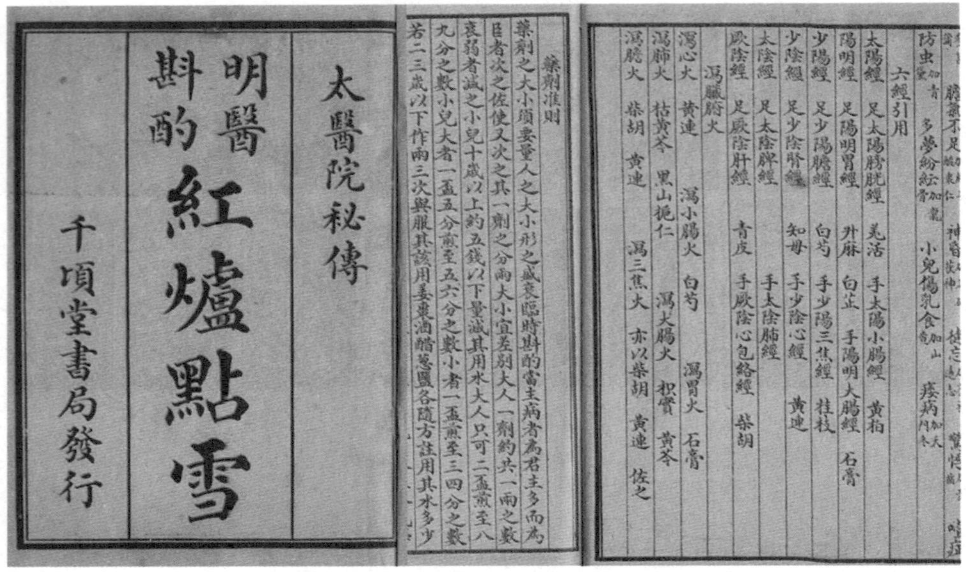

**《太医院秘传名医斟酌红炉点雪》书影**

《红炉点雪》由明代医家陆岳编撰，清太医院亦藏有此书。该石印本由民国十九年（1930）千顷堂书局刊印，现藏于国家图书馆。

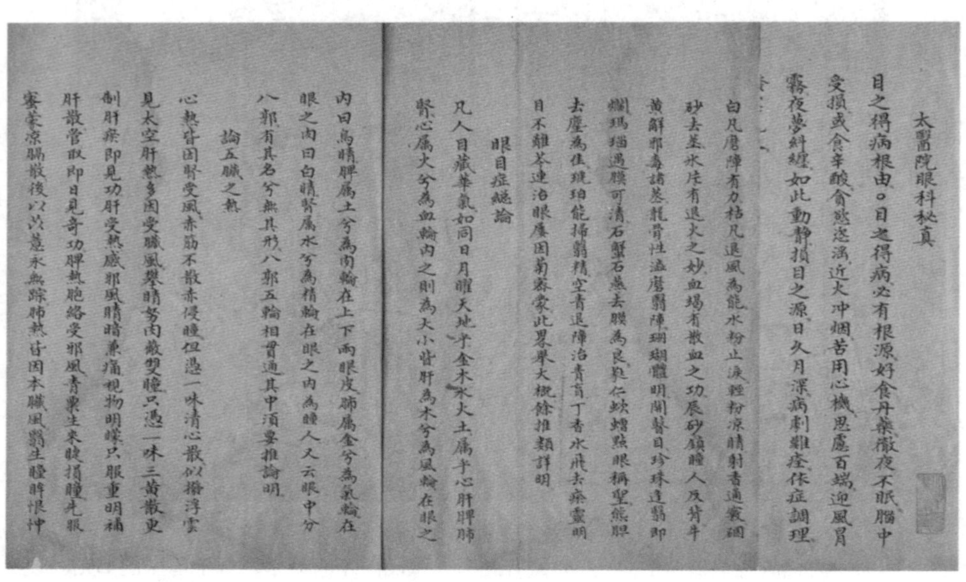

**《眼科秘真》书影**

此书作者不详，为清太医院藏书。该清代抄本现藏于国家图书馆。

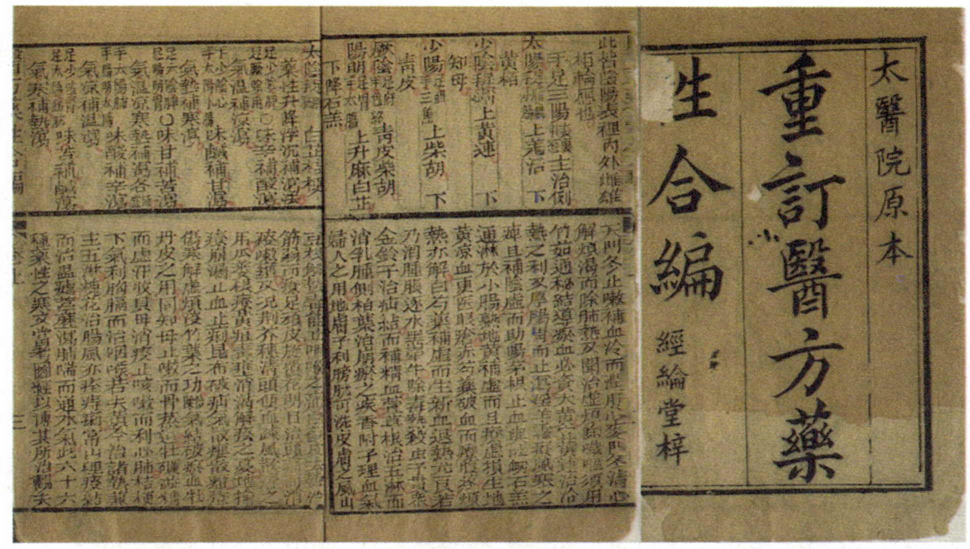
太醫院原本
重訂醫方藥性合編
經綸堂梓

《重订医方药性合编》书影

此书由明太医院编撰，明代御医罗必炜重订。清太医院亦藏有此书。该刻本现藏于国家图书馆。

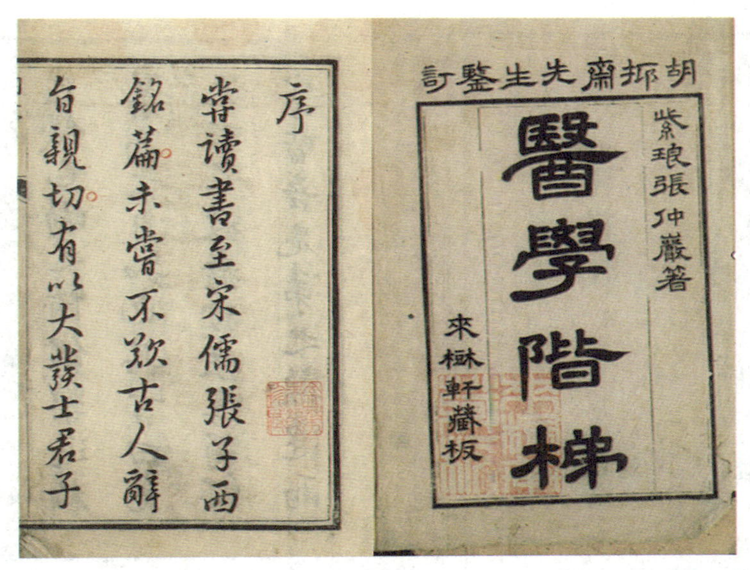
胡抑齋先生鑒訂
紫琅張仲巖著
醫學階梯
來樕軒藏板

序
嘗讀書至宋儒張子西銘篇未嘗不歎古人辭旨親切有以大發士君子

《医学阶梯》书影

此书由清代医家张睿编撰，清太医院亦藏有此书。该康熙年间刻本现藏于国家图书馆。

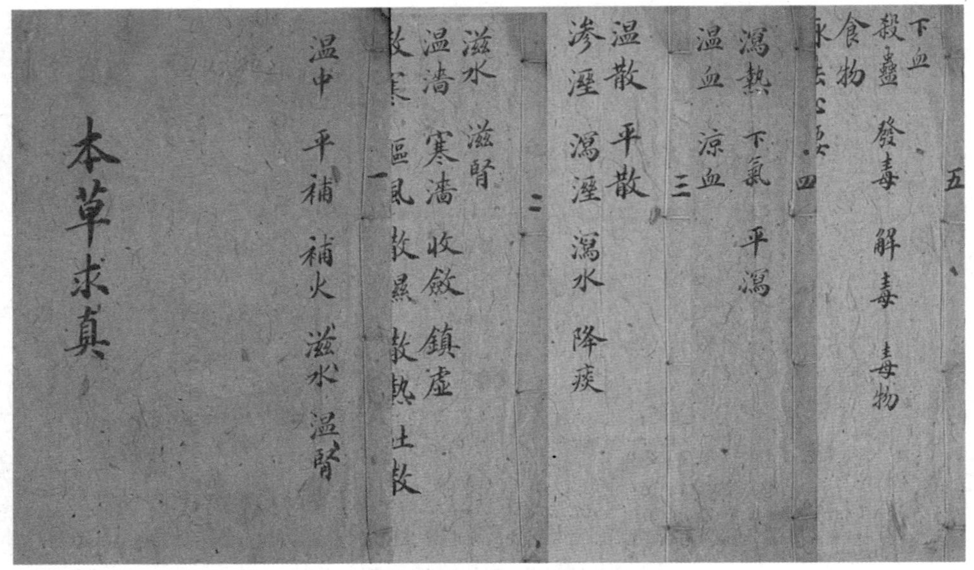
下血 殺蠱 發毒 解毒 毒物 五
瀉熱 下氣 平瀉
溫血 涼血 三
溫散 平散
滲溼 瀉溼 瀉水 降痰 二
滋水 滋腎
溫濇 寒濇 收斂 鎮虛
驅風 散濕 散熱 吐散 一
溫中 平補 補火 滋水 溫腎
本草求真

《本草求真》书影

此书由清代医家、乾隆年间御医黄宫绣编撰，清太医院亦藏有此书。该乾隆年间刻本现藏于国家图书馆。

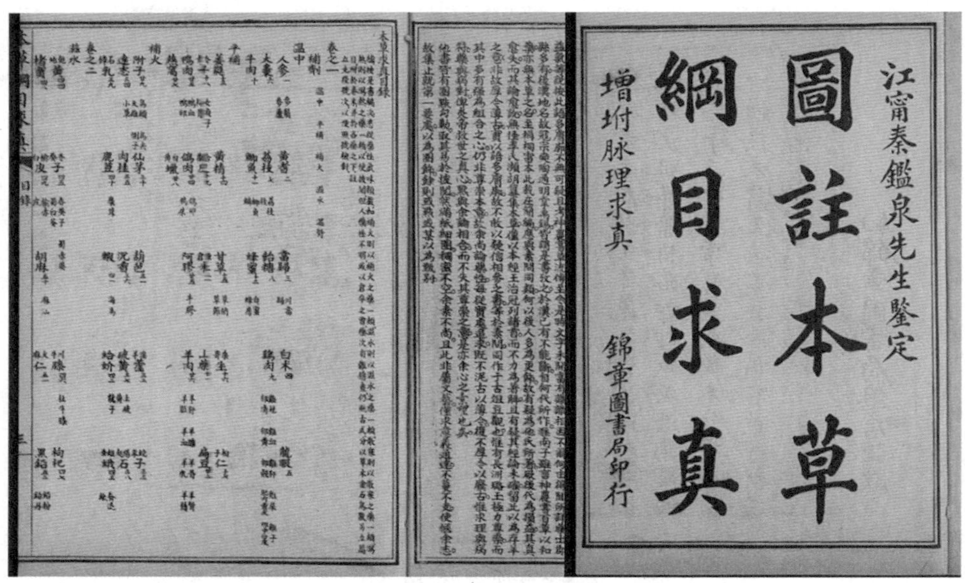
江甯秦鑑泉先生鑒定
圖註本草綱目求真
增坿脉理求真
錦章圖書局印行

《图注本草纲目求真》书影

此书为乾隆年间御医黄宫绣编撰，清太医院亦藏有此书。该乾隆年间刻本现藏于国家图书馆。

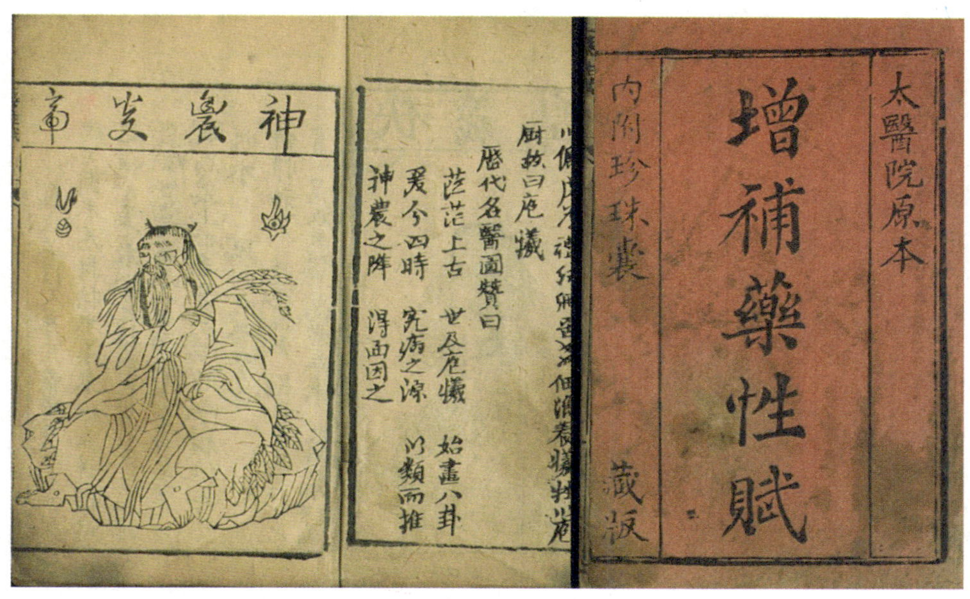


**《增补药性赋》书影**

此书作者不详，为清太医院藏书。该清末刻本现藏于国家图书馆。

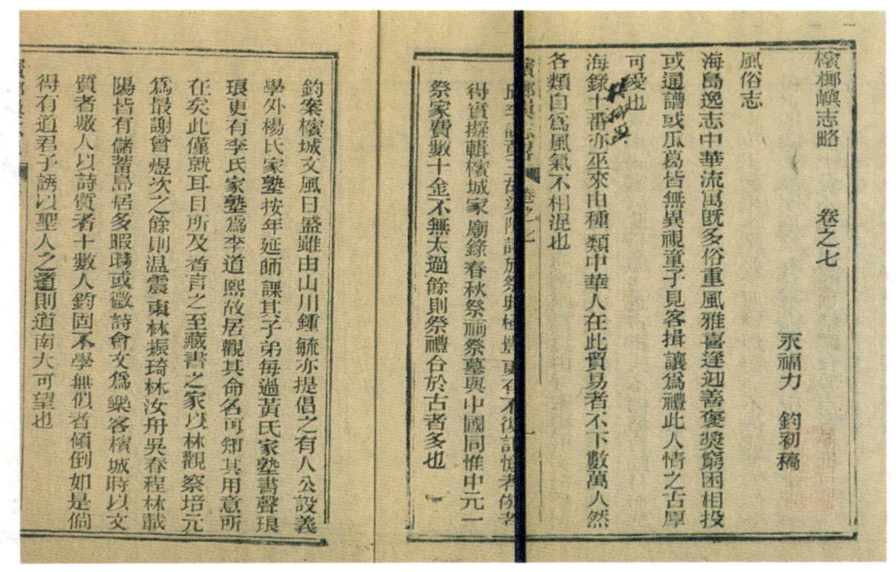

檳榔嶼志略　卷之七

丕福力　鈞初稿

風俗志

海島逸志中華流寓既多俗重風雅喜逢迎善褒獎窮困相投或遭譏或瓜葛皆無異視童子見客揖讓爲禮此人情之古厚可愛也

海錄十番亦巫來由種類中華人在此貿易者不下數萬人然各類自爲風氣不相混也

得貲擬輯檳城家廟錄春秋祭祠祭墓與中國同惟中元一祭家費數十金不無太過餘則祭禮合於古者多也

鈞案檳城文風日盛雖由山川鍾毓亦提倡之有人公設義學外楊氏家塾按年延師課其子弟每過黃氏家塾書聲琅琅更有李氏家塾爲李道熙故居觀其命名可知其用意所在矣此僅就耳目所及者言之至藏書之家以林觀察培元爲最謝曾煜次之餘則温震東林振琦林汝舟吳春程林戢陽皆有儲蓄島居多暇時或徵詩會文爲樂客檳城時以文質者數人以詩質者十數人鈞固不學無似者傾倒如是倘得有道君子誘以聖人之道則道南大可望也

**《槟榔屿志略》书影**

此书由光绪年间御医力钧编撰，为力钧于光绪十七年（1891）记录其游历南洋诸地见闻而成。该光绪年间木活字本现藏于国家图书馆。

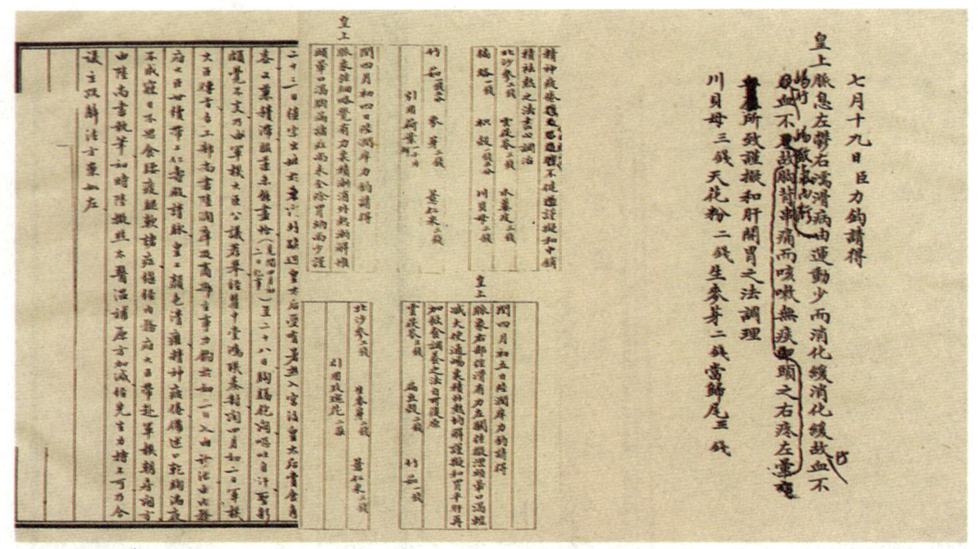

七月十九日臣力鈞請得

皇上脈息左部右寸滑病由運動少而消化緩消化緩故血不

所致謹擬和肝開胃之法調理

川貝母三錢 天花粉二錢 生麥芽二錢 當歸尾三錢

《崇陵病案》影印本书影

此书由光绪年间御医力钧编撰，为力钧诊疗光绪帝、慈禧太后及王公大臣脉案。该影印本由协和医科大学王宗欣整理，现藏于国家图书馆。

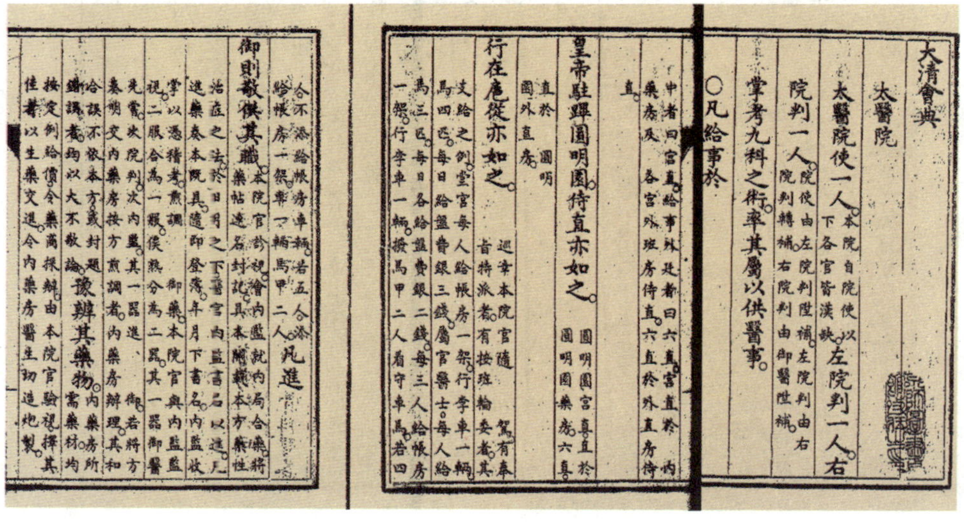

大清會典

太醫院

太醫院使一人 左院判一人 右院判一人

掌考九科之術率其屬以供醫事

○凡給事於

皇帝駐蹕圓明園侍直亦如之

行在扈從亦如之

凡進

御則敬供其職

豫辨其藥物

《钦定大清会典》抄本书影

此书由清代王杰修于嘉庆二十五年（1820）编撰，书中载有清太医院部分内容。该抄本现藏于国家图书馆。

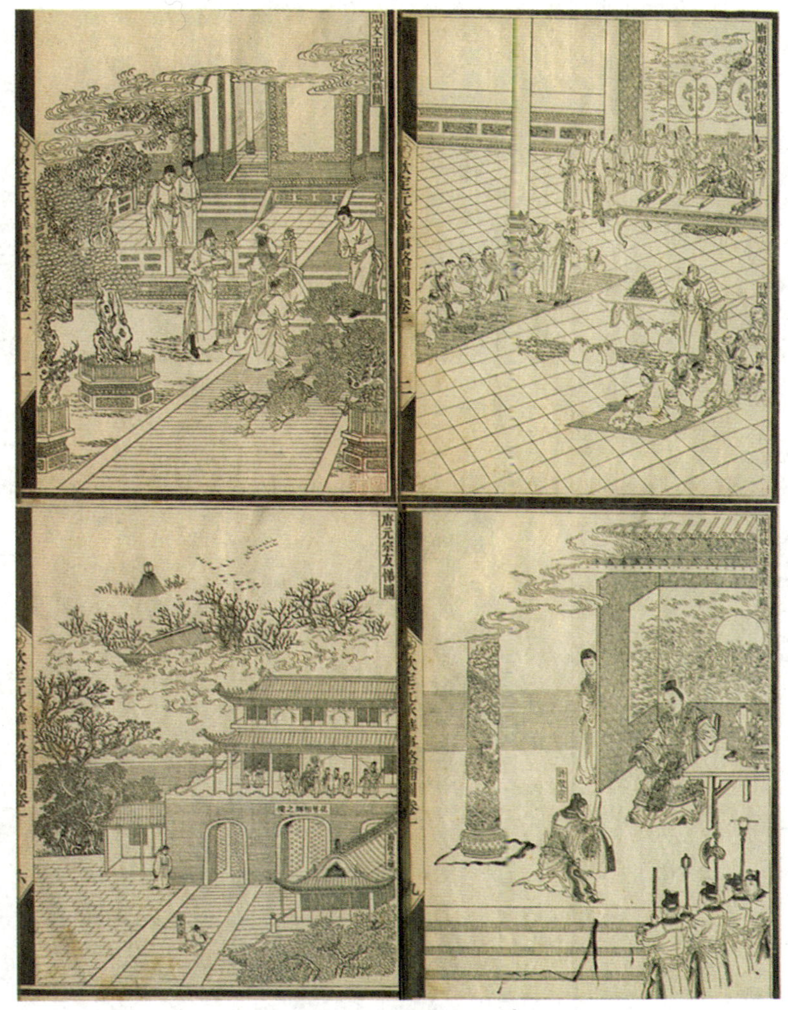

**《钦定元承华事略补图》书影**

《钦定元王恽承华事略补图》由元代王恽编撰，清代徐郙、李文田补图、校订。该光绪二十二年(1896)武英殿刻本，由上海扫叶山房书店出版。

清光绪帝敕命徐郙、李文田等对王恽之作逐段释义、加以图说，是清代宫廷版画的最后一部作品，代表着晚清的版画水平，并带有当时已传入中国的西方石印技术风格。

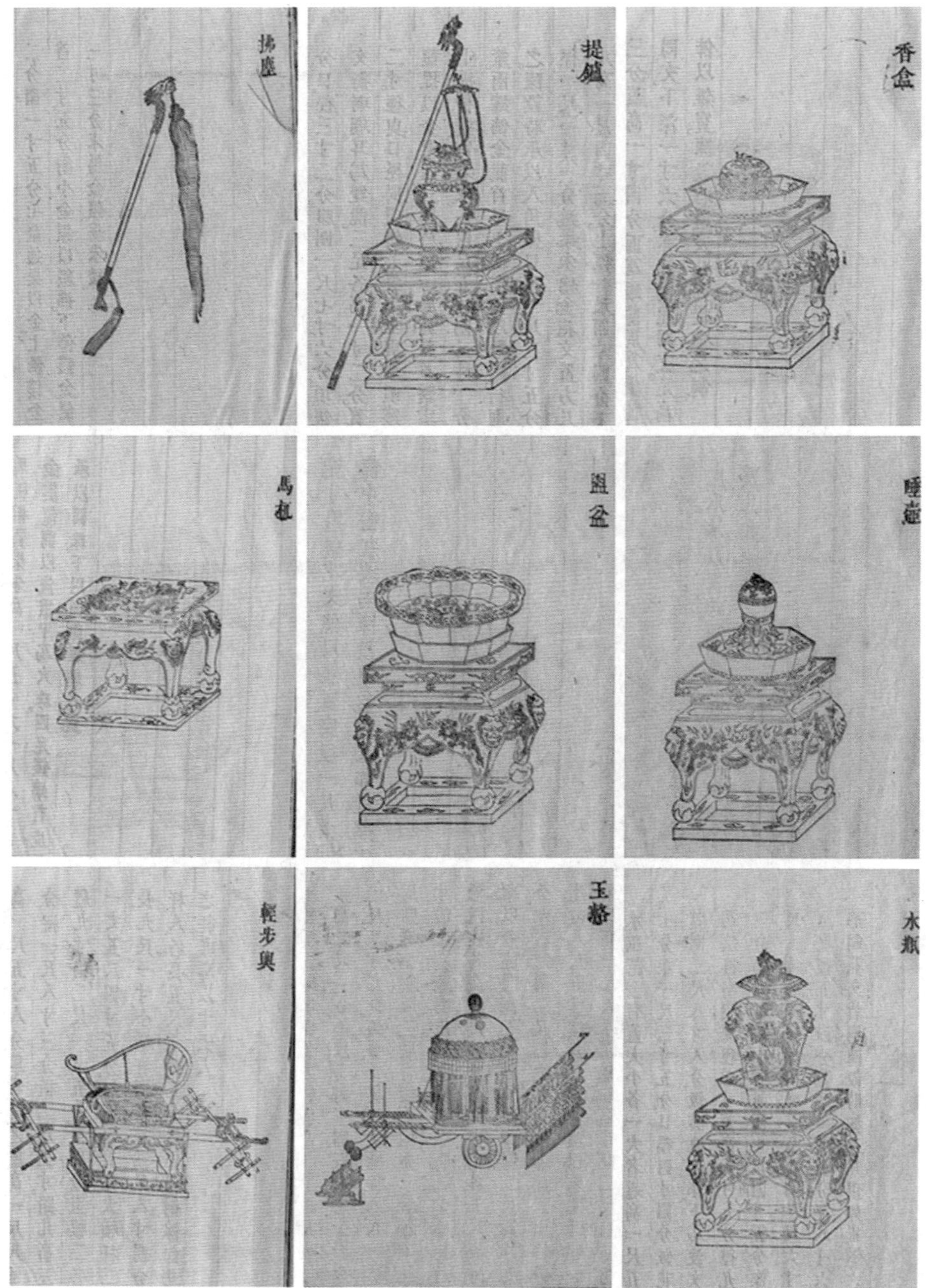

**嘉庆朝《钦定大清会典图》书影**

嘉庆朝《钦定大清会典图》由庆桂编撰，共10函40册132卷。该刻本现藏于国家图书馆。